SpringerWienNewYork

Rudolf Likar, Günther Bernatzky
Wolfgang Pipam, Herbert Janig
Anton Sadjak (Hrsg.)

Lebensqualität im Alter

Therapie und Prophylaxe von Altersleiden

SpringerWienNewYork

Univ.-Dozent Dr. Rudolf Likar, LKH Klagenfurt

Univ.-Prof. Dr. Günther Bernatzky, Universität Salzburg

Dr. Wolfgang Pipam, LKH Klagenfurt

Univ.-Prof. Dr. Herbert Janig, FH Technikum Kärnten, Feldkirchen

Univ.-Prof. Dr. Anton Sadjak, Medizinische Universität Graz

© 2005 Springer-Verlag/Wien · Printed in Austria

SpringerWienNewYork ist ein Unternehmen von
Springer Science+Business Media
springer.at

Umschlagbild: Getty Images/stone/Ken Fisher
Layout: Springer-Verlag/Wien
Druck: G. Grasl Ges.m.b.H., 2540 Bad Vöslau, Österreich
Gedruckt auf säurefreiem, chlorfrei gebleichtem Papier - TCF
SPIN: 10992074

Mit 61 Abbildungen und 40 Tabellen

Bibliografische Information Der Deutschen Bibliothek
Die Deutsche Bibliothek verzeichnet diese Publikation in der Deutschen Nationalbibliografie; detaillierte bibliografische Daten sind im Internet über http://dnb.ddb.de abrufbar.

ISBN 3-211-21197-7 SpringerWienNewYork

DIESES BUCH STELLT EINE INVESTITION IN DIE ZUKUNFT UNSERER KINDER DAR,
DAHER WIDMEN WIR DIESES BUCH UNSEREN KINDERN:

———————————————

Paul Johannes Likar

Katharina Maria und Christian David Bernatzky

Alexander und Kristof Pipam

Elke, Christoph, Florian und Philipp Janig

Stephanie-Antonia und Sophie Marie Sadjak

Geleitwort

Psalm 71, 9–11; 14:

„Verwirf mich nicht,
wenn ich alt bin,
verlass mich nicht,
wenn meine Kräfte schwinden."

Buch Kohelet 12, 1–4

„Denk an Deinen Schöpfer in deinen frühen Jahren,
ehe die Tage der Krankheit kommen und die Jahre dich erreichen,
von denen du sagen wirst: Ich mag sie nicht (...).
Am Tag, da die Wächter des Hauses (gemeint: Die Arme) zittern,
die starken Männer (gemeint: die Beine) sich krümmen,
die Müllerinnen ihre Arbeit einstellen,
weil sie zu wenige sind (gemeint: die Zähne),
es dunkel wird bei den Frauen,
die aus den Fenstern blicken (gemeint: die Augen)
und das Tor zur Straße verschlossen wird (gemeint: der Mund);
wenn das Geräusch der Mühle verstummt
(gemeint: die mahlenden Zähne)..."

*aus Carlo Maria Martini: Die Rast der Taube, Dem Frieden Raum
geben, 143 S, Don Bosco Verlag 1998*

Zeit unseres Lebens haben wir bestimmte Bedürfnisse, deren Befriedigung uns zufrieden und glücklich werden lässt. Wir erzielen damit unsere individuelle Lebensqualität. Bei verschiedenen Krankheiten kommt es zur massiven Beeinträchtigung dieser Lebensqualität. Die Lebensqualität beeinflusst maßgeblich die Autonomie des Menschen. Sie beeinflusst aber auch das Heilungsgeschehen bei verschiedenen Krankheiten.

Ziel aller Therapiemaßnahmen muss daher stets die Verbesserung der persönlichen Lebensqualität darstellen: Dabei geht es darum, körperliche Funktionen zu erhalten, Krankheitssymptome und Beschwerden zu lindern, Nebenwirkungen der Therapie zu behandeln sowie eine Substitution von Mangelernährung und vor allem eine adäquate Schmerztherapie bzw. -linderung durchzuführen. Neben diesen medizinischen Notwendigkeiten müssen weitere Aspekte berücksichtigt und verbessert werden, wie die emotionale Befindlichkeit, Beziehungen und die soziale Situation und allgemein die Qualität zwischenmenschlicher Beziehungen. Manche Menschen sind allein, fühlen sich einsam und verlassen und leiden stark unter dieser Isolation.

Eine Verbesserung der Lebensqualität lässt sich nicht nur durch fachliche medizinische Betreuung sondern auch zusätzlich durch Besuche und Pflege von Angehörigen, Freunden und Verwandten erreichen. Fachlich geschultes Personal hilft und unterstützt hierbei enorm. Ehrenamtliche Besuchsdienste helfen, die Einsamkeit etwas erträglicher zu machen. Verschiedene andere Möglichkeiten bieten darüber hinaus eine deutliche

Unterstützung. Hervorzuheben ist das Hören von Musik, bzw. selbst zu musizieren oder sich mit einem Hobby, das Freude bereitet, zu beschäftigen.

Lebensqualität ist immer auf den einzelnen Menschen zu beziehen. Es ist im Kontakt mit dem *Kranken* von Bedeutung, die einzelnen Bereiche seiner eigenen Lebensqualität zu klären. **Denn diese Lebensqualität kann nicht von Anderen, sondern nur vom Kranken selbst als eine für sein individuelles Leben wichtige Qualität erlebt werden.**

R. Likar, G. Bernatzky, W. Pipam, H. Janig und A. Sadjak (Hrsg.)

Inhaltsverzeichnis

Über die Zukunft der Langlebigkeit
(Daten und Prognosen)

LEOPOLD ROSENMAYR

Was ist „Altern"?

Jede Überlegung, jedes Denken und Forschen über menschliches Altern und die Bedingungen des späten Lebens, sie muss von der *Naturhaftigkeit* des Menschen ausgehen. Interesse und Sorge wenden sich mit Recht vorerst den im Alternsprozess *körperlich* sich ändernden Bedürfnissen und deren Folgen für den Einzelnen und dessen Beziehungen im zwischenmenschlich sozialen Wechselspiel zu.

Mit ebensolcher Entschiedenheit verlangen allerdings die Ergebnisse der empirischen Forschung, je neuer, desto deutlicher, auf die *individuelle und soziale Selbstgestaltungsfähigkeit* einzugehen und die Beeinflussbarkeit menschlichen Lebens – und damit des Alterns – herauszustellen [9]. Durch den Menschen, seine Vernunft und seine Willenshandlungen und die organisierte technologische, naturwissenschaftlich-medizinische, soziale und kulturelle Dynamik werden der Lebenslauf und der *Alternsverlauf* in der Tat entscheidend *mitgesteuert* und *transformiert*. Was die Gene vorgeben, ist formbar. Davon wird reichlich Gebrauch gemacht. Und die Genetik selber kommt mehr und mehr in den Dienst der Steuerung.

Alles Altern des Menschen ist geschichtlich und gesellschaftlich, ist *gestaltete* Natur. Der Satz Nietzsche's: „Wir sind Natur quand même", ist wie eine Aufforderung gedacht, inmitten der im 19. Jh. einsetzenden Umgestaltung des Menschen zum „homo technologicus" die naturhafte Basis des Menschen immer wieder neu in ihren Folgewirkungen zu betrachten. Nietzsche wollte, wie später Sigmund Freud, die Rückbindung an die Natur, an die unumgängliche und lebengebende Dynamik des Bios, im Denken und Fühlen des Menschen wach halten. Das „Es", wie Freud es nannte, das Unbewusste, das in der Tiefe der Körperlichkeit wurzelt, kann vom Über Ich, der Moralinstanz, zur Sublimation von Trieben gedrängt werden. Aber das Es wird zur Ichgestaltung immer notwendig sein. Ja, es ist auf geradezu geheimnisvolle Weise mit den moralischen Forderungen des Über Ich rückverbunden.

Menschliches Altern muss, um sein kompliziertes Profil nachzeichnen zu können, vor dem allgemeinsten physikalischen und biologischen Hintergrund von Altern gesehen werden. Die österreichischen Physiker Ludwig Boltzmann (1844-1906) und Erwin Schrödinger (1887-1961) schufen mit ihren Theorien zum Altern in der *unbelebten und belebten Natur* wichtige Voraussetzungen für Deutungen des *menschlichen* Alterns. Diese, im Bereich der Human- und Sozial-Gerontologie bisher nicht beachteten, großen Theorie-Entwürfe von Boltzmann und Schrödinger sollen zum Ausgangspunkt von einleitenden Grundsatz-Reflexionen zur neuen Langlebigkeit des Menschen genommen werden [17].

Boltzmann gab durch den Zweiten Hauptsatz der Thermodynamik, durch das Grundgesetz der Entropie (vom griechischen Zeitwort ‚entrepein' = ‚umkehren') dem Altern seine kosmische Dimension. Gestirne altern und erkalten, Gestein verwittert, Metall wird spröde und unelastisch. Die Entropie wurde vorerst primär als „Wärmetod" gesehen. Entropie aber bedeutet auch Ordnungsverlust. Alles Seiende ist in seinem Altern dem Ordnungsverlust, dem Verlust von Zusammenhalt und Integration, und so auch den Fehlern in der Vermittlung bzw. fehlender Neueinspeicherung von Ordnung durch Energiezufuhr, ausgesetzt. Dieser Ordnungsverlust reicht von physikalischen Prozessen bis in die altersbedingt defizitären Vermittlungen des genetischen Codes in ein- und demselben Organismus. Ohne ordnungsstiftende Gegenkräfte kann daher Leben keine Dauerhaftigkeit, keine Regenerationsfähigkeit besitzen. Leben verlangt Selbsterhaltung und drängt auf Reproduktion, Fortpflanzung. Für beides ist *Ordnung* nötig. Und beide Tendenzen sind Voraussetzungen für die evolutionäre Selektion und die Höherentwicklung von Arten. Ordnung, vor allem diejenige, die sich immer wieder neu aufbaut, ist zukunftsträchtig, sowohl innerhalb des Einzellebens als auch intergenerativ. Schrödinger arbeitete theoretisch heraus, dass es in der Natur *Gegenkräfte* zu Abbau, Zerfall und Ordnungsverlust gibt. Er nannte sie „Negentropie", also Nicht-Entropie. Vielleicht hätte er sie Anti-Entropie nennen sollen.

Das Leben gibt sich gegenüber dem kosmischen Grundprozess der Entropie, dem Weg der Endlichkeit, den der Zweite Hauptsatz der Thermodynamik formuliert, nicht geschlagen. Es ist die unbewusst schöpferische Komponente, die Negentropie, die Kontinuität und Entwicklung in der Natur gewährleistet. Und Menschen sind Teil des Lebens und somit Teil des kosmischen Spannungsfelds von Entropie und Negentropie. Sie sind mit Bewusstsein und Selbststeuerungsfähigkeit begabt und können diese ausbauen. Menschen sind autopoietische Wesen, aus denen sich in Verstärkung der biologischen Negentropie, an der sie teilhaben, *Kreativität,* gesteuerte Schöpferkraft, herauszuentwickeln vermag.

Aufgabe einer multidisziplinär vertretbaren Theorie muss es daher sein, das Altern und die gestaltende Lebensentwicklung beim Menschen, Abbau *und* Aufbau einzubeziehen, entropische (oder entropie-analoge) wie negentropische Prozesse. Menschliche Kreativität ist eine Sonderform der Negentropie. Wie diese kommt Kreativität nicht von selbst. „Es ist überhaupt eine große Torheit und geradezu das

Nichtverstehen dessen, was Geist ist, oder dazu noch die mangelnde Erkenntnis dessen, daß der Mensch Geist ist, nicht bloß ein Tiergeschöpf, zu meinen, *es gehe so angenehm mit Glauben und Weisheit, daß sie wirklich so ohne weiteres mit den Jahren kämen wie Zähne, Bart und dergleichen"*, schrieb Sören Kierkegaard in seinem Werk „Die Krankheit zum Tode" (1849).

In einer sozial einsichtigen und auf Verteilungsgerechtigkeit hin orientierten Gesellschaft und einer so orientierten Politik können grundsätzlich Voraussetzungen geschaffen werden, um mit den körperlichen Einbußen und den verschiedenen Einschränkungen des Alters besser, auch hier „kreativ", umzugehen. *In den auf Bewusstsein und Individualisierung bauenden Gesellschaften gilt es, die Unabweisbarkeit der Ich-Werdung und des Ich-Mutes gerade im Alter zu erkennen. Dieser Mut wird schließlich auch für die „terminale Phase" und das Sterben gebraucht.*

Die zunehmende Medikalisierung des späten Lebens und das Kulturgewissen

Je umfassender die Lebenschancen sich ausbreiten, vor allem in den sogenannten hochentwickelten Ländern, wovon der dramatische Anstieg der Lebenserwartung und somit die Graueinfärbung der Buntheit des Generationengefüges nur ein Teilaspekt sind, desto wichtiger werden die Eingriffsmöglichkeiten in den Alternsprozess. Und sie müssen es auch werden, weil die Menschen beruflich länger arbeiten und gesellschaftlich länger aktiv bleiben können, es wirtschaftlich und sozial auch müssen. Mensch und Gesellschaft bedürfen dieser Eingriffe zur Bewältigung und Erfüllung der neu geweckten und immer mehr sich differenzierenden, durch Individualisierung der Gesellschaft immer anspruchsvoller werdenden Bedürfnisse. Letztere fordern die Erweiterung der Spirale der Beeinflussung des Lebens und treiben sie höher hinauf. Wir sind, als Natur, äußerlich und innerlich, biologisch und psycho-soziologisch unablösbar von Technologie, Wissenschaft, Informatik und virtueller Welt im gesamten Lebensprozess durchstrukturiert.

Durch die verschiedensten Prothesen und Korrekturen körperlicher Funktionen, von den Sinnesorganen zum Bewegungsapparat, von den operativen und pharmazeutischen Eingriffen in die Organe bis zu den Implantationen, durch die Steuerung der menschlichen (die Verlängerung der weiblichen) Fruchtbarkeit und durch die hormonale und medikamentöse Beeinflussung der Libido, die Psychopharmaka samt Eingriffen in die Persönlichkeit, ist die intensive *Medikalisierung menschlichen Daseins* allgemein geworden. Auch wenn wir medizinisch schlecht versorgt sein sollten – und das soziale und ökonomische Gefälle wirkt sich auf die Gesundheit markant aus –, ist unser Lebensprozess in der Hand der Medizin und der Ärzte. Hier trifft der Satz aus Friedrich Hegels Phänomenologie des Geistes (1807) zu: „Das Bekannte ist darum, weil es bekannt ist, nicht erkannt." Nur die Kosten der Gesundheitspolitik alarmieren.

Und die Hilflosigkeit gegenüber der *Verteilungsgerechtigkeit,* z. B. zwischen kostenintensiver, kurzzeitiger Lebensverlängerung mit großem medikamentösen und maschinellen Einsatz und entscheidenden Verbesserungen in der Langzeitzuwendung in Pflegeheimen, sollte uns beunruhigen.

Besonders die zweite Lebenshälfte mit ihrer zunehmenden Reparaturanfälligkeit des Organismus ist von der Medikalisierung betroffen. Diese zweite Lebenshälfte verlangt nun mehr und mehr Selbststeuerung von den alternden Menschen. Groß ist die soziale und ökonomische, aber auch individuelle Variabilität der Krankheitsinzidenzen der Altersgruppen 50+ [9]. Die Polarität zwischen *Naturprozessen* und *menschlichen Eingriffsmöglichkeiten* zeigt das enorme Gewicht der letzteren. Geld und Bildung verbessern die Chancen für salutogene Eingriffe empirisch nachweisbar.

Medizinische „Reparatur" solle sich dabei allerdings nicht das Modell von der Apparatewelt nehmen (Johannes Huber). Die Hauptfrage ist, wie sich alle Reparatur und Wiederherstellung durch Medizin und Rehabilitation in *den Gesamtkontext* der *Lebensentwürfe und Pläne* und in die *Selbstverantwortung des einzelnen Menschen* und seinen jeweiligen *zwischenmenschlich-sozialen Kontext* einfügt. Und unter welchen Bedingungen soll das, was – natürlich immer auch unter Risken – z. B. als Lebensverlängerung von Patienten in ihrer terminalen Phase *machbar* erscheint, auch *„gemacht"* werden? Zur Beantwortung dieser normativen Fragen ist die Entwicklung eines jeweiligen *Kulturgewissens* vordringlich. Was aber ist dies? Vielleicht können wir es ein soziales Entscheidungsforum zur Abwägung von Normen nennen.

Alles Altern, besonders die großen Entscheidungen samt den individuell und sozial an menschlichen Energien und Kosten aufwendigen Folgehandlungen für Therapie, Rehabilitation, Organtransplantation, Prothetik, „Lebensverlängerung", Sterbe-Erleichterungen oder –Hilfen verschiedenster Art, verlangen ein solches *Kulturgewissen.* Es fehlen hiezu allerdings stichhaltige Konzepte einer Verteilungsgerechtigkeit z. B. zwischen Verbesserungen pflegerischer Qualität bei Langzeit-Patienten im Alter und dem enorm kostenreichen Einsatz zur Lebensverlängerung weniger moribunder Patienten durch die Apparatemedizin und durch hochwirksame Pharmaka. Grundsätzlich wird sich ein lebenslauforientiertes, den Ausgleich zwischen finanziell Schwachen und Starken suchendes Kulturgewissen da als ebenso notwendig erweisen wie die Gerechtigkeit in der Verteilung des Geldes für die Pensionen und Renten für die verschiedensten Arten und die Dauer beruflicher Leistungen. Auch die Gesellschaft kann auf negentropische Ordnungen nicht verzichten. Solche Ordnungen sind, wenn überhaupt, aus dem Kulturgewissen heraus zu gewinnen.

Das Kulturgewissen wird in Spannungsfeldern zwischen tradierten Wert- und Normsystemen herausgefordert – z. B. zwischen jenen der christlichen Kirchen und anders argumentierenden „humanistischen Ethiken" (Löwy 2003) mit Restriktionen und Empfehlungen den Handlungsmöglichkeiten gegenüber, aber großen Toleranzbereichen. Und diesen stehen wiederum die von Biologie, Genetik und Medizin kommenden Optionen und Realisierungen mit all der oft überwältigend starken „normativen Kraft des Faktischen" gegenüber. Das, was machbar erscheint, soll unter dem Druck des Möglichen auch gemacht werden, sofern es sich nur irgendwie in einem dem Menschen angebotenen Verbesserungskontext rechtfertigen lässt. So die dritte, oft nicht deutlich genug ausformulierte Position. Es gibt Wissenschaftler, die zur dritten Position neigen und es als „Fachleute" kaum für nötig halten, leistbare Verbesserungen im Hinblick auf soziale und moralische Folgen zu hinterfragen. So muss die Medizinethik in das Kulturgewissen eingebracht werden und so müssen Sozialwissenschaftler das Folgen-Abschätzen von Verbesserungen ins Programm ihrer Forschungen aufnehmen.

Altern wird, da es nun in seiner gesellschaftlichen und ökonomischen Tragweite mehr und mehr gesellschaftlich erkannt zu werden beginnt, *auch auf moralische Verteilungsschemata* mit Zukunftsaspekten (in Erweiterung der Pensionsregelungen) hin differenziert durchdacht werden müssen. Es ist daher gut, ein diesbezügliches Kulturgewissen zu entwickeln, vielleicht um einen Minimalkonsens zu erreichen. Darin werden Schutz, Abbau von Marginalisierung, Integration, Aktivierung und ausdrückliche gesellschaftliche Anerkennung der älteren und ältesten Generationen gefordert. So beschloss es z. B. die „UN-Weltversammlung zum Altern 2002" (Amann 2003).

Zögerlich ist man allerdings bereit, sozial- und kulturpolitisch ein Konfliktfeld sichtbar zu machen, worin öffentlich Altersentwicklungen und Alterspolitik – nicht nur die Fragen der Finanzierung von Pensionen – kritisiert, beurteilt und Förderungsvorschläge diskutiert werden. Der sozialen Moralisierung wie jener durch die Vereinten Nationen steht in der gesellschaftlichen Realität allerdings die Zunahme von *Tendenzen der Beliebigkeit* gegenüber. In diese Beliebigkeit klinken sich Marktinteressen in breitestem Spektrum ein, bis hin zu den holländischen und belgischen Sterbekliniken, damit der „Übergang" von der Fitness dorthin reibungsvoll verlaufe (Gronemeyer 2004). Dieser Trend ist die Folge genereller Individualisierung durch Hintansetzung einer als notwendig erkannten Ethik des Sterbens (Löwy 2003). Altern wird dadurch noch individueller, gerät aber ins Spannungsfeld anonymer Mächte, die mit dem mächtigen Markt verbunden sind. Ist das schließlich das von Biologie und Medizin beabsichtigte Ergebnis?

Die „neuen Alten" im Prozess des Kulturwandels

Welche Haltungen oder Impulse kommen von den Einzelnen? Wie mag sich das in Zukunft durch die neuen Generationen der Älterwerdenden darstellen? Eine gegenüber heute vermutlich verstärkte Minorität wird bei den neuen Alten für mehr Selbststeuerung und damit für Bewegung und stärkere Selbstkontrolle in der Lebensführung sorgen. Doch Überernährung und Übergewichtigkeit nehmen weiter zu, besonders bereits bei Menschen unter 50. Wird sie ins späte Leben mitgenommen werden? Sie ist heute bei den Menschen 50+ schon deutlich ausgeprägt [9].

Die Konsumreize sind ein fester und erwarteter Teil des Lebens geworden, sie gängeln das Verhalten durch das Bombardement der Werbung, die in Papiermassen an die Wohnungstüren kommt und die Regenbogen-Presse wie das Fernsehen überschwemmt. All dies drängt die Menschen in den „Aktivismus der Launen" und das „Luxustreibhaus" [24].

Die Abhängigkeit von den virtuellen Netzwerken der Kommunikation wie des Internet wird stärker, die virtuelle Welt mit ihren ins Unbegrenzte getragenen Kommunikationsmöglichkeiten, Kontakten, Zeitreisen, historischen Masken und Fassaden in Film und TV, wandert massiv in das individuelle Gefühlsleben ein. Versatzstücke für die Persönlichkeit entstehen. Die in den biologischen und medizinisch diagnostizierbaren Prozessen des Alterns wichtige *Auseinandersetzung des Ich mit sich selbst wird zurückgedrängt.* Die Selbstkontrolle der Ich-Ideale durch Selbst*einsichten* und durch die vorliegenden medizinischen Befunde wie Übergewicht, hoher Cholesterinspiegel, Abnahme der Bewegungsfähigkeit wird angesichts dieser vermarktungsorientierten Einflüsse der Werbung schwieriger. Viele Elemente von neuen Pseudo-Ich-Idealen werden sogar aus der von der Konsumwelt und den Medien angebotenen Palette bezogen, weniger kommt es zu neuen Idealen aus gefilterter Selbsterfahrung. Es gibt „so viel zu tun" und Spaß zu suchen.

Die Machteliten werden zunehmend von den Bildungseliten abgespalten. Das verstärkt den dramatischen gegenwärtigen Ausfall sozialer Bewegungen, wie sie sich noch um 1970 auf Ich-Ideale stützen konnten bzw. diese wieder, wenn oft auch bizarr, förderten. So sind Solidaritäts- und Bildungsbemühungen bzw. Besinnungs-Prozesse auf sehr heterogene und meist nur lokal und disparat nebeneinander wirkende Gruppen angewiesen. Das Fehlen durchgehender Überzeugungs- und damit verbundener Organisationsstrukturen erschwert enorm die Herausbildung einer Alters- und Alternskultur. Worauf sollen sich die Menschen bei der schwierigen Wieder-Errichtung von Ich-Idealen im späten Leben stützen? Am unüberschaubaren Psycho-Supermarkt sind Therapie- und Heilsangebote der verschiedenen Weltkulturen zu finden. Die neuen Alten werden teils hochselektiv und kritisch, teils beliebig damit umgehen. Die Verteilung dieser Typen ist schwer vorauszusehen, bei der „nach oben offenen Skala der Verwöhnung" [24].

Deutlich zeigt sich – wirtschafts- und produktionsbedingt – im Berufs- und Privatleben eine *Fragmentierung des Lebenslaufs.* Lebensabschnitts-Partner und Lebensabschnitts-Projekte im Privaten werden Realität. So wird auch die Metamorphose-Fähigkeit als Wandlungs-Kapazität zunehmen müssen. „Handling" von multiplen Loyalitäten, zur geschiedenen Frau, zu Kindern und Enkeln aus der zweiten Ehe, zum geschiedenen Gatten der zweiten Frau usw., wird mehr oder minder zur Notwendigkeit. Der „plurale Mensch" mit multipler Persönlichkeit, die schon Sigmund Freud voraussah, ist da ein Zukunftsmodell. Es bleibt bei solcher Wandelbarkeit wenig Identifizierung mit fixen Normstrukturen.

Wo keine Lust am Idealen sich entwickelt, treten eher starke Trends der Vitalisierung narzisstischer Tendenzen hervor. Das Ideal wird dann auf das Ich rückprojiziert. So kommt ein regressiver Prozess in Gang, der jedoch vermutlich zur Stützung lebensunsicher gewordener Individualitäten mit hohen Freiheitsansprüchen zur Stabilisierung dienen kann oder sogar muss.

Reife Bindungen, so auch *kontinuierlich* entwickelte Sexualität als „Duft des Lebens" fortwährender oder immer wieder neu (auch in ein- und derselben Beziehung) ausströmender „Duft", werden seltener. Der „multiaromatische" Sucher nach Erotik mit all der Beliebigkeit und auch all den Schmerzen kommt zu Stande. Die Langlebigkeit wird bei den neuen Alten zunehmend in die Verhaltensweisen des „flexiblen Menschen" (Richard Sennett) hineingezogen. Welche, auch für die Metamorphosen nötigen Kontinuitäten, die das Ich zu Wandlungen befähigen, sind zu erwarten? Worauf können sich Kontinuitäten beziehen? Worauf im Selbst stützen?

Die Langlebigkeit wird zunehmend Zäsuren im Lebenslauf bringen

Das Leben wird nicht nur entscheidend verlängert, es gehören für die neuen Alten zunehmend Abfolgen von Umstellungen durch Berufswechsel und durch das Neulernen im Beruf dazu. Brüche in Beziehungen, im Arbeitsleben, Scheidungen - schon heute verzeichnen wir einen überproportional starken Anstieg der Scheidungen in der europäischen Bevölkerung 50+ - werden vermutlich weiter zunehmen. Die Lebensverlängerung geht mit Zerstückelungen einher, wovon die neuen Alten besonders betroffen sind und sein werden. Bei der Individualisierung hat es jeder Mensch schwer, in neuen Lebensabschnitten wieder Wurzeln zu fassen oder solche Wurzeln neu zu schlagen. Wo alles zu Bruchstücken wird, gewinnen leidvoll die Brüche Oberhand. Die Integrationsfähigkeit, die Kraft hiefür, reicht nicht mehr aus, um eigenes Leben mit eigenem Leben, um in sich das „Stückwerk" zu verbinden. Aus welchen Kräften soll sich da für den einzelnen Menschen, für eine Generation die neue Morphé, die neue Lebensgestalt als Ergebnis der Metamorphose speisen?

Flexibilität, die uns von der Technologie-Entwicklung und der Wirtschaft aufgedrängt wird, muss, da sie uns äußere Veränderungen abverlangt, in der Tiefe der Psyche mühevoll durch *Metamorphosen* bewältigt werden. Das Wesen der Metamorphose ist, dass durch sie, im Unterschied zur „Flexibilität", die nur durch äußere Anpassung geschieht, bei *aller Änderung eine Identität oder ein Anteil von dieser im Selbst verbleibt*. Nur die Morphé, die Gestalt, verändert sich dann, nicht die Identität. Das gelingt nicht immer. Für die neuen Alten gilt es da Chancen aufzuspüren und zu entwickeln. Sie müssen an Metamorphose-Kapazität gewinnen.

Das „verlängerte Dasein" wird zwar mehr individuelle Möglichkeiten, aber angesichts von Verknappungen auch einschränkende ökonomische Konsequenzen für jeden Teilnehmer im Rentensystem enthalten. Die Spannungen zwischen Verwöhnungsspirale und Sparzwängen werden zunehmen. An der Aufwertung der im Lebenslauf verlängerten Arbeit werden alle gesellschaftlichen Kräfte und die Eigenkraft des Individuums beteiligt sein müssen. Woher soll in der rundum von Werbung und Medien propagierten Spaßgesellschaft das Ethos für prolongierte Arbeit kommen? Wer wird das den Menschen erklären oder gar nahe bringen können? Die Philosophen, die Soziologen, die Kirchen oder zuletzt sogar die Politiker?

Die 60-Jährigen haben heute im Schnitt mit gut zwei weiteren Jahrzehnten Lebenserwartung zu rechnen (Kytir 2003). Innerhalb von etwa 50 Jahren fand im vergangenen 20. Jahrhundert die seit der Entstehung des homo sapiens vor etwa 50.000 Jahren stärkste Veränderung seiner Lebensspanne statt. An die Stelle dieses homo sapiens tritt nun der „homo longaevus", der *langlebige* Mensch. Muss es da nicht mehrere Metamorphosen im Lebenslauf geben?

Der Anteil von Menschen 60+ mit ausgesprochen schlechter Gesundheit hat sich in den letzten 25 Jahren in Österreich und in Deutschland halbiert. Das Aktivierungspotenzial steigt durch verbesserte Gesundheit. Etwa doppelt so viel Ältere, als bereits Freiwilligenarbeit leisten, geben an, bereit zu sein, solche Tätigkeiten zu übernehmen. Wer organisiert, ermutigt die Initiativgruppen von jungen Alten mit welchen „Verlockungen"? Spaß allein genügt da nicht. Organisationsfähigkeit und geragogische Kompetenz sind gefragt.

Das Alter wird gegenwärtig gepriesen und gestylt, mit Hilfe von Wellness- und Reiseprospekten, Kosmetika und Happiness-Pillen. Dabei kommen vor allem die *oberen Schichten schließlich in den Genuss dieser Angebote.* Manche lassen sich auch beschwatzen: „Forever young!" Solche Illusionen dienen dem Marketing. Statt „Antiaging" könnte das Schlagwort „Leben gestalten um kreativ und sozial verantwortlich zu altern" an Einfluss gewinnen. Kann die Wissenschaft hiezu verwendbare Grundlagen für Erziehung, Überredung und Überzeugung bieten und auch noch für die Praxis aufbereiten [21]?

Zu finden ist der schwierige Pfad, sozial opportune Schönheits-Klischees für sich selber abzulehnen, aber die *Gestaltung* persönlicher Anziehungskraft ernst zu nehmen. Das bezieht sich auf die Selbstdarstellung durch Körperpflege und Kleidung, motiviert durch Selbstachtung und die Beanspruchung einer eigenen sozialen Position. Sympathie und Eros – aber auch soziale Durchsetzung – verlangen Ästhetik im späten Leben.

Im Grunde haben zur Zeit die Älteren und Alten noch keinen Platz in unserer Kultur, obwohl sie in den familiären Netzwerken finanziell und sozial nachweislich mehr für die Jungen leisten als diese für sie. Aber was sie Kindern und Enkeln zahlen und helfen, das rechnet sich nicht für gesellschaftlichen Status. In einer Zeit, in welcher der historische Wandel und jener der Moden immer schneller sich vollzieht, sei die gesellschaftliche Ausgrenzung der Alten unabänderlich, meinte der italienische Philosoph Norberto Bobbio. Wir leben gerade in einer Phase, da Kräfte *gegen* diese Ausgrenzung *für* eine neue Form des Alterns Platz zu machen beginnen. Die neuen Generationen werden diesen Platz gestalten müssen um sich sozial durchsetzen zu

können, besonders unter der Voraussetzung von Selbststeuerung, Bewusstseinsbildung und von Solidarisierungen.

Herausforderungen an die neuen Alten

Unvermeidlich ist im späten Leben die schließliche Konfrontation mit dem von der
Kindheit und ihren Allmacht-Phantasien an mitgeschleppten „Größen-Selbst" (Heinz
Kohout). Wenn spät im Beruf oder danach Unzufriedenheiten wach werden, drängen
im Gefühl von „unfinished business" die alten, in Kindheit und Jugend gehegten
Übererwartungen dieses „Größenselbst" wieder heran. Wie soll im späten Leben mit
diesen aufflackernden Antrieben zur Kreativität umgegangen werden? Oder soll man
es riskieren, ohne spezielle Anstrengung in Selbstenttäuschungen abzustürzen? Die
Bewusstseinsbildung zur Realisierung von Selbstansprüchen (mit reduzierten Illusionen) muss für die Erhaltung und Gewinnung von Lebenszufriedenheit in Entscheidungen umgesetzt werden. Das bedeutet viel innere Arbeit. Oder aber es öffnen sich
durch Krisen neue Begegnungen, Liebesbeziehungen, Einsichten in Defizite der Kindheit. Das späte Leben wäre die für das Ausgraben von Verschüttetem, für den Mut zu
Umstellungen eigener Arbeitsprojekte wichtige Zeit. Auch hiefür gelten Elemente der
„Hoffnung Alter" [21]. Hoffnung begünstigt Metamorphosen – und umgekehrt. Es
bilden sich Kreisläufe der Stützung heraus.

Der deutsche Alternsforscher Konrad Pfaff verlangte Schläue, Wissen, List und
Skepsis, um sich selber zu festigen und sich zu behaupten. Zu dieser List gehören
wohl auch Grundhaltungen von Selektion und Optimierung, wie der Leiter des Berliner
Max Plank Instituts für Bildungsforschung, Paul Baltes, forschungsgestützt vorschlug.
Kompensation sollte allerdings *nicht einfach Ersatz* bieten. Die Kompensation sollte
kreativ werden, z. B. durch einen Umstieg in ein neues „Rollenfach" im Alter, wie
Johann Wolfgang Goethe in einem seiner vielen Sinnsprüche es empfahl.

Reifung ist jedenfalls ein Prozess des *Weitergehens* – („Ripeness is all, come on",
so William Shakespeare im „König Lear") – mit wenn auch gewandelten Einsichten,
Haltungen und Realisierungschancen. Reifung verlangt immer den Einschluss von
Neuem. Reifung ist ein Prozess der Metamorphosen. Der amerikanische Philosoph
Richard Rorty sieht zur Herbeiführung von inneren Prozessen psychischen Wandels ein
brauchbares Verfahren, wodurch wir an uns „herummodeln" können [10]. Das kann
freilich nur unter der Voraussetzung gelten, dass die neurologischen Funktionen einigermaßen intakt bleiben, Schmerzen und Krankheit oder psychosomatische Leiden
nicht blockierend wirken. Kann „Herummodeln" eine Tendenz des Ich zur erneuten
Idealbildung werden, als psychischer „Trial and Error"-Prozess?

Unsere langfristig geprägten Charakterstrukturen bleiben zwar dieselben, aber die
Änderungen werden – so Rorty – durch ein Verfahren begünstigt, bei dem dieses Ich
„eine andere Geschichte darüber erzählt, wer es selbst ist" [10]. Eine andere Ge-

schichte müsste es sein, nicht die ewig gleiche Geschichte der alten „Lebens-Veteranen" über die eigenen Verdienste im Lebenslauf, die dem Gerontologen häufig begegnen. Die neuen Alten werden mit ausgeprägter multipler Persönlichkeit und pluraler Lebenskonzeption zu Geschichten hin tendieren. Aber es müssten, bei therapeutischer Absicht, solche sein, die zu Revisionen und Metamorphosen führen.

Forschungen zeigen, dass selbstgesetzte Ziele und in deren Rahmen gefundene und bestimmte Aufgaben Orientierung stärken und eigene Antriebskräfte formen [20]. Und diese Kräfte bringen auch die Fähigkeit hervor, etwas zielgerichtet zu verfolgen. Durch eine *neue Sicht seiner selbst* vermag man auch sich selber zu stützen. Neues kann geradezu erlösend wirken. Die christliche Religion hat, nicht zuletzt durch die Nikodemus Episode im dritten Kapitel des Johannesevangeliums Aspekte von *Erneuerung* gepredigt und legitimiert. Erneuerung und Erlösung sind eng miteinander verbunden. Der dem göttlichen Schöpfer zugeschriebene Satz: „Siehe Ich mache alles neu" ist das jüdisch-christliche Grundkonzept des Geistes. Der Paraklet, *Beistand* in Gestalt des (Heiligen) Geistes, dient der Erneuerung. Gott als Geist ist die innerste Antriebskraft jeglicher (spirituellen) „Innovation": eine christliche Auffassung, äußerst folgenreich für die europäische Ideenentwicklung. Innovationskraft in sich zu „gebären", fordert viel von schwächer gewordenen biologischen Kräften im Alternsprozess. Bei zunehmender Alltagsvergesslichkeit und Irrtumsanfälligkeit, depressiven Zügen, Verdrängungen, stoßen das Ideal der Erneuerung und die Realität der verfügbaren Kräfte hart aufeinander.

Die Zukunft wird mehr innere, aber auch *körperliche Vorbereitung auf das Alter* durch *selektive Ernährung, Gesundheitssport* und eine vielfältige neue *Achtsamkeit auf sich* verlangen. Dem Sich-Verschleudern in den Konsum hinein wird man gezielte Verweigerungen entgegenstellen müssen, um gesund, denk- und handlungsfähig zu bleiben. Die Zeiten bloß passiver Affluenz sind für die neuen Alten vorbei. Werden die eher in den Narzissmus regredierenden neuen Alten so viel interne Kontrollen zur Verfügung haben, um Widerstand gegen den Konsumismus und den Sog der Verwöhnung leisten zu können?

Das Gefühl, sich selbst zu steuern, die Verstärkung des „locus of control", erhöht den Mut im späten Leben und setzt von dort aus auch Maßstäbe für die Qualität des eigenen Handelns. Wer ein in sich selber geklärtes Steuerungsbewusstsein hat, wer „weiß, was er will" und danach auch handelt, wird lebensbejahender [9]. Das neue Alter, nicht zuletzt durch früh im Leben vermehrt akkumulierte Bildung, vermag souveräner zu werden. Es hat solche Potenziale. Sie müssen jedoch geweckt, und was schwerer ist, auch eingesetzt und *gelebt* werden. Minoritäten der neuen Alten werden dann zu Pionieren neuen Verhaltens werden können. In welcher Weise sie von den Potenzialen Gebrauch machen werden, hängt von Aufklärung, Ermutigung, Vorbildern und – welch' Paradox! – *verantwortlichen* Medien ab.

Trotz organischer, sozialer und psychischer Einschränkungen wird Sexualität von Älteren, welche nach eigenen österreichischen Studien 2004 außerordentlich stark nach Gesundheit, Bildung, Einkommen und Sozialschicht variiert, sich allgemein viel stärker ausprägen können. Bert Brecht hat in seiner Geschichte von der „Unwürdigen Greisin" diesbezüglich Aufklärung betrieben, indem er Neuansätze durch Befreiung zur Sexualität im Leben einer alten Frau beschrieb. Mut zum Wagnis gehört zu der im Leben gereiften Sexualität. Und letztere treibt unter bestimmten kulturellen Voraussetzungen Entwicklungen voran.

Zu den Herausforderungen an die neuen Alten zählt ein emotionales Bekenntnis zu einem aus der Fesselung durch falsche Selbstrepräsentation befreiten Ich. Resilienz (Spannkraft) wird hiezu nötig sein. Und im späten Leben ist der Aufbau von Spannkraft anstrengender und zeitraubender als früher. Ohne Spannkraft sind weder „Späte Freiheit" [11], noch das Glückserleben des Zufriedenseins mit sich selber erreichbar. Auch (geläuterte) Formen von Lebenslust bedürfen der Spannkraft. Wird sich um der Lebenslust willen die *Selbstgestaltung des Lebensstils* der neuen Alten in Richtung auf Resilienz hin ausbreiten können? Oder wird das Lustprinzip mit seinen „Spontaneitäten", ungehemmt und durch Konsum angestachelt, beherrschend werden? Die Lustgeleitetheit, die Luxusspirale der Verwöhnungsgesellschaft, kann aus sich heraus nicht Resilienz hervorbringen.

Über die sozialen Dimensionen der neuen Alten

Weder eine Anhebung der internen Geburtenrate noch eine weitgehende Öffnung für junge Immigranten wird die dramatischen Entwicklungen Europas zu einer alternden Gesellschaft grundlegend und zureichend verändern können (Lutz 2003). Die Entwicklungen der letzten 3–4 Jahrzehnte haben entscheidende Weichen auf eine Gesellschaft mit hohem Altersanteil gestellt.

So wird ein neuer Gesellschaftsentwurf nötig, an dem die neuen Alten werden mitwirken müssen, um darin enthalten zu sein. Verlangt wird die Mobilisierung der vorhandenen Kräfte der alternden Gesellschaft, der Aufbau einer nicht nur ökonomischen Selbstsorge. Das bedeutet auch eine früh, von Jugend an, gepflegte Einübung in ein langes Leben, um überhaupt spät im Leben Neues beginnen zu können.

Die älteren und ältesten Altersgruppen sind für soziales Engagement eher durch *Pflicht* motiviert und motivierbar. Die jüngeren Alten und die gerade ins Rentenalter Eintretenden, sind von *Ich-Realisierung* und eigenen, subjektiv profilierten Gestaltungswünschen motiviert (Konrad Hummel). Engagement der jüngsten Gruppen der Älteren ist als Aspekt eigener *Selbstbestätigung* und Durchsetzungsfähigkeit aufzufassen. Es mag dies als eine Erweiterung des Narzissmus gesehen werden.

Die nach ihrem Ausscheiden aus dem Erwerbsleben auf Erhaltung ihrer Zeitsouveränität bedachten *„neuen Alten"* engagieren sich überwiegend projektförmig und *in zeitlich befristeten Engagementformen.* Dafür müssen, um erfolgreich zu werden, neue sozial-strukturelle Konstellationen und Kooperationsformen auch mit Hauptamtlichen entwickelt werden. Es geht zunehmend darum, neue Formen der Wahrnehmung von Aufgaben durch Freiwillige einerseits und Hauptamtliche andererseits zu entwickeln.

Die Bereitschaft der Seniorinnen und Senioren, Verantwortung für das Gemeinwesen zu übernehmen, ist in Mitteleuropa größer als die Gelegenheiten, sich in Institutionen, Organisationen, Verbänden und Einrichtungen eigenverantwortlich engagieren zu können. Anstatt in vorgegebenen Einsatzfeldern ehrenamtlich tätig zu
werden, erschließen viele Altersaktivisten neue Handlungsfelder. Sie sehen in ihrer
Kommune einen Bedarf und initiieren neue Projekte.

Bürgerengagement der Älteren ist nicht mehr nur Zusatz zum Sozialstaat. Es wird
mehr und mehr zum *tragenden Element* einer neuen, in verschiedenen Ausprägungen
zu einer im *neuen Sozialpluralismus* sich konkretisierenden Stützung der Gesellschaft.
Dabei ist die Entwicklung eines starken Bedürfnisses zu beobachten, dem *subjektiven
Leben* und den *objektiven Daseinsinhalten* Form zu geben. So kann Harmonie zwischen
der eigenen *Kraft* und den eigenen *Talenten* hergestellt werden. Dies geschieht auf der
Basis der Überzeugung, dass jede Lebensphase eigenes Leben in anderer Form enthält, eben im Sinne von Metamorphose.

Für kreative Akte muss aus der *Selbstvergewisserung* heraus gedacht und gehandelt
werden. Diese aber ist jeweils nur in der erlebten *Gegenwart* und ihren wie auch immer
gesundheitsbedingt eingeschränkten Bedingungen möglich. Werden die neuen Alten
stärker gegenwartsorientiert sein als die ihnen vorausgegangenen Generationen?

In der Selbstorganisation in Gruppen Älterer müssen die jeweiligen Initiatoren
der Gruppen von ihren Initiativen selber überzeugt sein, um wirken zu können. Woher
kommen in einer entideologisierten Gesellschaft ohne soziale Bewegungen und bei
Menschen ohne explizite Ich-Ideale sowohl Initiativen als auch Durchsetzungskraft?
Sie müssten aufgrund ihrer Kontrollüberzeugungen (samt verarbeiteten Erfahrungen)
von ihrer Selbstwirksamkeit überzeugt sein. Zudem wird von ihnen verlangt, für die
Arbeit in der Gruppe die Selbstwirksamkeit auszudehnen, sie ins Soziale zu transfe-
rieren, *dort* wirksam werden zu lassen. Die Fähigkeit zur *sozialen* Selbstorganisation
lässt sich aus dem Gefühl und dem Bewusstsein der *Selbstwirksamkeit* des *eigenen Ich*
und dem Transfer ins Soziale ableiten. Im zu erwartenden Hedonismus der Verwöhnungsgesellschaft ist Selbstwirksamkeit allerdings schwer im Menschen selber heraus-
zufordern und aufzubauen. Für soziales und kulturelles Engagement ist die Selbstwirksamkeit jedoch unerlässlich.

Im Prinzip sind für die Gestaltung und für den Fluss der eigenen Kraft aus der
Kreativität (aber in gewisser Hinsicht auch für deren Stützung) *Rollen erforderlich*. Für
die neuen Alten wird das deutlich Lernprozesse bedeuten müssen. Rollen umgrenzen
Verpflichtungen, und Verpflichtungen verlangen Rollen. Sie gestalten das Wechselspiel zwischen Individuum und gesellschaftlicher Realität. Rollen bedeuten die Bereitschaft zur Übernahme und zu einem kontinuierlichen *Tragen* von Verantwortung.
Für den *„Sozialmix"*, die *Plurität innerhalb der Sozialgestaltung,* ist es von größter
Bedeutung, dass im Design von Rollen *subjektive Selbstgestaltung* ermöglicht, ja
schon mit „eingeplant" wird. Werden die selbstbezogenen, plural-personalen und da-

bei narzisstischen neuen Alten dazu bereit sein? Wodurch wird es ihnen möglich, ihre spontan-kurzfristig aufgebauten Wünsche zu zügeln?

Ohne *eigenes* subjektiv mitbestimmtes Rollendesign wird es in Hinkunft den Mix zwischen Sozialstaat und Bürgergesellschaft für eine Vielfalt (und für die nötige Differenzierung) von Aufgaben und Leistungen keine Zukunft geben. Das hat natürlich auch Folgen für Verwaltung und Finanzierung.

Jede Anerkennung, und um die handelt es sich ganz grundsätzlich bei den neuen Aktivierungen in der älteren Gesellschaft, bedarf der *Freiheitsräume*. Je mehr die jüngeren Jahrgänge, die jeweils neuen Alten, nachrücken, desto wichtiger wird das Zugestehen dieser Freiheit, wird deren gesellschaftliche Bejahung und Anerkennung. Hier einen *Kurs zwischen Planbarkeit und Chaos* zu steuern, ist eine der großen Aufgaben, die in Erziehung, sozialer Problemlösung und kultureller und gerontagogischer Stimulation zu leisten sein wird. Wissenschaftlich organisierte sozial-gerontologische Begleitforschungen bei Sozialprojekten, Freiwilligenarbeit, Bildungsprozessen, Rehabilitation usw. wird für ein besseres Verständnis, was die neuen Alten gesellschaftlich beitragen und leisten können, zunehmend notwendig sein.

Die neuen Alten werden mehr und mehr zu Brückenbauern zu den höchstbetagten und pflegebedürftigen Mitbürgern werden müssen. Es wird Wissen und Motivation brauchen, um diese Solidarität mit den „anrainenden" älteren Generationen hervorzubringen. Denn für die Gesellschaft der Zukunft werden Wohnheime und Pflegeheime, aber auch Wohngemeinschaften und „geschütztes Wohnen" verschiedener Art unverzichtbar sein. Die Singularisierung, besonders sozial folgenreich das Singletum im späten Leben, ein Dasein ohne Kinder und ohne Verwandtschaft, nimmt zu. Und die *Pflegekapazität in den Familien wird stark zurückgehen*. Frauen im mittleren Alter oder auch über 65, stellen zur Zeit noch immer das hauptsächliche Potenzial der familiären Pflege alter Angehöriger. Die Frauen werden in Zukunft aufgrund ihrer Berufstätigkeit weniger Zeit für die Pflege hochbetagter Familienmitglieder haben. Ihre Identifizierung mit dem Beruf nimmt so sehr zu, dass sie sich weniger für Pflegehandlungen engagieren werden wollen und können.

Die nicht-familäre Pflege wird unter Mitwirkung der neuen Alten entscheidend zu verstärken sein. Den neuen Alten wird auch die Beteiligung bei der Umwandlung des Kulturgewissens anzusinnen sein. Denn es fehlt an umfassender innerer Akzeptanz von Schwäche der Alten in unserer Gesellschaft. Es fehlen Mitleidshaftigkeit und Identifizierung mit dem Schwachen, dem Abgebrauchten und oft auch Entstellten. Hässlichkeit, Ekel und Hinfälligkeit alter, meist hochbetagter Menschen, lösen inneren Schrecken aus. Zu dessen Bewältigung bedarf es besonderer Anstrengung, bedarf es der Hilfen z. B. durch Therapeuten, psychiatrische Hilfe für Pflegende und der Supervision, der Stützungsgruppen für Angehörige, aber auch der gesellschaftlichen und staatlichen Anerkennung, der Auszeichnungen, Preise usw.

Anteil zu nehmen an Menschen, die „gezeichnet" sind, ist eine eigene psychische und soziale Leistung. Es macht *Angst, Hilflosigkeit zu sehen* und darin ein künftiges

Spiegelbild seiner selbst. Was fehlt, ist eine Endlichkeitskultur. Da Jenseitshoffnungen zunehmend schwer fallen, sollte mehr über soziale und kulturelle Verpflichtungen „angesichts der Endlichkeit" nachgedacht werden. Es fehlt eine Spiritualität des Alternsprozesses, damit auch eine Einwilligung in die Endlichkeit oder eben eine Suche nach dem „Übergreifenden", nach Vorstellungen, die das eigene Leben mit dem der folgenden Generationen verbinden. Nicht einmal die Familien, die noch integrationsfähig bis zu Enkeln und Urenkeln sind, sehen in generationenübergreifenden Lebenskonzepten Sinn und kulturprägende Aufgaben.

Eine Kultur des abschiedlichen individuellen Daseins ist gefragt [6]. Für den, der nicht glauben kann, sollte die Hoffnung bis zuletzt offen bleiben. Für jeden Menschen, der sich darum bemüht, gibt es einen Glanz jenseits der Endlichkeit.

Literatur

[1]   Baltes PB (1999) Alter und Altern als unvollendete Architektur der Humanontogenese. In: Z Gerontol Geriatr 32: 231–263

[2]   Boltzmann L (1905) Populäre Schriften. Barth, Leipzig

[3]   Brecht B (1996) Die unwürdige Greisin und andere Geschichten. Suhrkamp, Frankfurt/Main

[4]   Erikson E (1980) Identität und Lebenszyklus, 6. Aufl. Suhrkamp, Frankfurt/Main

[5]   Freud S (1940) Das Ich und das Es. Metapsychologische Schriften, 10. Aufl. (2003). Fischer, Frankfurt/Main

[6]   Imhof AE (1992) „Sis humilis!": Die Kunst des Lebens als Grundlage für ein besseres Sterben. Picus, Wien

[7]   Joas H (1992) Die Kreativität des Handelns. Suhrkamp, Frankfurt/Main

[8]   Kierkegaard S (1922) Stadien auf dem Lebensweg. Diederichs, Jena

[9]   Majce G u. Rosenmayr L (2004) Gesundheit und Krankheit in den Altersgruppen 50+ in Österreich 2003. Eine Repräsentativuntersuchung für das Bundesministerium für Gesundheit und Frauen, unveröffentlichter Forschungsbericht, Wien

[10] Rorty R (1988) Solidarität oder Objektivität? Reclam, Stuttgart

[11] Rosenmayr L (1983) Die späte Freiheit. Das Alter – ein Stück bewusst gelebten Lebens. Severin und Siedler, Berlin

[12] Rosenmayr L (1990) Die Kräfte des Alters. Edition Atelier, Wien

[13] Rosenmayr L (1992) Sexualität, Partnerschaft und Familie alter Menschen. In: Baltes PB und Mittelstraß J (Hrsg.), Zukunft des Alterns und gesellschaftliche Entwicklung. Walter de Gruyter, Berlin, S 461–491

[14] Rosenmayr L (1993) Philosophie des Alterns und des Alters. In: Klein HD u. Reikersdorfer J (Hrsg.), Philosophia perennis. Erich Heintel zum 80. Geburtstag, Teil I. Peter Lang, Frankfurt/Main, S 489–509.

[15] Rosenmayr L (1997) Psychoanalyse und Alternsforschung. In: Radebold H (Hrsg.), Altern und Psychoanalyse. Vandenhoeck & Ruprecht, Göttingen, S 21–40

[16] Rosenmayr L u. Kolland F (1997) Mein Sinn ist nicht dein „Sinn". Verbindlichkeit oder Vielfalt – Mehrere Wege im Singletum. In: Beck U (Hrsg.), Kinder der Freiheit. Suhrkamp, Frankfurt/Main

[17] Rosenmayr L (2000) Über das Neue in Gesellschaft und Kultur. In: Huber L (Hrsg.), Wie das Neue in die Welt kommt. WUV Universitätsverlag, Wien, S 269–282

[18] Rosenmayr L (2002) Eine neue Kultur des Alterns. In: Karl F, Aner K (Hrsg.), Die „neuen" Alten – revisited. Kaffeefahrten – Freiwilliges Engagement – Neue Alterskultur – Intergenerative Projekte. Kass Gerontol Schr (Kassel) 28: 155–160

[19] Rosenmayr L (2002) Productivity and creativity in later life. In: Pohlmann S (ed.), Facing an Ageing World – Recommendations and Perspectives. Transfer, Regensburg, S 119–126

[20] Rosenmayr L u. Kolland F (2002) Altern in der Großstadt – Eine empirische Untersuchung über Einsamkeit, Bewegungsarmut und ungenutzte Kulturchancen in Wien. In: Backes GM, Clemens W (Hrsg.), Zukunft der Soziologie des Alter(n)s, Bd. 8. Leske + Budrich, Opladen, S 251–278

[21] Rosenmayr L (2003) Entwicklungen im späten Leben: Pläne und Chancen. In: Rosenmayr L u. Böhmer F (Hrsg.), Hoffnung Alter. Forschung, Theorie, Praxis. WUV Universitätsverlag, Wien, S 314–330

[22] Rosenmayr L (2003) Humanistische Gerontologie – was ist das? In: Gösken E u. Pfaff M (Hrsg.), Lernen im Alter – Altern lernen. Athena, Oberhausen, S 21–29

[23] Schrödinger E (1987) Was ist Leben? Die lebende Zelle mit den Augen des Physikers betrachtet. (1944) Piper, Oberhausen

[24] Sloterdijk P (2004) Sphären III, Schäume. Suhrkamp, Frankfurt am Main

[25] Strotzka H (1983) Fairness, Verantwortung und Fantasie. Eine psychoanalytische Alltagsethik. Deuticke, Wien

[26] Welsch W (2001) Kunst des Alterns? In: Friedenthal-Haase M et al. (Hrsg.), Alt werden – alt sein. Studien zur Pädagogik, Andragogik und Gerontagogik. Peter Lang, Berlin, S 19–45

Demographische Prognosen über die voraussichtliche Altersverteilung der nächsten Jahre

Josef Kytir

Aus Sicht der Bevölkerungswissenschaft ist jede Veränderung in der Größe und Zusammensetzung einer Bevölkerung das Resultat der Entwicklung der demographischen Prozesse der Fertilität (Geburten), der Mortalität (Sterbefälle) und der Migration (Zu- und Abwanderung). Dies gilt auch für den demographischen Alterungsprozess, also die steigende Zahl und den wachsenden Anteil älterer Menschen in einer Gesellschaft. Die wichtigste Ursache für das Altern einer Bevölkerung ist dabei nicht so sehr der Rückgang der Sterblichkeit, also die steigende Lebenserwartung, sondern vor allem der Rückgang der durchschnittlichen Kinderzahl pro Frau. Der Anstieg der Lebenserwartung trägt erst in zweiter Linie zur demografischen Alterung bei, nämlich dann, wenn die Sterberaten im mittleren und höheren Erwachsenenalter nachhaltig zurückgehen. Komplex ist der Einfluss der Migration auf den Alterungsprozess. Hier spielt die Altersstruktur der Migranten eine wichtige Rolle. Allerdings zeigen Modellrechnungen, dass selbst die permanente Zuwanderung jüngerer Menschen den durch niedrige Fertilität verursachten Alterungsprozess langfristig nur wenig beeinflussen kann.

Im 19. und frühen 20. Jahrhundert entwickelten sich aus den vormodernen Agrargesellschaften Europas moderne Industriegesellschaften mit arbeitsteiliger Produktion und massenhafter Verbreitung lohnabhängiger Erwerbsformen außerhalb der Landwirtschaft. Hinzu kam die Ausdifferenzierung weitgehend säkularisierter Lebenswelten. Die tief greifenden ökonomischen, sozialen und politischen Veränderungen hatten erhebliche demographische Konsequenzen. Sie bewirkten einen nachhaltigen Rückgang der Sterblichkeit und in weiterer Folge auch einen Rückgang der Kinderzahlen. Die Bevölkerungswissenschaft bezeichnet dieses Phänomen als den „demographischen Übergang". Das Altern einer Bevölkerung ist aus diesem Blickwinkel eine zeitlich verschobene, insgesamt aber unvermeidbare und irreversible Folge dieses

„demographischen Übergangs" und der ihm zugrunde liegenden gesellschaftlichen
Wandlungsprozesse (für Österreich siehe Abb. 1). Unter dieser langfristigen Betrach-
tungsweise befindet sich die europäische Bevölkerung zu Beginn des 21. Jahrhunderts
im letzten Drittel eines insgesamt mehr als 100 Jahre lang andauernden demographischen Alterungsprozesses.

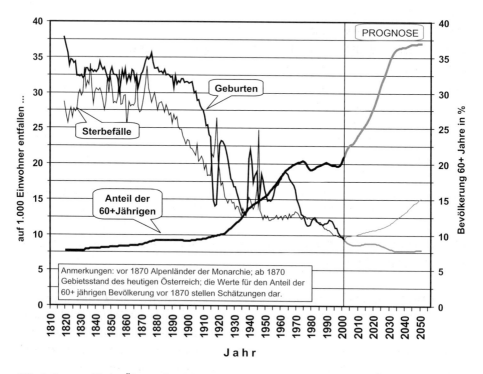

Abb. 1 „Demographischer Übergang" und der langfristige Wandel der Altersstruktur in Österreich: Geburten-
und Sterberaten, Anteil der 60+jährigen Bevölkerung im Zeitraum 1820 bis 2002, Vorausschätzungen bis
2050

Quellen: Demographisches Jahrbuch Österreichs; Bevölkerungsvorausschätzung 2002 bis 2050 der STATISTIK
ÖSTERREICH (mittlere Variante)

Derzeit leben in Europa nahezu 150 Mio. Menschen im Alter von 60 und mehr Jahren.
Damit zählt jeder fünfte Einwohner unseres Kontinents zur Gruppe der Senioren. Im
Rückblick der vergangenen 50 Jahre haben sich Zahl und Anteil älterer Menschen bereits deutlich erhöht. So war Mitte des 20. Jahrhunderts nur jeder achte Einwohner
Europas 60 Jahre oder älter. Den Bevölkerungsvorausschätzungen der UN zufolge wird
sich in den kommenden fünf Jahrzehnten die Zahl der älteren Menschen kontinuierlich erhöhen und bis 2050 auf über 220 Mio. steigen. Die Gruppe der Senioren wird
dann 35 % der europäischen Bevölkerung stellen. Gleichzeitig sinken Zahl und Anteil
der jüngeren Menschen deutlich. Entfallen derzeit auf 100 Personen im Erwerbsalter

Jahr	Bevölkerung absolut in Mio.		Indexwert (2000=100)		in Prozent der Gesamtbevölkerung		Abhängigkeits-rate	Unterstützungs-rate
	60+ Jahre	80+ Jahre	60+ Jahre	80+ Jahre	60+ Jahre	80+ Jahre	60+/20-59	20-79/80+
1950	66.343	6.076	45	29	12,1	1,1	22,7	5,3
1975	110.849	11.872	75	56	16,4	1,8	31,9	4,0
2000	147.409	21.248	100	100	20,2	2,9	36,6	3,6
2005	150.050	25.289	102	119	20,7	3,5	36,5	3,6
2010	159.049	30.031	108	141	22,1	4,2	38,6	3,4
2015	171.273	32.418	116	153	24,0	4,5	42,7	3,2
2020	184.862	35.714	125	168	26,2	5,1	48,1	2,9
2025	197.745	36.450	134	172	28,4	5,2	54,1	2,7
2050	221.540	60.093	150	283	35,1	9,5	77,7	2,0

Tabelle 1 Maßzahlen zur demographischen Alterung der europäischen Bevölkerung von der Mitte des 20. bis zur Mitte des 21. Jahrhunderts

Quelle: Population Division of the Department of Economic and Social Affairs of the United Nations Secretariat, World Population Prospects: The 2002 Revision (Medium Variant)

(20-59 Jahre) 37 ältere Menschen, so werden es Mitte des Jahrhunderts bereits 77 sein („Abhängigkeitsrate").

Sozial- und gesundheitspolitisch von großer Bedeutung ist in weiterer Folge die überproportional große Zunahme der Hochbetagten. So leben derzeit in Europa rund 22 Mio. Menschen im Alter von 80 und mehr Jahren. In den kommenden fünfzehn Jahren ist mit einem Anstieg um 10 Mio. zu rechnen. Bis 2050 wird sich die Zahl der Hochbetagten dann auf 60 Mio. Personen erhöhen, also fast verdreifachen. Entfallen derzeit in Europa im Durchschnitt auf jeden Menschen im Alter von 80 und mehr Jahren 3,6 potentielle Betreuungspersonen im Alter zwischen 20 und 79 Jahren, so werden es Mitte des Jahrhunderts lediglich 2 Personen sein („potentielle Unter-stützungsrate").

Demographische Alterung ist primär eine Folge niedriger Fertilität und damit bis-lang ein Phänomen der Industriestaaten. Die Weltbevölkerung ist daher insgesamt noch kaum gealtert. Das wird sich in Zukunft ändern. Denn im 21. Jahrhundert werden als Folge gesunkener Kinderzahlen und verlangsamten Bevölkerungswachstums, aber auch durch eine steigende Lebenserwartung, die Anteile älterer und sehr alter Men-schen in den wirtschaftlich weniger entwickelten Staaten erstmals deutlich steigen. Die Prognosen der UN gehen dabei für die Entwicklungsländer von einer Verdrei-fachung des Anteils älterer Menschen über 60 Jahre aus (2000: 7 %; 2050: 21 %). Selbst in den ökonomisch am wenigsten entwickelten Ländern der Erde wird sich der Anteil der über 60-jährigen Bevölkerung bis 2050 mehr als verdoppeln. Dabei lässt sich voraussehen, dass der demographische Alterungsprozess in diesen Ländern zeitlich gesehen noch viel rascher ablaufen wird als in den Industriestaaten.

Noch deutlicher wird die globale Bedeutung der demographischen Alterung, wenn man die zukünftige regionale Konzentration der wachsenden Zahl älterer Menschen analysiert. So wird die Gruppe der über 60-jährigen Bevölkerung in den Industriestaaten zwischen 2000 und 2050 bloß um ca. 85 % anwachsen, in den wirtschaftlich weniger entwickelten Staaten im selben Zeitraum dagegen auf den fünffachen Wert steigen. Schon derzeit leben deutlich mehr als die Hälfte aller älteren Menschen in den Entwicklungsländern. Bis zum Jahr 2050 wird sich dieser Anteil auf beinahe 80 % erhöhen. Dies ist schon deshalb folgenreich, weil es heute für die Mehrzahl der älteren Menschen in den Entwicklungsländern noch keine sozialen Sicherungssysteme, insbesondere keine Formen kollektiver Einkommenssicherung und der Gesundheitsversorgung im Alter gibt. Die Sicherung und der Lebensqualität im Alter wird unter diesem Blickwinkel zur globalen Herausforderung des 21. Jahrhunderts.

Biologische Grundlagen des Alterns und dessen Relevanz für die Lebensqualität.

Andrus Viidik

Warum altern wir?

Wenn wir das Wesen der biologischen Grundlagen des Alterns verstehen wollen, ist es aufschlussreich, wenn wir sowohl die evolutionäre Seite als auch die historischen Wurzeln in Betracht ziehen. Somit müssen die durchschnittliche Lebensdauer und die maximale Lebenserwartung erfasst werden. Als maximale Lebenserwartung wird das Alter bezeichnet, in dem das älteste Mitglied einer Spezies verstirbt. Um die durchschnittliche Lebenserwartung zu berechnen, wird das Lebensalter aller Mitglieder einer Spezies in einem speziellen Umfeld, einer Bevölkerung, über einen längeren Zeitraum erfasst und gemittelt.

Aus historischer Sicht blieb die maximal erreichte Lebensdauer für die Menschen konstant, jedoch variierte die durchschnittliche Lebensdauer beeinflusst durch verschiedenste Faktoren, die vor allem die Gesundheit und Lebensbedingungen betreffen.

Maximale Lebenserwartung aus Sicht der langfristigen Evolution

Eine empirische Analyse von Gehirn- und Körpergewichtsdaten bezogen auf Daten der maximalen Lebenserwartung heute lebender Spezies ermöglicht Rückschlüsse auf das maximale Lebenserwartungspotential. Wenn man diese gewonnenen Daten mit denen von Fossilien in Beziehung setzt, zeigt sich, dass die maximale Lebenserwartung während der Evolution der Säugetiere zunahm und mit der anschließenden Entwicklung des Menschen einen noch bemerkenswert rascheren Anstieg mit sich brachte. In den letzten drei Millionen Jahren hat sich die Lebenserwartung von 50 auf 100 Jahre verdoppelt!

Die offensichtliche Frage lautet: Wurde der Alterungsprozess verzögert oder ist die Zunahme der Lebenserwartung ein Nebeneffekt anderer evolutionärer Prozesse? Möglicherweise ist die Anwort darauf ein Nebenprodukt anderer evolutionärer Prozesse. Der Grund dafür sind zwei konkurrierende physiologische Prozesse: (a) Wachstum und Fortpflanzung und (b) Wartung und Wiederherstellung. Diese beiden Prozesse konkurrieren um die limitierte Menge Energie, die der Körper zur Verfügung hat. Wenn die meisten Ressourcen für Wachstum und Fortpflanzung eingesetzt werden, wären für die notwendige Wartung zuwenig vorhanden, was zu vorzeitigen Fehlfunktionen des Organismus führen würde. Wenn auf der anderen Seite der Großteil der vorhandenen Ressourcen für Wiederherstellungsprozesse und die Wartung eingesetzt würde, käme es zu einer Verlangsamung des Wachstums und die Nachkommen wären somit weniger lebensfähig, weil sie sich gegen die Konkurrenz mit diesen Eigenschaften weniger durchsetzen könnten.

Folglich hat es den Anschein, dass durch die Evolution bestimmte Eigenschaften selektiert wurden, die für das Überleben bis zu einem Alter von ca. 25 Jahren notwendig sind. Es handelt sich dabei um eine Mixtur von (a) Ressourcen für optimales Wachstum, die ein Überleben während der Reifung sowie die Produktion und Aufzucht von Nachkommen sicherstellen, mit (b) genügend Ressourcen für eine wirksame Wartung und Wiederherstellungsprozesse des Körpers bis zu einem Lebensalter von 25 Jahren.

Durchschnittliche Lebensdauer aus Sicht der kurzfristigen Evolution

Über den Zeitraum der letzten 8.000 Jahre sind Daten verfügbar, die auf eine durchschnittliche Lebensdauer von 30-35 Jahren beim Menschen hinweisen. Demografische Auswertungen von Archäologen, die Daten aus dem ältesten Zeitraum gesammelt haben, zufolge ist diese Einschätzung zu hoch, weil im besonderen Überreste von Skeletten von Kleinkindern aus dieser Epoche selten sind. Erst in den letzten 200 Jahren zeigt sich ein signifikanter Anstieg. Abb. 1 zeigt den unterschied der Sterbewahrscheinlichkeit zwischen heute und früher (als Beispiel: vor 500 Jahren). Der auffallendste Unterschied ist das beinahe Verschwinden der Sterbewahrscheinlichkeit im Kinder- und Jugendalter, was auch den Anstieg der mittleren Lebenserwartung in der heutigen Zeit bedingt (Rektangularisation der Sterbewahrscheinlichkeitskurve, siehe Pfeil in Abb. 1). Vergleicht man Daten von österreichischen Frauen aus dem Jahr 1870 mit 1990, zeigt sich Ähnliches. In diesen 120 Jahren stieg die mittlere Lebensdauer von neugeborenen Mädchen von 36 auf 79 Jahre, während bei Frauen mit 60 Jahren es nur zu einem Anstieg von 72 auf 82 Jahren kam.

Eine Abnahme des Überlebenswettkampfes und der rauen Umweltbedingungen begünstigte einen zunehmend größeren Teil der Bevölkerung im Alterungsprozess. Allmählich litt man mehr unter der schlechten Wartungs- und Wiederherstellungsfähigkeit des Körpers im Alter. Die Wiederherstellungsmechanismen, die im Alter von 25 Jahren noch optimal funktionierten, sind im Alter nicht mehr ausreichend, um Verschleißerscheinungen entgegenzuwirken. Ein ähnliches Muster zeigt sich, wenn man wild lebende Tiere mit jenen im Zoo vergleicht: ein Vogel, z.B. ein Kibitz, kann in Gefangenschaft bis zu 18 Jahre alt werden. In der freien Wildbahn sinken seine Überlebenschancen nach einem Jahr bereits um die Hälfte und nur wenige werden bis zu 12 Jahren alt. Die Überlebenskurve dieser Vögel ist durchaus mit der von im Mittelalter lebenden Frauen vergleichbar.

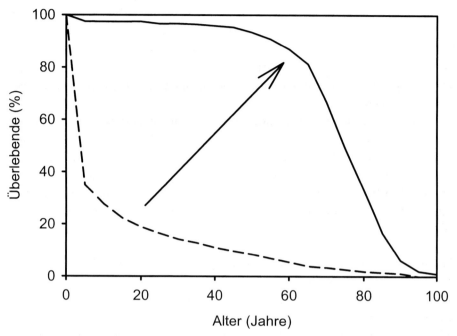

Abb. 1 Überlebenskurve von Frauen in der englischen Stadt York vor 500 Jahren (gestrichelte Linie) im Vergleich zu weißen amerikanischen Frauen im Jahr 1969 (durchgezogene Linie). Während die mittlere Lebenserwartung der Frauen aus York bei 30 Jahren lag (ausgenommen Neugeborene), liegt sie im Jahr 1969 bei 74 Jahren. Der Pfeil zeigt die Rektangularisation des Überlebensprozesses (Goldman R., 1975).

Wie altern wir?

Die langfristige Sichtweise zeigte, dass Eigenschaften für Wachstum und Fortpflanzung die am meisten konkurrierenden im Selektionsprozess der Evolution waren. Die kurzfristige Sichtweise zeigte, dass aufgrund verbesserter Lebensbedingungen die Menschen **zu lange leben** und somit zunehmend natürlichen Alterungsprozessen unterworfen sind – im Gegensatz zu früheren historischen und prähistorischen Zeiten.

Es gibt keine **innere Uhr,** die den Alterungsprozess genetisch kontrolliert, vielmehr handelt es sich um eine Kaskade verschiedener stochastischer Prozesse. Das heißt dass Körperstrukturen, besonders die DNA und andere Makromoleküle, durch eine Bandbreite schädlicher Substanzen immer wieder zufällig geschädigt werden. Dabei spielen freie Sauerstoffradikale eine bedeutende Rolle. Diese Schädigung pflanzt sich dann hierarchisch von der Zelle bis in die Organsysteme fort. Alle Organe werden mit der Zeit geschädigt. Ein beträchtlicher Teil wird immer wieder neu hergestellt, aber die übrigen nicht reparierten Verletzungen verursachen mit der Zeit eine Verminderung der physiologischen Funktionen. Wenn die Anzahl der Verletzungen einen kritischen Level überschreiten, manifestieren sich Alterungsphänomene oder altersbedingte Krankheiten.

Genetische Faktoren sind für diese Wiederherstellungsprozesse wichtig. Das zeigt sich, wenn man unterschiedliche Spezies vergleicht und die Wirksamkeit dieser Prozesse mit der maximalen Lebenserwartung korreliert. Die Wiederherstellungsprozesse von Mäusen mit einer Lebenserwartung von 2–3 Jahren sind weit weniger effektiv als die von uns Menschen. Ähnliche Korrelationen konnten zwischen der maximalen Lebenserwartung und anderen Zellfunktionen gefunden werden.

Es ist noch nicht klar, ob Unterschiede in der Wirksamkeit von Wiederherstellungsprozessen die Lebenserwartung von augenscheinlich gesunden Menschen beeinflussen können. Fehler in diesen Prozessen führen möglicherweise zu vorzeitigen Alterungsprozessen in bestimmten physiologischen Bereichen. Eine davon ist Werner's Syndrom: eine autosomal nachlassende vererbte Krankheit. Das Werner Gen ist für die Aufrechterhaltung der normalen Funktion der Doppelhelix notwendig. Der Werner Patient ist bis zum Lebensalter von 15 Jahren normal und zeigt mit ca. 45 Jahren folgendes klinisches Bild: Arteriosklerose, Osteoporose, insulinunabhängige Diabetes mellitus und selten Tumore und stirbt typischerweise an Herzinfarkt im Alter von 50–55 Jahren.

Es gibt indirekte Beweise, dass Unterschiede in genetischen Eigenschaften eine Rolle spielen, wenn Heterogenität hergestellt werden soll. Es konnte gezeigt werden, dass ein eineiiger Zwilling ein erhöhtes Risiko für einen vorzeitigen Tod hat, wenn sein Zwilling an Herzinfarkt verstorben ist (im Allgemeinen sterben eineiige Zwillinge nicht im selben Alter). Auch nur die geringsten Unterschiede in normalen Genen können Anomalien verursachen. Ein Beispiel dafür ist das Gen Apolipoprotein E; während eine Variante die Erkrankung an Alzheimer oder Arteriosklerose begünstigt, zeigt eine weitere Variante keine Folgewirkungen.

Nicht nur genetische Faktoren beeinflussen den biologischen Alterungsprozess. Umweltbedingungen und Lifestyle spielen hierbei eine Schlüsselrolle. Das resultiert in einer Zunahme der Vielfalt von Organfunktionen mit einer Beschleunigung aber auch Verlangsamung des Alterns.

Manifestationen des Alterungsprozesses

Das Bewegungssystem
Früher war ein effektives Bewegungssystem überlebensnotwendig, um zu Jagen und Räuber und Feind zu entkommen. Heute ist eine physische Fitness für Ältere wichtig, weil sie ein unabhängigeres Leben ermöglicht und dadurch die Lebensqualität aufrechterhalten werden kann.

Die Knochendichte des Körpers erreicht bei einem Lebensalter von 25 Jahren ihren höchsten Wert und wird durch physische Aktivität und adäquate Ernährung begünstigt. Danach nimmt sie mit ca. 10 % pro Dekade ab; ein bisschen mehr bei Frauen in den ersten Jahren der Menopause. Mit der Verringerung der Knochendichte nimmt das Frakturrisiko zu und ist bei Frauen ausgeprägter, da sie einen geringeren Höchstwert wie Männer haben. Sogar geografische Unterschiede sind mittlerweile nachweisbar. Im Norden von Europa sind mehr Knochenfrakturen im Alter nachweisbar als in den mediterranen Ländern. Möglicherweise ist der zunehmend sitzende Lebensstil eine Erklärung dafür. Wenn ein sitzender Lebensstil für die Lebensqualität wichtig ist, so wird man diese „Schuld" später bezahlen. Knochenbrüche haben nicht nur einen negativen Einfluss auf die Lebensqualität, sondern verstärken im Alter auch das Risiko für einen vorzeitigen Tod.

Auch in Bezug auf degenerative Gelenkserkrankungen gibt es ein umgekehrtes Verhältnis zur Lebensqualität. Sportliche Betätigung führt in jungen Jahren oft zu Gelenksverletzungen, die sich dann im Alter als degenerative Krankheiten manifestieren. Wobei diese Krankheiten nicht den natürlichen Erscheinungen des Alters entsprechen. Diese Krankheiten betreffen besonders Schulter-, Hüft- und Kniegelenke, wobei der Schweregrad ab dem 70. Lebensjahr selten zunimmt. Viele Gelenke werden steifer, weil es zu Versteifungen des Gewebes rund um die Gelenke kommt, insbesondere bei Menschen mit Bewegungsmangel.

Auch die abnehmende Muskelkraft wirkt sich letztlich auf die Lebensqualität aus. Wenn eine junge Frau für das Aufstehen aus einem Sessel nur die Hälfte der verfügbaren Muskelkraft einsetzen muss, muss eine 80jährige Frau ihre gesamte Muskelkraft aufwenden und ein paar Jahre später ist möglicherweise auch das nicht mehr ausreichend. Der Grund ist eine fortschreitende Abnahme der Muskelkraft von bis zu 50 % im Alter von 80–90 Jahren. Durch gezieltes physisches Training kann die Muskelkraft wesentlich erhöht werden. Dann wird Muskelkraft zu einem entscheidenden Faktor, um Stürzen vorzubeugen, ein unabhängigeres Leben zu führen und letztlich die Lebensqualität zu erhalten.

Innere Organe

Viele Krankheiten im Alter betreffen die inneren Organe, wobei der natürliche Alterungsprozess dabei eine Nebenrolle spielt. Die meisten Organe haben auch im Alter genügend Reservekapazitäten. Jedoch zeigt sich heute eine Abnahme der physiologischen Funktionen um bis zu 40 %. Die Ursachen für diese Krankheiten müssen woanders gesucht werden: genetische Schwachstellen, Umweltbedingungen und unterschiedliche Lebensstile.

Obwohl die Lungen den ständigen Umwelteinflüssen ausgesetzt sind, verändert sich ihre Struktur nicht dramatisch: Die Elastizität des Lungengewebes nimmt ab, der Thorax wird steifer und die Atmungsmuskel verlieren an Kraft. Für das normale Atmen muss also verstärkt Energie aufgewendet werden. Im Alltagsleben wird jedoch kaum wahrgenommen, dass damit auch die Fähigkeit, anstrengende Bewegungen auszuführen abnimmt.

Auch der Verdauungstrakt wird vom natürlichen Alterungsprozess gering beeinflusst. Jedoch leiden heute viele Ältere unter Beschwerden. Der Magen produziert weniger Abwehrkräfte und wird so anfälliger. Die Aufnahmefähigkeit (z.B. Kalzium oder Vitamin D) aus dem Darm nimmt im Alter ab. Auch die Kapazität der Leber verschiedene Substanzen umzuwandeln, verringert sich, was wiederum die schädlichen Nebeneffekte von Pharmaka im Alter begünstigt.

Die Nieren haben die größte Reservekapazität im Alter und das tägliche Leben wird durch die funktionelle Abnahme nicht beeinflusst. Es besteht nur ein Überhydrations-Risiko für Patienten, die intravenös ernährt werden bzw. eine Gefahr der Dehydration bei Hitzewellen.

Das Kreislaufsystem hat die Fähigkeit, viele altersbedingte Einschränkungen zu kompensieren. Das Herz pumpt mit jedem Schlag mehr Blut in den Körper und kompensiert so die zunehmende Versteifung der Arterien. Der Ruhezustand wird auch im Alter nicht beeinträchtigt. Andererseits sind die Veränderungen in der maximalen Leistungsfähigkeit deutlich. Die maximale Herzfrequenz sinkt auf 120, was wiederum die maximale Blutmenge pro Minute reduziert. Zusammen mit der Abnahme der Muskelmasse vermindern sich dadurch die physischen Fähigkeiten beträchtlich. Eine lebenslange sportliche Betätigung wirkt sich günstig auf all diese Prozesse aus!

Das Abwehrsystem des Körpers

Das Abwehrsystem besteht aus einer äußeren Barriere (Haut und muköse Membranen), einer inneren Barriere (nichtspezifische Immunität) und einer spezifischen Immunität. Die mukösen Membranen der äußeren Grenze verändern sich, sodaß sich krankheitserregende Bakterien vermehren können und bei Frauen nach den Wechseljahren verstärkt zu Harnwegsinfektionen führen können. Die Zellen der inneren Immungrenze reagieren auch weniger effizient, was wiederum die Widerstandsfähigkeit gegen Infektionen verringert. Der Bedarf an natürlichen Immunabwehrkräften verstärkt sich im Alter. Ältere Menschen reagieren weniger auf neue Impfstoffe, während Auffrischungsimpfungen zufriedenstellend verlaufen. Dies wirft Probleme mit der Grippeschutzimpfung auf, da sich der Virus selbst immer wieder verändert. Das Immunsystem sieht den veränderten Virus als **neuen** Virus, gegen den dann zu wenige Antikörper ausgebildet sind. Somit nimmt die Wirkung der Grippeschutzimpfung im Alter ab.

Sinnesorgane

Die Sinnesorgane sind für die Lebensqualität besonders wichtig. Der Alterungsprozess wirkt nicht nur auf die Sinnesorgane selbst, sondern auch auf die spezifischen Gehirnareale, die die entsprechenden Reize umwandeln. Die spezifische Informationsübertragung wird dadurch verändert und somit verstümmelt weitergegeben.

Der Sehsinn wird in mehrerer Hinsicht beeinträchtigt. Die Versteifung der Linse kann durch Brillen kompensiert werden. Leselampen helfen, weil sich die Pupillengröße reduziert und dadurch weniger Licht auf die Netzhaut trifft. Wichtiger sind jedoch die Veränderungen, die nicht kompensiert werden können. Das Blickfeld wird eingeschränkt und die Nachtsichtigkeit verschlechtert sich. Auch die Fähigkeit Distanzen zu Objekten und deren Geschwindigkeit einzuschätzen, nimmt ab. All diese Faktoren erhöhen das Risiko in unserer modernen Verkehrswelt.

Der Gehörsinn unterliegt ähnlichen Beeinträchtigungen. Besonders höhere Frequenzen ab 8.000 Hz werden schlechter wahrgenommen. Hörapparate sind nur im Bereich 400–4.000 Hz hilfreich. Wichtig ist auch die zunehmende Verschlechterung gesprochene Wörter zu verstehen, was sich inbesondere in geräuschvoller Umgebung bemerkbar macht.

Der Geruch- und Geschmackssinn lassen nach: Die Fähigkeit Nahrung durch unseren Geruchssinn zu erkennen nimmt ab, weil sich die Geruchsgrenze verschiebt. Von den vier Geschmacksrichtungen (sauer, süß, bitter und salzig) verschlechtert sich die Fähigkeit, süß wahrzunehmen, besonders. Folglich wird es immer schwieriger, Gerichte zu erkennen – besonders unbekanntes Krankenhausessen könnte als fremdartig empfunden werden und dadurch erschwert essbar sein.

Das Gehirn

Die alterungsbedingten Veränderungen im Gehirn sind schwer abzuschätzen. Das Gehirn ist ein Organ mit einer Vielzahl von Funktionen, die von 15–30 Billionen Zellen und 300.000 Billionen Nervenverbindungen, sog. Synapsen geregelt werden. Ein z. B. an Alzheimer erkrankter Patient kann die normale Anzahl an Zellen besitzen, während ein AIDS-Patient bis zu einem Drittel seiner Zellen verlieren kann, ohne irgendwelche Zeichen von Demenz aufzuweisen.

Das Gehirn verliert ununterbrochen Zellen. Neuerliche Untersuchungen bestätigen, dass wir zwischen 20 und 90 Jahren nur rund 10 % Zellen verlieren. Dabei ist eine ungleichmäßige Verteilung in den Arealen feststellbar. Deutliche Verluste treten in Teilen des Hippocampus auf (wichtig für das Erinnerungsvermögen). Jedoch gibt es Kompensationsmechanismen. Einzelne Zellen übernehmen Funktionen abgestorbener Zellen, indem sie neue Nervenendungen und damit Verbindungen kreieren. Diese neuronale Plastizität kann bis in das hohe Alter wirksam sein und wird durch mentale Stimulation verbessert.

Während sich bereits im Alter von 30 Jahren Verschlechterungen vieler Organfunktionen zeigen, äußern sich Veränderungen im Gehirn erst im Alter von 60–65 Jahren. Aufgrund der großen Reservekapazität, die wir in jungen Jahren aufbauen, funktioniert auch das alternde Gehirn einigermaßen. Wenn diese Grenze überschritten wird, zeigt sich dies in Form von Erinnerungsstörungen, depressiven Stimmungsschüben und Verwirrtheit. Jedoch dürfen wir die interindividuellen Unterschiede, die mit dem Alterungsprozeß gleichermaßen zunehmen, nicht vergessen. Nicht alle alten Menschen erreichen die Grenze ihrer Leistungsfähigkeit.

Innere Balance des Körpers

Während viele Organe im Alter noch gut funktionieren, ist das Zusammenspiel der Organe untereinander viel anfälliger für Beschwerden. Dabei spielen Wiederherstellungsprozesse nach einer Krankheit oder einem Unfall eine wesentliche Rolle. Verbrennungen dritten Grades, die den Wasser-, Salz- und Proteinhaushalt und somit das homöostatische Gleichgewicht stören, sind zwar selten, aber ein gutes Beispiel für die Verschlechterung der Wiederherstellungsprozesse. Während 30–40jährige eine Verbrennung von 40 % der Hautoberfläche überleben können, sind im Vergleich dazu 20 % für über 80jährige tödlich. Verbrennungen dritten Grades sind also umso mehr ernstzunehmen, je größer das verbrannte Areal ist.

Können wir den biologischen Alterungsprozess beeinflussen?

Wir können den biologischen Alterungsprozess und die begleitend auftretenden alterungsbedingten Krankheiten sowohl verlangsamen als auch beschleunigen.

In vielen Untersuchungen konnte man klar zeigen, dass regelmäßige physische Aktivität die Sterbewahrscheinlichkeit verringert und vorbeugend gegen Herzinfarkt, Diabetes mellitus und Dickdarmkrebs wirkt. Der positive Nutzen beginnt etwa für

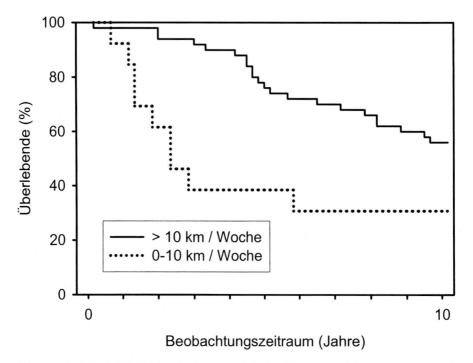

Abb. 2 Die physische Aktivität (zügiges Spazierengehen in km/Woche) von 60–69 jährigen Männern wurde über einen Zeitraum von 10 Jahren hinsichtlich der Überlebensrate beobachtet (Heikkinen E. et al., 1992).

Männer im mittleren Alter bei einer Aktivität von 20 km zügigem Spazierengehen in der Woche. Für ältere Menschen scheint dieser Effekt bereits bei 10 km pro Woche einzutreten. Laut einer finnischen Studie waren 56 % der Männer und 87 % der Frauen der 60–69jährigen, die regelmäßig Fitness betrieben haben, nach 10 Jahren noch am Leben. Von den physisch weniger Aktiven waren nur mehr 30 % der Männer und 63 % der Frauen am Leben (Abb. 2). Bei Menschen, die lebenslange Fitness betreiben zeigen sich noch andere positive Effekte. So haben sie eine höhere Knochendichte, eine größere Muskelmasse und bessere Lungenfunktionen.

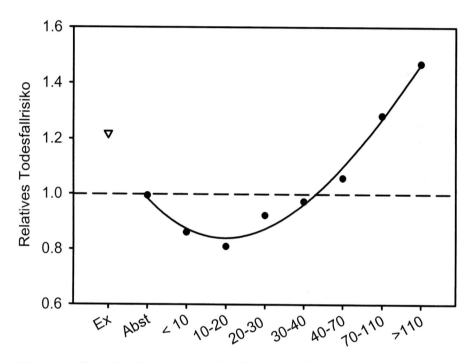

Abb. 3 Regelmäßiger Alkoholkonsum (g/reiner Alkohol) und Todesfallrisiko für Männer ab einem Alter von 45 Jahren. Das relative Risiko für Abstinenzler wird mit 1.0 berechnet. Ex bezeichnet alle wieder genesenen Alkoholiker. (Rehm J. et al., 2001)

Übergewicht, bedingt durch falsche Ernährungsangewohnheiten und einem sitzenden Lebensstil, führt zu einem erhöhten Herzinfarktrisiko oder dem Risiko an Diabetes mellitus bzw. verschiedenen Arten von Krebs zu erkranken. Ein weiteres Risiko sind degenerative Gelenkserkrankungen, die wiederum die körperliche Fitness einschränken. Somit beginnt ein Teufelskreis, denn weniger körperliche Aktivität prädisponiert wieder zu Übergewicht.

Nicht nur die Menge der Nahrung, sondern auch die Beschaffenheit der Inhaltsstoffe spielt eine entscheidende Rolle. Mediterranes Essen, reich an ungesättigten Fettsäuren, verringert das Risiko einer Herzkreislauferkrankung. Regelmäßiger Alkoholkonsum in geringen Mengen wirkt sich nachweislich günstig aus. Dieser positive Effekt verschwindet jedoch bei einer Einnahme von mehr als 30–40 g reinem Alkohol pro Tag. Für Frauen ist dieser Wert mit 10–30 g deutlich geringer. Der therapeutische Nutzen ist also sehr gering und bereits ab einer Menge von 40 g (m) bzw. 20 g (w) besteht ein erhöhtes Risiko einer Leberschädigung. Einige Untersuchungen konnten zeigen, dass Rotwein günstiger wirkt als harte Getränke. Abgesehen davon hört jeglicher therapeutische Nutzen bei einer Menge von einer halben Flasche (m) bzw. einer viertel Flasche (w) pro Tag auf.

Alles hat seinen Preis

Wir wissen nun verschiedene Möglichkeiten die unsere Gesundheit, unser Wohlbefinden und unser Überleben positiv begünstigen: den Körper physisch fit halten, vermeiden von Übergewicht, gezielte Nahrungsaufnahme (vielleicht mit geringen Mengen Rotwein), vermeiden giftiger Substanzen (Tabakrauch, harte alkoholische Getränke, Luftverschmutzungen) und mental aktiv sein. Alle diese Maßnahmen sollten ein Leben lang eingehalten werden, um einen optimalen positiven Effekt zu erzielen. Ins Dilemma kommen wir nur dann, wenn wir nur einen oder keinen dieser positiven Möglichkeiten in unseren Lebensstil integrieren. Dann müssen wir im Alter den Preis dafür bezahlen!

Weiterführende Literatur

[1]   Arking R (1998) Biology of aging. Sinauer Associates Sunderland, MA, USA
[2]   Hayflick L (1994) How and why we age. Ballantine, NY, USA
[3]   Prinzinger R (1996) Das Geheimnis des Alterns. Campus, Frankfurt
[4]   Viidik A (1999) The biological ageing is our inescapable fate – but can we modify it? Z Gerontol Geriatr 6, 384–389
[5]   Viidik A (2003) Biologisches Altern – Gesetzmäßigkeiten und Beeinflussbarkeit. In: Rosenmayer L, Böhmer F (eds). Hoffnung Alter - Forschung, Theorie, Praxis. WUV Universitätsverlag, Wien, 21–44

Danksagung

Für die deutsche Übersetzung des englischen Manuskriptes zu diesem Beitrag sei Herrn Dr. Mag. Patrick Bernatzky (Salzburg) gedankt.

Kommunikation im Alter

Marina Kojer

Wer ist alt?

60–80jährige nehmen heute voll am Leben teil, joggen, fliegen in den Fernurlaub und surfen im Internet. Die „jungen Alten" (im amerikanischen Sprachgebrauch „go- go' s" [1,2]) sind nicht schwieriger zu kontaktieren als Jüngere. Die Kommunikation mit ihnen gesondert zu besprechen erübrigt sich daher. Die Schwierigkeiten beginnen dort, wo die Zunahme der geriatrische Patienten kennzeichnenden Multimorbidität [3,4] bereits zu gravierender Verlangsamung, nicht kompensierbaren Leistungseinbussen und Funktionsverlusten geführt hat. („slow-go's"). Dann erst lässt auch die Anpassungsfähigkeit an sich immer rascher ändernde Realitäten deutlich nach. Der Hochbetagte steht, erst kopfschüttelnd, später immer hilfloser, vor einer ihm stetig fremder werdenden Welt. Schlägt zuvor keine schicksalsbestimmende Erkrankung zu, setzt diese Entwicklung erst im Verlauf des 9. Lebensjahrzehnts ein. Erst dann beginnt sich die Kluft zu öffnen, die den alten Menschen immer stärker ins kommunikative Abseits drängt. Mit jedem Jahr sinkt die körperliche, psychische und intellektuelle Kompensationsfähigkeit weiter ab. Der Aktionsradius schränkt sich immer mehr, schließlich bis zum Nullpunkt ein („no-go's").

Wenn in der Folge von Kommunikation mit „alten Menschen" die Rede ist, bezieht sich dies ausschließlich auf die immer rascher anwachsende Gruppe von Hochbetagten, die auf Erlebenszeit darunter zu leiden hat, dass heute gängige Kommunikationsstrategien ihre Bedürfnisse außer Acht lassen.

Kommunikation und Lebensqualität

Der Mensch ist ein soziales Wesen, ein zoon politikon [5]. Unser ganzes Zusammenleben basiert auf der Weitergabe von Informationen, dem Austausch von Erfahrungen, der Verwirklichung gemeinsamer Ziele und nicht zuletzt auf der Möglichkeit Gefühle miteinander zu teilen. „Verstehen und verstanden werden" bildet die Basis guter

Lebensqualität. Dieser selbstverständliche Anspruch wird schmerzlich bewusst, wenn er unerfüllt bleibt. Der Betroffene fühlt sich verlassen und hilflos, wenn sein Partner ihn nicht versteht oder keiner im Team mit ihm spricht. Er wird so rasch es geht versuchen, bei anderen vertrauten Menschen Verständnis zu finden. Alte Menschen haben es in dieser Hinsicht schwer; sie bleiben oft mit ihrem Schmerz allein.

Kommunikationsprobleme im Alter

Gegenseitige Verständigung wird zum Problem, wenn
○ die Befähigung eines Kommunikationspartners sich verbal mitzuteilen deutlich reduziert ist und/oder
○ die gemeinsame Sprache verloren gegangen ist

Hochbetagte müssen mit beiden Handicaps leben: Sie hören und sehen schlechter, Tempo, Konzentrationsfähigkeit und Gedächtnis lassen nach. Veränderte Zeitbegriffe (man isst heute schneller, spricht schneller, hat nie Zeit), andere Selbstverständlichkeiten (z.B. i. B. der Erziehung), saloppere Umgangsformen oder neue Sprachformen (z.B. Anglizismen) machen es immer schwieriger eine gemeinsame Sprache zu finden. Die vor allem in Großstädten stetig zunehmende Isolierung der Alten vergrößert die Kluft zwischen den Generationen zusätzlich. „Der Blick der Jüngeren fokussiert vorwiegend auf das ‚Anderssein'. Defizite werden als abstoßend, unwürdig, peinlich und beängstigend empfunden" [6]. Der alte Mensch wird mehr und mehr zum „Fremden", wenn nicht überhaupt zum „Regiefehler der Natur".

Alte Menschen sind sehr verletzlich. Eigene Leistungseinbussen und wiederholte Konfrontationen mit Ungeduld und Ablehnung verunsichern sie und reduzieren ihr Selbstwertgefühl. Nur selten verhilft ihnen die Wertschätzung anderer zu mehr Sicherheit und Selbstvertrauen. Meist lassen Jüngere sie sehr deutlich spüren, wie gering der Stellenwert ist, den sie bereit sind ihnen in „ihrer" Welt einzuräumen. Tragfähige Beziehungen zwischen Jung und Alt sind eher die Ausnahme als die Regel. Kommen Informationsfluss und Austausch zum Erliegen, ist das für den alten Menschen eine elementare Katastrophe. „Alles wirkliche Leben ist Begegnung" [7]. Kommunikation ist die einzige Brücke zwischen Ich und Du. Misslingt die Kommunikation anhaltend, bleibt der Mensch für immer „draußen", von allen verlassen und in sich selbst gefangen.

Kardinalfehler in der Kommunikation mit alten Menschen
○ Mängel in Hinblick auf Haltung und Einstellung. Respekt und Wertschätzung bilden die unverzichtbaren Prämissen für gelingende Kommunikation. Jeder Mensch hat Anspruch darauf, dass ihm in dieser Weise begegnet wird. Nur dann kann Vertrauen wachsen, können fruchtbare Beziehungen entstehen. Die Hilflosigkeit und Schwäche alter Menschen verleitet jedoch häufig zu Fehlverhalten [8], z.B. bei der ärztlichen Visite

– *Der Arzt tritt an das Bett ohne sich vorzustellen („Der bekommt ohnedies nichts mehr mit...")*

– *Er spricht den Patienten nicht mit seinem Namen an, sucht keinen Blickkontakt*

– *Er beginnt die Untersuchung mit einer Anweisung an die Schwester („Bitte setzen sie ‚ihn' auf!") oder indem er die Decke zurückschlägt*

– *Er unterhält sich über den Kopf des hilflos daliegenden Patienten hinweg mit anderen (Pflegeperson, Angehörige, Begleitperson)*

– *Er spricht mit anderen über den Patienten als wäre dieser gar nicht anwesend („Wie schläft ‚sie' denn?", „Schluckt ‚er' die Tabletten?")*

○ Unpersönliches, rein sachliches Verhalten. Wer sich hilfesuchend an einen anderen wendet, hofft auf eine verständnisvolle Antwort. Professionellen „Helfern" (Ärzten, Krankenschwestern) gegenüber sieht sich niemand gern als reiner Reparaturfall. Behandlungserfolge steigen durch empathische, partnerschaftliche Kommunikation signifikant an [9]. Der alte Mensch verkraftet den Mangel an Mitgefühl besonders schlecht. Er fühlt sich blockiert und wagt nicht rückzufragen, wenn er etwas nicht verstanden hat.

Das derzeitige Honorierungssystem der Ärzte erhöht den Zeitdruck und begünstigt Fehlverhalten [10], z.B. wenn der alte Mensch den Arzt aufsucht:

– *Nach der Begrüßung verliert der Arzt kaum mehr ein persönliches Wort*

– *Während der Patient spricht, schreibt er oder schaut auf den Bildschirm*

– *Er misst dem, was seinen Patienten bedrückt und ängstigt keine Bedeutung zu sondern wiegelt ab („Das ist nicht wichtig...") um rasch „zur Sache" zu kommen.*

○ Kommunikation „von oben nach unten": Das Ausspielen von Überlegenheit hemmt und verletzt, drängt den anderen ins Abseits und nimmt ihm sein Selbstvertrauen. Der Irrglaube, stets besser zu wissen was für den anderen gut ist, führt zu Fehlverhalten, z.B. wenn der alte Mensch den Arzt aufsucht:

– *Der Arzt verwendet ein Vokabular, von dem er wissen muss, dass der alte Mensch es nicht verstehen kann.*

– *Sein Tonfall ist mahnend und belehrend*

– *Er beantwortet Fragen mit „Das ist zu schwierig", „Das verstehen Sie nicht", "Das lassen Sie meine Sorge sein".*

○ Beibehalten des eigenen Tempos. Zu schnelles Sprechen und Agieren verhindert Verstehen, verstärkt Unsicherheit und Angst, schwächt Mut und Selbstvertrauen. Ein unverzichtbarer Beitrag zur Annäherung der eigenen Kommunikationsebene an die des Hochbetagten besteht in der Anpassung des eigenen Tempos an dessen Zeitgefühl und Wahrnehmung. Da die Menschen kaum mehr lernen in den Schuhen des anderen zu gehen, ist dies ein häufig gemachter Fehler, z.B. wenn der alte Mensch Besuch bekommt:

– *Der Besucher spricht zu schnell*

– *Er wartet die Antwort nicht ab sondern wiederholt die Frage lauter als zuvor*

– Er fragt zu viel auf einmal („Wie geht es Dir? Was macht Dein Sohn? Hat seine Tochter geheiratet? Hast Du in letzter Zeit etwas von Frau XY gehört?")

○ Ungeduld. Der alte Mensch braucht seine Zeit, er kann nicht schneller sein. Nervosität und Ungeduld seines Gegenübers verletzen ihn und bringen ihn aus dem Konzept. Selbst wenn eine dünne Fassade der Höflichkeit aufrechterhalten wird, verraten Stimme und Körpersprache die Wahrheit. Eine kleine Zeitinvestition verbessert nicht nur die Ergebnisqualität, sie macht sich in der Folge durch größere Zeitersparnisse bezahlt: Der Umgang mit einem ruhigen, kooperativen Gesprächspartner gestaltet sich wesentlich friktionsärmer und zielorientierter als der fortlaufende Kommunikationskampf mit einem ängstlichen und verunsicherten Menschen. Aber Zeitdruck macht ungeduldig, z.B. wenn der alte Mensch in eine Ambulanz kommt:

– Wenn der Patient ihn nicht versteht oder Anweisungen (z.B. Ausfüllen eines Formulars) nicht rasch befolgt, reagiert der Schalterbeamte ungeduldig und mit wachsendem Unmut

– Er lässt den Patienten nicht aussprechen

– Er ersucht ihn mit gehobener Stimme sich zu beeilen ...

○ Verzicht auf nonverbale Kommunikation. Je schlechter jemand hört und je schwerer es ihm fällt sich zu konzentrieren, desto mehr Bedeutung gewinnen nonverbale Möglichkeiten der Verständigung. Dies gilt ganz besonders für demente alte Menschen (siehe Demenz und Kommunikation) Der Verzicht auf nonverbale Kommunikation macht aus verbal nicht mehr kontaktierbaren Hochbetagten Objekte. Das geschieht nicht selten in Betreuungssituationen:

– Die Schwester sagt zwar "guten Morgen", begrüßt den Patienten aber weder mit einem Blick noch mit einem Lächeln.

– Sie sucht keinen Augenkontakt

– Sie beginnt mit der Pflege ohne vorher zu versuchen mit dem Patienten in Beziehung zu treten

Frau Rosa B., eine alte Schauspielerin, kam wegen fortgeschrittener Osteoporose, schwer therapierbaren Schmerzen und zunehmender Bewegungseinschränkung ins Pflegeheim. Sie fühlte sich in ihrem gebrechlichen, stets schmerzenden Körper eingesperrt, war bedrückt und klagte viel. Einmal bat ich sie, mir für einen Artikel in der Patientenzeitschrift aus ihrem Leben zu erzählen. Sie sagte freudig zu, doch als ihr Rollstuhl in meinem Zimmer stand, wirkte sie matt und verquält. Auf mein Angebot das Gespräch zu verschieben schüttelte sie stumm den Kopf. Nach einer Pause sagte sie „Es ist alles so lange her, heute bin ich nichts mehr wert". Ich antwortete ehrlich: „Sie sind eine großartige Frau und ich freue mich auf unser Gespräch". Frau Rosa begann stockend zu erzählen. Ich ließ ihr Zeit, hörte aufmerksam zu. Wenn sie unsicher wurde bestärkte ich sie durch ein Lächeln oder Nicken. Manchmal fragte ich nach. Sie spürte mein Interesse und meine Wertschätzung und sprach immer flüssiger, ihre Augen begannen zu glänzen.

Mit behutsamen Händen breitete sie ihren Schatz vor mir aus, ließ mich an den Glücksmomenten ihres Lebens teilhaben. Während sie sprach schien Frau Rosa stetig jünger und kräftiger zu werden. Als ich merkte dass sie müde wurde sprach ich sie darauf an. Sie lächelte: „Ja, aber es war wunderbar für mich. Danke". „Ich danke Ihnen", sagte ich bewegt und drückte die Hände, die sie mir entgegenstreckte. – Von da an war Frau Rosa seltener bedrückt und klagte weniger über Schmerzen. Danach befragt meinte sie: „Natürlich habe ich Schmerzen aber wenn es nicht gerade besonders schlimm ist, kann ich ganz gut damit leben".

Demenz und Kommunikation

Bis zu 40 % aller über 90jährigen sind dement. Der kontinuierliche Anstieg der Lebenserwartung führt dazu, dass die Gesamtzahl der demenzkranken Hochbetagten stetig zunimmt. Derzeit sind etwa 70 % der in Pflegeheimen untergebrachten alten Menschen dement. Mittelfristig ist zu erwarten, dass ihre Zahl auf etwa 85 % ansteigt. Weit fortgeschrittene cerebrale Leistungsminderungen schränken die Kommunikationsfähigkeit immer stärker ein. Mit fortschreitender Erkrankung verliert die Sprache immer mehr an Bedeutung . Die Worte erhalten ihr Gewicht nicht mehr durch ihren Inhalt sondern durch (oft unbewusste) nonverbale Mitteilungen, d. h. durch das Gefühl, das sie mittransportieren. Demenzkranke sind überaus sensibel und feinfühlig. Ihre emotionale „Intelligenz" verhilft ihnen oft zu verblüffenden „Erkenntnissen". Es ist unmöglich sie zu täuschen. Sie „wissen", was ihr Gesprächspartner für sie empfindet.

Schwer demente alte Menschen erleben die Welt ausschließlich auf der Gefühlsebene. Nur auf dieser Ebene ist es sinnvoll zu versuchen sie zu erreichen. Mit ihnen zu kommunizieren heißt Mitschwingen auf ihrer Gefühlsebene. Dies erfordert neben einer respektvollen Grundhaltung die Bereitschaft, dem Kranken in das Gefühl zu folgen, das ihn gerade bewegt, ihn zuwendend zu berühren und zu halten. Berührung nimmt ihm seine Einsamkeit, gibt Sicherheit, schenkt Nähe, Trost und Geborgenheit.

Eine fundierte Besprechung von Kommunikation im Kontext von Demenz ist an dieser Stelle nicht möglich (Weiterführende Literatur: [11,12,13,14]). Wer in seinem Alltag viel mit demenzkranken Hochbetagten zu tun hat, ist gut beraten ihre „Sprache" zu erlernen. Die bewährteste Methode dazu ist die Validation nach Naomi Feil [15,16].

Kardinalfehler der Kommunikation mit demenzkranken alten Menschen

Fehlverhalten, das auch nicht demente Hochbetagte verletzt, verletzt Demenzkranke noch mehr. Weitere Kommunikationsfallen sollen im Folgenden kurz angerissen werden:

○ **Verstellung** (falsche Freundlichkeit)
○ **Aufzwingen der eigenen Realität, „besser wissen":** Demente Menschen leben in ihrer jeweiligen Wirklichkeit. Ihre Erkrankung hindert sie daran „einsichtig" zu

sein. Wir haben sie so zu akzeptieren wie sie sind. Versuche, sie „zur Vernunft zu bringen" sind a priori zum Scheitern verurteilt.

○ **Wie ein Kind behandeln:** Demenzkranke Menschen leiden unter mangelndem Respekt, unter Kränkung und Entwürdigung stärker als andere. Sie sind alt und krank – das macht sie aber nicht zu Kindern. Wir sind nicht dazu berufen ihre Lehrer und Erzieher zu sein.

○ **Abblocken von Gefühlen:** Starke Gefühle wie Schmerz, Trauer, Angst, Zorn aber auch Freude brauchen ein Ventil. Je älter und dementer ein Mensch ist, desto wichtiger ist es für ihn seine Gefühle ungebremst ausleben zu dürfen. Betreuenden, gewöhnt lösungsorientiert zu arbeiten, fällt es schwer „nur" Mitgefühl zu zeigen und damit die Emotion des anderen mitzutragen. Stattdessen erfolgt blitzschnell, fast wie auf Knopfdruck, der Versuch den Schmerz durch tröstende Worte „zuzudecken":
  - *Bei Verzweiflung: „Das wird schon wieder", „nicht weinen!".*
  - *Bei Angst: „Sie brauchen sich nicht zu fürchten!"*
  - *Bei Ärger: „Beruhigen sie sich doch!"*
  - *Außerdem bieten wir meistens eigene Lösungsvorschläge an ohne überhaupt den Versuch zu machen, den alten Menschen mit einzubeziehen.*

○ **Berührungsängste:** Schwer demente Menschen brauchen die körperliche Nähe anderer. Helfer, die ihre körperliche Distanziertheit nicht überwinden können, eignen sich nicht für die Betreuung schwer dementer alter Menschen.

○ **Unterschätzen:** Wir neigen dazu die Ressourcen Dementer zu unterschätzen. Ihr differenziertes Gefühlslebens befähigt sie dazu Unausgesprochenes zu „wissen" und Zusammenhänge intuitiv zu erfassen. Wir müssen uns damit abfinden „nicht zu begreifen, was der Andere verstanden hat" [17].

Adele D. wurde auf Grund ihrer weit fortgeschrittenen Demenz im Pflegeheim aufgenommen. Zu Beginn war es schwierig mit ihr in Beziehung zu treten. Sie wirkte traurig und ängstlich, weinte viel und sprach kaum. Erst als es gelang besser mit ihr zu kommunizieren, begann sie sich einzuleben. Einmal traf ich sie ziellos über den Gang wandernd an. Ihre Augen schauten trostlos ins Leere. Mimik und Haltung drückten Verzweiflung und Hoffnungslosigkeit aus. Ich ging auf sie zu und sprach sie mit liebevoller Stimme an: „Adele". Gleichzeitig umfasste ich sanft ihre Schultern. Frau Adele blieb stehen, schaute mir tieftraurig in die Augen und sagte: „Arme Adele!". Ich spürte dass sie litt und zog sie ein wenig näher zu mir. Sie umarmte mich und lehnte den Kopf an meine Schulter. Ich hielt sie fest. Ein paar Sekunden lang schwiegen wir beide. Dann sagte ich mitfühlend: „Es ist schwer ..." Frau Adele richtete sich auf und schaute mir ernst in die Augen: „Überschwer!". Mit diesem einen, sprachschöpferischen Wort drückte sie alles an Schmerz und innerer Not aus. Ich verstand „Es ist so schwer, dass ich es nicht tragen kann". Um ihr zu zeigen, dass ich mit ihr fühlte wiederholte ich im gleichen Tonfall: „Überschwer!". Frau Adele schenkte mir ein strahlendes Lächeln, löste sich aus meinen Armen und ging sichtlich getröstet weiter.

Literatur

[1] www.senioradultministery.org/id17.htm
[2] www.Australiastudy.com/geog337/papers/spring2003
[3] Böhmer F (2003) Grundbegriffe der Geriatrie. In: Böhmer F, Rhomberg HP, Weber E (Hrsg.) Grundlagen der Geriatrie, 1. Aufl. Verlaghaus der Ärzte, Wien
[4] Tragl KH (1999) Handbuch der Internistischen Geriatrie. Springer, WienNewYork
[5] Aristoteles: Politik, Buch 1, 1252a 1–7
[6] Schmidl M, Was demente Menschen brauchen, Vortrag (7. 5. 03) i. R. des Universitätslehrgangs Palliative Care der Fakultät für Interdisziplinäre Forschung und Fortbildung (IFF) der Universität Klagenfurt, Wien Graz
[7] Buber M (1999) Ich und Du. Reclam, Gütersloh, S 12
[8] Gottschlich M (1998) Sprachloses Leid. Springer, WienNewYork
[9] Schulz von Thun F (2001) Miteinander reden 1, Teil A/II/3.1. Rowohlt, Reinbeck, S 64–65
[10] Maier M (2002) Wo bleibt, bei allem medizinischen Fortschritt, die menschliche Zuwendung? – Aus der Sicht des Arztes, In: Zapotoczky K (Hrsg). Medizinische Kommunikation auf dem Prüfstand (Gesundheit-Mensch-Gesellschaft, Bd 10). Trauner, Linz
[11] Gutenthaler U, Kojer M (2003) Die Kunst der Validation, In: Kojer M (Hrsg.) Alt, krank und verwirrt, 2. Aufl. Lambertus, Freiburg
[12] Gutenthaler U (2002) Können demente und verwirrte alte Menschen unsere Lehrer sein? In: Metz C, Wild M, Heller A (Hrsg.), Balsam für Leib und Seele. Lambertus, Freiburg
[13] Kitwood T (1999) Dementia Reconsidered. Open University Press, Buckingham
[14] Schmidl M (2004) Probleme der Schmerzerkennung bei dementen alten Menschen. In Bernatzky G, Sittl R, Likar R, Schmerzbehandlung in der Palliativmedizin. Springer, WienNewYork
[15] Feil N (2000) Validation in Anwendung und Beispielen – Der Umgang mit verwirrten, alten Menschen, 2. Aufl.
[16] Feil N (2002) Validation. Ein neuer Weg zum Verständnis alter Menschen. Reinhardt, München, 7. Aufl.
[17] Kirkegaard S, zit. nach Husebö S (2003) Ethik, In: Husebö S, Klaschik E, Palliativmedizin, 3. Aufl. Springer, Heidelberg, S 49

Pathophysiologische Veränderungen im Alter.

Anton Sadjak

„Das Altern beginnt mit der Geburt –
Leben bedeutet Altern!"

Im Alten Testament ist ein hohes Alter ein Lebensziel, ein Tod „satt an Tagen"
(Genesis 25,29). Der Alte gilt als weise und lebenserfahren – ein Grund für die
Herausbildung des Standes der Ältesten –, ihm schuldete der Jüngere Ehrfurcht.
Ein hohes Alter ist als Geschenk Gottes angesehen und dementsprechend besonders
geachtet worden. Jedoch werden die Beschwerden des Alten nicht verschwiegen:
Erlöschen der Augen (Genesis 27,1), der Zeugungskraft (Buch der Könige 1, 1-4), Ver-
sagen der Sinne und Glieder, weshalb man Gott um Hilfe im Alter bittet (Psalm 71).
    Eine Definition von Altern ist nur polykausal und im Rahmen der jeweiligen
Forschungsergebnisse möglich. Der Gedanke der biologischen Reifung, des körperlichen Aufbaues und Verfalls, der Gedanke der Altersstufen und Altersphasen haben
eine lange Geschichte und sind in den alltäglichen Vorstellungen tief verwurzelt. Als
Altern im biologischen Wortsinn wird jene, teils endo-, teils exogen verursachte, irreversible Veränderung auf Zell-Organ- und Organismusebene verstanden, dem die Indi-
viduen aller Arten lebenslang unterliegen, letztlich begrenzt durch genetisch? pro-
grammierte, unterschiedlich lange maximale Lebensspannen. Biologisch gesehen ist
Altern also ein unwiderruflicher Abbauprozeß des Organismus (Nachlassen des Hör-
und Sehvermögens, arteriosklerotische Prozesse, Abnahme der Leistungsfähigkeit der
Keimdrüsen, „Absterben" von Gehirnzellen usw.). Neue Erkenntnisse, ohne die Ver-
fälschung durch den stereotypen Gedanken eines generellen Abbaus im Alter, zeigen
nun, dass die Intelligenzentwicklung bis ins hohe Alter konstant anhalten kann. Vor-
raussetzungen sind die ständige Übung, Zurückgreifen auf Gekonntes und Bekanntes,
Anknüpfen an altem Wissen und schon Gekonntem. Der komplexe, inter- und intrain-
dividuell variable menschliche Altersprozeß lässt sich nicht eindimensional, sondern
nur multidimensional begreifen d.h. unter Berücksichtigung aller Variablen, die das
Altern biologisch und medizinisch, psychologisch und soziologisch bestimmen.
Altersveränderungen sind im körperlichen, seelisch-geistigen und sozialen Bereich

nachweisbar, können als Aufbau sowie Abbau oder als Veränderungen im Sinne einer zunehmenden Differenzierung bzw. qualitativen Umgestaltung gesehen werden. Die verschiedenen Veränderungsprozesse körperlicher und seelisch-geistiger Funktionen verlaufen nicht synchron. Einzelne Organe und Systeme können sich in unterschiedlicher Geschwindigkeit und differenten Verlaufsformen verändern, wobei die volle bzw. weitgehende Funktionsfähigkeit der meisten Organe bis ins höhere Alter erhalten bleibt. Man spricht von funktionalen Altern angesichts der Multidimensionalität der Veränderungen. So verändern sich mit unterschiedlicher Geschwindigkeit physiologische Mechanismen wie auch verschiedene psychische Funktionen. Während sich bei einem Säugling die Zellen noch 50 mal so schnell reproduzieren tun sie es bei einem erreichten Alter von etwa 60 Jahren nur noch 4–6 mal. Diese Veränderungen zeigen aber auch eine deutliche interindividuelle Variabilität auf, wie z.B. die großen Unterschiede Gleichaltriger im Hinblick auf Alterszustand, Befindlichkeit und den Verlauf von Alterungsprozessen. Älterwerden bedeutet aber auch, Verlusterfahrungen zu machen, die es aktiv zu verarbeiten gilt. Es sind die im Laufe eines langen Lebens erworbenen „Formen der Auseinandersetzung" mit denen man schwierigen Lebenssituationen zu begegnen gelernt hat, welche letztlich zu einer „Kompetenz" im Alter beitragen. Wissenschaftliche Altersforschung (Gerontologie) gibt es erst seit 1945. Aus ihr entwickelte sich eine spezielle Altersheilkunde (Geriatrie).

Die Unterteilung zwischen Physiologie im Sinne von Gesundheit und Pathophysiologie als Ausdruck von Krankheit entspricht einem praktischen Bedürfnis. Das Faktum, dass alle Organismen, so sie nicht durch äußere Gewalteinwirkung zugrunde gehen, krank werden und schlussendlich sterben, ergibt sich daraus, dies als ein normales Geschehen anzusehen. Es gibt jedoch etliche Hinweise, dass in den Zellen Funktionsprogramme vorhanden und dafür verantwortlich sind, dass Organismen nach einer für sie artspezifischen Lebensdauer krank werden und sterben. Die Gesundheit und Krankheit unseres Körpers wird auf der Ebene von von Millionen Zellen entschieden. Die biologische Realität birgt in sich dass der Lebenslauf, die Lebensprozesse, einmal gestartet, unausweichlich selbst die Keime zu ihrem Untergang legen. Daran ändert auch nichts, dass wir vor allem in den Industrieländern heute viel länger leben als jemals zuvor, nicht, weil wir anders altern, sondern weil wir anders leben. In früheren Jahrhunderten wurden die Menschen durchschnittlich nur etwa 25 Jahre alt. Heute beträgt die Lebenserwartung für Männer in den Industrieländern ungefähr 75 und für Frauen 80 Jahre mit steigender Tendenz. Mehrheitlich beruht diese Entwicklung auf der Eindämmung und Bekämpfung von Infektionskrankheiten durch Impfungen (Antibiotika), besserer Hygiene und besseren Lebenskonditionen. Die Grenze der Lebenserwartung wird nach dem momentanen wissenschaftlichen Stand bei maximal 120 Jahren liegen. Diese entspricht der Lebenserwartung sämtlicher bekannter Säugetiere, die der so genannten „Siebener Regel" folgt: So ist die Lebensdauer siebenmal so lang wie jene Zeit, die das Lebewesen benötigt, bis sein Skelett ausgewachsen ist. Nur beim Menschen, der dafür zwischen 18 und 20 Jahre braucht, ist dieser Wert signifikant ge-

ringer. Was lässt den menschlichen Körper zu rasch altern? Was können wir tun, um diesen Prozess zu verzögern? Neben den bekannten Ursachen wie falsche, hyperkalorische-, Vitamin-, Mineralien-, essentielle Aminosäuren- und Spurenelemente-arme Ernährung, übermäßiger Alkohol- und Nikotinkonsum sowie keine adäquate körperliche Aktivität hat die Wissenschaft in den letzten Jahren auf dem Gebiet der Altersforschung völlig neue Erkenntnisse gewonnen. Den Gründen des Alterns auf die Spur zu kommen und dann den Alterungsprozess stoppen zu können, ist seit jeher ein brennendes Thema für die Wissenschaft. Bis heute gibt es jedoch keine einheitliche Theorie über das Altern, vermutlich ist es eine Kombination aus chemischem Verschleiß der Zelle, genetischer Programmierung und hormoneller Disbalance.

Altern als chemischer Verschleiß – Verursachen „Radikale" die Zellalterung?

Vermutlich ist für das Altern einer Zelle unter anderem genau das verantwortlich, was sie auch am Leben erhält: der Stoffwechsel. In jeder Zelle wird ständig Nahrung mit Sauerstoff zu Energie verbrannt. Bei dieser Energiegewinnung wird Sauerstoff verbraucht, ist dieser Prozess jedoch nicht balanciert, kann der Sauerstoff in Form von Radikalen zelleigene Strukturen wie z.B. die DNA schädigen. Normalerweise ist die Zelle in der Lage, sich dieser toxischen Superoxidradikale mittels eines zelleigenen Enzyms, der Superoxiddismutase, zu entledigen. Zwar gibt es noch weitere körpereigene Schutzsysteme (antioxydative Substanzen, z. B. Katalase, Glutathion, Peroxidase, Vitamin C, Vitamin E, Coenzym Q- 10, Transferrin, Ceruloplasmin) gegen die freien Radikale, doch sie wirken offensichtlich nicht immer ausreichend, um lebenswichtiges Eiweiß, Zellmembrane und die Gene vollständig zu schützen. Ausgerechnet da, wo die Energieverbrennung in der Zelle stattfindet, nämlich in den Mitochondrien, versagen sie fast gänzlich. Die Mitochondrien besitzen eine eigene ringförmige DNA (die nur über die Eizelle der Mutter vererbt wird), haben jedoch keinen adäquaten antioxydativen Schutz. Mit zunehmendem Alter versagen diese Schutzmechanismen und die Zellen degenerieren. So wird das Erbgut der Mitochondrien im Laufe des Alterns immer mehr geschädigt, die Energieverbrennung wird reduziert – die Zelle altert! Das zentrale Nervensystem ist am meisten von der stetigen Energieproduktion der Mitochondrien abhängig. Naturgemäß sind die Zellschädigungen durch freie Radikale dort am gefährlichsten, wo sich Zellen nicht mehr erneuern, wie in Muskeln und im Gehirn, aber auch in den Augenlinsen. Dies würde auch erklären, dass mit zunehmendem Alter der menschliche Körper schwächer wird, dass sich Senilität einstellt, dass die Sehstärke nachlässt und dass ältere Menschen weitaus eher Augenkrankheiten bekommen. Ein weiteres Beispiel des oxidativen Stresses durch die freien Radikale ist der Zellschaden der Substantia nigra bei der Parkinsonkrankheit. Hier kommt es zu einer fehlerhaften Bildung mitochondrialer Proteinkomplexe, welche zu verminderter ATP-Bildung und zum Zellschaden führt. Auch eine überaktive Mikroglia kann durch Bildung von Stickstoffmonoxid und Hyperoxid einen Zellschaden bewirken. Im höheren Alter nimmt die Fähigkeit ab, oxidative Schäden zu reparieren und gleichzeitig nimmt der oxidative Stress zu.

Neue Ergebnisse aus der Arterioskleroseforschung bestätigen die zytotoxische Wirkung der freien Sauerstoffradikale auf die Gefäßwandzellen und verursachen dadurch die arteriosklerotischen Prozesse. Die Folgen der Arteriosklerose (Hypertonie-Herzinfarkt, Schlaganfall) sind weltweit die häufigsten Todesursachen. In den letzten drei Jahrzehnten starben weltweit über 100 Millionen Menschen an den Folgen einer Herzschwäche. Aus pathophysiologischer Sicht ergibt sich jedoch eine prophylaktische Möglichkeit, den „Killer Nummer eins" signifikant einzuschränken. Jede Körperzelle benötigt dieselben Biokatalysatoren, denselben biologischen „Brennstoff", um ihre biochemischen Lebensfunktionen aufrechtzuerhalten. Die wichtigsten Biokatalysatoren sind Vitamine, Mineralien, Spurenelemente und bestimmte essentielle Aminosäuren. Zum größten Teil können wir diese nicht selber herstellen, sondern müssen sie über die Nahrung aufnehmen. Mangel an Vitaminen und weiteren wichtigen zellulären Bioenergiestoffen ist die Hauptursache der Herz-Kreislauferkrankungen wie: Instabilität der Arterienwand, Risse der Gefäßinnenwand, Bildung von Ablagerungen, Herzinfarkt, Schlaganfall, Durchblutungsstörungen. Eine Stabilität und Elastizität der Arterienwände wird durch optimale Verfügbarkeit von Kollagen, Elastin und anderen Baubestandteilen der Blutgefäßwände erreicht. Folgende Zellfaktoren sind zu dieser einzigartigen Funktion in der Lage: Vitamin C, Chondroitinsulfat, N-Acetylglucosamin, Lysin, Prolin. Darüber hinaus schützen Antioxidantien die Zellmembrane und gewährleisten so ihre optimale Funktion. Die wichtigsten zu substituierenden Antioxidatien sind Vitamin E, Vitamin C und Coenzym Q-10.

„Zündschnur des Todes": Die Telomerase Theorie.
RM Cawthon et al. [1,2] haben eine Bestätigung für die bekannteste zellbiologische Theorie des Alterns gefunden. Die schrittweise Verkürzung der Chromosomenenden ist demnach ein wesentliches Indiz des Alterungsprozesses. Als Telomere bezeichnet man die Enden der Chromosomen. Sie enthalten keine codierenden Sequenzen, sondern bestehen aus Folgen kurzer repetitiver DNA-Sequenzen mit der Basenfolge 5'-TTAGGG-3', die sich beim Menschen bis zu Tausend mal wiederholen kann. Mit jeder Replikation werden die Telomer Enden kürzer. Daher wird die Länge der Telomere in Verbindung mit dem Alterungsprozess gebracht, denn Zellteilung kann nicht unbegrenzt ablaufen und ist durch die Telomerlänge eingeschränkt. Die Begrenzung der Zellteilungen bezeichnet man als Hayflick-Limit. Mit ihren Untersuchungen konnten Cawthon et al. [3] nun den Zusammenhang zwischen Abnutzung der Telomere und solchen altersbedingten Krankheiten darlegen. Sie maßen dazu die Länge der Telomere von 143 Menschen im Alter zwischen 60 und 97 Jahren. Rund 16 Jahre nach Ende der Versuchsreihe von 1982 bis 1986 waren 101 Probanden gestorben. Diejenigen Versuchspersonen mit längeren Telomeren lebten im Durchschnitt vier bis fünf Jahre länger. Die mit den kürzeren Telomeren zeigten zudem ein mehr als dreimal so hohes Risiko, an Infektionskrankheiten zu sterben.

Das Altern der Zelle resultiert demnach aus einem schrittweisen Abbau der Telomere und der damit verbundenen, fortschreitenden Abnahme von Zellfunktionen und deren Konsequenzen. So würde bei jeder erneuten Zellteilung möglicherweise auch die genetische Information der Chromosomen geschädigt. Um dies zu verhindern, fällt die Zelle in einen inaktiven Zustand (Seneszenz) und kann ihre Aufgabe nicht mehr korrekt erledigen. Der gesamte Organismus wird störanfälliger, schließlich sterben die Zellen, der Körper beginnt zu altern. Während in Körperzellen die Verkürzung der Telomere und damit die Alterung unvermeidlich zu sein scheint, wäre sie in Keimzellen fatal, denn dadurch wäre eine Weitergabe von Erbinformationen irgendwann nicht mehr möglich, weil die Chromosomen zu kurz geworden sind. Dieser Gefahr beugt das Enzym Telomerase vor, welches Telomere wieder verlängert [4,5,6]. Es enthält neben Eiweißen eine RNA mit einem Sequenzabschnitt, der zu den DNA-Repeats komplementär ist. Die Genorte für diese beiden Bestandteile der Telomerase sind bekannt.

Am 11. März 2003 starb das Klonschaf Dolly. In für ein Schaf noch recht jungen Jahren litt Dolly schon stark an Arthritis. Als neben der eigentlich typischen Alterserkrankung eine Lungeninfektion hinzukam, musste das Klonschaf eingeschläfert werden. Welche Gründe gab es für diesen vorzeitigen Alterungsprozess? Bereits 1999 wurde festgestellt, dass Dollys Telomere viel kürzer waren als bei gleichaltrigen, nicht geklonten Schafen. Dollys Erbgut war viel älter als ihr eigentliches, biologisches Alter. Da das Schaf aus einer vollständig ausdifferenzierten Körperzelle eines erwachsenen Schafs geklont wurde, war Dolly schon bei der Geburt mit den kürzeren Telomeren seiner Mutter ausgestattet [7]. Modelle des Alterungsprozesses auf der Basis der Telomerlänge vermuten, dass geklonte Tiere schneller eine kritische Telomerlänge erreichen als nicht geklonte Tiere. Es bleibt dabei allerdings zu untersuchen, ob diese kritische Länge noch in der Lebenszeit des Tieres erreicht wird.

Progerie – „Frühes Alter" – ein Wettlauf gegen die Zeit

Kinder mit Progerie altern wesentlich schneller. Das bedeutet, dass diese bereits im Alter von zehn bis zwölf Jahren Krankheitssymptome entwickeln, die normalerweise mit siebzig bis achtzig Jahren auftreten. Die Ursache für Progerie ist noch weitgehend unbekannt, sicher ist allerdings, dass sich bei Progerie-Kranken die Telomere viel schneller verkürzen als bei gesunden Menschen, obwohl sie mit normal langen Telomeren auf die Welt kommen.

Eine mögliche Verbindung zwischen den Theorien der Telomere und des chemischen Verschleißes ergibt sich aus der Beobachtung, dass sich die Telomere im Reagenzglas umso schneller verkürzen, je stärker sie freien Radikalen ausgesetzt sind!

Die Hormontheorie – der Schlüssel zu einem längeren Leben liegt in den Hormonen.

Welche Rolle spielen die Hormone beim Altern? Gibt es neben dem Enzym Telomerase und dem chemischen Verschleiß durch freie Radikale noch ein weiteres wichtiges Steuerungssystem das Zellen absterben lässt?

„Der Mensch altert deshalb, weil der Hormonspiegel abnimmt und immer weniger Hormone produziert werden" [8]. Die Auswirkungen sind krass: ein Verlust an Energie, Übergewicht, Störungen des Immunsystems, vermehrte Herz-, Kreislauf- und Autoimmunerkrankungen, Abnahme der Libido, Depressionen. Gerät das endokrine System aus dem Gleichgewicht, stimmt die Kommunikation innerhalb des Körpers und seiner Organe nicht mehr. Diese Disbalance scheint eine der wesentlichsten Ursachen des Alterns zu sein – oder umgekehrt ausgedrückt – die Ausgewogenheit der Hormone verlangsamt den Alterungsprozess.

Es gibt beinahe so viele Theorien über die Ursachen des Alterns, wie es die Anzahl der damit beschäftigten Experten ausmacht! Jedoch haben sich in den letzten Jahren, neben der Telomer-Theorie, vier weitere wesentliche Hauptursachen herauskristallisiert:

1. zu viel Glukose im Blut
2. zu viel Insulin
3. zu viele freie Radikale
4. zu viel Cortisol.

Die Zusammenfassung dieser Ursachen bedeutet folgendes: zu viel Glukose (Hyperglykämien) zerstört die Zellwände. Durch zu viel aufgenommenen Zucker wird übermäßig Insulin produziert, das die Glukose im Fettgewebe speichern muss. Die vermehrte Insulinproduktion kann zu einer Insulinresistenz führen, die in der Folge Gefäßschäden und Diabetes verursachen kann. Freie Radikale sind zwar als keimtötende Substanzen wichtig, zu viele sind jedoch zytotoxisch und haben außerdem eine cancerogene Wirkung. Nimmt der Disstress überhand, kommt es zu einer vermehrten Cortisolausschüttung mit folgender Puls- und Blutdruckerhöhung. Die endokrinologischen Zusammenhänge sind äußerst komplex, trotzdem sind zwei Hormone zu nennen, die das Altern nachhaltig beeinflussen, nämlich Insulin und die Eicosanoide. Ohne Insulin würden die Zellen verhungern, die Insulinresistenz (Hyperinsulinämie) und die daraus folgende Hyperglykämie ist die pathophysiologische Ursache der meisten Spätkomplikationen, die bei Diabetikern z. B. signifikant lebensverkürzend sind – Diabetes als beschleunigtes Altern. Glukose und andere Zucker bilden aufgrund eines nicht enzymatischen Stoffwechselweges mit Proteinen Vernetzungen, die Zellfunktionen beeinträchtigen und das Altern fördern. Die Bildungsprodukte dieser Glycosilierung (glycation) werden „advanced-glycation end-products", kurz AGEs genannt. Diese AGEs binden wiederum kovalent an andere Makromoleküle und tragen zu den altersbedingten Schäden bei. AGEs können auch zelluläre Rezeptoren (z. B. des Fettstoffwechsels) beeinflussen. AGEs scheinen ein Grund für die Abnahme von Muskelgewebe im Alter zu sein.

Die Bedeutung der Eicosanoide wurde erst in den letzten Jahren erkannt. Sie beeinflussen die Spiegel an zyklischem AMP- einem second messenger in der Zielzelle und verbessern somit die Kommunikation zwischen endokrinen Hormonen und der

Zielzelle. Eicosanoide sind in äußerst geringen Konzentrationen wirksam, ihre Halbwertszeit ist extrem kurz und daher schwer studierbar. Es gibt „gute" und „schlechte" Eicosanoide. Das Verhältnis von guten zu schlechten Eicosanoiden ist für den Alterungsprozess bzw. für das Funktionieren des kompletten Hormonsystems von Bedeutung. Insulin jedoch erhöht die Produktion der schlechten Eicosanoide, je mehr Insulin produziert wird, desto mehr schlechte Eicosanoide werden gebildet. Mit altersbedingter Hyperinsulinämie nimmt auch der Prozentsatz an Körperfett zu, die HDL-Bildung wird vermindert, daraus resultiert das erhöhte kardiovaskuläre Risiko. Eicosaniode lassen sich nur indirekt durch richtige Ernährung steuern. Dieses Gleichgewicht günstig zu beeinflussen, besteht in einer reduzierten Insulinproduktion, die vor allem durch eine kohlenhydratarme Ernährung erreicht werden kann (Glucose/Insulinindex). Für die Bildung der guten Eicosanoide ist die Aufnahme vielfach ungesättigter Fettsäuren essentiell (Fischöl, pflanzl. Öle). Die Frage – länger leben bei karger Kost – wird seit den sechziger Jahren intensiver beforscht! So wirkt sich eine kalorienarme Kost bei vielen Tieren lebensverlängernd aus, oft sogar beträchtlich [9,10]. Ob dies auch für den Menschen gilt, ist allerdings noch nicht erwiesen. Eine solche Diät zeitigt Erfolge im Tierversuch nur bei ausgewogener Zufuhr aller notwendigen Nähr- und Vitalstoffe. Die Aussicht auf einen solchen Jungbrunnen dürfte schwerlich über die täglichen Verlockungen von gutem und kräftigem Essen obsiegen. Wie viele bringen schon die Disziplin auf, sich bei jeder Mahlzeit zurückzuhalten? Andererseits ist die einseitige, hyperkalorische Fast Food Mentalität zu einer neuen Zeitbombe geworden und zeigt die beinahe apokalyptische Situation auf diesem Planeten auf, nämlich, dass es weltweit gleich viele Hungernde wie Adipöse gibt!

Die „klassischen" Alterserscheinungen sind ja unschwer zu erkennen: die Haut wird dünn und faltig, die Muskelmasse schrumpft und das Unterbauchfettgewebe verlagert sich in den Bauch- und Hüftbereich. Die auffälligste Veränderung der Körperzusammensetzung betrifft das Verhältnis von Fett und Körperwasser, indem das Gesamtkörperwasser um circa 10 % abnimmt, die Flüssigkeit in den Gelenken wird jedoch niedriger viskös und verliert dadurch immer mehr die Funktion als Gelenksschmiere, entzündliche Gelenks-Reaktionen sind weitere Folgen. Mit 40 Jahren beginnen osteoporotische Um- und Abbauprozesse; Wirbelsäule, Hüfte und Beine sind besonders betroffen. Durch eine zunehmende Einlagerung von Luft in der Hornsubstanz werden die Haare grau. Das Hörvermögen lässt möglicherweise wegen Durchblutungsstörungen nach. Die drei großen biologischen Kommunikationssysteme (Nerven-, Hormon-, Immunsystem) sind beim Älterwerden besonders relevant. Das Immunsystem reagiert abgeschwächter, Infektionen verlaufen im Alter dramatischer. Ab 65 Jahren zählen die chronische Bronchitis und Lungenentzündung zu den Haupttodesursachen. Die Lunge verliert an Atemkapazität, die Alveolen werden im Laufe des Lebens nicht nur durch Nikotin, sondern auch durch den Alterungsprozess unelastischer und erweitern sich. Durch die Zunahme der Wandstärke wird der Gasaustausch erschwert sowie die Durchblutung vermindert. Etwa ab 45 Jahren beginnt die

Alterssichtigkeit, die Fähigkeit zur Scharfeinstellung nimmt ab, Linsentrübung und Allgemeinverschlechterung des Sehens sind bekannte Folgen. Im Zuge des Alterungs-prozesses kommt es auch zu einer zunehmenden Rückbildung einzelner Organe (Milz, Leber, Pankreas, Niere). Das Gehirn, vor allem die weisse Hirnsubstanz mit ihren Nervenfasern verliert zunehmend an Gewicht.

Altern ohne Grenzen?

Die Frage, wie man den natürlichen Alterungsprozess aufhalten kann, beschäftigt heute die Forscher weltweit. Mittlerweile wurden einige Indizien gefunden, wie man dem Traum vom ewigen Leben in Zukunft auf die Spur kommen könnte. Zurück kom-mend auf die Telomer-Theorie, ist bekannt, dass ein Abbau der Telomer-Enden durch wiederaufbauende Aktivität der Telomerase ausgeglichen werden kann, wie es bei Stammzellen und Zellen der Keimbahn der Fall ist. Körperzellen wären folglich un-sterblich und können sich unendlich lange teilen. Doch in ausdifferenzierten Körper-zellen eines Erwachsenen ist dieses Enzym nicht mehr aktiv. Der Mensch beginnt zu altern. Unaufhaltsam? Könnten Telomerase-Injektionen die Lebenserwartung verlän-gern? Und kann in Zukunft die potentielle Lebensdauer eines Menschen an der Länge der Telomere vorhergesagt werden? Dies sind Fragen, die zukünftige Generationen von Forschern und Ethikern beschäftigen werden.

Literatur

[1] Cawthon RM, Smith KR, O'Brien E, Sivatchenko A, Kerber RA (2003) Association between telomere length in blood and mortality in people aged 60 years or older. Lancet 361: 393-5

[2] NIA Aging and Genetic Epidemiology Working Group (includes Cawthon R) (2000). Genetic epidemio-logic studies on age-specified traits. Am J Epidemiol 152: 1003-8

[3] Cawthon R, Kerber RA, O'Brien E, Smith KR (1999) Genealogical data supports mitochondrial inher-itance of longevity. The Gerotologist 39: Special Issue I: p.2

[4] Bodnar AG et al. (1998) Extension of life-span by introduction of telomerase into normal human cells. Science 279: 349–352

[5] Hahn WC et al. (1999) Inhibition of telomerase limits the growth of human cancer cells. Nature Medicine 5; 1164-1170

[6] Minev B et al. (2000) Cytotoxic T cell immunity against telomerase reverse transcriptase in humans. Proc Natl Acad Sci 97 4796–4801

[7] Shiels PG et al. (1999) Analysis of telomere lengths in cloned sheep. Nature 399: 316–317

[8] Meryn S, Metka M, Kindel G (1999) Der Mann 2000. Die Hormon-Revolution. Ueberreuter, Wien

[9] Weindruch R (1996) Länger leben bei karger Kost? Spektrum der Wissenschaft

[10] Modulation of Aging (1994) Processes by dietary restriction. Herausgegeben von Byung PY. CRC Press

Lebensqualität und Schmerz im Alter – Ergebnisse einer repräsentativen Befragung im Bundesland Kärnten

Herbert Janig, Holger Penz, Wolfgang Pipam, Rudolf Likar

Einleitung

Konzepte der Lebensqualität und Lebensqualitätsforschung

In den Sozial- und in den Gesundheitswissenschaften wird seit spätestens den 60er-Jahren des letzten Jahrhunderts eine intensive Debatte um die angemessene Bewertung allgemeiner Lebensbedingungen geführt, welche letztlich in der Entwicklung von Konzepten der Lebensqualität mündete, wobei das Thema sowohl in der Politik als auch in der Wissenschaft erörtert wurde.

Innerhalb der Wissenschaft wurde der Begriff vor allem von der Sozialindikatorenbewegung aufgegriffen. Hier ging es primär darum, Alternativen zur Messung des rein materiellen Lebensstandards zu entwickeln. Lebensqualität wurde demgegenüber als ein multidimensionales Konstrukt konzipiert, das sowohl materielle als auch immaterielle sowie objektive und subjektive Komponenten umfasst. Anstelle des **Mehr** sollte vor allem das **Besser** erfasst werden. Die Folge davon war die Entstehung zahlreicher verschiedenartiger Ansätze, die bis heute alle mehr oder weniger gleichberechtigt nebeneinander stehen.

Auf dem einen Pol innerhalb der breiten Palette verschiedener Ansätze zur Lebensqualität findet sich der „skandinavische Ansatz" oder „level of living approach", der sich auf die Messung von objektiven Kriterien bzw. Indikatoren konzentriert. Hierunter fallen beispielsweise Bildung, soziale Beziehungen, natürliche Umwelt, Gesundheit, Infrastrukturausstattung, Arbeits- und Wohnungsmarkt. Als bekanntester Vertreter dieser Forschungsrichtung ist Erik Allardt zu nennen, dessen aus den Ergebnissen der „Comparative Scandinavian Welfare Study" [1] entsprungenes Konzept von „Having, Loving and Being" [2] viel rezipiert wurde.

Auf der anderen Seite des Spektrums steht ein amerikanischer Ansatz, der nicht objektive Kriterien in den Vordergrund stellt, sondern die subjektive Wahrnehmung und Bewertung von Lebensumständen hervorhebt. Seinen Ursprung hat diese Forschungsrichtung in sozialpsychologischen Fragestellungen, wobei unter anderem auf das Thomas-Axiom, wonach eine Situation immer erst von den beteiligten Personen als real definiert werden muss, zurückgegriffen wird. Demnach kommt es nicht so sehr darauf an, wie sich die Lebensbedingungen eines Individuums verändern, sondern ob und wie diese Veränderung wahrgenommen wird. In Abwendung von materieller und in Hinwendung zu immaterieller Bedürfnisbefriedigung wandte man sich der Erfassung von subjektiven Indikatoren zu [12].

Die Unterscheidung zwischen subjektiven und objektiven Bedürfnissen und die dabei oft als Dilemma erlebte Auswahl von subjektiven und objektiven Indikatoren greifen auch Glatzer und Zapf [9] auf und begründen eine im deutschsprachigen Raum breit rezipierte Betrachtung der Lebensqualität, welche „gute ‚objektive' Lebensbedingungen und hohes ‚subjektives' Wohlbefinden beinhaltet" [10], wobei letzteres heute in die Komponenten „Glück" (affektiv) und „Zufriedenheit" (kognitiv) unterschieden wird [4].

Im Hintergrund steht bei allen Ansätzen letztlich das Spannungsverhältnis, dass man von wissenschaftlicher Seite her eine hohe Lebensqualität wohl ebenso wenig jemandem zugesteht, der unter schlechten Lebensbedingungen dennoch mit seinem Leben sehr zufrieden ist, wie jemandem, der trotz hohen Lebensstandards sehr unglücklich ist. Tatsächlich zeigten empirische Untersuchungen schon bald (bzw. zeigen sie nach wie vor), dass nur ein sehr schwacher Zusammenhang zwischen objektiven Lebensumständen und subjektivem Wohlbefinden besteht. Insbesondere der Umstand, dass sich viele Menschen auch in benachteiligten Situationen relativ wohl fühlen, ist nach wie vor beobachtbar und wird auch mit den Begriffen „Zufriedenheitsparadox" oder „Paradox des subjektiven Wohlbefindens" [14] bezeichnet.

Wie wichtig die Berücksichtigung sowohl objektiver als auch subjektiver Aspekte ist, zeigt sich auch in medizinischer Hinsicht. In einem von Lehr [11] verfassten Übersichtsartikel zeigt sich, dass auch der „objektiv" von Medizinern ermittelte Gesundheitszustand vom durch den Patienten eingeschätzten „subjektiven" Zustand stark divergieren kann. Dies geht sogar so weit, dass letztlich die subjektive Einschätzung einer Person einen höheren Zusammenhang mit seiner/ihrer Lebenserwartung aufweist als die Einschätzung aufgrund medizinischer Befunde.

Wie dieser Hinweis auf „medizinische" Aspekte bereits andeutet, kann Lebensqualität nicht nur als Kombination von subjektiven und objektiven Faktoren gesehen werden, sondern sie muss auch als multidimensionales Konstrukt verstanden werden. Das bedeutet letztlich, dass kein einheitlicher Gesamtwert der Lebensqualität ermittelt werden kann, sondern dass verschiedene Lebensbereiche betrachtet werden müssen. In diesem Sinne nimmt der Bereich der Gesundheit einen zentralen Stellenwert ein, was in zahlreichen Studien bestätigt wird und dazu geführt hat, dass heute ein großer Teil der angewandten Lebensqualitätsforschung im Bereich der Medizin und den mit dem medizinischen Umfeld befassten Wissenschaften (insbesondere

Medizin- und Gesundheitssoziologie und -psychologie) stattfindet. Zum Einsatz kommen dabei sowohl krankheitsspezifische als auch krankheitsübergreifende Messinstrumente, und immer mehr Teilgebiete innerhalb der Medizin sehen sich zum Einsatz von Lebensqualitätsinstrumenten veranlasst [7]. Gemäß der naturwissenschaftlichen Prägung des Fachs Medizin dominieren gerade in den gesundheitswissenschaftlich motivierten Forschungsrichtungen quantitative Ansätze. Einen kompakten Überblick über verfügbare Instrumente und deren psychometrische Eigenschaften liefert Bowling [5,6].

Studiendesign

Für die vorliegende Studie wurde ein Ansatz gewählt, welcher Lebensqualität in zweifacher Weise berücksichtigt: Einerseits wurden wichtige Komponenten des Lebensstandards erhoben, andererseits wurde dem Thema entsprechend der Schwerpunkt auf die so genannte „gesundheitsbezogene Lebensqualität" gelegt.

Als Aspekte des Lebensstandards fanden in die Untersuchung Eingang Fragen zu:

○ materieller Situation (Einkommen, Pflegegeld)
○ Familiensituation (Familienstand, Wohngemeinschaft)
○ Wohnsituation
○ Versorgungssituation

Die gesundheitliche Situation wurde ebenso in mehreren Dimensionen erfasst:

○ erlebte und bestehende Erkrankungen und Operationen
○ Schmerzleiden und Schmerzerleben [3]
○ Schmerzmedikation und Umgang mit Medikamenten
○ Beschwerdenliste nach von Zerssen (B-L) [16]
○ SF 36 Fragebogen zum Gesundheitszustand [8]

Die Feldarbeit fand im Jahr 2003 in ganz Kärnten statt. Befragt wurden 507 Kärntnerinnen und Kärntner aus allen Bezirken des Bundeslandes. Durchgeführt wurde die Erhebung mit einem standardisierten Fragebogen in Form von persönlichen Interviews im Wohnumfeld der Befragten. Da auf Adressmaterial der Kärntner Gebietskrankenkasse zugegriffen werden konnte, kann die Repräsentativität der Studie für ganz Kärnten sichergestellt werden.

Die Studie wurde vom Studiengang Gesundheits- und Pflegemanagement an der FH Technikum Kärnten gemeinsam mit der Schmerzklinik des LKH Klagenfurt und der Kärntner Gebietskrankenkasse durchgeführt. Gefördert wurde die Studie von der Firma Janssen-Cilag und vom Amt der Kärntner Landesregierung – Gesundheitsreferat Dr. Peter Ambrozy und Sozialreferat Dr. Gabriele Schaunig-Kandut.

Soziodemografie und Versorgungssituation

Sozialstruktur

Befragt wurden insgesamt 507 Personen im Alter von 65 bis 97 Jahren. Das Durchschnittsalter beträgt 76 (w) bzw. 75 (m) Jahre. Knapp die Hälfte aller Befragten sind
70 bis 79 Jahre alt, jeweils ca. ein Viertel sind 65-69 bzw. 80 und darüber. Der üblichen Verteilung in diesem Alter entsprechend sind 60 % der Befragten Frauen und
40 % sind Männer (siehe Abb. 1). Verglichen mit den Daten der Statistik Austria kann
davon ausgegangen werden, dass die Befragten bezüglich dieser Charakteristika
repräsentativ für die Kärntner Bevölkerung sind.[1]

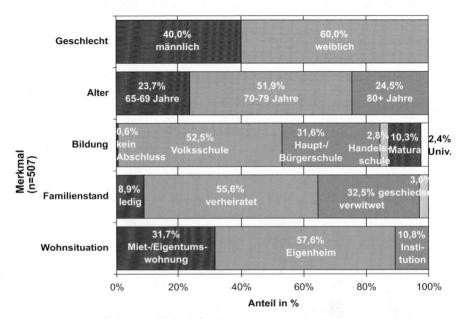

Abb. 1 Soziodemografische Merkmale der Befragten

Über die Hälfte der befragten Personen verfügt lediglich über Volksschulabschluss
und knapp ein weiteres Drittel immerhin über einen Hauptschulabschluss. Entsprechend gering sind somit die Anteile höher gebildeter Personen in höherem Alter, nur
ein Zehntel verfügt über Matura und gar nur knapp über 2 % besitzen einen akademi-
schen Abschluss. Angesichts dieser hohen Anteile an Grundschulabschlüssen verwun-
dert es wohl etwas weniger, dass für ältere KärnterInnen keine Bildungsunterschiede
zwischen den Geschlechtern feststellbar sind. (Tatsächlich befinden sich unter den
Befragten gleich viele Akademikerinnen wie Akademiker.)

---

[1] Verteilung der Kärntner Bevölkerung im Jahr 2001: 65–69 Jahre: 23.786 Personen; 70–79: 46.222; 80+:
21.129. Männer im Alter 65+: 35.491 Personen; Frauen: 55.646. Quelle: Statistik Austria

Der Großteil aller Befragten ist verheiratet, ca. ein Drittel verwitwet, 9 % sind ledig und nur 3 % sind geschieden. Naturgemäß nimmt der Anteil der verwitweten Personen mit dem Alter zu, wobei hiervon analog zur höheren Lebenserwartung besonders Frauen betroffen sind. Bezogen auf die im Folgenden angeführte Versorgungssituation findet sich bereits hier ein Hinweis darauf, dass vor allem Frauen mit ihren Bedürfnissen im Alter **alleine** zurechtkommen müssen.

Versorgungssituation

Insgesamt geben 34,4 %[2] der Befragten an, alleine zu leben. Getrennt nach Geschlechtern bedeutet dies: während nur ca. ein Fünftel der Männer (20,7 %) alleine lebt, so ist dies bei den Frauen fast die Hälfte (43,6 %)! Im Durchschnitt leben die Alleinstehenden seit 17 Jahren alleine, wobei es bei der Dauer **keine** signifikanten Geschlechtsunterschiede gibt.[3]

Jene Befragten, die weder alleine noch in einer Institution leben, wohnen zu 71,4 % mit ihren PartnerInnen zusammen, 22,7 % leben mit oder bei ihren Kindern, 5,2 % bei anderen Verwandten und 0,6 % leben bei anderen Personen. Tendenziell spiegeln sich auch hier Geschlechtsunterschiede analog zum Familienstand wieder: Männer leben überproportional mit ihren Partnerinnen zusammen, Frauen leben überproportional mit oder bei ihren Kindern. (Bei den anderen Kategorien gibt es keine Unterschiede.)

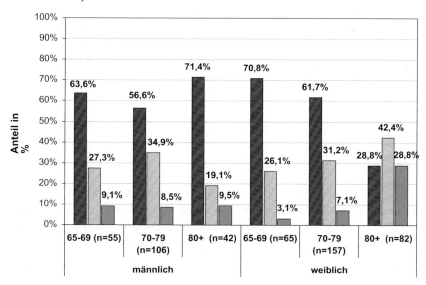

Abb. 2 Ausgewählte Wohnsituationen bei zunehmendem Alter

---

[2] Zur besseren Lesbarkeit werden im Text nur jene Zahlen auf eine Nachkommastelle genau angegeben, die nicht auch in einer Grafik dargestellt sind.
[3] Diese und alle folgenden Signifikanzangaben beziehen sich auf ein $\alpha < 0,05$.

Bezogen auf die Wohnformen gibt es vordergründig keinen Geschlechtsunterschied: 58 % der Befragten leben im Eigenheim, 31 % in Wohnungen und 11 % in einem Heim. Der Anteil der Heimbewohner nimmt mit dem Alter zu, der Anteil der Eigenheimbewohner hingegen ab. Kombiniert man Alter und Geschlecht, so zeigt sich, dass besonders Frauen betroffen sind: Für Frauen gilt der Zusammenhang durchgängig – mit zunehmendem Alter ziehen sie aus dem eigenen Haus aus und vorwiegend in eine Institution (und anteilsmäßig sehr viel geringer auch bei Verwandten) ein. Für Männer hingegen ergibt sich hier kein statistisch signifikanter Zusammenhang – sie bleiben überwiegend in ihrem Haus wohnen, der Anteil der Heimbewohner ist über die Altersgruppen nahezu konstant (vgl. Abb. 2).

Einschränkend zum Alleine-Leben sei an dieser Stelle gesagt, dass alleine **lebend** nicht auch alleine **versorgend** heißt: Ohne die Befragten in Institutionen ergeben sich für die Kärntnerinnen und Kärntner folgende Zahlen (Mehrfachnennungen, siehe Abb. 3): 84 % geben an, unabhängig und selbstversorgend zu sein. Gleichzeitig greifen 34 % auf die Hilfe von PartnerIn und/oder Verwandten zurück, 4 % bekommen Freundes- und Nachbarschaftshilfe, ebenso viele werden durch soziale Dienste versorgt, und 3 % bekommen Unterstützung durch Pflegepersonal. Insgesamt gibt niemand mehr als drei zusätzliche Unterstützungen an (d.h. das mögliche Maximum von 4 externen Versorgungsquellen wird gar nicht erreicht). Bezüglich der Überschneidungen fallen bei näherer Analyse folgende Punkte besonders auf:

○ Von jenen, die angaben unabhängig und selbstversorgend zu sein, geben 26,1 % noch mindestens eine der weiteren Versorgungsquellen an. Oder anders herum betrachtet: Lediglich 62,5 % (statt 84,3 %) der Befragten geben an, ausschließlich unabhängig und selbstversorgend zu sein.

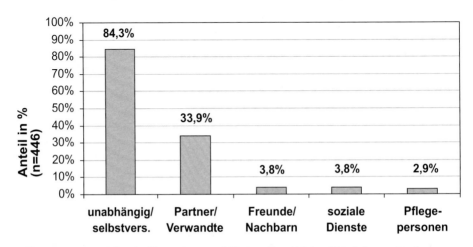

Abb. 3 Versorgungsquellen der Kärntnerinnen und Kärntner über 64 Jahre (Mehrfachnennungen)

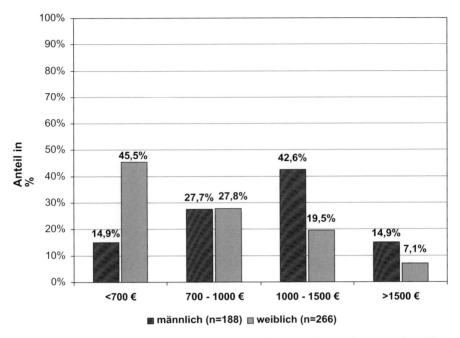

Abb. 4 Darstellung der unterschiedlichen Nettoeinkommen der Kärntnerinnen und Kärntner ab 65 Jahren

○ Von jenen, die ganz oder zumindest teilweise auf fremde Unterstützung angewiesen sind, werden 77,4 % ausschließlich durch Partner und/oder Verwandte versorgt.

○ Unter Zuziehung anderer Quellen wie Freunde, Nachbarn, Soziale Dienste und Pflegepersonen ergibt sich eine Versorgungsbeteiligung von Partnern und Verwandten von 89,9 %.

○ Eine ausschließliche oder zusätzliche Versorgung durch Soziale Dienste und/oder PflegerInnen geben nur 13,7 % der Befragten an.

Umgelegt auf die Diskussion künftiger Altersversorgungsstrukturen bedeutet dies, dass nach wie vor die Hauptlast an Unterstützung und Pflege durch Familienmitglieder getragen wird – und zwar fast ausschließlich durch diese.[4]

Einkommen

Obwohl es bei der Bildung keine Unterschiede zwischen Männern und Frauen gibt, lässt sich ein deutlicher Unterschied beim Nettoeinkommen beobachten. Erhoben wurden die vier Kategorien „unter 700 €", „zwischen 700 und 1.000 €", „zwischen 1.000 und 1.500 €" sowie „über 1.500 €". Hierbei fallen signifikant mehr Frauen als Männer in

---

[4] Bezogen auf die obigen Angaben heißt dies: wenn die Familie (= PartnerIn, Kinder, Verwandte) an der Versorgung beteiligt ist, dann deckt sie den Versorgungsbedarf in 86,1 % der Fälle ausschließlich alleine ab. Eine Vernetzung bzw. eine zusätzliche Unterstützung durch „externe" Personen – insbesondere durch soziale Dienste oder PflegerInnen – erfolgt oft erst dann, wenn die familiäre Hilfe weg fällt.

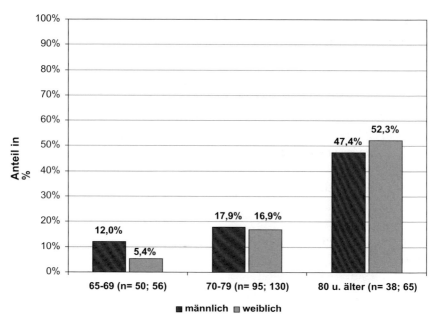

Abb 5 Anteil der Kärntner PflegegeldbezieherInnen ab 65 Jahren

die niedrigeren Einkommensgruppen (vgl. Abb. 4). Anders ausgedrückt: 73 % der Frauen beziehen weniger als 1.000 €, während 58 % der Männer mehr als 1.000 € beziehen![5]

Pflegegeld erhalten 23,0 % der Befragten, unabhängig vom Geschlecht. Der Anteil der Pflegegeldbezieher steigt erwartungsgemäß mit dem Alter an und liegt bei den über 79jährigen Personen bei durchschnittlich 50,5 % (siehe auch Abb. 5). Ebenfalls beobachtbar ist der erwartbare Anstieg der Pflegestufe mit dem Alter. Einschränkend sei hierzu allerdings erwähnt, dass in der Untersuchung nur Personen bis maximal Pflegestufe 5 enthalten sind. Auch diese Studie trifft somit auf Grenzen in jenem Bereich, wo oftmals die eigenständige Beantwortung von Fragen durch die Betroffenen nicht möglich ist. Gerade was den Zusammenhang von Schmerzerleben und Lebensqualitätsaspekten in gesundheitlich stark beeinträchtigten Situationen angeht, sind somit weitere Studien mit anderen Methodeninstrumentarien als der Befragung unerlässlich [13].

---

[5] Verstärkt wird diese Beobachtung dadurch, dass es hier keine begleitenden Alterseffekte gibt: der Unterschied geht somit weder auf Bildung noch auf Alter zurück, sondern rein auf das Geschlecht.

Gesundheitsbezogene Lebensqualität und Gesundheitszustand älterer Menschen in Kärnten

Gesundheitsbezogene Lebensqualität

Wie schon einleitend angeführt, wurde für die Untersuchung der gesundheitsbezogenen Lebensqualitätsaspekte der Fragebogen „SF-36" herangezogen. Dieser erfasst folgende acht Subskalen, welche eine differenzierte Darstellung des subjektiven Gesundheitszustandes ermöglichen:

○ Körperliche Funktionsfähigkeit
○ Körperliche Rollenfunktion
○ Schmerz
○ Allgemeine Gesundheitswahrnehmung
○ Vitalität
○ Soziale Funktionsfähigkeit
○ Emotionale Rollenfunktion
○ Psychisches Wohlbefinden

Alle Skalen sind positiv gepolt, d. h. dass höhere Werte auch einem besseren Gesundheitszustand entsprechen. Aufgrund der Normierung auf den Wertebereich 0-100 sind sowohl Vergleiche zwischen den Skalen als auch mit anderen Populationen möglich. Letzteres soll zur Illustration und zur Abschätzung der Größenordnungen für die beim Fragebogen mitgelieferten Daten zur deutschen Normpopulation dargestellt werden.[6]

Betrachtet man in diesem Vergleich die Kärntner Daten, so fällt auf, dass für alle 8 Skalen die Werte im für dieses Alter erwartbaren Bereich liegen. Ebenfalls treten die erwartbaren Geschlechtsunterschiede auf, wonach Frauen durchwegs etwas schlechtere Gesundheitswerte angeben als Männer (vgl. Abb. 6). Für die Skalen „Körperliche Funktionsfähigkeit", „Körperliche Schmerzen", „Allgemeine Gesundheitswahrnehmung", „Vitalität" sowie „Psychisches Wohlbefinden" sind die Geschlechtsunterschiede zwischen Kärntnerinnen und Kärntnern über 65 Jahren zudem signifikant.

Auffällig ist, dass die KärntnerInnen fast immer über den Vergleichswerten der deutschen Normpopulation liegen und somit eine höhere gesundheitsbezogene Lebensqualität aufweisen. Die Ausnahme bildet die Skala „Körperliche Schmerzen": Hier erreichen sowohl Kärntnerinnen als auch Kärntner niedrigere Werte. Mit anderen Worten weisen die Befragten eine stärkere Beeinträchtigung durch Schmerzen als erwartet auf, zumal ja in allen anderen Bereichen bessere Werte als erwartet erreicht werden.

---

[6] Diese Auswahl erfolgt aus praktischen Gründen, da die Daten mit dem Handbuch zum Fragebogen mitgeliefert werden. Überdies liegen diese in einer Form vor, welche einen genauen Abgleich mit der untersuchten Stichprobe ermöglicht, d. h. im vorliegenden Fall mit der Altersgruppe der über 64jährigen. Die Normdaten selbst wurden 1994 repräsentativ für die deutsche Bevölkerung erhoben [8].

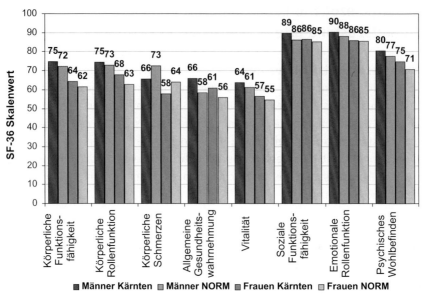

Abb. 6 Durchschnittswerte der befragten KärntnerInnen im Vergleich zur Normpopulation des SF-36

Einflüsse sozialstruktureller Variablen
auf die gesundheitsbezogene Lebensqualität

Betrachtet man den Einfluss des Alters auf die Lebensqualitätsskalen, so sind zwar durchwegs signifikante Zusammenhänge feststellbar, allerdings lässt die (regressions-analytische) Erklärungskraft zu wünschen übrig: Bei keiner der Skalen beträgt der erklärte Varianzanteil über 0,145. Dennoch sei angemerkt, dass bei allen Skalenaus-prägungen durchwegs Rückgänge mit zunehmendem Alter feststellbar sind. Der stärkste Zusammenhang ergibt sich für die Skala „Körperliche Funktionsfähigkeit" mit r = -0,38.

Wie sieht es nun mit Bildungsunterschieden aus?[7] Hier lässt sich ein grobes Muster erkennen, wonach sich jene (sehr kleine) Gruppe an Befragten ohne Abschluss oftmals von den anderen abhebt. D. h. sie weist bei den Skalen „Körperliche Funk-tionsfähigkeit", „Körperliche Rollenfunktion", „Körperliche Schmerzen", „Vitalität" und „Soziale Funktionsfähigkeit" signifikant schlechtere Mittelwerte gegenüber den anderen bzw. den meisten anderen Bildungsgruppen auf.

Befragte mit Volksschulabschluss zeigen signifikant schlechtere Werte vorwie-gend bei den drei „körperlichen" Skalen sowie bei „Allgemeine Gesundheitswahr-nehmung".[8] Die übrigen Abschlüsse ab Hauptschule und höher (also Bürger-, Handels-

---

[7] Die dargestellten Ergebnisse wurden mittels Varianzanalyse und multiplen t-Tests ermittelt: zuerst wurde jede Skala mit den einzelnen unabhängigen Variablen geprüft (Gesamtüberprüfung), und dann wurden für jede Faktorstufe t-Tests (LSD-Methode) zur Klärung der im Detail vorhandenen Unterschiede durchgeführt.
[8] Wobei einzig bei den Schmerzen ein signifikanter Unterschied gegenüber allen höheren Abschlüssen beobachtbar ist.

schule, Matura, Universität) bilden dem gegenüber eine relativ homogene Gruppe mit großteils besserer gesundheitsbezogener Lebensqualität.

Weniger eindeutig sind die Ergebnisse bezüglich des Familienstandes. Varianzanalytisch kommen aufgrund der inhomogenen Varianzen keine interpretierbaren Ergebnisse zustande, multiple Mittelwertvergleiche[9] deuten jedoch darauf hin, dass bei den Skalen „Körperliche Funktionsfähigkeit", „Emotionale Rollenfunktion" und „Psychisches Wohlbefinden" Unterschiede bestehen. Betrachtet man die Details, so äußern sich die Unterschiede meist darin, dass verheiratete Personen bessere Durchschnittswerte und somit eine bessere gesundheitliche Lebensqualität aufweisen als alle anderen; signifikant sind die Unterschiede aber fast immer nur gegenüber den Verwitweten, lediglich bei „Körperliche Funktionsfähigkeit" auch gegenüber den Ledigen.

Bezüglich der Wohnform mag es wenig überraschen, dass vor allem Personen in Institutionen schlechtere Skalenwerte aufweisen. Etwas interessanter ist da schon, dass dies fast ausschließlich Personen in Institutionen/Heimen betrifft, bei allen anderen Wohnformen gibt es keine feststellbaren Kontraste. (Signifikante Unterschiede im Gesamtmodell ergeben sich dabei bei „Körperliche Funktionsfähigkeit", „Vitalität" und „Psychisches Wohlbefinden".)

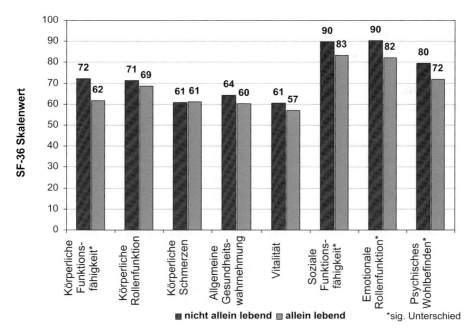

Abb. 7 Werte des SF-36 im Vergleich von alleine bzw. nicht alleine Lebenden

---

[9] An dieser Stelle sei der Hinweis angebracht, dass für alle multiplen (Mittelwert-) Vergleiche eine α-Korrektur bzgl. des 95 %-Signifikanzniveaus durchgeführt wurde.

Versorgungssituation und gesundheitsbezogene Lebensqualität

Betrachten wir als nächstes den Unterschied, den es macht, ob man alleine lebt oder nicht (s. Abb. 7): Während die signifikant schlechter ausgeprägte „Körperliche Funktionsfähigkeit" wohl eher zu den Ursachen zu rechnen ist, wenn man alleine lebt, macht bei den anderen drei signifikanten Unterschieden die umgekehrte Deutung Sinn: Nicht allein lebende Personen weisen bessere Ergebnisse bei „Soziale Funktionsfähigkeit", „Emotionale Rollenfunktion" sowie bei „Psychisches Wohlbefinden" auf als allein Lebende. Konkret heißt das also, dass sich die Gemeinschaft mit vertrauten Personen besonders positiv auf den psychosozialen Gesundheitszustand auswirkt. Kontrolliert man die angeführten Unterschiede auch auf das Geschlecht hin, so verändern sich die Ergebnisse kaum. Lediglich bei der „Sozialen Funktionsfähigkeit" ist der Unterschied im Skalenwert nur bei den Frauen, nicht aber bei den Männern feststellbar.

Als Ergänzung und Verstärkung dieses Ergebnisses wurden die Skalen auch auf Zusammenhänge und Unterschiede in Bezug auf die Anzahl externer Versorgungsquellen getestet – denn wer alleine lebt, muss nicht notwendigerweise unabhängig und selbstversorgend sein. Mit den externen Versorgungsquellen ergänzen wir also um die Frage, ob jemand Unterstützung benötigt bzw. erhält durch:

❍ PartnerIn oder Verwandte
❍ Freunde oder Nachbarn
❍ soziale Dienste
❍ Pflegepersonen

Wie weiter oben bereits angeführt reicht die Anzahl an externen Versorgungsquellen von 0 (= die Unabhängigen) bis 3. Korrelationsanalysen zeigen nur niedrige Zusammenhänge mit den SF-36 Skalen (als einziges erreicht „Körperliche Funktionsfähigkeit" ein nennenswertes $r = 0,45$). Varianzanalytisch wird klar, warum die Korrelationen schwach sind: betrachtet man die Mittelwertunterschiede der einzelnen Faktorstufen (0/1/2/3 externe Versorgungsquellen), so ergeben sich signifikante Sprünge von einem höherem zu einem niedrigerem Skalenwert lediglich von keine (= 0) zu ein bis mehrere Versorger (= 1/2/3), während zwischen letzteren keine signifikanten Unterschiede mehr nachweisbar sind (Ausnahme: „Emotionale Rollenfunktion", wo gar kein Unterschied, also auch nicht der von 0 zu 1/2/3, gegeben ist).

Inhaltlich bedeutet dies also, dass sich ausschließlich selbst versorgende Personen eine höhere gesundheitsbezogene Lebensqualität aufweisen als diejenigen, die teilweise oder ganz auf fremde Hilfe angewiesen sind. Für die letztgenannten wird dann aber die Versorgung in einem Maß bereitgestellt, dass keine weiteren Unterschiede in der Lebensqualität mehr feststellbar sind. Das heißt letztendlich auch: egal wie viele Versorgungsquellen beteiligt sind, die Abstimmung zwischen diesen funktioniert anscheinend in ausreichender Qualität.

Einkommen und gesundheitsbezogene Lebensqualität

Die vielfach in anderen Studien festgestellten Gesundheitsunterschiede aufgrund des sozio-ökonomischen Status spiegeln sich auch in Kärnten wider. Betrachten wir dabei das Einkommen als eindeutigsten Indikator: Aufgrund der meist vorliegenden inhomogenen Varianzen wurde die Analyse auf die zwei Einkommensgruppen unter versus über € 1.000,- monatliches Nettoeinkommen eingeschränkt, wobei durchgängig signifikante Unterschiede feststellbar sind: bei allen Skalen weisen die BezieherInnen niedrigerer Einkommen schlechtere Gesundheitswerte auf als die Vergleichsgruppe!

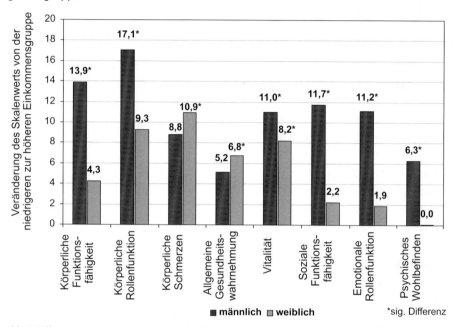

Abb. 8 Differenzen der einzelnen SF-36 Skalen im Vergleich der höheren zur niedrigeren Einkommensgruppe

Aufgrund der bereits nachgewiesenen Einkommensunterschiede zwischen Männern und Frauen (sowie den ebenfalls signifikanten Geschlechtsunterschieden bei 5 der Skalen) wurde die Analyse nochmals explizit auf Geschlechtseffekte kontrolliert.[10] Es treten zwar keine nachweisbaren Interaktionseffekte auf, aber es lässt sich doch eine Tendenz feststellen, ob die Unterschiede bei den Männern, bei den Frauen, oder bei beiden besonders deutlich ausgeprägt sind.

Wie ein Blick auf Abb. 8 zeigt, sind es überwiegend die Männer, die (gruppenspezifisch) signifikante Unterschiede beisteuern, nämlich konkret bei den Skalen „Körperliche Funktionsfähigkeit", „Körperliche Rollenfunktion", „Soziale Funktionsfähigkeit",

---

[10] Kombinierte Betrachtung von zweifaktorieller Varianzanalyse und – da meist inhomogene Varianzen vorliegen – multiplen t-Tests mit α-Fehler-Korrektur.

„Emotionale Rollenfunktion" und „Psychisches Wohlbefinden". Bei der Skala „Vitalität" sind die Unterschiede bei beiden Geschlechtern signifikant. Bei den Skalen „Körperliche Schmerzen" und „Allgemeine Gesundheitswahrnehmung" finden sich signifikante Unterschiede nur bei den Frauen.

Erkrankungen

Bei den untersuchten Personen wurde ebenfalls erhoben, welche Krankheiten und/ oder Operationen bestehen oder bisher durchgeführt wurden. Hier zeigt sich, dass lediglich 15 Personen (das sind 3,0 %) bei vollkommener Gesundheit geblieben sind. Alle anderen geben zumindest eine Erkrankung/Operation an.

Die Liste wird angeführt von Erkrankungen bzw. Operationen des Bewegungsapparates, wovon fast drei Viertel der Befragten betroffen sind. Mit leichtem Abstand folgen das Herz-Kreislauf-System und der Urogenitaltrakt. Zur Übersicht sind hier die genauen Zahlen angegeben:

○ Bewegungsapparat   71,7 %
○ Herz/Kreislauf   58,7 %
○ Urogenitaltrakt   50,8 %
○ Gastrointestinaltrakt   47,2 %
○ Endokrinium   40,4 %
○ Leber/Gallenblase   35,4 %
○ andere[11]   32,3 %
○ Respirationstrakt   30,9 %
○ Nervensystem   30,3 %
○ Haut   21,1 %
○ Immunsystem/Allergie   16,7 %

Signifikante Geschlechtsunterschiede gibt es beim Endokrinium (47,7 % der Frauen versus 26,6 % der Männer), Leber/Gallenblase (42,6 % vs. 22,2 %), Herz/Kreislauf (60,9 % vs. 51,2 %) sowie dem Urogenitaltrakt (53,0 % vs. 43,8 %).

Betrachtet man neben den bisher erlebten Erkrankungen nur die aktuell fortbestehenden, sind es 70 Personen weniger, so dass 85 Personen bzw. 16,8 % über keine aktuellen Erkrankungen berichten. Bei den restlichen Personen steigen die Prozentsätze der angegeben Erkrankungen an, was deutliche Hinweise auf die vorhandene Multimorbidität gibt. Von den verbleibenden 422 Personen gibt nämlich lediglich ein Viertel nur eine Erkrankung an (23,7 %), ein weiteres Viertel (27,5 %) zwei, das nächste Viertel (22,0 %) drei, und der Rest (26,8 %) vier oder mehr (Maximum = 10) Erkrankungen. Zum Vergleich mit den oben angeführten Zahlen hier nochmals die Erkrankungsraten in den verschiedenen Bereichen:

---

[11] Dabei handelt es sich vorwiegend um Erkrankungen der Augen und des Gehörapparates.

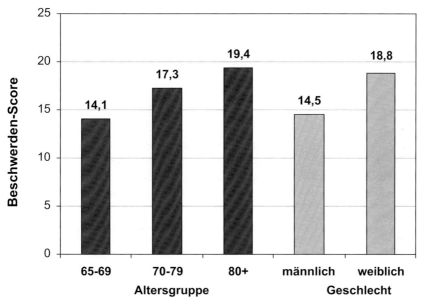

Abb. 9 Mittelwerte des erreichten B-L-Scores nach dem Alter und nach dem Geschlecht

○ Bewegungsapparat 76,8 %
○ Herz/Kreislauf 65,2 %
○ Urogenitaltrakt 52,6 %
○ Gastrointestinaltrakt 49,3 %
○ Endokrinium 43,6 %
○ Leber/Gallenblase 37,2 %
○ andere 34,4 %
○ Respirationstrakt 34,4 %
○ Nervensystem 34,4 %
○ Haut 23,5 %
○ Immunsystem/Allergie 18,7 %

Zusätzlich zur direkten Frage nach Erkrankungen und Operationen wurde auch die Beschwerdeliste (B–L) nach von Zerssen abgefragt, womit auch psychosomatische Befindlichkeitsstörungen erfasst werden. Der generelle Mittelwert auf der Summenskala (Wertebereich von 0–72) beträgt bei den befragten Kärntnerinnen und Kärntnern 17,1 Punkte. Wie zu erwarten ist, steigt der Durchschnittswert signifikant mit dem Alter an, wobei der Anstieg von 14,1 auf 19,4 von der niedrigsten zur ältesten Gruppe eher moderat erscheint. Einen etwas geringeren, aber nach wie vor signifikanten und vom Alter unabhängigen Unterschied gibt es auch zwischen den Geschlechtern, wo die Mittelwerte bei den Männern bei 14,5 und bei den Frauen bei 18,8 liegen (vgl. Abb. 9).

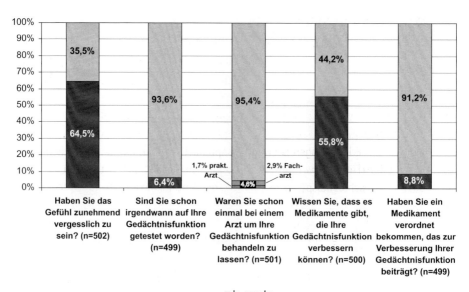

Abb. 10 Vergesslichkeit im Alter

Demenz

Als weiterer Aspekt der Gesundheit ist ein Teil der Erhebung den möglichen Gedächtnis-einschränkungen im Alter gewidmet. In Abb. 10 sind die entsprechenden Fragen und Ergebnisse dargestellt. Hier ist besonders beachtenswert, dass ca. zwei Drittel der Befragten der eigenen Wahrnehmung nach an Gedächtnisfunktion einbüßen! Ein Wert, der naturgemäß mit dem Alter ansteigt, sich jedoch nicht zwischen den Geschlech-tern unterscheidet. Dem steht gegenüber, dass lediglich 6 % auch schon einmal auf ihre Gedächtnisfunktion getestet worden sind – und zwar interessanterweise die Älte-ren **nicht** häufiger als die Jüngeren! Die wenigen, welche sich gar schon einmal be-wusst wegen einer solchen Einschränkung in ärztliche Behandlung begeben haben (5 %), waren dabei zu zwei Dritteln bei einem Facharzt/einer Fachärztin, der Rest beim Praktischen Arzt/bei der Praktischen Ärztin. Allerdings steht dieser gezielten Behandlung ein relativ großer Anteil an prophylaktischer Behandlung durch Ärzt-Innen gegenüber: Fast doppelt so viele Personen, wie sich bewusst in Behandlung begeben haben, erhalten nämlich gedächtnisunterstützende Medikamente (9 %). Dass es sich tatsächlich um prophylaktische Medikation handelt, stützt sich dabei auf die Feststellung, dass der Anteil an medikamentös behandelten Personen jeweils nur bei den Gruppen „wurde noch nicht auf Gedächtnisfunktion getestet" sowie „war noch nicht wegen der Gedächtnisfunktion beim Arzt" signifikant mit dem Alter steigt, während bei den jeweiligen Gegengruppen der Altersunterschied weniger deutlich (= nicht signifikant) ausfällt.

Schmerzen und Schmerzerleben

Ein eigener Teil der Erhebung widmet sich ausschließlich den Schmerzleidenden, welche hier näher beschrieben werden sollen. Von den Befragten insgesamt geben 53,2 % der Männer und 63,2 % der Frauen an, unter Schmerzen zu leiden. Somit sind jeweils mehr als die Hälfte betroffen, wobei zusätzlich noch ein signifikanter Unterschied zwischen den Geschlechtern besteht. Diese insgesamt 300 Schmerzleidenden bilden nunmehr die Basis für den speziellen Teil der Untersuchung (Filterfrage im Fragebogen).

Analog zu den Erkrankungen (Bewegungsapparat!) werden mit ca. 70 % die Regionen „Hüfte/Beine/Füße" bzw. „untere Rückenhälfte/Gesäß" am häufigsten genannt (vgl. Abb. 11). Geschlechtsspezifisch signifikante Unterschiede gibt es in den Bereichen „obere Rückenhälfte" (Frauen 39,6 % vs. Männer 22,2 %), „Kopf/Gesicht" (35,4 % vs. 17,6 %), „Hals/Nacken" (53,6 % vs. 39,8 %) und „im ganzen Körper" (19,3 % vs. 10,2 %). Zusätzlich geben 90,0 % an, den stärksten Schmerz „in der Tiefe" zu verspüren, die restlichen 10,0 % schmerzt es am meisten „an der Oberfläche/Haut".

Hinweise auf das Spannungsfeld von Schmerzprävalenz und -inzidenz ergeben sich aus der Frage, seit wann die aktuell stärksten Schmerzen auftreten. Hier geben die wenigsten ein Ausmaß von Tagen (2,2 %), Wochen (1,3 %) oder etwa Monaten (12,0 %) an, beinahe 6 von 7 leiden hingegen schon seit Jahren unter Schmerzen (84,7 %).

In 44,9 % der Fälle treten die Schmerzen anfallsweise auf, bei 26,6 % sind sie dauernd vorhanden. Die übrigen 28,6 % sind besonders betroffen, da zum dauernd vorhandenen Schmerz zusätzliche Anfälle hinzukommen. Für das Zeitfenster der Woche vor dem Zeitpunkt der Befragung geben knapp die Hälfte (53,3 %) an, keine

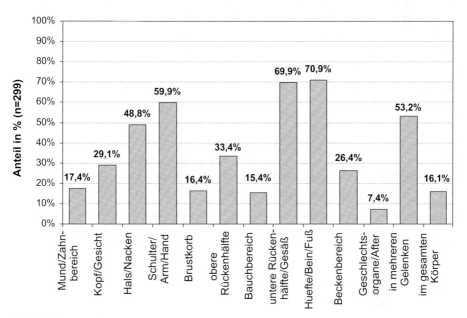

Abb. 11 Schmerzregionen

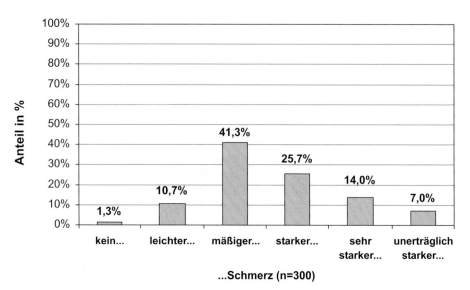

Abb. 12 Schmerzstärke „in den vergangenen 7 Tagen"

bis mäßige Schmerzen verspürt zu haben, die anderen litten unter starken bis unerträglich starken Schmerzen (s. Abb. 12).

Um das Schmerzerleben weiter zu beleuchten, wurde eine Liste von möglichen Einflüssen vorgegeben. Gefragt wurde jeweils nach „Verstärkung", „Linderung" bzw. „kein Einfluss" in folgenden Bereichen:

○ Gehen/Stehen
○ Sitzen
○ Liegen
○ Ruhighalten/Schonen
○ Kälteanwendung
○ Wärmeanwendung
○ Stress/Ärger/Aufregung
○ Freude/angenehme Tätigkeiten

Was zunächst auffällt, ist der hohe Anteil an Bereichen, denen von den Befragten mehrheitlich kein Einfluss auf das Schmerzerleben zugeschrieben wird (vgl. Abb. 13). Allen voran die psychosomatisch besetzten Bereiche Stress/Ärger/Aufregung und Freude/Angenehmes werden von über 70 % als auswirkungsfrei angegeben. Nur ca. ¼ der Befragten geben die jeweils erwartbaren Einflüsse (Stress – Verstärkung, Freude – Linderung) an.

Weitere überwiegend einflussfreie Bereiche sind Kälte- und Wärmeanwendungen sowie Sitzen, wenn auch die Unterschiede hier nicht mehr so ausgeprägt sind. Zudem ist bei Kälte- bzw. Wärmeeinfluss ein Alterseffekt feststellbar – es wachsen

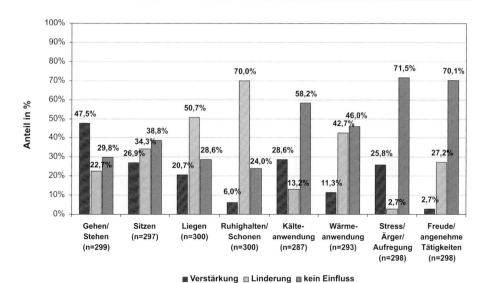

Abb. 13 Verschiedene positive und negative Einflüsse auf die Schmerzen

dabei jeweils sowohl die positiven als auch die negativen Einflüsse mit zunehmendem Alter an.

Zu jenen Bereichen, die überwiegend Linderung bringen, zählen Ruhighalten/ Schonen mit 70 % sowie Liegen mit 51 %. Als einziger Bereich mit überwiegend negativem Einfluss wird Gehen/Stehen angegeben (48 %). Korrelationen zwischen den Bereichen sind kaum vorhanden, und auch hier nur auf geringem Niveau: Erwartungsgemäß hängt der Bereich der körperlichen Passivität in sich zusammen (d. h. Sitzen, Liegen, Ruhighalten/Schonen) und korreliert negativ mit jenem der körperlichen Aktivität (Gehen/Stehen). Weiters korrelieren die Bereiche Wärme- und Kälteanwendung negativ miteinander, ebenso wie die Bereiche Stress/Ärger/Aufregung und Freude/Angenehmes. (Berücksichtigt wurden nur Werte mit Spearman's rho absolut ≥ 0,3, wobei der stärkste Zusammenhang r_s = -0,38 beträgt).

Neben den wahrgenommenen Einflüssen wurden auch Teile der „Aktivitäten des Täglichen Lebens" (ATL) als Indikator für Einschränkungen durch Schmerzen herangezogen. Konkret wurde gefragt, ob man folgende Aktivitäten durchführen/wegen der Schmerzen nicht durchführen/aus anderen Gründen nicht durchführen kann:

○ sich selbst anziehen
○ mindestens eine Treppe steigen
○ selbst einkaufen gehen
○ gemeinsam mit anderen etwas unternehmen

Was bei diesen Items zunächst auffällt, ist dass mit Ausnahme des Treppensteigens insgesamt keine nennenswerten Unterschiede zwischen denjenigen, die aufgrund der

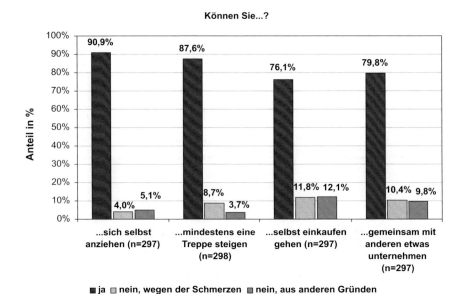

Abb. 14 Ausgewählte „Aktivitäten des Täglichen Lebens" und Schmerzeinflüsse

Schmerzen, und jenen, die aus anderen Gründen nicht mehr aktiv sein können, feststellbar sind (Abb. 14). Da jedoch fast überall signifikante Alterseffekte auftreten (ausgenommen beim Anziehen), soll das Augenmerk auf die unterschiedliche Entwicklung mit dem Alter gelegt werden. Hierbei zeigt sich (Abb. 15), dass das Anziehen und das Einkaufen gehen jene Bereiche sind, bei denen mit zunehmendem Alter die „sonstigen" Gründe überwiegen, während beim Treppensteigen und den sozialen Aktivitäten mit zunehmendem Alter die Schmerzen zu den stärkeren Einschränkungsgründen zählen.

Als einziger Bereich zeigt das Einkaufengehen auch signifikante Geschlechtsunterschiede: Männer geben eher an, aus anderen Gründen denn wegen der Schmerzen nicht einkaufen gehen zu können (9,2 % vs. 5,5 %), während bei den Frauen der Schmerz überwiegt (15,2 % vs. 13,6 %). Allerdings ist dieses Item auch das einzige, welches eine geschlechtsspezifisch traditionell unterschiedlich ausgeprägte Tätigkeit anspricht, so dass hier versteckte Wechselwirkungen (Geschlechterrollen) vorhanden sein könnten.

Eine weitere Möglichkeit, den Einfluss der Schmerzen auf den Aktivitätsgrad einer Person zu messen, bietet die Frage nach den Liegestunden (vgl. Abb. 16). Insgesamt geben nämlich nur 16,7 % der Schmerzleidenden an, tagsüber zwischen 7 und 22 Uhr **nicht** zu liegen. Der Median wird bei 2 Stunden Liegezeit pro Tag erreicht, was in etwa auch dem arithmetischen Mittel (2,2 Stunden) entspricht. 94,2 % liegen bis zu 5 Stunden (Perzentilwert für 90 %), der Rest gibt Liegezeiten von bis zu 15 Stunden an.

Neben einem Zusammenhang der Liegestunden mit dem Alter ist interessanterweise **kein** Zusammenhang mit der Schmerzstärke der letzten 7 Tage feststellbar.

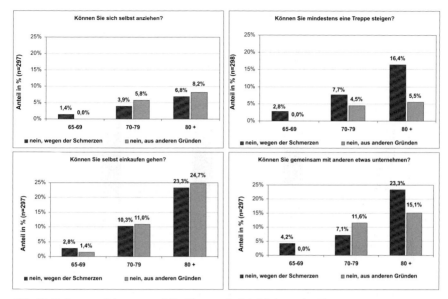

Abb. 15 Einfluss von Schmerzen auf die ATL unter Berücksichtigung des Alters

Betrachtet man die unterschiedlichen Schmerzregionen, so lassen sich folgende (alters-kontrolliert) signifikanten Unterschiede feststellen: Personen mit Schmerzen im Bereich des Brustkorbes liegen im Schnitt 1½ Stunden länger pro Tag als in diesem Bereich schmerzfreie Personen (3,38 vs. 1,94 Stunden). Beim Kopf/Gesichts-Bereich

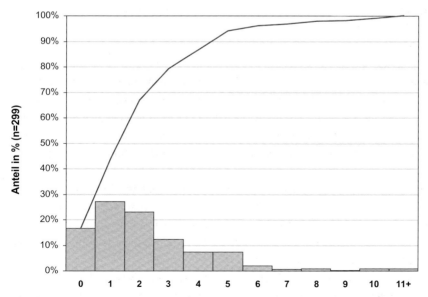

Abb. 16 Liegestunden tagsüber (zwischen 7 und 22 Uhr) bei Schmerzleidenden. Dargestellt sind die Anteile auf volle Stunden gerundet (Balken) sowie die kumulierten Anteile (Linie).

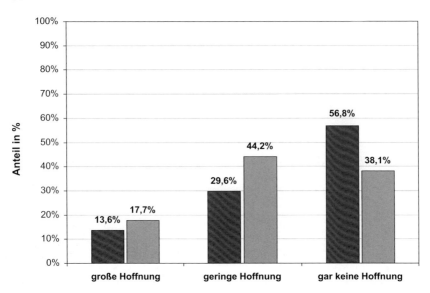

Abb. 17 Hoffnung auf künftige allgemeine Schmerzreduktion in Abhängigkeit vom Glauben an die Möglichkeit der eigenen Einflussnahme

beträgt der Unterschied gegenüber diesbezüglich Schmerzfreien ca. eine Dreiviertelstunde (2,73 vs. 1,94 Stunden) und bei Schmerzen in der oberen Rückenhälfte 40 Minuten (2,65 vs. 1,95 Stunden). Sind die Schmerzen im gesamten Körper vorhanden, so beläuft sich der durchschnittliche Unterschied auf in etwa eine Stunde (2,97 vs. 2,02 Stunden). Beachtenswert ist hier, dass fast alle Bereiche **nicht** den Bewegungsapparat direkt betreffen! D. h., dass Schmerzen in den Bereichen Kreuz/Hüfte/Becken/ Gesäß/Bein/Fuß/Gelenke zu keiner nachweisbaren Erhöhung der Liegestunden führen!

Der nächste untersuchte Aspekt des Schmerzerlebens betrifft die Konfrontation mit der eigenen Hilflosigkeit und dem Ausblick auf die künftige Entwicklung der Schmerzen. Aus diesem Grund wurde erhoben, ob die Befragten selbst etwas tun können, um ihre Schmerzen zu verringern, und wie viel Hoffnung sie haben, dass die Schmerzen in der Zukunft besser werden. Hier ist zunächst einmal festzuhalten, dass immerhin 72,1 % der Meinung sind, dass sie selbst ihre Schmerzen verringern können (der Rest ist gegenteiliger Meinung). Dem steht allerdings keine hoffnungsfrohe Zukunftsperspektive gegenüber: Lediglich 16,2 % haben große Hoffnungen, dass die Schmerzen künftig besser werden, immerhin noch 39,7 % haben geringe, und fast die Hälfte der Befragten, nämlich 44,1 % haben gar keine Hoffnung auf Schmerzreduktion. Für diesen Befund sind keine signifikanten Unterschiede mit dem Alter oder dem Geschlecht feststellbar.

Es liegt nun nahe, beide Fragestellungen miteinander zu verknüpfen. Dabei wird ein deutlicher, signifikanter Unterschied sichtbar, der sich vor allem auf die Gruppe der „Hoffnungslosen" auswirkt (vgl. Abb. 17): Personen mit eigenen Schmerzreduktionsmöglichkeiten überwiegen dabei in der Gruppe mit großen bzw. geringen Hoffnungen. Dem stehen die „Hilflosen" gegenüber, die ganz besonders bei der Gruppe ohne Hoffnung auf künftige Schmerzreduktion hervortreten. Es paart sich also sehr deutlich die Konstellation von „Hilfs- und Hoffnungslosigkeit" gerade im Bereich der Schmerzen.

Der Einfluss von Schmerzen auf ausgewählte Bereiche

Im Folgenden soll weiterhin das Thema Schmerz betrachtet werden. Allerdings wechseln wir dazu die Perspektive: Es geht nun darum, welche Auswirkungen es auf andere Bereiche hat, wenn man an Schmerzen leidet. Als betroffene Bereiche werden dabei die gesundheitsbezogene Lebensqualität (SF-36), Depressivität und psychosomatische Beschwerden (B-L) behandelt.

Betrachten wir zunächst den Unterschied, den es macht, wenn man generell schmerzbetroffen ist. Dies soll anhand der eigenen Einstufung auf die Frage „Leiden Sie derzeit unter Schmerzen?" dargestellt werden. Hier zeigt sich, dass Schmerzleidende durchgängig signifikant schlechtere Skalenwerte beim SF-36 aufweisen als schmerzfreie Personen (s. Abb. 18). Zieht man zusätzlich das Geschlecht in Betracht (Frauen leiden ja häufiger unter Schmerzen als Männer), so ergibt sich diesbezüglich keine Änderung: Schmerzleidende Personen geben immer eine schlechtere gesundheitsbezogene Lebensqualität an als schmerzfreie.

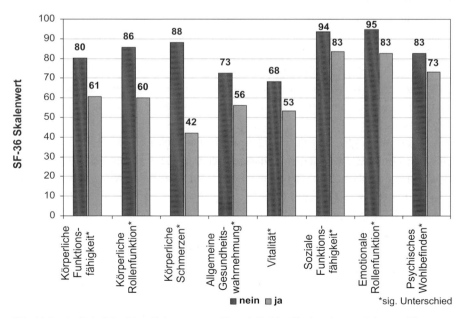

Abb. 18 Durchschnittliche SF-36 Skalenwerte geteilt nach "Leiden Sie derzeit unter Schmerzen?"

Interessant ist, dass es allerdings Änderungen bezüglich des Skalenausschlags gibt! Während einleitend zu den SF-36 Skalen festgestellt wurde, dass bei 5 Skalen[12] signifikante Unterschiede zwischen Männern und Frauen bestehen, so fallen unter Berücksichtigung der Schmerzen die Unterschiede bei den Skalen „Körperliche Schmerzen" und „Allgemeine Gesundheitswahrnehmung" weg. Während die Interpretation für die „Körperlichen Schmerzen" relativ klar erscheint – hier wird der Geschlechtseffekt vom Skalenwert auf die Gruppenzuordnung Schmerzen ja/nein übertragen und fällt somit anscheinend weg – ergibt sich eine interessante Implikation für die „Allgemeine Gesundheitswahrnehmung". Das könnte nämlich bedeuten, dass Frauen nicht aufgrund ihrer unterschiedlichen Wahrnehmung (z. B. des eigenen Körpers oder des Themenbereichs Gesundheit an sich) niedrigere Werte angeben als Männer, sondern weil sie tatsächlich stärker von (körperlichen) Schmerzen betroffen sind. Allerdings wären hierfür weitere Klärungen über tatsächliche bzw. vermeintliche unterschiedliche Gesundheitswahrnehmungen von Männern und Frauen in Abhängigkeit von Schmerzleiden nötig, die mit den vorliegenden Daten leider nicht bewerkstelligt werden können.

Welchen Einfluss hat es nun, wenn man glaubt, selbst etwas gegen die Schmerzen tun zu können? Wie bereits angeführt, hat ja die Mehrheit diese Meinung. Effektiv bemerkbar macht sich diese Einstellung allerdings nur bei den drei SF-36 Skalen „Körperliche Funktionsfähigkeit", „Allgemeine Gesundheitswahrnehmung" und „Psychisches Wohlbefinden", wo jeweils bessere Skalenwerte angegeben werden als bei der Vergleichsgruppe. Die Geschlechterunterschiede innerhalb dieser drei Skalen fallen allesamt weg, sobald das Alter zusätzlich berücksichtigt wird. Damit stellen sich also sofort interessante Fragen nach dem Kreislauf von Zusammenhang und Kausalität, der sich hier möglicherweise ergibt. Demnach wäre denkbar, dass der eigene körperliche Zustand die Gesundheitswahrnehmung beeinflusst, während diese wiederum entscheidet, ob ich der Meinung bin, etwas gegen meine Schmerzen tun zu können. Dies führt in der Konsequenz zu relativer Zufriedenheit mit dem eigenen Zustand und bessert somit mein psychisches Wohlbefinden. Andererseits verschlechtert sich mit zunehmendem Alter der körperliche Zustand zusehends, so dass eine entsprechende Spiralentwicklung aufgetan ist.

Wie sieht es nun mit dem Zusammenhang zwischen Hoffnung auf Schmerzreduktion und dem SF-36 aus? Hier gibt es – teilweise erst sichtbar nach Berücksichtigung der bestehenden Geschlechts- und Alterseinflüsse – signifikante Ergebnisse bei den beiden Skalen „Körperliche Funktionsfähigkeit", „Allgemeine Gesundheitswahrnehmung", „Vitalität" und „Psychisches Wohlbefinden". Allgemein ist hier feststellbar, dass es vor allem einen Unterschied macht, ob man über „große" Hoffnung verfügt, während bei „geringer" bis „keiner" Hoffnung eher geringere Skalenwerte zu beobachten sind.

---

[12] „Körperliche Funktionsfähigkeit", „Körperliche Schmerzen", „Allgemeine Gesundheitswahrnehmung", „Vitalität" und „Psychisches Wohlbefinden"

Schmerzen und Depressivität

Wie bereits weiter oben angeführt wurde, hat es einen entscheidenden Einfluss auf den eigenen psychischen Zustand, ob man unter Schmerzen leidet oder nicht. Umgelegt auf die beiden SF-36 Skalen „Körperliche Schmerzen" und „Psychisches Wohlbefinden" äußert sich dies in einer Korrelation von r = 0,46. Um das Ausmaß an Depressivität noch besser einschätzen zu können, wurde den Befragten (und zwar nur jenen mit vorhandenen Schmerzen) zusätzlich die Frage gestellt, ob sie sich „oft traurig und niedergeschlagen" fühlen.

Die Betroffenheit durch depressive Stimmungslagen bei Schmerzleidenden ist hoch. Jeder dritte Mann und jede zweite Frau geben an, dass sie oft traurig und niedergeschlagen sind. Umgelegt auf die SF-36 Skala „Psychisches Wohlbefinden" bedeutet dies einen durchschnittlichen Unterschied von 20 Punkten (sowohl bei Männern als auch bei Frauen), was einem Fünftel der gesamten Skalenspannweite entspricht.

Geht man dieser ungünstigen Konstellation von Schmerz und negativer Stimmungslage weiter nach, so bietet sich die kombinierte Betrachtung der beiden Aspekte an, d. h. der Möglichkeit, selbst die Schmerzen reduzieren zu können (ja/nein), in Verbindung mit Depressivität. Hier zeigt sich, dass fast kein Effekt nachweisbar ist. Einzig die Gruppe der Frauen von 70 bis 79 Jahren zeigt einen signifikanten Zusammenhang in der erwarteten Richtung: Hier sind jene Frauen weniger von depressiven Stimmungen betroffen, die selbst etwas gegen die Schmerzen tun können.[13] Ein Unterschied bezüglich der „Stärke" der Hoffnung (große/geringe/keine) lässt sich demgegenüber gar nicht feststellen.

Wo hingegen sehr wohl ein Unterschied feststellbar ist, ist bei der Stärke der Schmerzen in den vorangegangenen sieben Tagen und der Angabe, sich oft traurig und niedergeschlagen zu fühlen. Auch wenn in diesem Fall die statistischen Voraussetzungen ungünstig sind[14], so sind doch deutliche Hinweise zu finden, dass der Zusammenhang über Alters- und Geschlechtsgruppen hinweg bestehen bleibt: je stärker die Schmerzen sind, umso größer ist die Wahrscheinlichkeit für negative Stimmungslagen.

Schmerz und psychosomatische Beschwerden

Wie bereits ausgeführt, wurde neben den Erkrankungen (welche hier nicht im Zusammenhang mit Schmerzen analysiert werden) auch die Beschwerden-Liste (B-L) nach von Zerssen abgefragt, welche im Folgenden näher betrachtet werden soll.

Am Anfang steht die Feststellung, dass Schmerzleidende unabhängig von Geschlecht und Alter einen höheren Wert aufweisen (müssen, da auch Schmerzen von der B-L erfasst werden). Der durchschnittliche Unterschied beträgt 8 Punkte bei Frauen bzw. 9 Punkte bei Männern. Die Assoziation von B-L und der SF-36 Skala

---

[13] Allerdings bei lediglich $\Phi = 0,311$.
[14] Aufgrund der ungünstigen Randverteilungen ergeben sich häufig Erwartungswerte < 5, so dass χ^2-basierte Verfahren nicht anwendbar sind. Allerdings lässt sich über verschiedene, gestufte U-Tests und unter Berücksichtigung der notwendigen α-Korrektur diese Feststellung aufrecht erhalten.

„Körperliche Schmerzen" beträgt immerhin r = 0,58, was einem erklärten Varianz-anteil von 33,1 % entspricht.

Interessant ist in diesem Zusammenhang, dass die in der B-L enthaltenen 3 Items zu „Brust-", „Kreuz-/Rücken-" und „Nacken-/Schulterschmerzen" (jeweils mit den Ab-stufungen stark – mäßig – kaum – gar nicht) nicht zu 100 % kongruent mit der Einstufung auf die Frage „Leiden Sie derzeit unter Schmerzen?" (ja/nein) ist! Es gibt also deutliche Differenzen zwischen der Einschätzung, generell unter Schmerzen zu leiden, und der Einschätzung, mehr oder weniger stark unter den in einer Liste ge-meinsam mit anderen „Beschwerden" angeführten Schmerzen zu leiden.

Gefragt wurde also „Leiden Sie derzeit unter Schmerzen" (ja/nein) sowie etwas später im Verlauf des Interviews „Leiden Sie unter folgenden Beschwerden: *[Liste]*" (jeweils stark bis gar nicht). Während es bei den Brustschmerzen noch relativ wenige sind, bei denen eindeutige Widersprüche auftreten (von denen, die nicht unter „Schmerzen" leiden, leiden 4,9 % an mäßigen und 1,9 % an starken Brustschmerzen), steigen die Anteile bei den beiden „Volkskrankheiten" Kreuz-/Rückenschmerzen sowie Nacken-/Schulterschmerzen sprunghaft an: hier leiden 30,9 % mäßig und 4,3 % stark bzw. 20,8 % mäßig und 4,3 % stark an den jeweiligen Beschwerden, obwohl sie an-geben, derzeit generell eigentlich nicht unter Schmerzen zu leiden. In diesem Sinne kann also davon ausgegangen werden, dass die weiter oben berichteten Unterschiede bei den SF-36 Skalen in Bezug auf Schmerzen als tatsächlich noch größer anzuneh-men sind.[15]

Vor diesem Hintergrund ist auch die folgende Analyse unter dem Aspekt zu be-trachten, dass die Unterschiede zwischen Schmerzfreien und Schmerzleidenden noch stärker sein dürften als dargestellt: Um die Auswirkungen von Schmerzen noch näher zu charakterisieren, wird nun ein Vergleich zwischen „schmerzfreien" Personen („Leiden Sie derzeit unter Schmerzen" – Antwort nein) und Personen mit starken Schmerzen („Wie stark war Ihr Schmerz in den letzten sieben Tagen dort, wo es Ihnen am meis-ten weh tut?" – Antworten stark + sehr stark + unerträglich stark) dargestellt.

Bei der B-L ergibt sich dabei insgesamt ein signifikanter Sprung von durch-schnittlich 11,6 auf 24,7 Punkte, was mehr als doppelt so hoch ist. Differenziert bzw. kontrolliert man nach Alter und Geschlecht, so ergeben sich ebenso jeweils signifi-kante Unterschiede. So bleibt etwa der bereits berichtete Anstieg der B-L Werte mit dem Alter erhalten, allerdings bewegen sich beide Personengruppen auf stark unter-schiedlichem Niveau: steigt der durchschnittliche B-L Wert bei den Schmerzfreien von „nur" 9,3 auf 13,7, so beginnen die stark Leidenden bereits bei 20,1 und erreichen schließlich 26,7 Punkte im höheren Alter (s. Abb. 19).

Wie in der nächsten Grafik (Abb. 20) zu erkennen ist, bestehen neben dem Alter auch bei Männern und Frauen jeweils große Unterschiede zwischen leidenden und schmerzfreien Personen. Was in diesem Zusammenhang von besonderem Interesse ist,

---

[15] Die Analysen basieren auf der jeweiligen Selbsteinstufung ja/nein und nicht auf der B-L.

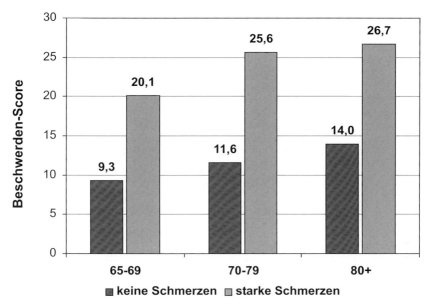

Abb. 19 B–L-Werte bei schmerzfreien und bei schmerzleidenden Personen in Abhängigkeit vom Alter

ist die Durchbrechung des Geschlechtsunterschiedes bei der Gruppe der stark Schmerzleidenden. Mit anderen Worten: Während bei denen, die sich nicht als schmerzleidend einstufen, bei den Werten der B-L ein deutlicher Geschlechtsunterschied zuungunsten der Frauen besteht, gibt es diesen Unterschied bei den sich selbst als stark leidend einstufenden Personen nicht mehr.

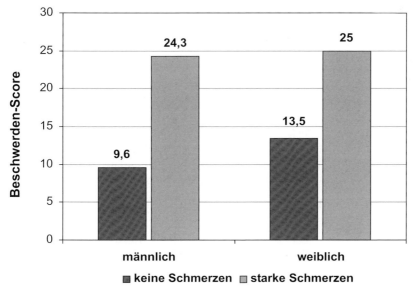

Abb. 20 Unterschiedliche und ähnliche B-L-Werte bei schmerzfreien und bei schmerzleidenden Männern und Frauen

Schmerzbehandlung

Die Medikamente, die eingenommen werden, sind in Abb. 21 bis 23 zusammengefasst. Die Hauptgruppe der Medikamente die eingenommen werden, sind Nicht-Opioid-Analgetika, z.B. Diclofenac, Ibuprofen, Metamizol, aber auch COX-2-Hemmer. In dieser Gruppe der Analgetika gibt es keinen Unterschied in der Einnahmehäufigkeit zwischen den Geschlechtern. 72,3 % der Männer und 72,5 % der Frauen nehmen Nicht-Opioid-Analgetika.

Aus Abb. 23 kann man entnehmen dass Personen, die bei der Befragung keine Schmerzen hatten, zu 57,8 % Nicht-Opioid-Analgetika nehmen, dass aber Personen, die angaben unter starken Schmerzen zu leiden, in 81,8 % Nicht-Opioid-Analgetika einnehmen. Die Opioide betreffend gibt es auch keinen Unterschied zwischen Frauen und Männern, aber einen deutlichen Anstieg in der Tendenz in der Einnahme bei älteren Personen. In der Altersgruppe zwischen 65 und 69 Jahren nehmen 7,1 %, bei Personen die älter als 80 Jahre sind 19,8 % Opioide. Noch deutlicher der Unterschied aus Abb. 23 bei Personen, die angaben zum Zeitpunkt der Befragung unter keinen Schmerzen zu leiden: diese nehmen zu 3,7 % Opioide. Von Personen, die angaben unter leichten bis mäßigen Schmerzen zu leiden 5,3 % und von Personen, die angaben unter starken Schmerzen zu leiden, nehmen 27,3 % Opioide. Von den Co-Analgetika werden mehr Antidepressiva eingenommen als Antikonvulsiva, auch hier ein Anstieg bezogen auf das Alter. In der Altersgruppe der Personen über 80 Jahre nehmen 20,9 % Antidepressiva zur Schmerzbehandlung ein. Bei Personen, die älter als 80 Jahre sind, gibt es einen Anstieg in der Einnahme der Benzodiazepine, zum Vergleich nimmt die Altersgruppe zwischen 65 und 69 Jahren in 7,1 % Benzodiazepine ein, hingegen die Altersgruppe über 80 Jahre in 28,6 % der Fälle.

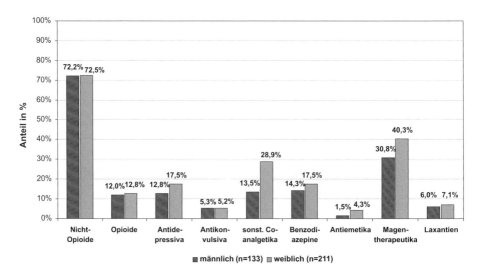

Abb. 21 Eingenommene Medikamente zur Schmerzbehandlung getrennt nach dem Geschlecht (Mehrfachnennungen auf Basis all jener, die Medikamente einnehmen)

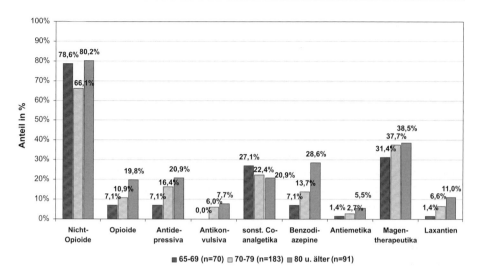

Abb. 22 Eingenommene Medikamente zur Schmerzbehandlung in Abhängigkeit vom Alter (Mehrfachnennungen auf Basis all jener, die Medikamente einnehmen)

Auffallend ist, dass im Verhältnis zum hohen Prozentsatz der Nicht-Opioid-Analgetika-Einnahme die Magentherapeutika in deutlich geringerem Prozentsatz eingenommen werden. Magentherapeutika werden bei Frauen in 33,8 % eingenommen, bei Männern in 40,3 %.

Es kommt deutlich heraus, dass die Hauptgruppe der eingenommen Schmerzmittel die Nicht-Opioid-Analgetika sind. Man sieht aber auch ein Ansteigen der Opioide in der Gruppe der Personen mit starken Schmerzen.

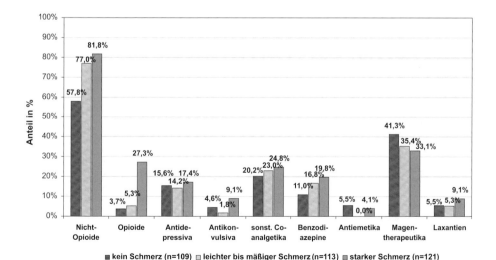

Abb. 23 Eingenommene Medikamente zur Schmerzbehandlung getrennt nach der Schmerzstärke aller Befragten (Mehrfachnennungen auf Basis all jener, die Medikamente einnehmen)

Die sonstigen Medikamente, die eingenommen werden, entsprechen den zusätzlichen Erkrankungen, die angegeben wurden. In 40,4 % werden Medikamente gegen Blutdruck eingenommen, in 36,6 % Medikamente für Kreislauf, Durchblutung, in 26,3 % Medikamente für das Endokrinium (z.B. Medikamente gegen Diabetes), in 28,1 % Medikamente für den Urogenitalbereich, in 12,3 % Medikamente wie Neuroleptika. 1,5 % der alten Menschen nehmen Medikamente gegen Parkinson und Demenzerkrankung und 10 % der Altersgruppe nehmen Medikamente gegen Lungenerkrankungen.

Ergänzend zu den eingesetzten Medikamenten wurde auch noch erhoben, auf welche Weise die Schmerzen der Befragten im Zeitraum der zurückliegenden vier Wochen behandelt worden waren. Von den insgesamt 300 Schmerzleidenden gaben 130 Personen diverse Behandlungsformen an, das entspricht 43,3 %. Wie aus der folgenden Liste ersichtlich ist, kamen bei den behandelten Personen zumeist Wärme-/Kältebehandlungen, Gymnastik und Bäder/Packungen/Massagen zur Anwendung, während Behandlungen durch Entspannungstechniken, Akupunktur oder Heilpraktiker eine eher untergeordnete Rolle spielen (angegeben sind jeweils die „ja"-Antworten):

○ Wärme-/Kältebehandlung   36,9 %
○ Krankengymnastik   36,2 %
○ Bäder/Packungen/Massagen   32,3 %
○ diverse andere Verfahren   23,8 %
○ Neuraltherapie/Lokalanästhesie   21,5 %
○ Elektrotherapie/Nervenstimulation (Tens)   18,5 %
○ Operationen   8,5 %
○ Entspannungsverfahren   6,9 %
○ Akupunktur   5,4 %
○ Heilpraktiker   2,3 %

Ein interessantes Detail hierzu ist, dass (wie weiter oben bereits ausgeführt) die Einflüsse von Wärme und Kälte als jene Bereiche angegeben werden, die auf die Schmerzen überwiegend keinen Einfluss haben. Bei näherer Betrachtung zeigt sich beruhigenderweise, dass lediglich 6 Personen in jene kritische Schnittmenge fallen, wo angegeben wird, dass weder Wärme noch Kälte einen Einfluss haben, und die dennoch eine Wärme- bzw. Kältebehandlung erhalten.

Weiters gibt es in zwei Bereichen signifikante Geschlechtsunterschiede, nämlich bei der Wärme-/Kältebehandlung und bei der Krankengymnastik, die jeweils bei den Frauen häufiger angewendet werden als bei den Männern. Während bei den Frauen die beiden Therapieformen gegenüber der oben angeführten Reihung lediglich Plätze tauschen, rücken bei den Männern die Bäder etc. an erste Stelle vor die Wärme-/Kältebehandlung, und die Gymnastik reiht sich erst nach „anderen Verfahren" und Neuraltherapie auf Platz 5 ein. Darüber hinaus ist interessanterweise zu beobachten, dass ledige Männer signifikant häufiger operiert werden als alle anderen Personengruppen.

Zusammenfassung

Abschließend seien an dieser Stelle die wichtigsten Ergebnisse noch einmal zusammengefasst dargestellt:

Die vorliegende Studie wurde mit 507 Kärntnerinnen und Kärntnern im Alter von 65 bis 97 Jahren durchgeführt. 60 % der Befragten sind Frauen, über die Hälfte der befragten Personen verfügt über Volksschulabschluss.

Während über die Hälfte der Männer über ein monatliches Nettoeinkommen von mehr als 1.000 € verfügt, müssen fast ¾ der Frauen mit weniger als 1.000 € auskommen. Pflegegeld erhält insgesamt ca. ¼ aller Befragten, wobei ab dem Alter von 80 Jahren ca. die Hälfte zu den PflegegeldbezieherInnen zählt.

Nur ca. ein Fünftel der Männer lebt alleine, bei den Frauen ist dies hingegen fast die Hälfte. Im Durchschnitt wird seit 17 Jahren alleine gelebt (unabhängig vom Geschlecht).

11 % der Befragten leben in einer Institution, der Rest im eigenen Haus oder in einer Wohnung. Für Frauen gilt insbesondere, dass diese mit zunehmendem Alter aus dem eigenen Haus ausziehen und vorwiegend in eine Institution (und anteilsmäßig sehr viel geringer auch bei Verwandten) einziehen. Männer hingegen bleiben überwiegend in ihrem Haus wohnen, der Anteil der Heimbewohner ist hier über die Altersgruppen nahezu konstant.

Zirka zwei Drittel der Befragten sind gänzlich unabhängig und selbstversorgend. Die restlichen KärntnerInnen werden zu ¾ ausschließlich durch die eigene Familie versorgt. Auf die alleinige Hilfe von Sozialen Diensten bzw. PflegerInnen sind 14 % angewiesen.

Bei den Skalen des SF-36 liegen die KärntnerInnen mit Ausnahme der Schmerzskala über den Werten der deutschen Normpopulation und weisen somit eine generell eher hohe gesundheitsbezogene Lebensqualität aus. Geschlechtsunterschiede zuungunsten der Frauen bestehen bei 5 der 8 Skalen.

Weitere Unterschiede bei den SF-36 Skalen ergeben sich in Bezug auf das Alter (abnehmende Werte mit steigendem Alter), dem Bildungsgrad (kein Abschluss und Volksschulabschluss als benachteiligte Gruppen), verheiratete Personen (bessere Werte), und Personen in Institutionen (schlechtere Werte), sowie bei den BezieherInnen niedrigerer Einkommen (ebenfalls schlechtere Werte).

Die Liste der häufigsten Erkrankungen wird angeführt von Beeinträchtigungen des Bewegungsapparates, gefolgt von Herz-Kreislauf-System und Urogenitaltrakt. Von diesen Erkrankungsformen sind jeweils mehr als die Hälfte der Befragten betroffen. Geschlechtsunterschiede bestehen in den Bereichen Endokrinium, Leber/Gallenblase, Herz/Kreislauf und Urogenitaltrakt.

Zusätzlich zu den diagnostizierten Erkrankungen wurden auch psychosomatische Beschwerden mit der B-L nach von Zerssen erfasst, wobei ein Gesamtdurchschnittswert von 17 erreicht wird. Neben Altersunterschieden bestehen auch Geschlechtsunterschiede, wobei Frauen mehr Beschwerden angeben als Männer.

Ein weiterer Aspekt der erhoben wurde, sind die möglichen Gedächtniseinschränkungen im Alter. Zirka zwei Drittel der Befragten büßen der eigenen Wahrnehmung nach an Gedächtnisfunktion ein. Dem steht gegenüber, dass lediglich 6 % auch schon einmal auf ihre Gedächtnisfunktion hin getestet wurden. Interessanterweise steht dem ein größerer Anteil an mit Medikamenten behandelten Personen gegenüber (9 %).

Ein eigener Teil der Erhebung widmet sich ausschließlich Schmerzleidenden, wobei insgesamt über die Hälfte der Männer und ca. zwei Drittel der Frauen angeben, zum Zeitpunkt der Befragung unter Schmerzen zu leiden. Der Großteil aller Betroffenen leidet schon seit Jahren unter Schmerzen, die am häufigsten betroffenen Regionen sind „Hüfte/Beine/Füße" bzw. „untere Rückenhälfte/Gesäß".

Vergleicht man mit dem SF-36, so ergibt sich, dass Schmerzleidende durchgängig eine signifikant schlechtere gesundheitsbezogene Lebensqualität angeben als schmerzfreie Personen. Die Überzeugung, auch selbst etwas gegen die Schmerzen tun zu können, schlägt sich in den drei Skalen „Körperliche Funktionsfähigkeit", „Allgemeine Gesundheitswahrnehmung" und „Psychisches Wohlbefinden" positiv nieder, und ähnlich ergeht es auch jenen, die große Hoffnung auf zukünftige Schmerzreduktion haben.

Dem steht allerdings gegenüber, dass Schmerzleidende besonders häufig durch traurige bzw. niedergeschlagene Stimmungslagen betroffen sind, wobei insbesondere die Stärke des Schmerzes ausschlaggebend für solche depressiven Stimmungen ist. Auch im Bereich der psychosomatischen Beschwerden ergeben sich für Schmerzleidende deutlich schlechtere Werte als für Schmerzfreie.

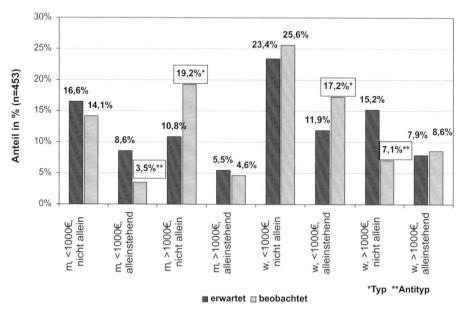

Abb. 24 Typen und Antitypen: (nicht) alleinstehende Männer und Frauen und ihr Einkommen (identifiziert durch Konfigurationsfrequenzanalyse)

Die Haupt-Medikamentengruppe, die für Wirbelsäulen- und Gelenksbeschwerden eingenommen wird, sind die Nicht-Opioid-Analgetika. Ein Viertel der alten Menschen nehmen Nicht-Opioid-Analgetika ein, aber trotz der bekannten Nebenwirkungen der Nicht-Opioid-Analgetika auf den Magen-/Darmtrakt (Gastritis, Ulcus, Perforation) nimmt nur ein Drittel der alten Personen Magentherapeutika. Opioide werden nur bei jeder zehnten Person verschrieben. Man kann aber deutlich herauslesen, dass Personen, die unter starken Schmerzen leiden, in einem höheren Prozentsatz Opioide verabreicht bekommen. Hier bekommt jeder vierte Patient Opioide verabreicht. Im Bereich der Opioide gibt es einen Nachholbedarf in der Therapieoptimierung, weiters werden Antidepressiva und Antikonvulsiva, die bei neuropathischen Schmerzen zur Anwendung kommen, nur in geringem Prozentsatz verschrieben. Auffallend ist auch, dass nur die Hälfte der Personen, die Opioide verabreicht bekommen, Medikamente gegen Nebenwirkungen wie z.B. Laxantien einnehmen. Es wird notwendig sein, um die Lebensqualität zu verbessern und den Therapieerfolg zu optimieren, vermehrt Opioide und Co-Analgetika zu verschreiben, aber auch die Medikamente gegen Nebenwirkungen entsprechend einzusetzen.

Wie in den Ergebnissen bereits dargestellt, sind immer wieder folgende Personen besonders von ungünstigen (Gesundheits-)Ergebnissen betroffen:

○ Frauen
○ BezieherInnen niedriger Einkommen
○ Alleinstehende

Aufgrund der Ergebnisse zahlreicher anderer Studien (insbesondere zur Geschlechterforschung) besteht der begründete Verdacht, dass sich alle diese drei Positionen zu einer unvorteilhaften Kombination verbinden. Deshalb sollen als Schlusspunkt an dieser Stelle die Ergebnisse einer Konfigurationsfrequenzanalyse (KFA)[15] angeführt werden, in der die drei Variablen „Geschlecht", „Einkommen über/unter € 1.000,-" sowie „alleine/nicht alleine lebend" berücksichtigt wurden:

Tatsächlich treten die Kombinationen „nicht alleine lebende Männer mit hohem Einkommen" sowie „alleine lebende Frauen mit niedrigem Einkommen" signifikant häufiger als erwartet auf (so genannte „Typen" laut KFA), während die Kontrastgruppen „nicht alleine lebende Frauen mit hohem Einkommen" und „alleine lebende Männer mit niedrigem Einkommen" signifikant seltener als erwartet auftreten (sog. „Antitypen", vgl. Abb. 24). Für die restlichen Kombinationen ergeben sich keine signifikanten Abweichungen vom Erwartungswert.

Das heißt, dass tatsächlich Frauen in ganz besonderer Weise betroffen sind: Einerseits sind sie bereits aufgrund ihres Geschlechts mit höheren Gesundheitsrisiken konfrontiert. Andererseits befinden sie sich überdurchschnittlich oft in Lebenslagen, die ein zusätzliches Gesundheitsrisiko darstellen. In den begünstigten Lebenslagen befinden sie sich hingegen überdurchschnittlich selten.

Literatur

[1] Allardt E (1981) Experiences from the Comparative Scandinavian Welfare Study, with a Bibliography of the Project. In: Eur J Polit Res 9, S. 101–111

[2] Allardt E (1993) Having, Loving, Being: An Alternative to the Swedish Model of Welfare Research. In: The Quality of Life (Nussbaum M & Sen A, Hrsg.). Clarendon, Oxford, S. 88–94

[3] Basler HD (2000/02) Strukturiertes Schmerzinterview für geriatrische Patienten. DGSS-Arbeitskreis „Alter und Schmerz". http://www.medizin.uni-koeln.de/projekte/dgss/AKAlter.html

[4] Bellebaum A (Hg.)(1992) Glück und Zufriedenheit. Ein Symposion. Westdeutscher Verlag, Opladen

[5] Bowling A (1995) Measuring Disease. A review of Disease-specific quality of life measurement scales. Open University Press, Buckingham Philadelphia

[6] Bowling A (1997) Measuring Health. A review of quality of life measurement scales. 2. Aufl. Open University Press, Buckingham Philadelphia

[7] Bullinger M (1998) Gesundheitsbezogene Lebensqualität und subjektive Gesundheit. Überblick über den Stand der Forschung zu einem neuen Evaluationskriterium in der Medizin. In: Qualität in der Gesundheitsförderung. Ansätze und Beispiele zur Qualitätsentwicklung und Evaluation (Dür W & Pelikan JM, Hrsg.). Facultas, Wien, S. 41–74

[8] Bullinger M, Kirchberger I (1998) SF-36 Fragebogen zum Gesundheitszustand. Handanweisung. Hogrefe, Göttingen

[9] Glatzer W & Zapf W (Hrsg.)(1984) Lebensqualität in der Bundesrepublik. Objektive Lebensbedingungen und subjektives Wohlbefinden. Campus, Frankfurt/Main

[10] Glatzer W (1992) Lebensqualität und subjektives Wohlbefinden. Ergebnisse sozialwissenschaftlicher Untersuchungen. In: Glück und Zufriedenheit. Ein Symposion (Bellebaum A, Hrsg.). Westdeutscher Verlag, Opladen, S. 49–85

[11] Lehr U (1997) Gesundheit und Lebensqualität im Alter. In: Zeitschrift für Gerontopsychologie und -psychiatrie 10(4), S. 277–287

[12] Noll HH (1999) Konzepte der Wohlfahrtsentwicklung: Lebensqualität und „neue" Wohlfahrtskonzepte. (EuReporting Paper No. 3) ZUMA, Mannheim

[13] Raphael D (1996) Defining quality of life. Eleven debates concerning its measurement. In: Quality of life in health promotion and rehabilitation. Conceptual Approaches, Issues, and Applications (Renwick R, Brown I & Nagler M, Hrsg.) Sage Publications, Thousand Oaks London New Delhi, S. 146–165

[14] Staudinger U (2000) Viele Gründe sprechen dagegen, und trotzdem geht es vielen Menschen gut. Das Paradox des subjektiven Wohlbefindens. In: Psychologische Rundschau 51(4), S. 185–197

[15] von Eye A (2001) Configural Frequency Analysis – Version 2000. A Program for 32 Bit Windows Operating Systems. In: Methods of Psychological Research Online 6(2), S. 129–139

[16] von Zerssen D (1976) Die Beschwerdenliste. Manual. Beltz, Weinheim

Tabelle 1 Soziodemografische Merkmale und Versorgungssituation der Befragten

Basis: alle Befragten; Angaben sind Spalten% bzw. Mittelwerte		Geschlecht		Alter			Gesamt
		männlich	weiblich	65-69	70-79	80+	
Höchster erreichter Schulabschluss	Kein Abschluss	1,0%	0,3%	0,8%	0,0%	1,6%	0,6%
	Volksschule	48,8%	54,9%	55,0%	51,7%	51,6%	52,5%
	Hauptschule/Bürgerschule	31,5%	31,6%	35,0%	32,3%	26,6%	31,6%
	Handelsschule	2,5%	3,0%	4,2%	1,5%	4,0%	2,8%
	Matura	13,3%	8,2%	4,2%	11,8%	12,9%	10,3%
	Universität	3,0%	2,0%	0,8%	2,7%	3,2%	2,4%
	n = 507						
Familienstand	ledig	7,4%	9,9%	9,2%	7,2%	12,1%	8,9%
	verheiratet	72,9%	44,1%	68,3%	60,8%	32,3%	55,6%
	verwitwet	18,2%	42,1%	15,8%	30,4%	53,2%	32,5%
	geschieden	1,5%	3,9%	6,7%	1,5%	2,4%	3,0%
	n = 507						
Alleine lebend	nein	79,3%	56,4%	77,5%	68,7%	47,6%	65,6%
	ja	20,7%	43,6%	22,5%	31,3%	52,4%	34,4%
	n = 506						
wenn ja, seit wann	in Jahren	15,63	17,49	15,58	15,10	19,94	17,04
wenn nein, mit wem	mit PartnerIn	74,4%	61,8%	68,8%	71,4%	55,9%	68,0%
	gemeinsam mit Kindern	15,2%	27,6%	19,4%	20,9%	27,1%	21,6%
	mit anderen Verwandten	4,3%	5,9%	7,5%	3,3%	6,8%	5,1%
	anderes	6,1%	4,7%	4,3%	4,4%	10,2%	5,4%
	n = 334						
Derzeitige Wohnsituation	Miet-/Eigentumswohnung	29,6%	33,1%	26,7%	32,7%	34,5%	31,7%
	Eigenheim	61,6%	54,8%	67,5%	59,6%	43,4%	57,6%
	Institution	8,9%	12,0%	5,8%	7,7%	22,1%	10,8%
	n = 502						
Unabhängig und selbstversorgend	nein	24,6%	20,4%	15,0%	17,1%	39,5%	22,1%
	ja	75,4%	79,6%	85,0%	82,9%	60,5%	77,9%
	n = 507						
Versorgung durch Partner oder Verwandte	nein	61,7%	72,8%	75,4%	72,0%	54,0%	68,4%
	ja	38,3%	27,2%	24,6%	28,0%	46,0%	31,6%
	n = 503						
Versorgung durch Freunde oder Nachbarn	nein	98,0%	95,1%	96,7%	97,3%	93,5%	96,2%
	ja	2,0%	4,9%	3,3%	2,7%	6,5%	3,8%
	n = 506						
Versorgung durch soziale Dienste	nein	96,0%	92,7%	97,5%	96,6%	85,5%	94,1%
	ja	4,0%	7,3%	2,5%	3,4%	14,5%	5,9%
	n = 505						
Versorgung durch Pflegepersonen	nein	90,0%	87,7%	94,1%	92,7%	74,6%	88,7%
	ja	10,0%	12,3%	5,9%	7,3%	25,4%	11,3%
	n = 503						
Derzeitiges Nettoeinkommen	unter 700	14,9%	45,5%	33,3%	32,6%	32,7%	32,8%
	zwischen 700 und 1000	27,7%	27,8%	26,9%	26,8%	30,8%	27,8%
	zwischen 1000 und 1500	42,6%	19,5%	34,3%	29,3%	23,4%	29,1%
	über 1500	14,9%	7,1%	5,6%	11,3%	13,1%	10,4%
	n = 454						
Pflegegeld	nein	77,6%	76,5%	91,5%	82,7%	49,5%	77,0%
	ja	22,4%	23,5%	8,5%	17,3%	50,5%	23,0%
	n = 434						
Pflegestufe	1	35,9%	16,7%	42,9%	19,4%	26,0%	24,7%
	2	33,3%	33,3%	14,3%	41,7%	30,0%	33,3%
	3	12,8%	33,3%	42,9%	27,8%	20,0%	24,7%
	4	17,9%	9,3%	0,0%	5,6%	20,0%	12,9%
	5	0,0%	7,4%	0,0%	5,6%	4,0%	4,3%
	n = 93						

Tabelle 2 Mittelwerte (MW) und Standardabweichungen (s) der SF-36 Skalen und der B-L Beschwerdenliste

Basis: alle Befragten; Angaben sind Mittelwerte	Geschlecht				Alter						Gesamt	
	männlich		weiblich		65-69		70-79		80+			
	MW	s	MW	s	MW	s	MW	s	MW	s	MW	s
Körperliche Funktionsfähigkeit	74,8	28,9	64,5	30,7	81,0	23,5	70,4	28,6	52,8	33,4	68,6	30,4
Körperliche Rollenfunktion	74,5	40,4	67,9	42,0	80,3	35,5	69,7	41,7	62,6	44,5	70,5	41,4
Körperliche Schmerzen	65,5	32,3	57,9	31,1	65,7	27,2	60,4	32,4	57,6	34,2	60,9	31,8
Allgemeine Gesundheitswahrnehmung	65,9	20,6	60,8	22,9	69,6	18,9	62,6	22,4	56,7	22,8	62,8	22,1
Vitalität	63,7	22,7	56,5	23,3	66,6	21,9	59,6	22,9	52,1	23,6	59,4	23,3
Soziale Funktionsfähigkeit	89,5	21,7	86,3	24,5	92,7	17,4	88,4	21,9	80,9	29,5	87,6	23,4
Emotionale Rollenfunktion	90,2	27,2	85,8	31,4	92,8	21,3	86,2	31,1	85,4	33,6	87,6	29,8
Psychisches Wohlbefinden	80,3	18,1	74,7	20,5	82,1	17,0	76,2	19,6	73,5	21,6	76,9	19,8
B-L Summenwert	14,5	10,6	18,8	11,2	14,1	9,1	17,3	11,0	19,4	12,5	17,1	11,1

Tabelle 3 Vergesslichkeit im Alter

Basis: alle Befragten; Angaben sind Spalten%		Geschlecht		Alter			Gesamt
		männlich	weiblich	65-69	70-79	80+	
Sind Sie zunehmend vergesslich?	nein	34,5%	35,9%	44,2%	35,0%	27,4%	35,5%
	ja	65,5%	64,1%	55,8%	65,0%	72,6%	64,5%
	n = 502						
Sind Sie schon einmal auf Ihre Gedächtnisfunktion getestet worden?	nein	91,6%	95,0%	95,0%	92,7%	94,3%	93,6%
	ja	8,4%	5,0%	5,0%	7,3%	5,7%	6,4%
	n = 499						
Waren Sie schon einmal beim Arzt, um Ihre Gedächtnisfunktion behandeln zu lassen?	nein	96,5%	94,7%	96,7%	95,4%	94,3%	95,4%
	ja	3,5%	5,3%	3,3%	4,6%	5,7%	4,6%
	n = 501						
Wenn ja	praktische(r) ÄrztIn	42,9%	33,3%	0,0%	45,5%	42,9%	36,4%
	FachärztIn	57,1%	66,7%	100,0%	54,5%	57,1%	63,6%
	n = 22						
Wissen Sie, dass es Medikamente gibt, die Ihre Gedächtnisfunktion verbessern können?	nein	43,3%	45,4%	42,5%	40,5%	55,3%	44,2%
	ja	56,7%	54,6%	57,5%	59,5%	44,7%	55,8%
	n = 500						
Haben Sie ein Medikament verordnet bekommen, dass zur Verbesserung beiträgt?	nein	93,5%	89,8%	95,8%	92,0%	85,2%	91,2%
	ja	6,5%	10,2%	4,2%	8,0%	14,8%	8,8%
	n = 499						

Tabelle 4 Schmerzen und Schmerzerleben bei den Befragten

Basis: alle Befragten; Angaben sind Spalten% bzw. Mittelwerte		Geschlecht		Alter			Gesamt
		männlich	weiblich	65-69	70-79	80+	
Leiden Sie derzeit	nein	46,8%	36,8%	39,2%	41,1%	41,9%	40,8%
unter Schmerzen ?	ja	53,2%	63,2%	60,8%	58,9%	58,1%	59,2%
	n = 502						
Schmerz Mund/Zahnbereich	nein	80,7%	84,1%	93,2%	79,6%	79,7%	83,1%
	ja	19,3%	15,9%	6,8%	20,4%	20,3%	16,9%
	n = 301						
Schmerz Kopf/Gesicht	nein	82,6%	64,6%	80,8%	66,9%	70,3%	71,4%
	ja	17,4%	35,4%	19,2%	33,1%	29,7%	28,6%
	n = 301						
Schmerz Hals/Nacken	nein	60,6%	46,7%	49,3%	51,0%	55,4%	51,8%
	ja	39,4%	53,3%	50,7%	49,0%	44,6%	48,2%
	n = 301						
Schmerz Schulter/Arm/Hand	nein	35,8%	43,0%	43,8%	42,3%	32,9%	40,1%
	ja	64,2%	57,0%	56,2%	57,7%	67,1%	59,9%
	n = 299						
Schmerz Brustkorb	nein	85,3%	82,6%	91,8%	80,9%	81,1%	84,1%
	ja	14,7%	17,4%	8,2%	19,1%	18,9%	15,9%
	n = 301						
Schmerz obere Rückenhälfte	nein	78,0%	60,0%	75,3%	62,4%	66,2%	66,1%
	ja	22,0%	40,0%	24,7%	37,6%	33,8%	33,9%
	n = 301						
Schmerz Bauchbereich	nein	80,7%	86,7%	90,4%	77,1%	94,6%	84,4%
	ja	19,3%	13,3%	9,6%	22,9%	5,4%	15,6%
	n = 301						
Schmerz untere Rückenhälfte /Gesäß	nein	37,6%	26,7%	23,3%	33,8%	31,1%	30,9%
	ja	62,4%	73,3%	76,7%	66,2%	68,9%	69,1%
	n = 301						
Schmerz Hüfte/Bein/Fuß	nein	31,2%	27,8%	31,5%	31,2%	21,9%	29,0%
	ja	68,8%	72,2%	68,5%	68,8%	78,1%	71,0%
	n = 300						
Schmerz Beckenbereich	nein	76,1%	71,8%	79,5%	72,6%	68,9%	73,1%
	ja	23,9%	28,2%	20,5%	27,4%	31,1%	26,9%
	n = 301						
Schmerz Geschlechtsorgane/After	nein	92,7%	92,3%	93,2%	91,7%	93,2%	92,4%
	ja	7,3%	7,7%	6,8%	8,3%	6,8%	7,6%
	n = 301						
Schmerz in mehreren Gelenken	nein	48,6%	45,6%	54,8%	45,2%	41,9%	46,5%
	ja	51,4%	54,4%	45,2%	54,8%	58,1%	53,5%
	n = 301						
Schmerz im gesamten Körper	nein	89,9%	80,5%	94,5%	79,6%	82,4%	84,1%
	ja	10,1%	19,5%	5,5%	20,4%	17,6%	15,9%
	n = 301						
Andere Schmerzgebiete	nein	97,5%	97,7%	96,7%	98,1%	97,6%	97,6%
	ja	2,5%	2,3%	3,3%	1,9%	2,4%	2,4%
	n = 301						
Wo fühlen Sie Schmerz am meisten	an der Oberfläche (Haut)	12,8%	8,8%	2,7%	13,5%	10,8%	10,0%
	in der Tiefe	87,2%	91,2%	97,3%	86,5%	89,2%	90,0%
	n = 299						
Wie stark ist der Schmerz in den letzten sieben Tagen	kein Schmerz	1,8%	1,0%	0,0%	2,6%	0,0%	1,3%
	leichter Schmerz	9,2%	11,3%	9,6%	11,5%	9,5%	10,7%
	mäßiger Schmerz	43,1%	40,7%	50,7%	41,0%	33,8%	41,3%
	starker Schmerz	25,7%	25,8%	21,9%	26,3%	28,4%	25,7%
	sehr starker Schmerz	13,8%	13,9%	12,3%	12,2%	18,9%	14,0%
	unerträglicher Schmerz	6,4%	7,2%	5,5%	6,4%	9,5%	7,0%
	n = 300						

Tabelle 4 Fortsetzung von Seite 83

Basis: alle Befragten; Angaben sind Spalten% bzw. Mittelwerte		Geschlecht		Alter			Gesamt
		männlich	weiblich	65-69	70-79	80+	
Schmerzdauer Hauptschmerz	kein Schmerz	0,0%	0,0%	0,0%	0,0%	0,0%	0,0%
	seit Tagen	3,7%	1,0%	1,4%	2,5%	1,4%	2,0%
	seit Wochen	0,9%	1,5%	0,0%	2,5%	0,0%	1,3%
	seit Monaten	13,8%	11,8%	15,1%	13,4%	8,1%	12,0%
	seit Jahren	81,7%	85,6%	83,6%	81,5%	90,5%	84,7%
	n = 301						
Wie treten Schmerzen auf	nur anfallsweise	42,2%	47,2%	41,1%	45,2%	50,0%	44,9%
	dauernd vorhanden	30,3%	24,1%	34,2%	26,1%	18,9%	26,6%
	Schmerzen dauernd vorhanden, zusätzlich Schmerzanfälle	27,5%	28,7%	24,7%	28,7%	31,1%	28,6%
	n = 301						
Schmerzen im Gehen/Stehen	kein Einfluss	35,8%	26,4%	26,0%	33,3%	26,0%	29,8%
	Verstärkung	41,3%	51,3%	49,3%	41,0%	60,3%	47,5%
	Linderung	22,9%	22,3%	24,7%	25,6%	13,7%	22,7%
	n = 299						
Schmerzen im Sitzen	kein Einfluss	40,4%	37,7%	43,8%	35,7%	39,7%	38,7%
	Verstärkung	22,9%	29,3%	28,8%	29,9%	19,2%	26,9%
	Linderung	36,7%	33,0%	27,4%	34,4%	41,1%	34,3%
	n = 297						
Schmerzen im Liegen	kein Einfluss	25,7%	29,9%	31,5%	29,5%	23,0%	28,7%
	Verstärkung	22,9%	19,6%	19,2%	24,4%	14,9%	20,7%
	Linderung	51,4%	50,5%	49,3%	46,2%	62,2%	50,7%
	n = 300						
Schmerzen bei Ruhighalten/Schonen	kein Einfluss	25,7%	23,2%	23,3%	24,4%	24,3%	24,0%
	Verstärkung	5,5%	6,2%	6,8%	6,4%	4,1%	6,0%
	Linderung	68,8%	70,6%	69,9%	69,2%	71,6%	70,0%
	n = 300						
Schmerzen bei Kälteanwendung	kein Einfluss	67,6%	53,5%	65,7%	61,3%	45,7%	58,2%
	Verstärkung	22,9%	31,4%	27,1%	23,3%	40,0%	28,6%
	Linderung	9,5%	15,1%	7,1%	15,3%	14,3%	13,2%
	n = 287						
Schmerzen bei Wärmeanwendung	kein Einfluss	50,9%	43,6%	51,4%	51,7%	30,1%	46,1%
	Verstärkung	10,2%	11,7%	6,9%	9,9%	17,8%	11,3%
	Linderung	38,9%	44,7%	41,7%	38,4%	52,1%	42,7%
	n = 293						
Schmerzen bei Stress/Ärger/Aufregung	kein Einfluss	73,1%	70,5%	79,5%	65,8%	75,3%	71,5%
	Verstärkung	24,1%	26,9%	19,2%	31,6%	20,5%	25,8%
	Linderung	2,8%	2,6%	1,4%	2,6%	4,1%	2,7%
	n = 298						
Schmerzen bei Freude/ angenehmen Tätigkeiten	kein Einfluss	69,4%	70,5%	75,3%	63,9%	78,1%	70,1%
	Verstärkung	0,9%	3,6%	2,7%	1,9%	4,1%	2,7%
	Linderung	29,6%	25,9%	21,9%	34,2%	17,8%	27,2%
	n = 298						
Schmerzen in den letzten sieben Tagen	nie	6,4%	3,1%	2,7%	5,1%	4,1%	4,3%
	selten	1,8%	9,3%	5,5%	7,7%	5,4%	6,7%
	manchmal	22,9%	20,1%	27,4%	21,2%	14,9%	21,3%
	häufig	20,2%	21,1%	19,2%	20,5%	23,0%	20,7%
	sehr oft	8,3%	9,8%	11,0%	9,6%	6,8%	9,0%
	immer	40,4%	36,6%	34,2%	35,9%	45,9%	38,0%
	n = 300						

Tabelle 4 Fortsetzung von Seite 84

Basis: alle Befragten; Angaben sind Spalten% bzw. Mittelwerte		Geschlecht		Alter			Gesamt
		männlich	weiblich	65-69	70-79	80+	
Selbst anziehen	ja	89,0%	92,1%	98,6%	90,3%	84,9%	90,9%
	nein, wegen der Schmerzen	3,7%	4,2%	1,4%	3,9%	6,8%	4,0%
	nein, aus anderen Gründen	7,3%	3,7%	0,0%	5,8%	8,2%	5,1%
	n = 297						
Mindestens eine Treppe steigen	ja	90,8%	85,9%	97,2%	87,8%	78,1%	87,6%
	nein, wegen der Schmerzen	6,4%	9,9%	2,8%	7,7%	16,4%	8,7%
	nein, aus anderen Gründen	2,8%	4,2%	0,0%	4,5%	5,5%	3,7%
	n = 298						
Selbst einkaufen gehen	ja	85,3%	71,2%	95,8%	78,7%	52,1%	76,1%
	nein, wegen der Schmerzen	5,5%	15,2%	2,8%	10,3%	23,3%	11,8%
	nein, aus anderen Gründen	9,2%	13,6%	1,4%	11,0%	24,7%	12,1%
	n = 297						
Gemeinsam mit anderen etwas unternehmen	ja	82,6%	78,5%	95,8%	81,3%	61,6%	79,8%
	nein, wegen der Schmerzen	8,3%	11,5%	4,2%	7,1%	23,3%	10,4%
	nein, aus anderen Gründen	9,2%	9,9%	0,0%	11,6%	15,1%	9,8%
	n = 297						
Fühlen Sie sich traurig und niedergeschlagen?	nein	62,0%	48,5%	63,0%	48,4%	54,1%	53,2%
	ja	38,0%	51,5%	37,0%	51,6%	45,9%	46,8%
	n = 299						
Können Sie selbst etwas tun, um Ihre Schmerzen zu verringern?	nein	31,2%	25,6%	28,8%	24,8%	32,4%	27,9%
	ja	68,8%	74,4%	71,2%	75,2%	67,6%	72,1%
	n = 301						
Hoffnung auf Schmerzreduktion in derZukunft	große Hoffnung, dass sie besser werden	15,1%	17,0%	17,8%	17,5%	12,3%	16,2%
	geringe Hoffnung, dass sie besser werden	34,0%	43,3%	39,7%	43,5%	32,9%	39,7%
	gar keine Hoffnung, dass sie besser werden	50,9%	39,7%	42,5%	39,0%	54,8%	44,1%
	n = 297						

Tabelle 5 Schmerzbehandlung und Medikation bei den Befragten

Basis: alle Befragten; Angaben sind Spalten% bzw. Mittelwerte		Geschlecht		Alter			Gesamt
		männlich	weiblich	65-69	70-79	80+	
Ist Ihnen Ihre Schmerzmedikation bekannt?	nein	20,0%	19,9%	11,9%	20,1%	26,0%	19,8%
	ja	80,0%	80,1%	88,1%	79,9%	74,0%	80,2%
	n = 278						
Einnahme von Schmerzmedikamenten	nein	42,1%	31,3%	35,6%	38,7%	26,8%	35,1%
	ja	57,9%	68,8%	64,4%	61,3%	73,2%	64,9%
	n = 299						
Einnahme von Nicht-Opioiden	nein	42,6%	36,5%	37,0%	44,5%	27,8%	38,7%
	ja	57,4%	63,5%	63,0%	55,5%	72,2%	61,3%
	n = 300						
Einnahme von Opioiden	nein	86,1%	89,1%	93,2%	89,0%	80,6%	88,0%
	ja	13,9%	10,9%	6,8%	11,0%	19,4%	12,0%
	n = 300						
Einnahme von Coanalgetika – Antidepressiva	nein	93,5%	84,4%	94,5%	87,7%	80,6%	87,7%
	ja	6,5%	15,6%	5,5%	12,3%	19,4%	12,3%
	n = 300						
Einnahme von Coanalgetika – Antikonvulsiva	nein	95,4%	95,8%	100,0%	94,2%	94,4%	95,7%
	ja	4,6%	4,2%	0,0%	5,8%	5,6%	4,3%
	n = 300						
Einnahme von sonstigen Coanalgetika	nein	90,7%	75,5%	80,8%	81,9%	79,2%	81,0%
	ja	9,3%	24,5%	19,2%	18,1%	20,8%	19,0%
	n = 300						
Einnahme von Benzodiazepinen	nein	85,2%	85,4%	93,2%	86,5%	75,0%	85,3%
	ja	14,8%	14,6%	6,8%	13,5%	25,0%	14,7%
	n = 300						
Einnahme von Antiemetika	nein	98,1%	97,9%	100,0%	98,7%	94,4%	98,0%
	ja	1,9%	2,1%	0,0%	1,3%	5,6%	2,0%
	n = 300						
Einnahme von Magentherapeutika	nein	78,7%	70,8%	80,8%	72,9%	68,1%	73,7%
	ja	21,3%	29,2%	19,2%	27,1%	31,9%	26,3%
	n = 300						
Einnahme von Laxantien	nein	94,4%	94,8%	98,6%	94,8%	90,3%	94,7%
	ja	5,6%	5,2%	1,4%	5,2%	9,7%	5,3%
	n = 300						
Behandlung durch Neuraltherapie/Lokalanästhesie	nein	91,4%	89,6%	85,9%	90,2%	94,5%	90,1%
	ja	8,6%	10,4%	14,1%	9,8%	5,5%	9,9%
	n = 294						
Behandlung durch Akupunktur	nein	99,0%	96,9%	98,6%	98,0%	95,9%	97,6%
	ja	1,0%	3,1%	1,4%	2,0%	4,1%	2,4%
	n = 294						
Behandlung durch Elektrotherapie/Nervenstimulation (Tens)	nein	92,4%	90,6%	85,9%	92,2%	94,5%	91,2%
	ja	7,6%	9,4%	14,1%	7,8%	5,5%	8,8%
	n = 294						
Behandlung durch Bäder/Packungen/Massagen	nein	89,5%	83,9%	85,9%	86,9%	83,6%	86,1%
	ja	10,5%	16,1%	14,1%	13,1%	16,4%	13,9%
	n = 294						
Behandlung durch Wärme-/Kältebehandlung	nein	89,5%	79,2%	83,1%	82,4%	83,6%	83,0%
	ja	10,5%	20,8%	16,9%	17,6%	16,4%	17,0%
	n = 294						
Behandlung durch Krankengymnastik	nein	92,3%	79,2%	81,4%	85,0%	83,6%	84,0%
	ja	7,7%	20,8%	18,6%	15,0%	16,4%	16,0%
	n = 293						
Behandlung durch Entspannungsverfahren	nein	97,1%	96,4%	97,2%	95,4%	98,6%	96,6%
	ja	2,9%	3,6%	2,8%	4,6%	1,4%	3,4%
	n = 293						

Tabelle 5 Fortsetzung von Seite 86

Basis: alle Befragten; Angaben sind Spalten% bzw. Mittelwerte		Geschlecht		Alter			Gesamt
		männlich	weiblich	65-69	70-79	80+	
Behandlung durch Operationen	nein	95,2%	96,8%	97,2%	96,7%	94,4%	96,2%
	ja	4,8%	3,2%	2,8%	3,3%	5,6%	3,8%
	n = 292						
Behandlung durch Heilpraktiker	nein	99,0%	99,0%	97,2%	99,3%	100,0%	99,0%
	ja	1,0%	1,0%	2,8%	0,7%	0,0%	1,0%
	n = 294						
Behandlung durch andere Verfahren	nein	90,5%	88,5%	91,5%	88,9%	87,7%	89,1%
	ja	9,5%	11,5%	8,5%	11,1%	12,3%	10,9%
	n = 294						
Nehmen Sie sonstige Medikamente ein?	nein	16,7%	8,9%	23,3%	9,9%	5,6%	12,2%
	ja	83,3%	91,1%	76,7%	90,1%	94,4%	87,8%
	n = 502						
Wieviel Medikamenteneinzelgaben pro Tag gibt es ?		4,7	5,5	3,8	5,2	6,6	5,2
Blutdruckmedikamente	nein	72,4%	58,6%	74,2%	60,5%	62,1%	64,1%
	ja	27,6%	41,4%	25,8%	39,5%	37,9%	35,9%
	n = 507						
Medikamente für Kreislauf/ Durchblutung/Gerinnung	nein	53,2%	43,8%	68,3%	46,4%	29,8%	47,5%
	ja	46,8%	56,3%	31,7%	53,6%	70,2%	52,5%
	n = 507						
Medikamente für Asthma/Lunge	nein	91,6%	92,8%	95,8%	91,3%	91,1%	92,3%
	ja	8,4%	7,2%	4,2%	8,7%	8,9%	7,7%
	n = 507						
Medikamente Endokrinum	nein	81,8%	58,9%	63,3%	66,2%	76,6%	68,0%
	ja	18,2%	41,1%	36,7%	33,8%	23,4%	32,0%
	n = 507						
Medikamente Urogenital/Gicht	nein	72,4%	83,9%	89,2%	78,7%	71,0%	79,3%
	ja	27,6%	16,1%	10,8%	21,3%	29,0%	20,7%
	n = 507						
Medikamente Immunsystem	nein	92,1%	94,4%	95,0%	93,2%	92,7%	93,5%
	ja	7,9%	5,6%	5,0%	6,8%	7,3%	6,5%
	n = 507						
Medikamente Parkinson/Demenzerkrankungen	nein	94,1%	90,8%	95,0%	93,5%	86,3%	92,1%
	ja	5,9%	9,2%	5,0%	6,5%	13,7%	7,9%
	n = 507						
Medikamente Neuroleptika	nein	95,1%	96,7%	97,5%	96,2%	94,4%	96,1%
	ja	4,9%	3,3%	2,5%	3,8%	5,6%	3,9%
	n = 507						
Medikamente Glaukom	nein	98,5%	98,7%	97,5%	98,9%	99,2%	98,6%
	ja	1,5%	1,3%	2,5%	1,1%	0,8%	1,4%
	n = 507						
Vitamin-/Elektrolytpräparate	nein	86,7%	82,2%	87,5%	84,4%	79,8%	84,0%
	ja	13,3%	17,8%	12,5%	15,6%	20,2%	16,0%
	n = 507						

Krankheitsbilder im Alter, die die Lebensqualität beeinträchtigen

Norbert Griessinger, Margarethe Weber, Dirk Boujong, Wolfgang Koppert, Reinhard Sittl

Eine Vielzahl von Krankheitsbildern kann die Lebensqualität geriatrischer Patienten beeinträchtigen. **Kennzeichen eines geriatrischen Patienten** sind das fortgeschrittene biologische (nicht kalendarische) Alter, Multimorbidität und Polymedikation, Rehabilitationsbedarf, Bedrohung durch intellektuellen Abbau, sowie soziale Einschränkungen. Die Vielzahl von Begleiterkrankungen und die eingeschränkten Organfunktionsreserven älterer Patienten bringen es mit sich, dass neu auftretende Erkrankungen die Lebensqualität weit stärker negativ beeinträchtigen können als bei jüngeren Patienten [2].

Die **Beeinträchtigung der Lebensqualität** zeigt sich in einer Erhöhung der Häufigkeit von Heim- oder Klinikeinweisungen, Verringerung der Selbsthilfefähigkeit, Erhöhung der Pflegebedürftigkeit und einer Erhöhung des Medikamentenverbrauchs. Vor allem für Patienten mit neuromuskulären oder muskuloskelettalen Erkrankungen besteht die Gefahr der **Einschränkung in den Basisaktivitäten des täglichen Lebens,** wie sie z. B. mit dem Barthel Index [8] erfasst werden: Essen (selbstständige Einnahme einer Mahlzeit, Lebensmittel zubereiten usw.), Transfer Bett – Stuhl, Gehen oder Rollstuhlfahren, Treppensteigen, persönliche Hygiene (Hände- und Gesichtwaschen, Haare kämmen, Zähneputzen, Rasieren bei Männern), Toilettenbenutzung, Stuhl- und Urinkontinenz, selbständiges Baden, Unabhängigkeit beim An- und Auskleiden. So können Schmerzen und Schwellung bei einer rheumatoiden Arthritis dazu führen, dass ältere Patienten sich nicht mehr alleine anziehen bzw. ihr Essen zubereiten können. Dadurch wird ihre Selbstständigkeit weiter eingeschränkt (z. B. Abhängigkeit von einer Haushaltshilfe) und in letzter Konsequenz muss vielleicht eine eigenständige Lebensführung in der gewohnten Umgebung aufgegeben werden.

Krankheitsbilder die die Lebensqualität beeinträchtigen können viele verschiedene Organsysteme des Körpers betreffen: Kardiovaskuläre Erkrankungen (Hypertonie, Koronare Herzkrankheit, Herzinsuffizienz, periphere arterielle Verschlusskrankheit), pulmonale Erkrankungen (obstruktive Lungenerkrankungen), Leber- und

Nierenerkrankungen, Stoffwechselerkrankungen (Diabetes mellitus), muskuloskelettale Erkrankungen (Hüft- und Kniegelenksarthrose, degenerative Wirbelsäulenerkrankungen, Osteoporose, entzündliche rheumatische Erkrankungen), neurologische Erkrankungen (Hirninfarkt/-blutung, Morbus Parkinson, Polyneuropathie), psychiatrische Erkrankungen (Depression, Demenzerkrankungen), urologische Erkrankungen (Inkontinenz, Prostatahyperplasie). Darüber hinaus können Tumorerkrankungen der verschiedenen Organsysteme zu einer starken Beeinträchtigung der Lebensqualität führen. Ausgesprochen belastende Symptome können Dyspnoe bei kardialen und pulmonalen Erkrankungen sowie Dysphagie bei Erkrankungen im oberen Gastrointestinaltrakt sein. Einschränkungen der sensorischen Systeme (Sehstörungen, Hörverlust) sind ebenfalls im Alter häufig. Ein großes Problem stellt die zunehmende Anzahl von Erkrankungen dar, die mit kognitiven Störungen einhergehen. Die Lebensqualität insbesondere bei Demenzerkrankungen ist dabei äußerst schwierig zu beurteilen.

Insbesondere **Erkrankungen die mit Schmerzen einhergehen** führen zu einer wesentlichen Beeinträchtigung der Lebensqualität im Alter. In einer schwedischen Studie berichteten 3/4 der über 74jährigen über Schmerzen, 1/3 von ihnen über schwere und schwerste Dauerschmerzen [3].

Dabei stehen an erster Stelle die **Erkrankungen des muskuloskelettalen Systems.** In einer deutschen Untersuchung berichteten über 90% der über 75jährigen von Schmerzen im Bereich der Körperachse und der Gelenke [6]. Die Häufigkeit der Hüft- und Kniegelenksarthrose ist im Alter ausgesprochen hoch, wobei neben dem Schmerz insbesondere die eingeschränkte Funktion zu einer erheblichen Beeinträchtigung im persönlichen Leben der Patienten führt [2]. Viele Aktivitäten des täglichen Lebens können deshalb nicht mehr selbstständig, sondern nur noch mit Schwierigkeiten, mit Hilfsmitteln oder mit fremder Hilfe durchgeführt werden. Problematisch sind auch Krankheiten die mit einer verringerten Gehgeschwindigkeit einhergehen. So kann z. B. die Teilnahme am Straßenverkehr nicht mehr möglich sein weil die Gehgeschwindigkeit für die Grünphase von Ampeln zu gering ist. Herabgesetzte Gangsicherheit und verringerte Mobilität führen durch die Abnahme der Alltagskompetenz und einer geringeren Partizipation am Sozialleben zu einer stark beeinträchtigten Lebensqualität.

Degenerative Wirbelsäulenerkrankungen sind im Alter häufig. Diese können durch eine Einengung von Neuroforamina zur Kompression von Nervenwurzeln führen. Eine Einengung des Spinalkanals im Sinne einer spinalen Stenose kann eine Kompression des Rückenmarkes zur Folge haben und je nach Höhe der Schädigung zu einer Myelopathie oder insbesondere lumbal zu entsprechenden Wurzelkompressionssyndromen führen. Verbunden damit sind oft chronische neuropathische Schmerzen und gegebenenfalls neurologische Ausfälle, die eine Einschränkung der Lebensqualität bedingen.

Die Folgen einer **Osteoporose** können Schmerzen und Schonverhalten mit zunehmender Immobilität sein. Muskel- und Knochenabbau beschleunigen sich dadurch, das Gefühl der Hilflosigkeit verstärkt sich. Die Schmerzen können sich verstärken, zusätzliche Wirbelkörper – Mikrofrakturen und Oberschenkelhalsfrakturen erhöhen die Gefahr der Bettlägerigkeit.

Eine **unzureichende Therapie** muskuloskelettaler Erkrankungen kann zu Kraftverlust, Kompetenzverlust, Unselbstständigkeit, Immobilität, Bettlägerigkeit und Dekubitus führen. Folgen unzulänglicher Schmerzbehandlung können auch Appetitlosigkeit, Kachexie und zu geringe Flüssigkeitsaufnahme sein. Eine eingeschränkte Mobilität kann die Infektanfälligkeit erhöhen.

Das Alter selbst stellt neben Diabetes mellitus, arteriellem Hypertonus, Hypercholesterinämie und Vorhofflimmern den größten Risikofaktor für das Auftreten **cerebrovaskulärer Erkrankungen** wie Hirninfarkten und Hirnblutungen dar. Diese bilden somit einen großen Anteil der im Alter die Lebensqualität einschränkenden Erkrankungen. Persistierende neurologische Defizite können bestehen in Sprach- oder Sprechstörungen, die die Kommunikation mit der Umwelt einschränken. Höhergradige, im Verlauf spastische Paresen können ebenso wie das Auftreten von Schluckstörungen oder einer Harn- oder Stuhlinkontinenz die Selbständigkeit der Patienten massiv einschränken und zu einer bleibenden Behinderung führen – bis hin zur völligen Pflegebedürftigkeit.

Vaskulärer Genese sind zudem etwa 10–15 % der **dementiellen Erkrankungen** im Alter. Die häufigste Form der Demenzen ist die Demenz vom Alzheimertyp. Eine Prävalenz von bis zu 16 % bei über 65jährigen wird in der Literatur beschrieben [4]. Neben den kognitiven Störungen können Orientierungs- und Persönlichkeitsstörungen auftreten. Im Endstadium der Erkrankungen kommt es häufig zu Bettlägerigkeit, einer Beeinträchtigung der Nahrungsaufnahme und der persönlichen Hygiene. Dies führt zu einer Einschränkung der Lebensqualität der Betroffenen und insbesondere auch deren Lebenspartnern und Angehörigen.

Die klassische Erkrankung des extrapyramidal-motorischen Systems, der **Morbus Parkinson,** hat ihren Häufigkeitsgipfel zwischen dem 60. und 70. Lebensjahr [5]. Als klassische Trias gelten Rigor, Tremor und Akinese. Für die Patienten bedeutet dies eine Verlangsamung von Bewegungsabläufen, eine gebeugte Haltung, ein kleinschrittiges Gangbild, eine Verarmung der Mimik, Störungen der Feinmotorik und den typischen Ruhetremor. Auch hier kann ein Fortschreiten der Erkrankung zu zunehmender Hilfsbedürftigkeit und Immobilität führen. In 30 % der Erkrankungen kommt es auch beim idiopathischen Parkinsonsyndrom zu einer Demenz, insbesondere bei Erstmanifestation der Erkrankung nach dem 65. Lebensjahr [9].

Verschiedene Stoffwechselerkrankungen, an erster Stelle der Diabetes mellitus, können **Polyneuropathien** bedingen. Das Auftreten von Paresen hierbei kann die Gehfähigkeit und Selbstständigkeit beeinträchtigen. Insbesondere die wesentlich häufiger bestehenden, meist strumpf- und handschuhförmig auftretenden Sensibilitätsstörungen schränken die Patienten in ihrem Alltag ein. Eine Beteiligung der Hinterstrangbahnen führt zu einer verminderten Orientierung im Raum. Dies beeinträchtigt die Betroffenen vor allem nachts durch den Wegfall der optischen Kontrolle oder bei im Alter zusätzlich auftretenden Sehstörungen.

Darüber hinaus sind **neuropathische Schmerzsyndrome,** z.B. schmerzhafte Poly-neuropathien, Postzoster-Neuralgien, Trigeminus–Neuralgien oder Phantom-Schmerzen ein schwieriges Problem im Alter. Neben der hohen Intensitäten der brennenden oder einschießenden Schmerzen können auf Grund des chronisch persistierenden Verlaufs auch psychische Begleiterkrankungen (Depression), sozialer Rückzug und Isolation, Schlafstörungen, Angst und Verhaltensstörungen die Folge sein. Deshalb muss das biopsychosoziale Schmerzmodell in der Beurteilung chronischer Schmerzen auch bei den betroffenen älteren Patienten Anwendung finden und in der Therapie umgesetzt werden [1].

Schließlich nehmen auch psychiatrische, insbesondere **depressive** Erkrankungen eine oft unterschätzte Rolle im Alter ein. Die Anzahl der Suizidversuche erreicht nach dem frühen Erwachsenenalter im Alter einen zweiten Gipfel. Viele dieser psychischen Beeinträchtigungen bleiben oft unausgesprochen, unerkannt und somit untherapiert.

Bereits heute werden 20–25 % aller **Operationen** an älteren Patienten über 65 Jahren durchgeführt. Zu den häufigsten operativen Eingriffen im Alter gehören Kataraktoperationen, Hüftoperationen, Herniotomien, Cholezystektomien und trans-urethrale Prostataresektionen. Der rehabilitativen Phase nach solchen Eingriffen kommt im Alter eine ganz besondere Bedeutung zu, um eine altersentsprechende Lebensqualität wiedergewinnen zu können. Ein besonderes Augenmerk muss auch auf längerfristige kognitive Beeinträchtigungen bei älteren Patienten im postoperativen Verlauf gerichtet werden.

Viele Fragestellungen der **Palliativmedizin** betreffen ältere Patienten. Eine niederländische Untersuchung zeigte dass Fatigue, Schmerz und Atemnot häufige und belastende Symptome älterer Patienten in der Lebensendphase waren [7]. Palliativ-medizin bedeutet die aktive, ganzheitliche Behandlung von Patienten mit einer nicht heilbaren, progredienten und weit fortgeschrittenen Erkrankung mit begrenzter Lebens-erwartung. Das Hauptziel der palliativmedizinischen Betreuung ist die Verbesserung der Lebensqualität und umfasst körperliche, psychische, soziale und spirituelle Pro-bleme. Es ist offensichtlich, dass für ältere Patienten diese Problematik einen heraus-ragenden Stellenwert hat.

Literatur

[1]   Basler HD, Griessinger N, Hankemeier U, Märkert D, Nikolaus T, Sohn W (2004) Schmerztherapie in der Geriatrie. Urologe A 43 (3): 321–332

[2]   Basler HD, Hesselbarth S, Kaluza G, Schuler M, Sohn W, Nikolaus T (2003) Komorbidität, Multimedikation und Befinden bei älteren Patienten mit chronischen Schmerzen. Schmerz 17: 252–260

[3]   Brattberg G, Parker MG, Thorslund M (1996) The prevalence of pain among the oldest old in Sweden. Pain 67: 29–34

[4]   Coria F, Gomez de Caso JA, Minguez L, Rodriguez-Artalejo F, Claveria LE (1993) Prevalence of age-associated memory impairment and dementia in a rural community. J Neurol Neurosurg Psychiatry 56: 973–976

[5]   De Pedro-Cuesta J, Stawiarz L (1991) Evaluation of how age modifies the risk for Parkinson's disease, based on stratified comparisons of descriptive data. Acta Neurol Scand 84: 295–302

[6]   Gunzelmann T, Schumacher J, Brähler E (2002) Prävalenz von Schmerzen im Alter: Ergebnisse repräsentativer Befragungen der deutschen Altenbevölkerung mit dem Gießener Beschwerdebogen. Schmerz 16: 318–328

[7]   Klinkenberg M, Willems DL, van der Wal G, Deeg DJ (2004) Symptom burden in the last week of life. J Pain Symptom Manage 27 (1): 5–13

[8]   Mahoney FI, Barthel DW (1965) Functional Evaluation: The Barthel Index. MD State Med J 14/2: 61–65

[9]   Rajput AH, Offord KP, Beard CM, Kurland LT (1984) Epidemiology of parkinsonism: Incidence, classification and mortality. Ann Neurol 16: 278-282

Alterssyndrome

GEORG PINTER

Einleitung

Die Veränderung der Alterspyramide unserer Bevölkerung ergibt einen enormen Zuwachs des älteren Bevölkerungsanteiles. Der Anteil der über 6o Jährigen betrug 1989 noch 2o % und wird bis zum Jahr 2030 auf 32 % ansteigen. 1989 kamen auf 1ooo Erwerbstätige 368 über 60- Jährige, 2030 wird diese Zahl auf 560 ältere Menschen steigen.

Besonders stark zunehmen wird der Anteil der über 75jährigen. Gerade in dieser Patientengruppe besteht ein komplexes Nebeneinander von behandelbaren Erkrankungen, beginnenden oder schon bestehenden Behinderungen, aber auch ein natürlicher physiologischer Alterungsprozess, dessen Grenzen zum Pathologischen sich in einem dynamischen Prozess befinden. Die Erwartungswahrscheinlichkeit für Erkrankungen

Altersaufbau der Bevölkerung Österreichs im Vergleich 1910, 1997, 2030

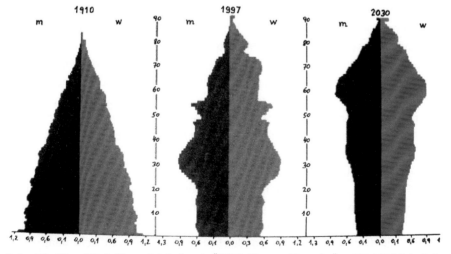

Quellen: Volkszählung 1910, Bevölkerungsfortschreibung des ÖSTAT, Bevölkerungsschätzung des Östat 1998–2050 (mittlere Variante)

Abb. 1 Alterspyramide

nimmt mit steigendem Alter zu. Damit wird auch die Zahl der Behandlungsbedürf-
tigen, insbesondere Hochbetagter bei alternden Krankheiten, Alterskrankheiten und
Krankheiten im Alter stark zunehmen.

Der Forderung nach einer gut strukturierten Behandlungsqualität der älteren
Bevölkerung wurde im Österreichischen Krankenanstalten- und Großgeräteplan 2003
mit klaren Strukturqualitätskriterien für die Errichtung geriatrischer Abteilungen in
Österreich Rechnung getragen [1].

Die Ausgrenzung von Patienten unter dem Titel „Pflegefall" wird durch viele
Faktoren glücklicherweise immer seltener, einen wesentlichen Anteil an dieser Entwicklung trägt dabei die Geriatrie. So steht durchaus die Forderung im Raum, dass
keine institutionelle Unterbringung erfolgen sollte, ohne dass bei einem älteren Menschen ein geriatrisches Assessment durchgeführt wurde. Der positive Effekt einer geriatrischen Intervention konnte von Rubenstein schon 1984 gezeigt werden [2] und
wurde in weiterer Folge auch in randomisierten Arbeiten zum geriatrischen Assessment eindrucksvoll wiederaufgezeigt. [3,4]

Diese Forderung kommt auch in der Charta der ärztlichen Berufsethik zum
Ausdruck: Berufsethik ist die Basis des Vertrages von Medizin und Gesellschaft. Sie erfordert, dass Patienteninteressen über jene der Ärzteinteressen gestellt werden. Sie erfordert den Aufbau und den Erhalt von Standards der Kompetenz und Integrität. Sie bedeutet aber auch Expertenrat an die Gesellschaft in Gesundheitsfragen [5].

Der geriatrische Patient

Der geriatrische Patient ist ein biologisch älterer Patient, der durch altersbedingte
Funktionseinschränkungen bei Erkrankungen akut gefährdet ist, zur Multimorbidität
neigt und bei dem ein ganz besonderer Handlungsbedarf in rehabilitativer, somato-
psychischer und psychosozialer Hinsicht besteht [6].

Die Erarbeitung des Wissens um Besonderheiten der Diagnostik und Therapie
älterer Menschen, das Einbeziehen medizinischer, psychologischer und soziologischer
Inhalte führt uns zu einer integrativen Sicht eines sehr komplexen Wissens, welches
uns hilft, kranke ältere Menschen nach akuten Ereignissen in einem Prozentsatz von
bis zu 78 % wieder in ihre häusliche Umgebung zu integrieren (eigene Daten).

Ein Kranker ist nicht einfach ein gesunder Mensch, der seine Erkrankung wie einen
Rucksack am Buckel trägt [7].

Die Erkrankung, sei sie nun körperlicher, seelischer oder geistiger Natur, durch-
dringt den Patienten, kann von ihm gänzlich Besitz ergreifen, ihn verändern, beugen,
seiner Autonomie berauben. Erich Loewy sieht in diesem Autonomieverlust, der bei
ernsthafter und schwerer Erkrankung durchaus auch gewünscht sein kann, eine
wesentliche Verpflichtung von Ärzten und Mitarbeitern, die Autonomie des Patienten
zu unterstützen und so weit wie möglich zu fördern.

Paracelsus hat dies vor einem halben Jahrtausend sehr pointiert zum Ausdruck gebracht:

„Jede Krankheit ist ein Fegefeuer! Unwissende Ärzte sind Fegeteufel, die Gott über den Kranken sendet. Gott hat die Arzneien für die Krankheit geschaffen und ebenso den Arzt. Er verwehrt beides dem Kranken bis zur gehörigen Stunde" [8].

Ethische Aspekte

In der Chicagoer Weltethos-Erklärung [9] kommen all diese Ansprüche einer (zugegebenermaßen sehr hehren) Haltung sehr schön zum Ausdruck:

„Wir sind alle voneinander abhängig. Jeder von uns hängt vom Wohlergehen des Ganzen ab. Deshalb haben wir Achtung vor der Gemeinschaft der Lebewesen. Wir tragen die individuelle Verantwortung für alles, was wir tun. All unsere Entscheidungen, Handlungen und Unterlassungen haben Konsequenzen.

Wir müssen nach einer gerechten sozialen und ökonomischen Ordnung streben, in der jeder die gleiche Chance erhält, seine vollen Möglichkeiten als Mensch auszuschöpfen. Wir müssen in Wahrhaftigkeit sprechen und handeln sowie mit Mitgefühl, indem wir mit allen in fairer Weise umgehen und Vorurteile und Hass vermeiden."

Work flow versus tiefgehender Anamnese, spezialisiertes Abarbeiten von Kranken versus tiefgreifender Anteilnahme, fixiertes Anhaften an externer Evidenz als unumstößliches Dogma medizinischen Handelns versus interner Evidenz, also Gefühl und Erfahrung.

Diese Art der postmodernen Medizin verliert zunehmend ihre zentrale Weltorientierung, als rein technokratisches Produkt, getriggert durch standard operating procedures. Der Arzt wird zum reinen Spezialisten degradiert, erfüllt zwar perfekt das an ihn gestellte Anforderungsprofil, kann Diagnostik auf noch nie dagewesenem Niveau betreiben, bleibt letztlich aber doch in zentralen Fragen wichtige Antworten schuldig.

Chronisch Kranke sind in einem solchen System über- aber auch unter- und fehlversorgt. Sie stellen aber die Mehrzahl der Patienten, schon in Hinblick auf die derzeitige demographische Entwicklung.

Die Berührung mit dem Leid wird für viele unerträglich. Sprachlosigkeit und Zynismus sind oft die Folge, ein „burn out syndrome" die weitere Konsequenz.

„Einen, der sich selbst hasst und sich selbst nichts Gutes gönnt, trifft sein eigener Fluch." (Paracelsus, 8)

Wahrhaftigkeit und Authentizität, Empathie und Öffnung für die Wünsche und Sorgen der anvertrauten Patienten und keine standardisierte Minutenmedizin!

„Der Kranke ist dem Arzt bestimmt und der Arzt dem Kranken." (Paracelsus, 8)

Neuorientierung in der Medizin?

Es geht also auch darum, ob die Begrenztheit, Unvollkommenheit und Sterblichkeit des Menschen von uns anerkannt und wahrgenommen wird oder nicht. Entscheidend dabei ist unser eigener Zugang zum Thema.

Dazu noch einige Überlegungen zu den chronisch kranken Menschen, den Chronikern:

„Durch den enormen Fortschritt in der Medizin war man nun im 2o. Jahrhundert nach erfolgter Therapie weder gesund noch tot, sondern chronisch krank. Chroniker sind jetzt vorwiegend Menschen, die früher in der akuten Phase ihrer Erkrankung gestorben wären, nun aber – bei hinausgeschobenem Tod – am Leben geblieben, Überlebende sind ...

Neben diesen hat die Medizin noch andere menschliche Seinswesen hervorgebracht: die Organtransplantierten, die Dialysepatienten, Menschen im Wachkoma, Embryonen, Frühestgeborene und schließlich die Seinsweise der Altersdementen.

Neben der Liebe und Obsorge für diese Menschen muss nun das Krankheitsbekämpfungsmodell in das biographische Modell des Begleitens eingebettet werden. Die Medizin hat spätestens jetzt zu lernen, nicht mehr vom erfolgversprechendsten Patienten, sondern vom letzten auszugehen, wie es dem kategorischen Imperativ entspricht, wenn die Medizin nicht zum ökonomischen sondern zum sozialgesellschaftlichen Bereich gehören, wenn sie nicht Gewerbe, sondern Dienst sein will" [zit. nach 10].

Neben diesen Aspekten der ethischen, aber auch gesellschaftspolitischen Bedeutung chronisch kranker, zumeist älterer Menschen kommen noch andere Aspekte zum tragen:

Da ist einmal der schon angesprochene monokausale Ansatz, der zu oft aus der Akutmedizin, wo er zweifelsohne zu sehr großen Erfolgen geführt hat und natürlich immer noch führt, den Chronikern übergestülpt wird. Diese unsystematische und unkybernetische Vorgangsweise lässt die Komplexizität der Multimorbidität außer acht.

Wer hat nicht schon Patienten mit leicht eingeschränkter kognitiver Funktion erlebt, die auf anticholinerge Substanzen, wie beispielsweise Trizyklika mit akuter Verwirrtheit und massiver Verschlechterung ihres Allgemeinzustandes reagiert haben?

Oder denken wir an das Adaptationssyndrom, das nach Neuaufnahme oder Überstellung eines älteren Patienten auftritt und nur mittels Benzodiazepinen wegen nächtlicher Unruhe behandelt wird.

Denken in Kausalketten – der systemische Ansatz der Geriatrie

Dieses Erspüren und Erahnen von Kausalketten, auch das Innehalten an besonderen Wendepunkten, das Begleiten des Patienten in schwierigen Situationen ist eine von vielen Visionen der Geriatrie, sicherlich auch entstanden vor dem Hintergrund des täglichen Erlebens der eigenen Endlichkeit und Begrenztheit.

So wird eine ältere Dame im Krankenhaus A wegen Humerusfraktur aufgenommen und entsprechend versorgt, nach wenigen Tagen an das Krankenhaus B wegen Schmerzen thorakolumbal weitertransferiert, im weiterer Folge nach Zwischenstation auf eine Rehababteilung im Krankenhaus C zur Laminektomie aufgenommen. Nach erfolgreicher Operation entwickelt unsere (instabile) Dame eine tiefe Beinvenenthrombose, daraufhin eine fragliche Pulmonalarterienembolie, auf deren Behandlung mittels Antikoagulantien ein Bauchdeckenhämatom mit hypovolämischen Schock und pulmonaler Insuffizienz. Es folgt eine Tracheostomie und letztlich das Immobilisationssyndrom. Ein klassischer Fall eines sich negativ eskalierenden Regelkreises. Konstruiert? Dies nicht – ein realer Patient, wenn auch nicht alltäglich.

Dazu schreibt F. Vester: Die Pyrrhussiege eines immer aufwendigeren Reparaturdienstes führen zu steigenden medizinischen Konflikten ... Der Schlüssel liegt nicht in seiner totalen Medikamentierung, sondern in einem neuen Verhältnis zu Gesundheit und Lebensweise aus kybernetischer Sicht. [11]

Die Beschreibung geriatrischer Syndrome kann nach all dem Gesagten nur kursatorisches Stückwerk bleiben. Zu den vielen Problemkreisen erhalten wir tagtäglich neue Einzeldaten, die wir einordnen und in unsere tägliche Arbeit einbauen müssen. Und dennoch: Der Umgang mit komplex kranken, multimorbiden Menschen erfordert mehr als nur digitales Basiswissen, mehr als das Wissen um externe evidence. Aber auch reine interne evidence, also „Wissen aus dem Bauch", Empirie und persönlicher Zugang werden dem Umgang mit geriatrischen Syndromen nicht gerecht.

Sicher hat uns die berühmte Trias aus der evidence based medicine (EBM), nämlich skills, knowledge und attitude einiges mit auf den Weg gegeben, sie ist wichtig für eine zeitgemäße Therapie – nicht nur des älteren Patienten. Im Umgang mit komplexen Situationen sind dieser Methode des Suchens nach der besten evidence viele, oft unüberwindbare Schranken gesetzt. Denken Sie nur an den 70jährigen hochgradig sturzgefährdeten Patienten mit chronischem Vorhofflimmern, der uns vor die Frage der Antikoagulation stellt.

Geriatrisches Assessment

Hier besitzt die Geriatrie mit dem geriatrischen Assessment als interdisziplinären und multidimensionalen diagnostischen Prozess zur systematischen Erfassung der medizinischen, funktionellen und psychosozialen Probleme und Ressourcen bei betagten Patienten ein sehr mächtiges Instrument, um einen umfassenden Plan für die weitere Behandlung und Betreuung der Patienten aufzustellen.

Dieser Prozess kann graphisch (Abb. 2, modifiziert nach Tausche) dargestellt werden. Dabei werden funktionelle Daten (4 = ohne Einschränkung, 1 = maximale Einschränkung) im entsprechenden Feld markiert und die Einzelpunkte zu einer Übersicht zum Funktionsstatus gemeinsam im Team erarbeitet. Dort wo die Kurve sich dem

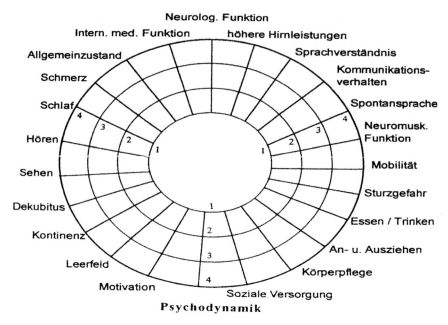

Abb. 2 Rosette, modifiziert nach Tausche

Mittelpunkt nähert, liegt meist eine Therapienotwendigkeit vor. Die Assessmentdaten können auch digital verarbeitet und über einen Datencube in ein Statistikprogramm eingelesen werden (Projekt Akutgeriatrie LKH Klagenfurt).

Die sich aus einem solchen Ansatz ergebende funktionelle Hierarchisierung von Diagnosen und der darauf abgestimmte Therapieplan sind ein wesentliches Kernelement der gesamten geriatrischen Medizin, ja es ist eigentlich die einzige geriatrische Technologie [12].

Ein sehr wichtiger Faktor im Umgang mit der erfolgreichen Bewältigung von komplexen Problemen ist die gemeinsame, strukturierte Arbeit im Team. Seine Interdisziplinarität und kommunikative Kompetenz trägt wesentlich zur erfolgreichen Arbeit in der Geriatrie bei.

In unseren eigenen Daten zeigte sich, dass im Jahr 2003 von den 1119 Patienten, die aus der Akutgeriatrie / Remobilisation des LKH Klagenfurt entlassen wurden, 73 % wieder nach Hause gingen.

Die geriatrischen I's

Bernhard Issacs sprach 1975 bei seiner Antrittsvorlesung für den Geriatrielehrstuhl in Birmingham von den vier Giganten der Geriatrie, die Pflegebedürftigkeit begünstigen: Instabilität, Immobilität, Inkontinenz, Intellektueller Abbau [13].

Mitlerweilen sind noch einige I's hinzugekommen, die in der Geriatrie, speziell im Assessment eine wichtige Rolle spielen:

Isolation, Insomnia, Impecunity, Impotenz, Iatrogene Probleme, Irritables Colon, Immundefizienz und Impaiered eyes / ears.

Viele dieser Einzelfaktoren greifen ineinander über, werden von zusätzlichen psychosozialen Faktoren modifiziert und entwickeln so das Eigenleben komplexer Systeme. Diese Interdependenz ist in Abb. 3 dargestellt.

Ein wesentliches Element im Umgang mit Alterssyndromen ist meines Erachtens die intensive Auseinandersetzung mit systemtheoretischen Konzepten. Aus diesem Grunde seien hier einige Überlegungen kurz skizziert.

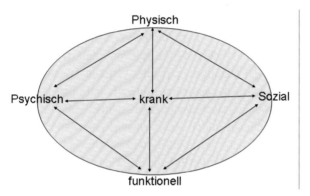

Abb. 3 Interdependanz

Was ist systemisches Denken?

unter Zuhilfenahme von Ideen von G. Ossimitz [15] und F. Vester [11,14]

Ein häufiger Denkfehler im Umgang mit komplexen Problemsituationen, nicht nur in der Medizin, sondern in vielen Bereichen unseres sozioökonomischen Umfeldes (Politik, Management, Umweltfragen, ...) ist, dass angenommen wird, Probleme seien objektiv gegeben und müssten nur noch klar formuliert werden. Der ganzheitliche Ansatz ist jedoch, die Situation aus vielen Blickwinkeln zu betrachten, zu definieren und eine ganzheitliche Abgrenzung durch Integration dieser vielen Einzelkomponenten zu schaffen. Folgende Methoden können dabei hilfreich sein:

Vernetztes Denken setzt sich mit indirekten Wirkungen von Interventionen auseinander, beschreibt eskalierende und stabilisierende Rückkoppelungsmechanismen, sowie Wirkungsnetze. Ein schönes Beispiel für eskalierende Rückkoppelungsmechanismen im negativen Sinn wurde oben mit der älteren Patientin mit den multiplen Komplikationen auf entsprechende Interventionen ja schon gezeigt. Positive Eskalationsmechanismen sind in der Medizin jedoch auch bekannt, wenn sie beispielsweise an die sich überadditiv potenzierende Wirkung mancher Antibiotikakombinationen denken. In unserer laufenden Patientenzufriedenheitsbefragung in der geriatrischen Tagesklinik können die Patienten im Wirkungsnetz der geriatrischen Intervention sehr oft nicht festmachen, was ihnen subjektiv am meisten geholfen hat und sie antworten daher nicht selten auf die Frage: „Was hat ihnen am besten gefallen?" mit: „alles zusammen". Sie haben damit auch schon ein Prinzip der Vernetzung sehr gut mit nur zwei Wörtern beschrieben.

Dynamisches Denken beschreibt die zeitliche Eigendynamik, die immer in der Behandlung von Patienten (nicht nur geriatrischen) zu bedenken ist. In der Geriatrie führen nicht selten nur leicht modifizierte Interventionen zu verschiedenen Zeitpunkten zu völlig unterschiedlichen Ergebnissen.

Wieder ein Beispiel aus der Praxis: Eine 83jährige Patientin, die nach einem häuslichen Sturz mehrere Stunden gelegen ist und nach operativer Sanierung zur Remobilisation überstellt wird, reagiert auf aktivierende Therapie mit Regression, ja sogar mit gereizter Abwehr. Nach Tagen der Adaptierung und des Vertrauenfassens führt derselbe Versuch plötzlich zu einer deutlich positiveren Antwort. Natürlich können diese Prozesse auch aktiv gesteuert werden, doch davon etwas später.

Auch Verzögerungen und Schwingungen sind dem dynamischen Bereich von Systemen zuzuordnen, sie erfordern eine hohe Sensibilität und Empathie für den alten Menschen, um die ständigen Veränderungen in der Befindlichkeit der Patienten auch entsprechend deuten zu können. Biografie und Biorhythmik sind in diesem Bereich ein wesentliches Hilfsmittel.

Denken in Modellen: Modelle sind Vereinfachungen, die gerade in der Geriatrie oft von großer Bedeutung sind. Dabei ist wichtig zu wissen, dass zwischen der Modellannahme und der Realität ein bewusster Unterschied besteht. Unter Modellannahme wird bei einem Einzelpatienten eine Therapie begonnen, wie beispielsweise eine Traumatherapie bei unserer obengenannten Sturzpatientin. Die psychophysiologische Deutung der posttraumatischen Belastungsstörung als Stressphänomen, die Trauma-erinnerung und das Wissen um Dissoziation als teilweise oder völlige Desintegration und Fragmentierung des Bewusstseins bzw. verschiedener psychischer Funktionen finden im SIBAM Modell [16] ihren Niederschlag. Dabei werden Elemente von belastenden Erfahrungen dissoziiert, während nur wenige Bereiche assoziiert bleiben (Sensation, Image, Affekt, Behaviour, Meaning). In mehreren Phasen wird schließlich die psychologische Therapie des Traumas weitergeführt.

Weitere Modelle (also der Nachahmung dienende Vorbilder) finden wir in der Geriatrie im vielbeschriebenem bio-psycho-sozialen Modell oder im theoretischen Modell der selektiven Optimierung mit Kompensation, das von Margret und Paul Baltes vor 20 Jahren erstmals beschrieben wurde, um erfolgreiches Altern einer empirischen Forschung zugängig zu machen.

Systemisches Handeln: diese letzte Dimension systemischen Denkens ist für den geriatrisch tätigen Arzt von größter Wichtigkeit, beschreibt sie die Möglichkeit der

Steuerung von Systemen, das Finden des „leverage point"(des Hebelpunktes) und schließlich auch die richtige Intensität und richtiges Timing.

Ein schönes Beispiel unsystemischen Handelns gibt Paul Watzlawick mit der Darstellung des streitenden Ehepaares:

ER: „Ich gehe ins Gasthaus, weil du immer nur nörgelst."

SIE: „Ich nörgle ja nur, weil du immer nur ins Gasthaus gehst!"

Beide versuchen also, das (beim Anderen gesehene!) Problem zu lösen, dabei wird aber der eskalierende Rückkoppelungskreis nicht wahrgenommen und somit behindern beide Pseudolösungen eine echte „radikale" Problemlösung.

Für die Prozessqualität der geriatrischen Arbeit wurden in einer Arbeitsgruppe als wesentliche Leistungen folgende Punkte festgelegt (17):

○ Anamnese
○ Strukturierte geriatrische Anamnese
○ Geriatrische Sozialanamnese
○ Klinischer Status und Basisdiagnostik
○ Geriatrisches Assessment
○ Weiterführende Diagnostik

Erst dieses strukturierte Vorgehen, die gemeinsame Aufarbeitung und in weiterer Folge auch Darstellung der Ergebnisse macht systemisches Handeln in der Geriatrie erst möglich. Dann wird die Suche nach dem Hebelpunkt möglicherweise auch gelingen und somit ein positives Ergebnis für den Patienten erzielt werden. Natürlich erfordert auch das Timing und die Intensität der Intervention sehr viel Einfühlungsvermögen. Denken Sie an den Autofahrer, der mit Vollgas von einer roten Ampel zur nächsten fährt und doch nicht schneller ist als derjenige, der wohldosiert Gas gibt und die grüne Welle erwischt, also mit viel weniger Energieaufwand sein Ziel ebenso erreicht. Diese Aufgabe ist im Zeitalter der Postmoderne natürlich schwieriger geworden. Kürzeren Aufenthaltszeiten und dem Streben nach vielen LKF Punkten steht der ältere polymorbide Patient gegenüber.

Alles Machbare wird gemacht alles Denkbare gedacht, wir steigern die Frequenz, erhöhen Fleiß und Geschwindigkeit. Heute bestimmt der Takt, wer ihn angibt, ist mächtig. Frequenzsteigerung und work flow! Werden wir damit auch dem alten Menschen gegenüber noch gerecht bleiben?

Die Geriatrie kann hier auch nur Modellfunktion haben, wobei in Österreich eine sehr positive Entwicklung zu verzeichnen ist.

Wie kann man systemisch denken lernen?

„Awareness of Systems": Vorerst gilt es, ein Bewusstsein für Systeme und ihre Eigenschaften zu entwickeln. Schon das Wissen, dass mit einem „frail elderly" ein Patient mit einer sehr komplexen Situation auf uns zugeht, sollte ein kurzes Innehalten nach sich ziehen. Der obenbeschriebene komplexe Ansatz ergibt sich dabei oft wie von selbst. Die offene Diskussion mit und über den Patienten öffnet uns dabei so manch verschlossene Türe.

Ein System braucht Identität (Grenzen, input – output), es braucht Struktur (Einzelelemente, Beziehung zwischen den Elementen) und Funktion bzw. Sinn (wozu gibt es das System überhaupt?). Viele dieser Faktoren lassen sich auf den multimorbiden Patienten übertragen. So sind die einzelnen Elemente (= Diagnosen, Erkrankungen) sehr gut deskriptiv beschreibbar, auch ist ihre Interdependenz oft gut nachvollziehbar. Als Beispiel sei hier ein osteoporotischer Patient mit Parkinsonsyndrom erwähnt, der aufgrund seiner Instabilität zu Fall kommt, sich den Schenkelhals bricht, dadurch immobil wird und durch lange Bettlägerigkeit eine zusätzliche kognitive Verschlechterung erfährt, die letztlich auch zur Inkontinenz führt.

Somit sind uns auch hier die vier geriatrischen I's wiederbegegnet. Der Ausweg aus diesem negativ eskalierenden Regelkreis kann nur ein systemischer im Sinne eines multimodalen Ansatzes sein. Dieser muss entsprechend gesteuert und dosiert werden. Eine vornehmliche Aufgabe des Geriaters!

Systeme darstellen und diskutieren: Der nächste Schritt des qualitativen Systemmanagements wird in der Geriatrie klar durch das geriatrische Assessment beschritten und auch gelebt. In der Alltagspraxis ohne den Hintergrund der Institution ist aufgrund intensiver Bemühungen engagierter niedergelassener Ärzte auch ein guter geriatrischer Ansatz möglich und in Zukunft weiter ausbaubar [18].

Systeme modellieren und steuern: quantitatives Systemmanagement und System Dynamics können in mathematischen Modellen gut beschrieben werden. Das Zusammenwirken der Einzelfaktoren sollte aber auch mit den Messinstrumenten des geriatrischen Assessment zukünftig mess- und somit vergleichbar gemacht werden [17].

Eigenschaften von Systemen: Die Eigendynamik, also das „Eigenleben", der Zweck, also der Sinn des Systems, und seine Gesetzmäßigkeiten werden bei den verschiedenen Alterssyndromen oft schon gut erkannt. Schwieriger zu erkennen sind unsere Möglichkeiten der Intervention, vor allem was unseren Handlungsspielraum betrifft.

Unsere Entscheidung für oder gegen eine Therapieoption wird von diesen Parametern mitbestimmt und erfordert ein Hineinhorchen in den Patienten, das Eingehen auf seine individuellen Signale, mit denen er uns eigentlich immer zum Ziel hinweist. Gerade in palliativen Situationen ist ein solches Vorgehen für den Patienten und sein Umfeld von großer Bedeutung, geht es hier doch um ein tägliches Abwägen, eine laufende Neuorientierung mit und an uns anvertrauten Menschen, die ihre letzten Wege gehen und unserer ehrlichen Hilfe und Zuwendung bedürfen.

Die Aufnahmekriterien in die Akutgeriatrie / Remobilisation lauten nach ÖKAP 2003 [1] wie folgt:

○ Somatische oder psychische Multimorbidität, die eine stationäre Akutbehandlung erforderlich machen

○ Einschränkung oder Bedrohung der Selbstständigkeit durch den Verlust funktioneller und gegebenenfalls kognitiver Fähigkeiten oder durch psychosoziale Probleme im Rahmen einer Erkrankung

○ Bedarf an funktionsfördernden, funktionserhaltenden oder reintegrierenden Maßnahmen

Anbei nun noch eine Liste von potentiellen Krankheitsbildern, welche eine solche Situation vor allem beim älteren Menschen hervorrufen können:

○ Schlaganfall und -folgen
○ Parkinsonsyndrom und Begleiterkrankungen
○ Sonstige Bewegungsstörungen
○ Akute und chron. Knochen- und Gelenkserkrankungen
○ PAVK und Folgeerkrankungen, Amputationen
○ Längere Bettlägrigkeit
○ Operativ / konservativ versorgte Traumen
○ Neurochirurgische und andere schwere Operationen sowie Gelenksersatzoperationen
○ Multimorbidität
○ Akute und chronische Verwirrtheitszustände
○ Akuterkrankungen bei vorbestehender Demenz
○ Geriatrische Syndrome und Fähigkeitsstörungen

Wir wollen uns nun ein wenig näher mit den eigentlichen geriatrischen Syndromen beschäftigen. Der nun folgende Dekurs ist eine kurze inhaltliche Zusammenfassung und ein grober Überblick über einige häufige und wichtige Syndrome, die in der Praxis sehr häufig auftreten. Er erhebt keinerlei Anspruch auf Vollständigkeit und ist in Anbetracht der fachübergreifenden Weite nur ein kleiner Einblick in die Welt der Arbeit mit älteren Menschen.

Die Einteilung der geriatrischen Syndrome ist noch sehr uneinheitlich. Einen Überblick gibt beispielsweise der Fachausschuss "Qualitätssicherung in der Geriatrie" [19]: Typische geriatrische Syndrome und Fähigkeitsstörungen sind demnach:

○ Immobilitätssyndrom
○ Sturzkrankheit
○ Kommunikationsstörungen
○ Failure to thrive Syndrom
○ Posturale Hypotension
○ Inkontinenz
○ Fähigkeitsstörungen unklarer Genese mit/ohne soziale Beeinträchtigung

Bei Durchsicht der wichtigsten Syndrome neige ich eher zu folgender Einteilung, die den pathogenetischen und fachspezifischen Ansätzen vielleicht eher entspricht:

Internistische Syndrome
○ Exsiccose und Elektrolytstörungen
○ Diabetisches Spätsyndrom
○ Herzinsuffizienz
○ PAVK
○ akute und chronische Knochen- und Gelenkserkrankungen

Neurologische Syndrome
○ Zerebrovaskuläre Erkrankungen
○ Extrapyramidalmotorische Störungen
○ Kommunikationsstörungen
○ Demenz

Psychiatrische Syndrome
○ Antriebsstörungen
○ Psychosen
○ Akute Verwirrtheitszustände

Überlappungssyndrome
○ Instabilität und Sturzkrankheit
○ Immobilisationssyndrom
○ Schwindel und Synkopen
○ Inkontinenz
○ Intellektueller Abbau
○ Iatrogene Störungen
○ Ernährungsstörungen
○ Dekubitus
○ Chronischer Schmerz
○ Schlafstörungen

Im Folgenden möchte ich einen kurzen Streifzug durch einige ausgewählte geriatrischer Syndrome machen:

Immobilität

Sie stellt eines der klassischen geriatrischen I's dar und ist ein sehr häufiges Syndrom im Alter. Viele Erkrankungen aus den verschiedensten Formenkreisen (neurologisch,

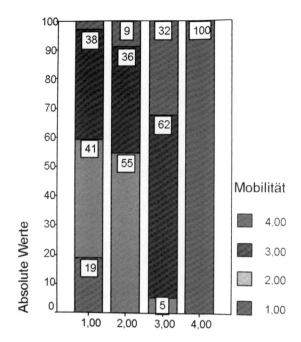

Abb. 4 Legende und Erklärung der Abbildung: 1 = immobil, 2 = Mobilität deutlich eingeschränkt, 3 = Mobilität leicht eingeschränkt, 4 = keine Einschränkung der Mobilität. Die verschiedenen Farben zeigen die Veränderung zum Ausgangsbefund. So bleiben beispielsweise alle Patienten, die anfangs Mobilität = 4 aufwiesen in dieser Gruppe, während 38 % der Patienten sich von 1 (immobil) auf 3 (leicht eingeschränkt) verbessern, 41 % von 1 auf 2, und 2 % den Sprung von der Immobilität zur völligen Mobilität schaffen. Die Ergebnisse sind alle signifikant. Durchschnittliche Aufenthaltsdauer: 21 Tage. (eigene Daten)

unfallchirurgisch-orthopädisch, internistisch, psychiatrisch) können gerade beim älteren Patienten zur Immobilität führen.

Chronische Schmerzen sind durch ihre Auswirkungen auf Lebensqualität und Sozialverhalten ebenso ein Risikofaktor für Immobilität. So gaben in einer europaweiten Umfrage 27 % der befragten Patienten an, dass sie kaum oder überhaupt keine Sozialkontakte zu Freunden oder Angehörigen aufgrund ihrer Schmerzen pflegen können, 30 % gaben an, durch den Schmerz nur eingeschränkt selbstständig zu sein, 50 % fühlten sich laufend müde, 43 % hilflos [20].

Datenrecherchen zum Thema sind schwierig, da sehr heterogen und sicherlich auch sehr stark von der untersuchten Population abhängig. In unseren eigenen Daten zeigt sich in den vier chronischen Stationen (institutionelle Betreuung chronisch Kranker, n = 123 zum Stichtag) folgendes Bild: 12 % der Patienten sind mobil bzw. benötigen Hilfsmittel, 38 % sind rollstuhlmobil, 50 % der Patienten sind völlig immobil, in den drei Stationen der Akutgeriatrie/Remobilisation (n = 75 zum Stichtag) sind es 46 %, 20 % und 34 %. Vor diesem Hintergrund wird auch eine der Kernaufgaben der Geriatrie sehr schön transparent, da trotz der hohen Zahl an immobilen

bzw. eingeschränkt mobilen Patienten doch über 70 % der aus der Akutgeriatrie ent-
lassenen Patienten zu Hause reintegriert werden.

Der Erhalt der Mobilität ist eben ein wesentlicher Faktor für die Verhinderung einer
Pflegeheimeinweisung [21].

Abb. 4 zeigt eigene Daten zur Mobilitätsverbesserung durch gezielten Einsatz des
geriatrischen Assessment und des geriatrischen Teams.

In der Praxis hat sich folgende Einteilung der Funktionsstörungen mit Immobilität bewährt:

○ „Failure to thrive"-Syndrom: Leitsymptom: Progredienter mangelhafter Antrieb. Antriebsstörungen können eine Vielzahl an Ursachen haben, zu denken ist aber immer
  an eine Depression. Hier hat sich die im geriatrischen Assessment vorgesehene
  „Geriatric Depression Scale, GDS" sehr bewährt.

○ Syndrom der „Excess-Disability": Leitsymptom: Verlust von Kompetenzen in den
  Aktivitäten des täglichen Lebens. Diese Situation haben wir oben schon im Rahmen
  der negativ eskalierenden Regelkreise kennengelernt. Gerade bei multimorbiden
  Patienten, die an einer Vielzahl an Erkrankungen leiden, zeigt sich des öfteren, dass
  die Summe der Gebrechen gelegentlich einen „überadditiven" negativen Einfluss auf
  die Befindlichkeit des Patienten ausübt. Gerade hier ist die Hierarchisierung der
  Erkrankungen von großer Bedeutung, um den „leverage point" zu finden.

○ Syndrom des habituellen Sturzes: Leitsymptom: Progredient häufiger werdende
  Stürze. Ein klassisches Symptom der Instabilität, der uns bei den Stürzen wieder-
  begegnen wird.

○ „Postfall"-Syndrom: Leitsymptom: Gehunsicherheit bis zur Mobilitätsverweigerung
  nach stattgehabtem Sturz [22, 23, 24]. Angst vor weiteren Stürzen besteht besonders in Situationen, wo ältere verletzte Menschen lange Zeit auf Hilfe warten
  mussten. Frauen fürchten sich mehr vor Stürzen als Männer, besonders dann, wenn
  sie eine Extremitätenbehinderung haben oder schon einmal gestürzt sind [25].

Stürze

Einiges wurde zu diesem Thema schon gesagt, wobei überhaupt im Bereich der geriatrischen Syndrome eine scharfe Grenze nicht zu ziehen ist. Es gibt hier kein entweder –
oder, sondern immer ein sowohl – als auch. Dies macht den Umgang mit dem geriatrischen multimorbiden Patienten oft auch so schwierig. Spezialwissen ist wichtig, aber
beim systemischen Ansatz selten zielweisend. Bilder werden unscharf, verwischen,
geben sich nicht entgültig preis.

F. Böhmer gibt dazu in Zusammenhang mit hüftgelenksnahen Frakturen einen
schönen Überblick [26].

Jährlich stürzen etwa 30 % aller über 65jährigen Menschen und etwa 18 % dieser
Stürze haben eine schwere Verletzung, 12 % eine Fraktur zur Folge [27]. Sie sind die

häufigste Verletzungsursache der Gesamtbevölkerung [28], erfolgen im Alter in 37 % durch Unfälle, in 12 % durch Schwäche, Balance- und Haltungsstörungen, 11 % durch drop attacks, in 6 % durch Schwindel, des weiteren durch orthostatische Dysregulation, ZNS Läsionen, Synkopen und sonstige Ursachen [29]. Berg beschreibt als Ursachen: Stolpern in 34 %, Ausrutschen in 25 %, Fehltritte in 12 % und weiters Balancestörungen, Beinschwäche und Umstoßen [30].

Besonders der Rückgang physiologischer Funktionen im Alter stellt einen prädisponierenden Faktor für Stürze dar. Dies sind nach K.H. Tragl [31]:

○ Rückgang der sensorischen Leistungen
○ Rückgang neurologischer Funktionen
○ Rückgang von Funktionen des Bewegungsapparates
○ Haltungsfehler, Balancestörungen, Gangunsicherheit

An weiteren Faktoren sind besonders für den stationären Bereich zu erwähnen:

○ Örtliche Desorientiertheit (Patient findet – besonders am Anfang des Aufenthaltes und vor allem in der Nacht – nicht auf die Toilette bei Drangsymptomatik (Kausalketten!)
○ Hypnotika (Cave Einsatz bei Adaptationssyndrom)
○ Reaktionsschwäche
○ Hypotonie
○ Schlecht passendes Schuhwerk u. Bekleidung (Kampf den Schlapfen!)
○ Zu hohe / zu niedere Betten
○ Seitengitter (Patient fällt noch tiefer!)

Zu interessanten Ergebnissen kommt eine finnische Studie, die 1991/92 in einer ländlichen, zu Hause lebenden Bevölkerungsgruppe (979 Personen, 377 Männer, 602 Frauen) für verschiedene Faktoren die Odds Ratio für einen Sturz untersucht hat [32]:

Männer, alle Verletzungen: Gangstörung OR 3,5, Digitalis OR 2,2

Männer, schwere Verletzungen: Fehlen des Quadrizepsreflexes OR 4,8, Gangstörung OR 2,8, Digitalis OR 2,9

Frauen, alle Verletzungen: Path deviation OR 2,3, Ca – Blocker OR 2,8, NSAR OR 2,1,

Frauen, schwere Verletzungen: Lang wirksame Benzos OR 4,0, Kalziumkanalblocker OR 2,4

Hier zeigt sich vor allem bei den Männern durchaus ein Präventionspotential durch entsprechende Trainingstherapie. Bei Durchführung eines Gleichgewichts- und Gehtrainings sowie Krafttraining ist mit einer relativen Risikoreduktion (RRR) von 14–27 % zu rechnen, beim Ausschalten häuslicher Stolperfallen (vor-Ort-Assessment) beträgt die RRR

19 %, die schrittweise Reduktion psychotroper Medikamente „bringt" etwa 39 % und ein multifaktorielles risk Assessment mit zielgerichteten Maßnahmen 25–39% [33, 34].

Dennoch wird der Einfluss der verschiedenen Faktoren nach wie vor kontroversiell diskutiert, umso wichtiger ist ein multidimensionaler und multiprofessioneller Ansatz, wie er mit dem geriatrischen Assessment gegeben ist. Daraus lassen sich sehr zielgerichtet entsprechende therapeutische Ansätze ableiten. Das Miteinbauen einer verpflichtenden genauen Sturzanamnese in die geriatrische Anamnese ist sicherlich der Beginn eines vernünftigen Zuganges zu diesem Thema.

Inkontinenz

Unwillkürlicher Harn- bzw. Stuhlabgang sind ein großes soziales und hygienisches Problem, es kann objektiviert werden und ist definiert als ein unwillkürlicher Verlust von Harn und/oder Stuhl zu ungelegener Zeit und an einem ungelegenen Ort.

Inkontinenz hat auf die Alltagsaktivitäten des älteren Menschen einen stärkeren Einfluss als Herzleiden, Rheuma oder hoher Blutdruck, sie ist die zweithäufigste Ursache für Pflegeheimeinweisungen und hat somit weitreichende medizinische, psychologische und psychosoziale Folgen.

Inkontinente ziehen sich zurück, reduzieren ihre Sozialkontakte, vereinsamen. Hoffnungslosigkeit und Isolation sind oft die Folge, eine Depression fast unausweichlich. Das Problem wird auch in der Ordination selten aktiv artikuliert, womit vor allem dem niedergelassenem Arzt die wichtige Aufgabe zufällt, das Thema anzusprechen. Insgesamt wird die Inkontinenz noch zu selten artikuliert [35].

Die Prävalenz der Harninkontinenz ist sehr hoch, sie liegt bei 60jährigen bei etwa 10 % und steigt bei 80jährigen auf etwa 40 % an. In Pflegeheimen liegt der Anteil an inkontinenten Patienten bei bis zu 70% [35].

Im Raum Wien zeigte eine Erhebung, dass 26,4 % der Frauen in den letzten 4 Wochen Episoden von Harninkontinenz angaben, wobei folgende Faktoren mit der Inkontinenz korrelierten: Alter, body mass index (BMI), Drang, Gefühl der inkompletten Blasenentleerung, urogynäkologische Operationen in der Anamnese und der Nüchternblutzucker. Bei Männern betrug die Prävalenz 5 %, es zeigte sich eine Korrelation mit: Alter, Drang, Nykturie, Gefühl der inkompletten Blasenentleerung, verminderter Uroflow und Prostataoperationen in der Anamnese [36].

Harninkontinenzformen:
○ Stressinkontinenz
○ Dranginkontinenz
○ Reflexinkontinenz
○ Überlaufinkontinenz
○ Extraurethrale Inkontinenz

Eine Stufendiagnostik der Harninkontinenz beim älteren Patienten ist ratsam [37]:

○ Zuerst einen Überblick verschaffen
○ Ausgiebige Anamneseerhebung (Fremdanamnese)
○ Gezielte klinische Untersuchung
○ Geriatrisches Assessment
○ Harnanalyse
○ Restharnmessung
○ Miktionsprotokoll

Nach Diagnostik und Abklärung der Inkontinenzform gestaltet sich auch hier die Therapie oftmalig interdisziplinär, gilt es doch die vielen Therapieoptionen aufeinander gut abzustimmen. Dabei stehen folgende Möglichkeiten zur Verfügung:

○ Pharmakotherapie
○ Beckenbodentraining
○ Elektrotherapie
○ Kontinenztraining
○ Ableitende Maßnahmen (Dauerkatheter – evtl intermittierender Einmalkatheterismus, Zystofix)
○ Aufsaugende Mittel (Vorlagen, Windelversorgung)

Das Therapiekonzept muss der geistigen und körperlichen Verfassung des Betroffenen angepasst werden. In einem Konsensusmeeting der WHO wurden folgende Ziele definiert [38]:

○ Soziale Kontinenz: Der Patient kann durch entsprechende Hilfsmittelversorgung wieder gesellschaftsfähig werden.
○ Abhängige Inkontinenz: Der Patient ist unter Mithilfe der Pflege trocken, was erreichbar ist, wenn der Betroffene Anordnungen befolgen und den Weg zur Toilette oder zum Leibstuhl bewältigen kann.
○ Unabhängige Kontinenz: Der Betroffene ist unter Einhaltung bestimmter Verhaltensmaßregeln trocken, beispielsweise durch das Einnehmen von Medikamenten.

In unserer geriatrischen Tagesklinik waren 1999 von den 374 Patienten 63 % depressiv, 57 % in ihrer Mobilität eingeschränkt und bei 50 % lag eine Harninkontinenz vor. Bei der Hälfte der inkontinenten Patienten konnte alleine durch eine Verbesserung der Mobilität und antidepressive Behandlung wieder Kontinenz erreicht werden.

Die Reduktion der Prävalenz von Harninkontinenz hat einen signifikanten positiven Einfluss auf die Lebensqualität der betroffenen Menschen und ist zudem sozioökonomisch durchaus sinnvoll (37).

Demenz und Alter

Die Prävalenz von Demenzerkrankungen nehmen ab dem 60. Lebensjahr exponentiell zu (Abb. 5). Sie betreffen etwa 40 % der alten Bevölkerung [39]. In der gerade zitierten Arbeit zeigte sich auch ein Hinweis auf eine inverse Relation der Alzheimererkrankung zum Bildungsstatus. Während es bei den 65-69jährigen nur etwa 5 Betroffene pro 1000 altersentsprechenden Personen sind, so steigt diese Zahl kontinuierlich bis auf 250 Erkrankte in der hochaltrigen Gruppe der 90–94-Jährigen an [40].

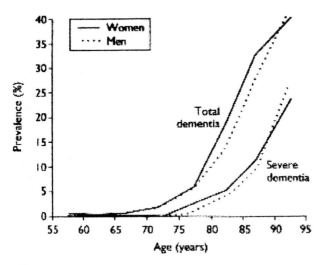

Abb. 5 Demenzhäufigkeit und Alter (Häufigkeiten nach[39])

○ Mb. Alzheimer (55 %)
○ vaskuläre Demenz (10–15 %)
○ Mischformen (15 %)
○ Demenz im Rahmen von degenerativen, motorischen, zerebellären bzw. spinalen Systemerkrankungen (je 5–10 %)

Die Differentialdiagnostik einer dementiellen Erkrankung beinhaltet sowohl eine Querschnitts- als auch eine Längsschnittbeobachtung, eine ausführliche Anamnese mit Einbeziehung der Angehörigen des Patienten, weiters ist eine genaue klinisch neurologische, psychiatrische und eine internistische Untersuchung notwendig. Damit können sekundäre Demenzen, wie sie beispielsweise im Rahmen von eines Vit. B12 Mangels oder einer Schilddrüsenerkrankung auftreten können ebenso differenziert werden wie eine allfällig vorliegende Pseudodemenz bei Depression.

Grundlage der Diagnostik stellt das DSM IV (Diagnostic and Statistical Manual psychischer Störungen) dar [41]. Darüber hinaus kommen bildgebende Verfahren (CT, MRT), EEG und PET zum Einsatz.

Im Rahmen des geriatrischen Assessment sollen im Sinne der Prozessqualität als Screeningtests der MMSE und der Uhrentest zum Einsatz kommen. [siehe auch unter 17].

Eine Demenz vom Alzheimer-Typ ist klinisch charakterisiert durch progressive Abnahme der kognitiven Leistung wobei Gedächtnis, psychomotorischer Antrieb, Lernen, und Konzeptualisierung schwer betroffen sind. Es zeigen sich auch neuropsychologische Störungen, wie das Nachlassen des Gedächtnisses, Wortfindungsstörungen, aphasische Sprachstörungen und eine Apraxie. An nichtkognitiven Veränderungen sind besonders ein Antriebsmangel, Schlafstörungen, psychomotorische Unruhe und eine Depressivität der Patienten zu erwähnen.

In die Therapie der Demenz ist das gesamte geriatrische Team involviert, sie gestaltet sich multidimensional, wobei neben den medikamentösen Optionen auch der psychologische, der ergotherapeutische, der physiotherapeutische, der logopädische, der pflegerische und vor allem der soziale Zugang zum Patienten essentiell ist.

Gute evidence der medikamentösen Behandlung der Demenz vom Alzheimer Typ gibt es derzeit für Donezepil, Rivastigmin und Galantamin [42, 43, 44], sowie in der Therapie der Lewy-Körperchen Demenz mit Rivastigmin [45]. Weiters sind 2002 zwei NMDA-Rezeptorantagonisten (Inhaltsstoff: Memantine) für die Therapie mittelschwerer und schwerer Alzheimer-Demenz von der Europäischen Zulassungsbehörde genehmigt worden [46, 47].

Das geriatrische Team

Üblicherweise umfasst dieses sieben Berufsgruppen: Arzt, Ergotherapie, Logopädie, Physiotherapie, Pflege, Psychologie, Sozialarbeit.

Die totale Kommunikation im Team am Wege des geriatrischen Assessment, die daraus resultierende Hierarchisierung von Diagnosen, das gemeinsame Erstellen eines koordinierten Therapiplanes sind seine wesentlichen Aufgaben und auch Stärken. Gelebte Interdisziplinarität und Spezialwissen im eigenen Bereich der diversen Berufsgruppen im Sinne der Disziplinarität machen die geriatrische Arbeit besonders interessant und komplex.

Schluss

Das weitere Eingehen auf die übrigen Syndrome würde den Rahmen dieses Beitrages eindeutig sprengen, sodass vorerst die schon von Isaacs beschriebenen vier großen I´s genügen mögen. Geriatrische Syndrome können für sich selbst ein eigenes Buch anfüllen. Ich denke, dass vor allem die prinzipielle Darstellung der geriatrischen komplexen Denkweise sehr wichtig ist, da dies als Überbau des Zugangs zum Themenkomplex zu sehen ist. Mit einem systemischen Ansatz lassen sich auch die übrigen, ebenso häufigen Problemkreise bei älteren Patienten sehr gut beschreiben und ins geriatrische Assessment einbauen. So wird eine sehr individuelle Therapie für unsere alten kranken Mitmenschen möglich.

Die Ärzte, welche nicht auf Empathie, Erfahrung und Natur fußen, wollen allerdings den wahren Meister nicht erkennen, sondern aus ihrer eigenen Vernunft die ärztliche Wissenschaft schöpfen und auf ihr aufbauen. Doch das heißt mit Recht: auf Sand bauen (Paracelsus)

Literaturverzeichnis

[1] Österreichischer Krankenanstaltenplan 2003 (ÖKAP/GGP 2003), Nachzulesen unter: http://www.bmgf.gv.at
[2] Rubenstein LZ et al. (1984) Effectiveness of a geriatric evaluation unit: a randomized clinical trial. N Engl J Med 311: 1664–70
[3] Seith Landefeld C et al: A randomized trial of care in a hospital medical unit exspecially designed to improve the functional outcomes of acutely ill older patients. N Engl J Med 332: 1338–44
[4] Reuben DB et al: A randomized trial of comprehensive geriatric assessment in the care of hospitalized patients. N Engl J Med 332: 1345–50
[5] Köbberling J (2002) Editorial zu Charta zur ärztlichen Berufsethik. Med Klin 97: 697
[6] Grundlagen der Geriatrie, Hrsg Böhmer F, Verlagshaus der Ärzte, S 12
[7] Cassel E (1977) The function of medicine. Hastings Cent Rep 7(6): 16–19
[8] Paracelsus, Buch Paramirum
[9] Küng H, Kuschel KJ (2002) Erklärung zu Weltethos, München 1993 und Küng H: Projekt Weltethos, Piper, München 1990 sowie Dokumentation zum Weltethos. Piper, München
[10] Dörner K (2003) Die Gesundheitsfalle. Econ, Kap. 6
[11] Vester F (1994) Neuland des Denkens. dtv, 7. Aufl., Kap. 6
[12] Burns R (1994) Beyond the black box of Comprehensive Geriatric Assessment. J Am Geriatr Soc 42: 1130
[13] Isaacs B (1975) The challenge of geriatric medicine inaugurial lecture. University of Birmingham, 1975
[14] Vester F: Die Kunst, vernetzt zu denken
[15] Ossimitz G: 200, Entwicklung systemischen Denkens
[16] Rothschild B (2002) Der Örper erinnert sich, Synthesis
[17] Arbeitsgruppe Qualitätsentwicklung in der Akutgeriatrie/Remobilisation, ÖBIG, 2003
[18] Mann E: Comprehensive geriatric assessment in general practice, results from a pilot study in Vorarlberg, Austria.
[19] Deetjen W et al (2003) Hess. Ärzteblatt, 4/2003, Fachausschuss „Qualitätssicherung in der Geriatrie"
[20] Hunt T: Emeritus Consultant Palliative Medicine, Cambridge University. EU Advisor of Palliative Medicine: Pain in Europe – a 2003 report
[21] Blocker WP (1992) Maintainin functional independency by mobilizing the aged. Geriatrics 47(1):42, 48-50, 53 passim
[22] Tinetti ME et al (1993) Fear of falling and low self-efficacy: a case of dependence in elderly persons. J Gerontol 48 Spec No:35–8
[23] Arfken CL et al (1994) The prevalence and correlates of fear of falling in elderly persons living in the community. Am J. Public Health 84: 565–70
[24] Lachmann ME et al (1998) Fear of falling activity and restriction: The survey of activities and fear of falling in the elderly (SAFE). J. Gerontol. B 53: 43–50
[25] Mizue Suzuki et al (2002) The relationship between fear of falling, ADL and quality of life among elderly individuals. Nursing and Health Sciences vol 4, issue 4, p 155
[26] Franz Böhmer (2001) Multimorbidität – ein Charakteristikum des geriatrischen Patienten. Holger Deimling, Wuppertal
[27] Tinetti ME et al (1988) Risk factors for falls among elderly persons living in the community. N Engl J Med 319: 1701–17

[28] Baranicik JI et al (1984) Northeastern Ohio trauma Study: II. Injury rates by age, sex and cause. Am J Public Health 73: 746–751

[29] Rubenstein LZ et al (1988) Falls and instability in the elderly. J Am Geriatr Soc 36: 266–278

[30] Berg WP et al (1997) Circumstances and consequences of falls in independant community-dwelling older adults. Age Ageing 26: 261–268

[31] Tragl KH (2001) Stürze im Alter. Wilhelm Maudrich, Wien-München-Bern

[32] Koski K, Age Ageing 1999

[33] nachzulesen unter: http://www.evimed.ch (Geriatrie)

[34] Tinetti M (2002) Preventing falls in elderly patients. N Engl J Med 348: 42–49

[35] Füsgen I (1999) der ältere Patient in der Hausarztpraxis. Urban und Vogel, München

[36] Schmidbauer J et al (2001) Risk factors for urinary incontinence in both sexes. Analysis of a health screening project. Eur Urol. 39(5): 565–70

[37] Konsensus Statement Harninkontinenz, Management im höheren Lebensalter, Geriatrie Praxis Österreich, Sonderausgabe Mai 2002

[38] Fonda et al: 2nd Consultation on Incontinence, Paris 2001, Commitee for Incontinence in the elderly

[39] Ott A et al: Prevalence of alzheimer´s disease and vascular dementia: association with education. The Rotterdam Study. BMJ 1995, 310; 970–73

[40] Ransmayr G in: Böhmer F, Rhomberg HP, Weber E (2002) Grundlagen der Geriatrie. Verlagshaus der Ärzte GmbH, Wien

[41] Saß H, Wittchen HU et al (1998) Diagnostische Kriterien DSM-IV. Hogrefe, Göttingen

[42] Rogers SL et al (1998) A 24 week, double blind, placebo controlled trial of donezepil in patients with Alzheimer disease. Donezepil Study Group. Neurology 53, 136–45

[43] Raskind MA et al (1999) Galantamine in Alzheimer's disease: A 6 month randomised controlled trial. BMJ 318, 633–38

[44] Bullok R (2004) Galantamine: use in AD and related disorders. Exp Rev Neurotherap 4(2), 153–63

[45] McKeith I et al (2000) Efficacy of rivastigmine in dementia with Lewy bodies: a randomised, double-blind, placebo-controlled study. Lancet 356: 2031–36

[46] Reisberg B et al (2003) Memantine in moderate-to-severe Alzheimer's disease. N Engl J Med 384 (14): 1333–41

[47] Tariot PN et al (2004) Memantine treatment in patients with moderate to severe Alzheimer disease already receiving donepezil: a randomized controlled trial. JAMA 291 (3): 317–24

Neurologische Probleme im Alter

Walter Amberger

Neurologen des 19. Jahrhunderts hatten wenig Interesse an Alterserkrankungen, da die Lebenserwartung sehr niedrig war. Ihr Interesse beschränkte sich nur auf 2 altersassoziierte Krankheiten: Morbus Parkinson und Schlaganfall. Noch im Jahr 1900 war die Lebenserwartung in den USA 49 Jahre; es gab nur 3 Millionen Menschen, die älter als 65 waren, und 72 000 Menschen waren älter als 85. 1996 stieg die Lebenserwartung auf 78 Jahre an und nun sind 33,3 Millionen Menschen älter als 65 und 2,2 Millionen über 85 [1].

Altern des menschlichen zentralen Nervensystems wurde oft mit dem irreversiblen Verlust von Funktionen und einer Verminderung der globalen Möglichkeiten assoziiert. Dieses allzu sehr vereinfachte Bild ist weit von der wahren Betrachtung der Plastizität des erwachsenen Gehirns entfernt, welches eine bemerkenswerte Möglichkeit der funktionellen Kompensation für Neuronenverlust oder Atrophie hat.

Wenn das Gehirn mindestens 15 Milliarden (die Angaben in der Fachliteratur schwanken zwischen 10 und 100 Milliarden) Gehirnzellen enthält, so können, durch die verschiedenen Verbindungsmöglichkeiten, zwei hoch 10 Milliarden Informationen gespeichert werden.

Pro Tag verliert der Mensch zwischen 1000 und 10 000 Gehirnzellen. Wenn wir annehmen, dass ein Mensch von ursprünglich 15 Milliarden Gehirnzellen täglich ab dem 20. Lebensjahr 10 000 Zellen verliert, müsste er rund 410 Jahre alt werden, um nur 10 % des Gehirns zu verlieren. Diese Rechnung macht deutlich, dass die Kapazität des Gehirns nicht schuld sein kann, wenn die Gedächtnisleistung im Alter abnimmt. Die Ursache für einen „Abbau" liegt meist im mangelnden Training. Wenn ein Mensch durch die Umwelt und das Arbeitsleben nicht mehr gefordert wird, wenn er nicht mehr lernen muss und die intellektuellen Anforderungen sinken, dann muss er selbst tätig werden und sein Gehirn trainieren. Nur durch geistige Aktivität wird sichergestellt, dass neue Gehirnmuster und Strukturen gebildet werden, so dass die Denk- und Gedächtnisleistung nicht nur behalten, sondern selbst im Alter noch gesteigert werden kann.

Die auffälligste Veränderung des Gehirns im Laufe des Lebens ist der Verlust von Volumen und Gewicht. Das Durchschnittsgewicht des Gehirns eines Neugeborenen beträgt 350 g. Es erhöht sich auf 1400 g im Alter von 20 Jahren und vermindert sich auf durchschnittlich 1100 g im Alter von 90. Diese Verminderung im Alter geschieht, ohne dass eine Erkrankung vorliegt. Der frontale Kortex ist davon am meisten betroffen.

Wie in jedem anderen Gewebe auch entwickeln sich im Gehirn eine Vielzahl mikroskopischer Veränderungen. Neben der schon oben erwähnten Verminderung der Neuronendichte, kommt es zum Auftreten von senilen Plaques, zur Arteriosklerose der Gehirngefäße, zu einer Funktionseinschränkung der Blut-Hirn-Schranke, sowie zu einer Veränderung des zerebralen Blutflusses und des Glucose-Metabolismus. Wichtige Veränderungen finden sich in der neuroendokrinen Funktion des Gehirns (Hypothalamus, Hypophyse, hormonelle Regelkreise) und im neurochemischen Stoffwechsel (Mitochondrien, Nervenwachstumsfaktor, Ca-Stoffwechsel, Neurotransmitter, u.a.)

Zitat: Alter vermindert die Möglichkeit des Gehirns sich an einen Wechsel anzupassen.
Aber ein erstaunliches Ausmaß neuronaler Adaption wurde nachgewiesen, zumindest experimentell, wenn die Veränderung Stück für Stück durchgeführt wurde.

Man sagt, einem alten Hund kann man keine neuen Tricks beibringen. Es gibt jedoch den Beweis, dass man zumindest einer alten Eule neue Tricks beibringen kann – wenn man sie in kleinen Schritten trainiert. Dieses Ergebnis impliziert, dass das Gehirn älterer Tiere, vermutlich auch unser menschliches eingeschlossen, fähig ist, eine größere Veränderung der adaptiven Plastizität zu erleben, als vorher erwartet [1].

Es gibt einige signifikant altersbezogene Erkrankungen mit Neuronenverlust, Verlust von Dentritenverzweigungen, Verlust von Enzymen und Rezeptoren, die in die Neurotransmission des Gehirns eingebunden sind. Dieser Verlust sollte jedoch nicht als generelles oder sogar notwendiges Phänomen verstanden werden. Auf der anderen Seite ist ein Funktionsverlust gewöhnlich mit bestimmten Gehirnarealen assoziiert. Es muss jedoch erwähnt werden, dass solche Veränderungen unter dem 75. Lebensjahr nicht notwendigerweise eine Einschränkung in den Aktivitäten des täglichen Lebens oder bei beruflichen Anforderungen mit sich bringen [2].

Studien über altersbezogene Erkrankungen wie Morbus Parkinson, Alzheimererkrankung oder Morbus Huntington haben uns geholfen zu verstehen, wie das alternde Hirn mit selektiven, aber schweren Dysfunktionen fertig wird. Zum Beispiel müssen bei der Parkinsonerkrankung mehr als 70 Prozent des endogenen Dopamingehaltes verloren gehen, ehe abnorme motorische Phänomene auftreten. Diese Möglichkeit des Gehirns, trotz eines ausgeprägten Neuronenverlusts zu funktionieren ist nur eine Demonstration von seiner beeindruckenden Plastizität [3,4].

Ältere Menschen neigen zu ganz bestimmten neurologischen Erkrankungen, die in Tabelle 1 gezeigt werden.

Tabelle 1 Neurologische Erkrankungen, die bei älteren Menschen häufiger vorkommen

❑ Vasculäre Demenz	❑ Geschmacks- und Geruchsverlust
❑ Schlaganfall	❑ Delirium
❑ Mild cognitive impairment	❑ Schwindel
❑ Alzheimer Erkrankung	❑ Gangstörungen und Stürze
❑ Parkinson Erkrankung	❑ Chronisches Subduralhämatom
❑ Amyotrophe Lateralsclerose	❑ Gehirnmetastasen
❑ Atembezogene Schlafstörungen	❑ Medikamenten-induzierte Störungen
❑ Zervicale Spondylose	

Altersbezogene Erkrankungen in der Neurologie

Bei jeder Beschreibung von altersbezogenen neurochemischen Veränderungen des Gehirns sollten die wichtigsten neurologischen Erkrankungen des hohen Lebensalters, nämlich die Parkinson-Erkrankung und die Alzheimer-Demenz erwähnt werden. Bei Menschen, die in einer „präklinischen" Phase einer solchen Erkrankung sterben und neurologisch unauffällig waren, können im Gehirn Veränderungen gefunden werden, wie man sie bei den beiden oben genannten Erkrankungen kennt. Durch das zunehmende Lebensalter der Menschen in den westlichen Industriestaaten steigt somit das Risiko, eine der beiden Erkrankungen zu erleiden.

Demenzen

In Deutschland leben zurzeit ca. eine Million Menschen, die an einer Demenz leiden. Rund 700 000 davon leiden an der Alzheimer-Demenz. Jährlich treten 200 000 Neuerkrankungen auf, davon entfallen ca. 125 000 auf die Alzheimer-Demenz.

Die Demenz ist zwar eine Erkrankung des höheren Lebensalters, sie spiegelt aber nicht den natürlichen Alterungsprozess wider.

Nach Vorausberechnungen, die die Bevölkerungsentwicklung berücksichtigen, wird sich die Zahl der Demenzpatienten bis zum Jahre 2050 auf über zwei Millionen erhöhen [5,6,7].

Neuen Daten zufolge beträgt die mittlere Überlebenswahrscheinlichkeit nach der Diagnosestellung nur 3,3 Jahre. Werden progressive Verläufe ausgeschlossen, so liegt sie bei 6,6 Jahren [7].

Viele der demenzbedingten Symptome werden im alltäglichen Umgang dem natürlichen Alterungsprozess zugeschrieben [10]. Die kognitive Leistungsfähigkeit nimmt jedoch im Alter nicht automatisch ab. Sie unterliegt allerdings einem Wandel; die so genannte fluide Intelligenz nimmt ab, während die kristalline Intelligenz zunimmt. Dieser Wandel führt normalerweise nicht zu größeren Einschränkungen im täglichen Leben.

Eine Demenz sollte in Erwägung gezogen werden, wenn der Rückgang der kognitiven Leistung die beruflichen, sozialen bzw. alltäglichen Fähigkeiten beeinträchtigt.

Reflexionsfähigkeit und Einsicht lassen bei fortschreitender Demenz nach: die Eigenanamnese des Patienten wird weniger verlässlich. Da auch ein Nachlassen der Gedächtnisleistung häufig ist, sollte auch eine Fremdanamnese vorgenommen werden. Neben einer Demenz können andere psychiatrische Symptome bzw. Erkrankungen vorliegen, die eine eindeutige Diagnosestellung erschweren.

Insgesamt ist es schwierig eine Demenz in der präklinischen Phase zu erfassen, lediglich ein Drittel aller Demenzpatienten weist drei Jahre vor der Diagnosestellung schon kognitive Defizite auf [11].

Die Begriffe „präsenile" bzw. „senile Demenz" sind missverständlich und sollten nicht mehr verwendet werden.

Tabelle 2a Definition der Demenz nach DSM IV [9].

Eine Demenz wird diagnostiziert,
wenn mehrere kognitive Defizite vorliegen, die sich zeigen in:

Gedächtnisbeeinträchtigung **plus**
mindestens **eine der folgenden Störungen**

> Aphasie: Störung der Sprache
>
> Apraxie: beeinträchtigte Fähigkeit, motorische Aktivitäten auszuführen
>
> Agnosie: Unfähigkeit, Gegenstände zu identifizieren bzw. wiederzuerkennen
>
> Störung der Exekutivfunktionen, d.h. Planen, Organisieren, Einhalten einer Reihenfolge

Diese kognitiven Defizite verursachen eine signifikante Beeinträchtigung der **sozialen** und **beruflichen** Funktionen und stellen eine deutliche Verschlechterung gegenüber einem früheren Leistungsniveau dar.

Die Defizite dürfen nicht als Teil einer rasch einsetzenden **Bewusstseinseintrübung** (= Delir) auftreten. Sie müssen einen Dämmerzustand darstellen.

Die Störung kann nicht einem anderen primären psychischen Leiden, wie endogene Depression oder Schizophrenie, zugeschrieben werden.

Parkinson-Syndrom

Das idiopathische Parkinson-Syndrom ist mit einer Prävalenz von 100–200 pro 100 000 Einwohner eine der häufigsten neurologischen Erkrankungen. Bei den über 65jährigen liegt die Prävalenz bei 1 800 pro 100 000.

Am häufigsten kommt das Parkinson-Syndrom nach dem 50. Lebensjahr vor und durchschnittlich 1 % dieser Altersgruppe leidet darunter. Das Risiko, im Laufe des Lebens am Parkinson-Syndrom zu erkranken, liegt bei Männern bei 2 % und bei Frauen bei 1,3 % [12].

Tabelle 2b Abgrenzung der unterschiedlichen Demenzformen

In Tabelle 2a genannte Symptome und zusätzlich...		
bei Alzheimer Demenz (ca. 70%):	**bei vaskulärer Demenz (ca. 20%):**	**andere Demenzformen (ca. 10%):**
Verlauf schleichend und durch fortgesetzten kognitiven Abbau gekennzeichnet Andere substanzinduzierte, systemische oder ZNS-Erkrankungen ausgeschlossen	Neurologische Fokalsymptome oder Laborbefunde weisen auf zerebrovaskuläre Erkrankung hin	Hinweise aus Anamnese, Untersuchung und Labor auf andere Ursachen: HIV Schädel-Hirn-Trauma Parkinson Chorea Huntington Creutzfeld-Jakob-Erkrankung andere

Die immer vielfältiger werdenden Möglichkeiten der Diagnostik und Therapie des Parkinson-Syndroms erfordern einen zuverlässigen, an den aktuellen wissenschaftlichen Erkenntnissen orientierten Standard für die Versorgung der Patienten. Zudem sind in den letzten Jahren Therapiestrategien entwickelt worden, die das Auftreten von Spätkomplikationen, die einen großen Teil der Krankheitskosten und der Morbidität verursachen, zumindest zeitlich aufschieben können. Insofern bedarf es auch aus präventiven Gesichtspunkten einer rationalen, evidenzbasierten Handlungsrichtlinie [13].

Das Parkinson-Syndrom ist eine langsam progrediente Erkrankung. Einige Subgruppen zeigen einen eher langsamen Verlauf im Vergleich mit anderen und Studien weisen darauf hin dass Patienten, die bereits vor dem 60. Lebensjahr erkranken, Patienten mit einer deutlichen Symptomasymmetrie am Krankheitsbeginn und der Tremordominanz-Typ einen langsameren Krankheitsverkauf haben [14,15]. Die Lebensqualität ist progressiv und ernsthaft beeinträchtigt [16]. Das Risiko eine Demenz zu entwickeln ist 6-fach höher als in einer Vergleichspopulation.

Vor der Levodopa-Ära lag die durchschnittliche Überlebensrate bei 2,9 Jahren, mit einer modernen Therapiestrategie kann eine deutliche Verlängerung erreicht werden, jedoch ist die Mortalität trotzdem erhöht im Vergleich zur Allgemeinbevölkerung [17].

Die Behandlung des Parkinson-Syndroms konzentriert sich auf zwei verschiedene Konzepte: einerseits auf ein Anhalten des progressiven Krankheitsverlaufs und andererseits auf die Entwicklung neuer und effektiver symptomatischer Therapiemöglichkeiten [18,19]. Zum heutigen Zeitpunkt gibt es noch keine gut bewährte Behandlung, die den natürlichen Verlauf dieser Erkrankung beeinflussen kann. Bestimmte Behandlungsalgorithmen, welche von Experten erarbeitet wurden, helfen dem Kliniker jedoch, eine bestmögliche medikamentöse Auswahl treffen zu können.

Im Zentrum der pharmakologischen Behandlung steht nach wie vor die Therapie mit L-Dopa.

Die Wirkung des L-Dopa auf Tremor, Rigor und Akinesie ist gut. Die relativ kurze Wirkungsdauer, on-off Phänomene und das Auftreten von Dyskinesien im späteren Krankheitsverlauf sind bei dieser Substanz jedoch ein Problem. Als Alternativsubstanzen wurden Dopaminagonisten entwickelt. Die Palette dieser Medikamentengruppe wird ständig erweitert. Kontrollierte prospektive Langzeitstudien belegen die Effizienz der neuen Substanzen sowohl als initiale Monotherapie als auch als Kombinationspräparate.

Epilepsien

Wegen der zunehmenden Lebenserwartung nehmen auch Inzidenz und Prävalenz der Epilepsie im Alter zu. Es handelt sich nahezu ausschließlich um symptomatische Epilepsien fokalen Ursprungs. Ursächlich liegen bei 50–70 % der Patienten ischämische Hirninsulte zugrunde. Bei jeweils 5–10 % finden sich intrazerebrale Blutungen, Gehirntumore oder neurodegenerative Erkrankungen. Weitere 5–10 % der Anfälle treten als symptomatische Gehirnaffektion bei internistischer Grunderkrankung auf. Die Besonderheiten der Therapiesituation ergeben sich aus den folgenden Faktoren: Multimorbidität, reduzierte Patientencompliance (z. B. Gedächtnisstörungen), erhöhte Vulnerabilität gegenüber Nebenwirkungen, erhöhte Vulnerabilität bei auftretenden Anfällen und hohe Rezidivquote der Anfälle (>70 %). Hieraus ergeben sich folgende Besonderheiten der Therapiesituation: Eine Therapie sollte schon nach dem ersten Anfall begonnen werden. Arzneimittelinteraktionen spielen bei älteren Menschen generell eine große Rolle. Die Initialdosis und auch die Erhaltungsdosis der antiepileptischen Therapie sind jenseits des 65. Lebensjahres niedriger zu halten. Ist eine gute Compliance gegeben, ist meist ein gutes Therapieergebnis (Anfallsfreiheit) zu erreichen.

Prävention

Obwohl viele altersbedingte Veränderungen im Gehirn nicht beeinflusst werden können, kann eine Funktionsbeeinträchtigung verzögert werden und neuropsychologische Funktionen können durch bestimmte Maßnahmen (mentale und körperliche Fitness, Korrektur von Risikofaktoren, Ernährung, etc.) positiv beeinflusst werden [21,22, 23, 24].

Literatur

[1] Katzman R, Terry R (1983) Normal aging of the nervous system, in Katzmann R, Terr R (eds): The Neurobiology of Aging. Davis, Philadelphia, p 15.

[2] Neurobiology: plasticity and the older owl. Nature. 2002 Sep 19; 419(6904): 258–9.

[3] Sounds, signals and space maps. Nature. 2002 Jan 3; 415(6867): 29–31.

[4] The neurobiology of memory changes in normal aging. Exp Gerontol. 2003 Jan-Feb; 38(1-2): 61–9. Review

[5] Bickel H, (2000) Dementia syndrome and Alzheimer disease: an assessment of morbidity and annual incidence in Germany. Gesundheitswesen 62(4): p 211–8.

[6] Bundesministerium für Familie, Senioren, Frauen und Jugend (2002) Vierter Altenbericht zur Lage der älteren Generation in der Bundesrepublik Deutschland: Risiken, Lebensqualität und Versorgung Hochaltriger – unter besonderer Berücksichtigung demenzieller Erkrankungen.

[7] Bickel H, (2001) Dementia in advanced age: estimating incidence and health care costs. Z Gerontol Geriatr 34(2): p 108–15.

[8] Wolfson C, Wolfson DB, Asgharian M, M'Lan CE, Ostbye T, Rockwood K, Hogan DB (2001) A reevaluation of the duration of survival after the onset of dementia. N Engl J Med 344(15): p 1111–6

[9] Diagnostisches und statistisches Manual psychischer Störungen, DSM IV, 4. Aufl. Hogrefe, 1996

[10] Bund Deutscher Allgemeinmediziner (1999) Manual Demenz, 2. Aufl. Hrsg. BDA, Emsdetten.

[11] Palmer K, Backman L, Winblad B, Fratiglioni L (2003) Detection of Alzheimer's disease and dementia in the preclinical phase: population based cohort study. Bmj 326(7383): p 245

[12] Elbaz A, Bower JH, Maraganore DM et al (2002) Risk tables for parkinsonism and Parkinson's disease. J Clin Epidemiol 55: 25–31.

[13] Leitlinien für Diagnostik und Therapie in der Neurologie (2003) 2. überarbeitete und erweiterte Auflage, ISBN 3131324120

[14] Wooten MP, Jankovic J (1992) Movement disorders. In: Evans RW, Baskin DS, Yatsu FM (eds). Prognosis of neurological disorders. Oxford Univ Pr, New York

[15] Elbaz A, Bower JH, Peterson BJ et al (2003a) Survival study of Parkinson's disease in Olmsted County, Minnesota. Arch Neurol 60: 91–6

[16] Karlsen KH, Tandberg E, Aarsland D, Larsen JP (2000) Health related quality of life in Parkinson's disease: a prospective longitudinal study. J Neurol Neurosurg Psychiatry 69: 584–9

[17] Clarke CE (1995) Does levodopa therapy delay death in Parkinson's disease? A review of the evidence. Mov Disord 10(3): 250–6

[18] Baas H, Fuchs G, Gemende I et al (2002) Which factors influence therapeutic decisions in Parkinson's disease? J Neurol 249(Suppl 3): 49–52

[19] Djaldetti R, Melamed E (2002) New drugs in the future treatment of Parkinson's disease. J Neurol 249(Suppl 2): 30–5

Demenz und Lebensqualität

MARINA KOJER, MARTINA SCHMIDL, URSULA GUTENTHALER

Eine wahre und ganz alltägliche Geschichte

Herr M. S., 93 Jahre alt, wurde am Nachmittag bewusstlos in ein Wiener Schwerpunktkrankenhaus eingeliefert. Er kam in ein Mehrbettzimmer. In der Nacht wachte der alte Mann auf. Es war finster. Er fand sich hinter (Steck)-Gittern, durch Schläuche (Infusionen, Katheter) stark in Wohlbefinden und Bewegungsfreiheit eingeschränkt und begann daraufhin zu „randalieren". Herr M. S. bewaffnete sich mit einem Hausschuh und einer Thermoskanne, weil das die einzigen „Waffen" waren, derer er beim Umhertasten habhaft werden konnte und versuchte mit den Beinen über das Steckgitter zu gelangen. Die herbeigeholte Schwester wollte ihn wieder in die Kissen drücken, daraufhin begann er zu schreien und attackierte sie mit Hausschuh und Thermoskanne. Die Schwester wusste keinen Rat und holte den Arzt. Das ganze Zimmer war mittlerweile wach und voller Unmut („Sei endlich ruhig!", „Was soll das, verdammt noch einmal..."). Bald darauf erschien ein junger Arzt mit einer Beruhigungsspritze. Als Herr M. S. Arzt und Spritze sah begann er zu toben. Der ratlose junge Mann rief daraufhin den Oberarzt auf den Plan. Verdrossen, wegen „so einer Geschichte" in seiner Nachtruhe gestört zu werden, nichtsdestoweniger aber ebenfalls ratlos, ließ er die Polizei rufen. Diese erschien alsbald, 2 Mann hoch mit Waffe in der Hand, stand ratlos vor dem alten Mann, der brüllte und mit dem Hausschuh drohte und erklärte sich für nicht zuständig. Darauf wurde der Amtsarzt gerufen und ersucht, den aggressiven 93jährigen an Ort und Stelle zu parerisieren und auf die Psychiatrie zu überweisen. Der Amtsarzt kam, hielt die Parerisierung eines verwirrten alten Herrn weder für sinnvoll noch für notwendig und ging wieder. In letzter Verzweiflung kam man daraufhin auf die Idee den Sohn des alten Herrn anzurufen. Er kam sofort. Als der Tobende ein vertrautes und freundliches Gesicht sah, ließ er Hausschuh und Thermoskanne fallen und beruhigte sich. Sein Bett wurde auf den Gang geschoben; der Sohn blieb bei ihm bis es hell wurde. Gleich am nächsten Morgen wurde Herr M. S. schleunigst in das Pflegeheim, aus dem er gekommen war, zurücktransferiert.

Was wäre geschehen, wenn er dringend weiterhin medizinische Hilfe gebraucht hätte?

Eine spätere Recherche ergab, dass es sich um einen besonders netten, freundlichen und liebenswürdigen, in seiner gewohnten Umgebung geistig völlig klaren alten Herrn handelte, stets korrekt gekleidet und noch weitgehend selbständig. Was wäre in den nächsten Wochen aus ihm geworden, wenn der Amtsarzt ihn, dem Druck folgend, auf die Psychiatrie geschickt hätte?

Die geschilderte Szene könnte aus einer Komödie stammen – wenn sie nicht so traurig wäre. Wie war es zu der Handlungsfolge gekommen? Herr M. S. wachte mitten in der Nacht auf, wusste nicht wo er war, fand sich in fremder Umgebung, eingesperrt (Steckgitter) und gefesselt (Infusionen, Katheter). Daraufhin erfasste ihn große Angst. Im hohen Alter löst Angst nicht selten einen akuten Verwirrtheitszustand aus. Der verängstigte und verwirrte Herr M. S. versuchte das Steckgitter zu überwinden um seinem „Gefängnis" zu entkommen. Es wurde Licht: Eine Schwester erschien, um seinen Befreiungsversuch leicht ungehalten zu unterbinden und ihn in die liegende Position zurückzudrücken. Was empfände ein nicht verwirrter Mensch, wenn ihn ein unfreundlicher Fremder daran hinderte, sich aus einer in seinen Augen bedrohlichen Lage zu befreien?

Gleich darauf kam ein Arzt und „bedrohte" ihn mit einer Spritze. Keiner der kompetenten Herrschaften die nacheinander auftraten kam auf die Idee, sich in die Situation des tobenden, weil zu Tode geängstigten Hochbetagten hineinzuversetzen. Keiner versuchte mit ihm in geeigneter Weise zu kommunizieren. Immer ungehaltener werdende Mitpatienten (wildfremde aufgebrachte Menschen, die ihn beschimpften) lieferten die passende Rahmenhandlung. Letztlich erschienen gar noch bewaffnete Polizisten am Tatort.

Wahrscheinlich hätte zu Beginn ein verständnisvolles und einfühlsames Verhalten der herbeigeeilten Schwester genügt, um die Eskalation zu verhindern. Die Schwester hätte z. B. ein Seitengitter entfernen, sich für ein paar Minuten zu ihm setzen und in geeigneter Weise auf seine Angst eingehen können. (Dieser kleine Zeitaufwand hätte im weiteren Verlauf viel Zeit eingespart). Stattdessen wurde amtsgehandelt. Jeder zog sich – weil verärgert, unzuständig, hilflos – so rasch wie möglich aus der Affäre. Für niemanden schien der hilflose und geängstigte alte Mensch als Person zu existieren. Er war ein „Störfall" – seine Befindlichkeit interessierte nicht. Einziger Wunsch aller Beteiligten: Die Störung sollte abgestellt werden- und zwar möglichst schnell.

Lebens-Wert?

Das Wort Lebensqualität wurde in den vergangenen 15–20 Jahren so oft ausgesprochen, so häufig überstrapaziert und als Klischee missbraucht, dass es heute bereits ein wenig abgegriffen und blutleer wirkt. Nicht selten fungiert es nur als unklare, nicht näher definierbare Worthülse für eine als positiv erlebte Befindlichkeit. Fast scheue ich davor zurück diesen Begriff im Zusammenhang mit Demenz zu verwenden, d.h. in Zusammenhang mit einem Daseinszustand, der für die meisten Menschen der Inbegriff dessen ist, was sie selbst niemals erleben möchten.

Je stärker Denkvermögen, Urteilsfähigkeit und Selbstkontrolle nachlassen und die Grundstruktur der Persönlichkeit auseinanderfällt, je unübersehbarer der Kranke seine „guten Manieren" einbüsst und in frühe Entwicklungsstufen regrediert, desto vehementer schützt sich die Umwelt durch Distanz und Abwehr. Die wesentlichsten Auslöser für das Abwehrverhalten sind Angst, Scham und Ekel. Kann der Hochbetagte sich verbal nicht mehr "ordentlich" ausdrücken, wird er inkontinent, benutzt er, kontrollunfähig geworden, Schimpfworte, isst er mit den Fingern und beschmutzt dabei sich und seine Umgebung oder spielt er gar mit seinen Exkrementen, hört er für die Umwelt auf ein „richtiger" Mensch zu sein. Die Distanz zwischen ihm und den „Normalen" wird immer größer, die Mauern der Abwehr wachsen bis zur Unüberbrückbarkeit an. Man will damit nicht konfrontiert werden, „kann es nicht mitansehen". Am liebsten hätte man diese „hässlichen", furchteinflössenden Zerrbilder menschlichen Seins in sicherer Entfernung, außerhalb der eigenen Lebenswelt, auf einer Art „Leprainsel für Demente" deponiert. (Dort sollen sie das bekommen, was sie noch brauchen – natürlich).

Alles in uns sträubt sich dagegen Beginn und Fortschreiten einer Demenz als eine der konkreten (sogar relativ wahrscheinlichen) Möglichkeiten für die eigene Zukunft anzuerkennen. Ein Leben mit dieser Krankheit wird als „nicht menschenwürdig" eingestuft. Es sollte dem armseligen Etwas, das einmal ein Mensch war „am besten erspart bleiben". Der peinliche weitere Verbleib Dementer auf dieser unserer Welt rückt Gegenwart und Zukunft der Kranken immer unübersehbarer in die Nähe des lebensunwerten Lebens. – Hat so ein Leben Qualität, fassbare, am Ende gar auch messbare Lebensqualität? [1]

Das große Unbehagen

Die Orientierung verlieren bedeutet, die Umgebung als fremd und bedrohlich zu erleben, nicht zu wissen, warum man nicht zuhause sein kann, nicht zu wissen wo man ist und warum man dort bleiben muss, nicht alleine auf die Toilette zu finden, Angst zu haben. Es bedeutet für viele allein zu bleiben mit der Fülle eigener Gefühle und Schmerzen, an denen niemand Anteil nimmt. Je weiter die Demenz fortschreitet, desto hilfsbedürftiger und abhängiger wird der alte Mensch, desto vollständiger ist er der Macht seiner Betreuer ausgeliefert. Mit zunehmender Wehrlosigkeit, überwältigt vom Gefühl des Verlassenseins in einer fremden und angsteinflössenden Welt können ihm einzig Wertschätzung und Nähe, Mitgefühl und Zuwendung vertrauter Menschen Schutz und Sicherheit gewähren. Das geschieht leider noch immer verhältnismäßig selten.

Alltag im Pflegeheim:

Frau B. (unsicher): „Schwester, wo bin ich da? Bin ich im Spital?"

Schwester: „Nein, Sie sind im Pflegeheim XY".

Frau B. (ängstlich): „Ich bin doch nicht krank, warum muss ich denn hier sein?"

Schwester (fühlt sich unbehaglich, schreckt davor zurück sich auf solche bangen Fragen einzulassen): „Der Herr Doktor kommt gleich". Sie geht rasch aus dem Zimmer.

Schwester (mit professioneller Freundlichkeit): „Jetzt gehen wir ins Bett, wir ziehen ein Nachthemd an".

Frau M. (aufgeregt): „Ich will aber nicht ins Bett! Ich will heim in die Penzingerstraße!"

Schwester (autoritär und streng): „Nein, das geht nicht. Sie bleiben hier". Sie zieht Frau M. energisch das Nachthemd an und geht hinaus. Dabei fühlt sie sich im Recht: Sie gehört zu den Machern, zu denen, die wissen was richtig ist und wo es langgeht. Ganz wohl ist ihr dabei nicht.

Frau K. : „Ich muss heim zu meinen Kindern, meine Kinder sind allein und wissen nicht wo ich bin!"

Schwester (belehrend): „Jetzt passen Sie einmal auf, Sie sind im Pflegeheim, weil sie nicht allein bleiben können. Ihre Kinder sind längst erwachsen. Gestern Nachmittag war Ihr Sohn da, er kommt morgen wieder."

Frau K (unruhig und ängstlich): „Ich muss zu den Kindern, zu den Kindern..."

Schwester (drückt Frau K in einen Sessel): „Jetzt geben Sie Ruhe und bleiben da sitzen!"

Muss ein demenzkranker Hochbetagter in ein Pflegeheim übersiedeln wird er jäh aus seiner gewohnten Umgebung gerissen. Bei der Aufnahme erwartet ihn ein Schwall neuer Informationen *(„Ich bin die Stationsleitung, das ist die Schwester A. Hier ist ihr Zimmer, das ist ihr Bett. Wenn Sie etwas brauchen drücken Sie hier auf die Glocke, dann kommt die Schwester. Ihre Sachen geben wir in diesen Kasten, die Kleinigkeiten in das Nachtkästchen. Bei der Tür heraus nach links geht es zur Toilette...")*. Wie jeder, der einmal seinen Urlaub im Club Mediterranee verbracht hat weiß, überfordert das Übermaß an Informationen, das dort in der Regel auf Neuankömmlinge niederprasselt, häufig auch jüngere, cerebral durchaus kompetente Zeitgenossen. Den Dementen zwingt die Reizüberflutung entweder zu Verstummen und Rückzug oder er reagiert, von Angst überwältigt, mit Abwehr. *(Eintragung in der Dokumentationsmappe: „Patient nicht kooperativ.")*.

Der Kranke fühlt sich in dieser Situation verloren. Die fremde Umgebung wirkt auf ihn wie ein Labyrinth. Es gibt einen Gang mit vielen Türen. Alles schaut ähnlich aus. Die Betreuer *(„Wer sind diese Leute? Was wollen sie von mir?")* bewegen sich unheimlich schnell, wie im Zeitraffer. Zu viele Reize, zu schnelle Abfolgen überfordern den dementen Menschen. Er fühlt sich klein, hilflos, eingeschüchtert, machtlos, steht immer stärker unter Stress und kann auch seine noch vorhandenen Fähigkeiten nicht mehr aktivieren. Angst und überwältigende Überlastung machen jeden Menschen auf die Dauer handlungsunfähig, blockieren ihn, machen ihn „dumm".

Situationen wie die eben beschriebene stürzen demenzkranke Menschen in eine Lebenskrise, auf die sie, um Stress, Angst und Überforderung abzuwehren, oft mit „Verhaltensstörungen" (Unruhe, Schreien, Aggression...) antworten. Leider reagiert die Umwelt nur selten mit Zuwendung und „Entschleunigung" auf die auslösenden Faktoren. Zumeist will sie nur das störende Verhalten bekämpfen. Auf diese Weise entgleitet die Situation sehr rasch und mündet in einen Circulus vitiosus: Der verängstigte Kranke reagiert immer heftiger, die Betreuer werden immer ungeduldiger, herrischer, aggressiver. Niemand fragt mehr, was der schreiende Mensch will, er ist nur mehr Stein des Anstoßes. Die verzweifelten und hilflosen Helfer entmündigen, befehlen, kommandieren. Entnervt versucht dort, wo dies möglich ist, eine Berufsgruppe (die Pflegenden) der anderen (den Ärzten) den schwarzen Peter zuzuschieben. Als Ultima Ratio bleibt oft nur die chemische Keule. – Endlich tritt Ruhe ein.

Auch wenn der demenzkranke alte Mensch nicht an eine Institution abgegeben werden muss sondern zuhause betreut werden kann, bleibt sowohl sein Anspruch als auch der seiner Betreuer oft auf der Strecke:

Bei Frau A. R. machte sich seit dem Tod ihres Mannes vor einigen Jahren allmählich eine Demenz bemerkbar. Bis vor einem halben Jahr konnte sie noch alleine in ihrer Wohnung leben. Als sie nicht mehr zurechtkam, nahmen ihr Sohn und seine Frau sie in ihrem Haus auf und kümmern sich seither so gut es geht um sie. Es ist nicht selbstverständlich, dass eine Schwiegertochter bereit ist neben Haus, Garten und ihren beiden kleinen Kindern, auch noch die demente Schwiegermutter zu versorgen. Eine wunderbare Lösung. Frau A. R. hat wirklich Glück – oder?

Frau R. und ihr Sohn standen einander immer sehr nahe. Herr R. wünscht sich verständlicherweise, dass seine Mutter so bleibt wie sie immer war. Alles in ihm sträubt sich dagegen zur Kenntnis zu nehmen, dass sie sich seit dem Tod des Vaters nicht „nur gehen lässt". Wenn Frau R. eine einfache Frage nicht beantworten kann, sich nicht an kurz Zurückliegendes erinnert, nicht weiß, was sie zum Mittagessen gegessen hat, reagiert er daher schroff und ungehalten: „Reiß' Dich doch endlich zusammen!", „Bemüh' Dich wenigstens ein bisschen!", „Mach Dir das Leben nicht gar so einfach...". Frau R. zittert. Ihr Blick zeigt Angst, Schmerz und Unsicherheit. Dann schaut sie zu Boden, verstummt.

Die Schwiegertochter hat schon mit Haushalt, Garten und den lebhaften Kindern genug zu tun, sie fühlt sich überfordert. Sie mag ihre Schwiegermutter und hat die ehrliche Absicht gut zu ihr zu sein. Sie hat auch genügend Abstand um zu erkennen, dass sich die geistige Leistungsfähigkeit der alten Frau irreversibel verschlechtert. Dennoch zehren die aufeinanderfolgenden Fehlleistungen an ihren Nerven. „Sie ist ärger als ein Kind", denkt sie verzweifelt und versucht die andere zumindest zu etwas Disziplin zu erziehen. Das fängt bei der Körperpflege an: „Nein, Du hast Dir noch nicht die Zähne geputzt, jetzt geh sie Dir endlich putzen! Oder kannst Du das auch nicht mehr!" Wenn

Frau R. ihr etwas erzählen möchte: „Das hast Du mir heute schon 5x erzählt!". Wenn Frau R. versucht sich nützlich zu machen, z.B. Geschirr abzutrocknen, nimmt sie ihr ungeduldig den Teller aus der Hand: „Lass das, das kannst Du nicht mehr!". Kommt jemand zu Besuch und will eine Frage an die alte Frau richten unterbricht die Schwiegertochter achselzuckend : „Das brauchst Du sie gar nicht zu fragen, sie weiß es nicht mehr!" Würde sie ihrer Schwiegermutter jetzt in die Augen schauen könnte sie erkennen, wie sehr sich die alte Frau schämt, wie viel Angst sie hat (wieder) etwas falsch zu machen, wie sehr sie sich nach Nähe, Wärme und Anerkennung sehnt, wie stark sie leidet. Aber sie ist zu sehr mit anderem beschäftigt. Die frustrane „Erziehungsarbeit an dem alten Kind" läuft nebenher mit. Frau R. zittert, schaut zu Boden, verstummt.

Die verbalen Leistungen von Frau R. verschlechterten sich in den letzten Monaten stark. Seit kurzem spricht sie gar nicht mehr.

Autonomieverlust und Fürsorglichkeit

Mit zunehmender Demenz nimmt die Hilfsbedürftigkeit stetig zu, die Abhängigkeit von anderen steigt. Je weniger Autonomie der Kranke selbst wahrnehmen kann, desto ausschließlicher bedarf er der Fürsorglichkeit seiner Umgebung. Damit wächst die Gefahr unreflektierter Übergriffe, die Gefühl und Würde des Hilflosen verletzen können. Unglücklicherweise nimmt parallel zu der potentiellen Zahl der Verletzungen auch die Verletzlichkeit des alten Menschen zu. Er leidet und kann sich meist kaum mehr zur Wehr setzen. Je „sprachloser" er selbst ist und je weniger lautstark sich seine Angehörigen für ihn einsetzen, desto größer ist die Wahrscheinlichkeit, dass er fast unmerklich vom Subjekt zum Objekt herabgewürdigt wird. Dies geschieht um so leichter, je mehr der alte Mensch an „Zurechnungsfähigkeit" einbüsst. Nicht als Person anerkannt zu werden ist gleichbedeutend mit dem Absprechen der Menschenwürde. Die immanente Würde bildet einen der Grundpfeiler unserer westlichen Ethik [2]. Sie einem Menschen abzusprechen bedeutet, dass wir ihn nicht mehr wirklich für ein Geschöpf unserer eigenen Art halten. In einer Gesellschaft in der das hohe Alter keinen Wert darstellt sondern vielmehr als nutzlose, zu viele Ressourcen verschlingende Last gesehen wird, bleibt für Demenzkranke nicht viel Raum. Das Fehlverhalten der Umwelt bringt für die Wehrlosen oft die Hölle auf Erden mit sich. „Als erwachsener Mensch schicksalhaft auf Gnade oder Ungnade von anderen Erwachsenen abhängig zu sein, kann in unserer Welt schlimmer sein als der Tod" [3].

Fallstricke der Fürsorglichkeit
1. Infantilisierung – das alte Kind:
○ Der Demenzkranke ist ungezogen und unvernünftig
○ Ich belehre ihn und weise ihn zurecht
○ Er muss „erzogen" werden, damit er sich wieder einigermaßen „normal" aufführt

○ Es ist ein Fehler ihn zu „verwöhnen", d. h. auf seine Wünsche einzugehen, statt ihm „anzugewöhnen" sich normalen Normen entsprechend zu verhalten.

Auch wenn sein Verhalten bei fortgeschrittener Demenz dem eines Kleinkindes ähnelt: Der alte Mensch ist kein Kind und fühlt sich nicht als Kind. Es liegt an uns Antworten auf seine Reaktionen zu finden, die seine Würde nicht kränken und seine Existenz als Erwachsener nicht in Frage stellen.

2. Stufenschema der Depersonalisation

○ Ich stelle fest, dass der Demenzkranke nicht mehr weiß, was er tut.
○ Ich handle für ihn (statt gemeinsam mit ihm). Dieser Vorgangsweise liegt nicht nur Respektlosigkeit zugrunde sondern auch die Überzeugung, dass Demenzkranke keine Entscheidungsfreiheit haben. Das Verhalten der Betreuer zeichnet sich häufig durch fast unfassbare Distanzlosigkeit aus, z. B. wird bei der Aufnahme im Pflegeheim oft ohne zu fragen das mitgebrachte Gepäck ausgeräumt. Die Handtasche wird ihrer Besitzerin freundlich lächelnd aus der Hand genommen und ebenfalls ausgeräumt. Pretiosen werden abgenommen (*„Wir geben das ins Depot."*). Für Demenzkranke ist oft nicht die kleinste Intimsphäre vorgesehen. Nichts mehr gehört Ihnen allein; alles wird kontrolliert, bis in die letzte Falte. [4]
○ Mit der Zeit setze ich mich immer selbstverständlicher über den Kranken hinweg. Er ist kein Handelnder mehr, nur mehr ein Behandelter.
○ Ich verfüge über ihn (z. B.: Ich schiebe seinen Rollstuhl ohne ihn zu fragen an einen anderen Ort)
○ Der Demenzkranke wird für mich zum Objekt. Es ist mir nicht mehr bewusst, dass er Gefühle, Schmerzen, Wünsche, Bedürfnisse, Vorlieben oder Abneigungen hat.

Einen Menschen zu verdinglichen ist nicht nur kränkend; es macht etwas mit (aus) ihm als Person. Beispiele dafür gibt es in der Geschichte der Menschheit genügend . (z.B. Berichte von Überlebenden des Holocaust [5,6] oder „Archipel Gulag" [7]). Die Auswirkungen der Depersonalisation auf Demenzkranke sind noch tiefgreifender, denn die Kranken können ihre Individualität, ihr Personsein überhaupt nur aufrechterhalten, wenn ihnen ihre Umwelt dabei hilft. Geschieht das nicht, sind sie dazu verurteilt sich selbst verloren zu geben [8].

Lebensqualität für Menschen mit fortgeschrittener Demenz?

Nicht schlussfolgernd denken zu können bedeutet noch lange nicht von Freude und Gemeinsamkeit ausgeschlossen bleiben zu müssen oder keine Wünsche und Bedürfnisse zu haben. Das Leben mit schweren, chronisch fortschreitenden Erkrankungen, die mit einschneidenden Behinderungen einhergehen und letztlich zum Tode führen, ist für die Betroffenen niemals leicht; und doch erleben wir, dass auch unter schwierigsten Bedingungen eine „dem eigenen Lebensentwurf entsprechende Daseinsausfüllung" [9] dem Leben bis zuletzt Sinn und Qualität geben kann [10].

Sind Demenzkranke zu einem Lebensentwurf fähig? Bei flüchtiger Betrachtung scheint bereits die Frage unsinnig. Ist sie es tatsächlich? Der einzige Unterschied zwischen den Lebensentwürfen dementer und nicht dementer Menschen besteht in der Dauer für die diese Entwürfe Gültigkeit haben: Der Lebensentwurf des Kranken bezieht sich jeweils nur auf eine, die aktuelle Lebenssituation, die augenblickliche Befindlichkeit („das brauche ich hier und jetzt um mich wohlzufühlen"). Viele solcher Momentaufnahmen aneinandergereiht lassen dann das Muster des gesamten Entwurfs erkennen, auch wenn dieser von seinem Urheber niemals benannt werden könnte. Seine wesentlichsten Komponenten unterscheiden sich nicht von den Grundbedürfnissen anderer Menschen:

○ Kommunikation: Ich möchte mit anderen Menschen in Beziehung treten und mich von ihnen verstanden fühlen
○ Respekt und Wertschätzung: Ich möchte von anderen ernst genommen, geachtet und anerkannt werden
○ Linderung von Schmerzen und quälenden Beschwerden – Palliative Care [11]. Ich möchte nicht leiden
○ Sicherheit und Geborgenheit: Ich möchte mich dort wo ich bin sicher fühlen und keine Angst haben müssen
○ Akzeptanz: Ich möchte von meinen Mitmenschen so angenommen werden wie ich bin
○ Berührungen: Ich wünsche mir Zuwendung und körperliche Nähe
○ Autonomie: Ich möchte dort wo ich es kann selbst entscheiden dürfen
○ Sinnstiftende Beschäftigung: Ich möchte etwas tun, das für mich persönlich sinnvoll ist und mir das Gefühl gibt gebraucht zu werden und nützlich zu sein...

Um zu erkennen, was der Kranke wünscht, muss es gelingen mit ihm eine tragfähige Beziehung einzugehen. Dies ist auch dann möglich, wenn er verbal nicht mehr kommunizieren kann. Für den, der bereit ist ihn auf der Gefühlsebene zu begleiten, spricht sein Verhalten eine deutliche Sprache [12].

Fachkompetenz und guter Wille alleine genügen nicht um Demenzkranke so zu betreuen, dass sie noch Freude und Sinnerfüllung erleben können. Die Betreuenden müssen erst lernen mit dem Kranken in seiner Sprache zu sprechen (vergl. „Kommunikation im Alter") [13,14,15,16] sie müssen lernen nicht nur die Krankheit zu sehen sondern den leidenden Menschen. Am schwersten ist es wohl zu lernen auf den eigenen Führungsanspruch zu verzichten und zuzulassen, dass uns der Kranke zu seinen eigenen Zielen führt [17,18].

Literatur

[1] Porzolt F, Kojer M, Schmidl M et al (2004) A new instrument to describe indicators of well-being in old-old patients with severe dementia – The Vienna List, Health Qual Life Outcomes 2, http://www.hqlo.com/content/2/1/10

[2] Wachtendorf T (2004) Die Würde des Menschen. Ontologischer Anspruch, praktische Verwendung und lebensweltliche Notwendigkeit. Tectum

[3] Müller, Hergl C (2003) Die Herausforderung sozialer Beziehungen, In: Schindler U (Hrsg.) Die Pflege dementiell Erkrankter neu erleben. Vincentz, Hannover, S 109

[4] Koch-Straube U (2003) Fremde Welt Pflegeheim. Eine ethnologische Studie. Hans Huber, 2. Aufl, S 212

[5] Klüger R (2003) Weiter leben. Deutscher Taschenbuchverlag, 11. Aufl.

[6] Kaiser R, Holzman M (Hrsg)(2002) Dies Kind soll leben. Die Aufzeichnungen der Helene Holzman 1941–1944. List Taschenbuch, 2. Aufl.

[7] Solschenizyn A (1974) Der Archipel Gulag. Scherzverlag

[8] Kitwood T (1999) Dementia Reconsidered. Open University Press Buckingham, Philadlephia

[9] Aulbert E (1997) Lebensqualität bei inkurablen Erkrankungen in der Palliativmedizin. In: Aulbert E, Zech D (Hrsg.) Lehrbuch der Palliativmedizin. Schattauer, Stuttgart, S 88

[10] Kojer M (2004) Sterben und Lebensqualität, in: Bernatzky G, Likar R (Hrsg) Schmerzbehandlung in der Palliativmedizin. SpringerWienNewYork

[11] Bernatzky G, Likar L (2002) Schmerztherapie bis ins hohe Alter. Salzburger Schmerzinstitut

[12] Sramek G (2003) Das Recht des Klienten in der Gerontopsychiatrie auf ein eigenes, individuelles Weltbild. Wie können wir Betreuer lernen, dieses mit ihm zu teilen? Psychiat Prax 30, Suppl 1: S 41–44

[13] Feil N, Validation in Anwendung und Beispielen – Der Umgang mit verwirrten, alten Menschen, 1. Aufl. ISBN Nr. 3-497-01516-4

[14] Feil N, Validation. Ein neuer Weg zum Verständnis alter Menschen. Reinhardt, München. ISBN Nr. 3-497-01513-x

[15] Kojer M, Gutenthaler U, Schmidl M (2003) Validation nach Naomi Feil. In: Gatterer G (Hrsg.) Multiprofessionelle Altenbetreuung. SpringerWienNewYork

[16] Niehoff D (2003) Basale Stimulation und Kommunikation. Bildungsverlag EINS

[17] Gutenthaler G (2003) Basale Stimulation in der Palliativen Geriatrie. In: Kojer M (Hrsg) Alt, krank und verwirrt. Einführung in die Praxis der Palliativen Geriatrie, 2. Aufl. Lambertus, Freiburg

[18] Falkner E (2003) Nachtdienst im Zeitalter der Validation. In: Kojer M (Hrsg) Alt, krank und verwirrt. Einführung in die Praxis der Palliativen Geriatrie, 2. Aufl. Lambertus, Freiburg

Psychotherapie im Alter

Gerhard S. Barolin

Einleitung*

Psychotherapie ist eine holistische Behandlung der somato-psycho-sozialen Einheit Mensch mit psychischen Mitteln. (Es muss das immer wieder betont werden, weil die veraltete dualistische Auffassung von Körper und Seele als zwei von einander unabhängigen Funktionsbereichen noch nachschwingt und von einer Behandlung der Seele [anstatt Behandlung mit seelischen Mitteln] gesprochen wird).

Eine Crux der Psychotherapie ist ihre **beschränkte Objektivierbarkeit.** Doch ist die **Subjektivierbarkeit,** also der persönliche Eindruck des Patienten, **für die „Lebensqualität"** (welche ja das Hauptthema dieses Buches ist) am wesentlichsten. Es gibt aber auch objektivierbare, handfeste, **körperliche Wirkungen** der Psychotherapie. Das wird bei den „menschlichen Beziehungen" noch näher besprochen.

Die Psychotherapie im Alter ist aus zwei Gründen eine **relativ neue Disziplin.**

1. Unsere menschliche Gesellschaft hat sich aus einer Drei-Generationen- zu einer **Vier-Generationen-Gesellschaft** entwickelt. Zwischen die Jungen, die Berufstätigen und die Alten schiebt sich eine große Gruppe der „aktiven Alten". Dies hat zu tun a) mit dem durch die fortschreitende Medizin wesentlich verlängerten Lebensalter und besseren Gesundheitszustand der alten Menschen, b) mit dem degressiv immer früher werdenden Pensionsantritt.

2. In den Ursprüngen der Psychotherapie hat *Freud* selbst die Psychotherapie alter Menschen abgelehnt („da sie nicht mehr lernfähig sind"). Generationen von Psychotherapeuten haben sich mehr oder weniger bewusst an diese „Regel" gehalten und die Ausbildung und der Einsatz der Psychotherapeuten lief lang in jene Richtung. Diese restriktive Tendenz der Psychotherapie schwingt teilweise heute noch nach, und mit ein Ziel des vorliegenden Artikels ist es auch, jener Tendenz entgegenzusteuern.

Inzwischen haben wir nämlich eine Menge dazu gelernt. U. a. ist die Psychotherapie über *Freud* hinausgewachsen. – Dies soll keinesfalls als eine Minderwertung des großen Psychotherapie-Pioniers missverstanden

---

* Wo nicht anders angeführt, sind größere Ausführlichkeit, Zitate und weiterführende Literatur in *Barolin* 2005 zu finden.

werden, aber *Freud* drängte vorwärts und lebte er jetzt, würde er sich keineswegs mit der Berufung auf „alte *Freud*-Dogmen" begnügen. Seine wortgetreuen Anhänger handeln eigentlich gegen seinen Geist. Ein gutes Wort hat diesbezüglich *Frankl* geprägt: „Auch ein Zwerg, der auf den Schultern eines Riesen steht, sieht weiter als dieser."

In meinem Arbeitskreis waren wir unter den ersten, die sich mit Psychotherapie alter Menschen befasst haben und eine mehrjährige Erfahrung bereits 1986 publizieren konnten. Inzwischen nimmt die Befassung mit Alterspsychotherapie zu.

Integrierte Psychotherapie

Wir sehen die Alterspsychotherapie als Paradigma der von uns sogenannten **„Integrierten Psychotherapie"** an. Das meint eine Psychotherapie, die aus einem isolierten Elfenbeinturm heraustritt und sich der gesamten Medizin zum Wohle der

---

Integrierte Psychotherapie (nach *Barolin*)

○ Will **direkt auf den Patienten zugehen** und nicht darauf warten bis dieser in einen isolierten Elfenbeinturm der Psychotherapie Einlass begehrt, somit sich dem gesamten Gesundheitssystem zur Verfügung stellen und möglichst alle erreichen, die ihrer bedürfen:
   ○ die **psychogen** Beeinträchtigten,
   ○ mit ihrer **psychosomatischen** Auswirkung,
   ○ die Patienten mit **primär körperlichen** Beeinträchtigungen unter Mit-Berücksichtigung ihrer psychischen Begleit- und Folgeerscheinungen
   ○ speziell in der **Rehabilitation,**
   ○ Menschen **höheren Lebensalters,**
   ○ bis hin zur **Sterbebegleitung.**

○ Sie betrifft die **gesamte „somato-psycho-soziale Einheit Mensch"** und verwendet dazu psychische Mittel, die sowohl **psychotrop als auch somatotrop** angreifen können, in **Koordination** mit allen Instanzen, die den Menschen betreffen:
   ○ medizinische (Medikation, Physiother. etc.),   ○ Pflege
   ○ medizinische Assistenzberufe,   ○ Sozialarbeit,   ○ Administration,
   ○ Pädagogik   ○ Geragogik   ○ Seelsorge etc.

○ Dazu ist wechselseitige Kenntnis der Nachbargebiete vonnöten: Psychotherapeutisches Grundverständnis mit der entsprechenden Einstellung und Aktion, auch bei den nicht gezielt Psychotherapie-Treibenden: basale **Psychotherapie**

○ Psychotherapeutische „Schulen" sollen als solide Lernbasis dienen. Anwendung soll jedoch schulübergreifend sein, **„Patienten-zentriert, statt Schul-zentriert"**

○ Dazu muss integr. Psychother. auch **„sozial-integriert"** und integrierbar sein mit Bekenntnis
   ○ zur **Ökonomie** (i. S. „Sozialethik"),
   ○ damit auch zur **Evaluation.**

○ **Wissenschaft und Praxis** müssen Hand in Hand gehen, eingebunden in ein übergeordnetes **human-ethisches Postulat,** mit einer besonders ausgeprägten **kommunikativen Komponente.**

Abb. 1 Die von uns sogenannte „Integrierte Psychotherapie" will sich allen anderen medizinischen Disziplinen und allen Gesundheitsberufen - mit dem Ziel einer Optimierung der Therapie für den Patienten – assoziieren. Einiges ist hier schlagwortartig angeführt, Weiteres siehe Text.

Patienten zur Verfügung stellt. Sie wartet nicht bis der Patient kommt, sondern sucht ihn auf. Sie sucht die konstruktive Zusammenarbeit mit den benachbarten Gesundheits-, Pflege- und Sozialberufen sowie mit der allgemeinen Medizin. Dabei sollen Grenzgebiete erkannt und überlappend wahrgenommen werden: **Abb. 1.**

Zur Möglichkeit und Fruchtbarkeit einer derartigen Zusammenarbeit gehört eine gewisse psychotherapeutische Ausrichtung aller Berufsgruppen im Gesundheitssystem. Wir haben diese als **„basale Psychotherapie"** im Gegensatz zu einer **„berufsspezifischen"** bezeichnet, welche letztere den speziell ausgebildeten Psychotherapeuten zugehört.

Unter „basaler Psychotherapie" verstehen wir das, was *J. H. Schultz* „die Psychologisierung des Arztens" bezeichnet hat (er hat diesbezüglich nur von den Ärzten gesprochen). Wir wollen diesen Begriff aber wie gesagt erweitert sehen auf die anderen Gesundheitsberufe, welche direkt am Patienten arbeiten. Man kann auch von **psychotherapeutischem Grundverständnis** sprechen. Diese „basal psychotherapeutisch ausgebildeten" Gesundheits-, Sozial- und Pflegeberufe können und sollen in mehrlei Weise wirksam werden.
❍ Sie sollen in der Grundversorgung des Patienten jene Gesichtspunkte einbeziehen und können dadurch schon selbst einerseits basal psychotherapeutisch wirken, anderseits erkennen, wo eine berufsspezifische Psychotherapie nützlich wäre und dementsprechend die Beiziehung eines Psychotherapeuten oder Arztes für Psychotherapie kanalisieren.
❍ Wenn berufsspezifische Psychotherapie mit dem Patienten gemacht wurde und wird, ist es notwendig, dass die Sozial- und Pflegeberufe den Kontakt mit dem berufsspezifisch Psychotherapierenden halten und bei dem täglichen Patientenkontakt, aus ihrer Information und dem Verständnis dafür, mit ihm an einem Strang ziehen. Auch können sie den berufsspezifisch Psychotherapie-Durchführenden wesentliche Verlaufshinweise aus ihrem Kontakt mit dem Patienten geben.

Im Folgenden wird nicht speziell gesagt, welche der Maßnahmen „berufsspezifisch psychotherapeutisch" oder „basal psychotherapeutisch" sind. Es muss das aus dem klinischen Verständnis, aber auch aus der ökonomisch vorhandenen Gelegenheit sich ergeben. Es sollen einige typische und spezielle Probleme des alten Menschen beschrieben werden, um durch deren Kenntnis und Verstehen unser psychotherapeutisches Inventar zur bestmöglichen Verbesserung einsetzen zu können.

In enger Verbindung respektive weitgehender Überlappung damit steht die Altersrehabilitation. Denn einerseits kommen im Alter häufig invalidisierende Erkrankungen dazu (vor allem Schlaganfall und Parkinson) und anderseits wird (dank unserer lang am Leben erhaltenden Medizin) der „physiologisch" altwerdende Mensch allmählich so gebrechlich, dass er auch rehabilitativer Obsorge bedarf.

Das Seniorentum mit seinen speziellen Problemen

Schnitzler lässt eine seiner Bühnenfiguren sagen: **„Das Altwerden ist allemal eine einsame Beschäftigung".**

Die Vereinsamung im Alter ist heute in unserem Kulturkreis größer denn je. Denn gleichzeitig mit dem immer Älterwerden der Menschen sind die alten Familienstrukturen aufgebrochen. Die **Single-Haushalte** nehmen zu. Es gilt das (zumindest teilweise) als „cool" und fortschrittlich. Doch ist dabei jeweils immer schon die Einsamkeit des Alters vorprogrammiert. Eine Partnerschaft schließt diese natürlich auch nicht ganz aus, bietet aber mehr Chancen aufs Nicht-Alleinsein. Die (verschwindende) Großfamilie bot Chancen auf mehr sozialen Rückhalt, allerdings auch nicht obligat. (Man denke an manche bäuerlichen Geschehnisse, wo Eltern im Ausgedinge dann miserabel behandelt wurden).

Es muss also zum Nicht-einsam-sein menschliche Gesellschaft vorhanden, aber die **menschlichen Beziehungen** in dieser müssen auch gut sein (worauf – wegen der zentralen Wichtigkeit – folgend näher eingegangen wird).

Es kommen in der Altersentwicklung auch eine Menge anderer Probleme neben und mit der Einsamkeit zum Tragen, welche das Alter zu einer wesentlichen **Lebenskrise** machen können. Psychotherapie im Alter ist jedenfalls **mehr als nur eine Beschäftigungstherapie,** die von ein paar ehrenamtlichen Besuchern übernommen werden kann. (Dieser Irrtum liegt auch in der Politik noch teilweise vor, wie ich leider aus öffentlichen Diskussionsbemerkungen der zuständigen Regierungsverantwortlichen erfahren musste). Sicherlich kann aber der Einsatz **ehrenamtlicher Besucher und Betreuer zu einem Zusatzangebot** in einer gezielten Alterspsychotherapie gemacht werden (wie wir es bei der Einschaltung von Laien und Kindern bewiesen haben. – Siehe folgend).

Der Begriff der **„späten Freiheit des Alters"** wird vielfach gebraucht. Allerdings muss diese Freiheit von beruflichen, gesellschaftlichen Zwängen etc., um wirklich frei zu sein, begleitet sein von einer Freiheit von

○ Materieller Not (Autonomie),
○ Behindernder Beeinträchtigung (Gesundheit),
○ Widrigen Umständen aus der Umgebung (Sozialintegration).

Es ist sehr wichtig, jene positiven Aspekte des Alters auch psychotherapeutisch mitzubedenken, speziell in der Ressourcenmobilisation.

Dass man andererseits dem alten und behinderten Menschen nicht gleich sagen darf, „es ist ja doch gut" und „es ist ja alles halb so schlimm" gilt speziell bei der Psychotherapie der Depressiven (siehe noch folgend). Aber auch der Alters- und Rehabilitationspatient (depressiv oder nicht) braucht primär ein empathisches Eingehen auf seine Beschwerden, Besorgnisse und Befürchtungen. Die positiven Alternativen sind dann langsam und vorsichtig anzubringen.

Abbildung 2 gibt die **Hauptproblemzonen des Seniorentums** wieder, wie wir sie uns nicht etwa theoretisch ausgerechnet, sondern in jahrzehntelanger Psychotherapie mit Senioren und in mehrfacher Diskussion mit Altenbetreuern erfahren haben. Der Psychotherapeut, der mit alten Menschen zu tun hat, muss sich dieser wichtigen (hierarchisch geordneten) Zielpunkte des alten Menschen klar sein, um darauf auch – stadiengerecht und zustandsgerecht - eingehen zu können.

Die menschliche Beziehung (zusammen mit sinnvoller Tätigkeit) ist der wichtigste Faktor für die Lebensqualität, ja auch für das Überleben, speziell im höheren Lebensalter und in der Rehabilitation. Sie entspricht einem menschlichen Grundbedürfnis (das wird später nochmals bei der Sexualität zur Sprache kommen). Im Alter hat sie aber spezielle Wertigkeit. Sie ist **nicht nur ein wesentlicher Faktor für die Lebensqualität, sondern sogar lebensverlängernd.**

Hierarchie der menschlichen Werte im höheren Lebensalter	deren Förderung von außen
Auf allen Ebenen wesentlich	
○ Wunsch nach Kommunikation, Selbstbestimmung (Autonomie), Respekt, Würde	Geistige und organisatorische Unterstützung
○ Menschliche Beziehung	Psycho-Prophylaxe
○ Kompetenz und Sinngehalt	Psycho-Therapie
○ Wirtschaftliche Absicherung dient der allgemeinen Autonomie	
○ Neugierde, Weltoffenheit, Interesse	
die intakte Persönlichkeit betreffend Gesundheit	
Alterstypische Abbauprozesse betreffend	Rehabilitation
1) Beschwerdefreiheit	(einschließlich Rekreation,
2) Mobilität und Selbstversorgungsfähigkeit dient der persönlichen Autonomie	Motivation, Reha-Dienst, Psycho-Therapie)
3) Essen + Ausscheidung	Angehörigenarbeit
4) Sozialfähigkeit	Pflege
5) Wärme sowohl körperlich wie mitmenschlich	Erhaltung der Würde
6) Genussfähigkeit	„Alters-Reha-Versicherung"
7) würdiges Sterben	

Abb. 2 Die hier dargestellten Hauptzielpunkte im höheren Lebensalter sind nicht theoretisch ausgeklügelt, sondern entstammen vieljähriger Erfahrung in der Seniorentherapie und Altersrehabilitation sowie mehrfachen Diskussionen mit erfahrenen Geriatern, Rehabitologen, Pflegepersonen, Altenpflegern etc. – Mutatis mutandis gelten die hier genannten „Hauptzielpunkte" auch in der Rehabilitation jedes **Dauerinvalidisierten auch im jüngeren Lebensalter.**
Es zeigt sich, dass einerseits organisatorische und psychohygienische (psychotherapeutische) Maßnahmen in Frage kommen. Diese müssen bei höhergradiger Behinderung in eine optimale (nicht maximale!) (Alters-)Rehabilitation. Das ist sinnverwandt mit dem, was in Deutschland „aktive Pflege" heißt.

Berberich und Mitarb., ebenso wie *Böhmer* 2003 geben an, dass Post-Herzinfarkt-Patienten über 65 Jahre bei Fehlen einer emotionalen Unterstützung eine doppelt so hohe **Sterblichkeit** aufwiesen, wie Patienten mit einer solchen. *Kemper* hat nachgewiesen, dass in den Altersheimen, wo (entgegen der noch immer mancherorts existierenden rigiden Regelung der Geschlechtertrennung) die Möglichkeit gegeben wurde, dass ältere Menschen zusammenziehen können, der **Psychopharmakaverbrauch um 1/3 sank und die Lebenserwartung beträchtlich anstieg.**
    Pichotka aus unserem Arbeitskreis konnte in einer größeren (auch statistisch ausgewerteten) Nachuntersuchung bei (Alters-)Rehabilitations-Patienten finden, dass gute Beziehung und sinnvolle Tätigkeit für die Lebensqualität eindeutig wichtiger sind als die (allgemein am wichtigsten bezeichnete) Gesundheit.

Ein Hauptgrund für jene große Bedeutung der menschlichen Beziehung im Alter mag in der Vereinsamung liegen. Die allgemeine Vereinsamung der Menschen aufgrund der jetzigen soziokulturellen Bedingungen wurde schon eingangs erwähnt. Es liegt aber auch eine gewisse Regression vor, die vom alten Menschen selbst kommt. Auch die Tendenz zur Selbstisolierung des alten Menschen durch gewisse altersbedingte Eigenschaften ist zu erwähnen, nämlich:

○ schlechte Anpassungsfähigkeit,
○ Hemmungsminderung,
○ Eigenwilligkeit,
○ Überempfindlichkeit,
○ Altersgeiz (der natürlich ein gewisser Ausfluss der Zukunftsängste ist). All das muss der Betreuende kennen und tolerieren lernen.

Es schließt jedoch nicht die verbleibende respektive vermehrte Sehnsucht nach menschlicher Beziehung aus. Bei Behinderung im Alter ist überdies die **Autonomie** (als weiterer Faktor für die Lebensqualität des alten Menschen) auch an eine konstante persönliche Beziehung gekoppelt.

Diesbezüglich mag es interessant sein, an die Wesentlichkeit der Beziehungsdimension in Extremsituationen hinzuweisen. Es wurde von *Barbara Distl* in ihrem Buch „Frauen im Holocaust" eindrucksvoll gezeigt, wie auch dort plötzlich die menschliche Beziehung unerhörten (unter Umständen lebenserhaltenden) Wert gewinnen konnte. Durch Vereinsamung plus körperlichen Handicaps plus Verringerung der Distanz zum Tode kommt auch der alte Mensch in eine Art **Extremsituation** und die archaische menschliche Ur-Beziehung gewinnt an Wesentlichkeit.

Im Alter (und in der Rehabilitation) rangieren neben der menschlichen Beziehung **das Behalten einer gewissen Kompetenz, Würde, Autonomie.** Es besteht Angst vor Fremdbestimmtheit im sozialen Umgang, ebenso wie im medizinischen Bereich und dadurch Unmöglichkeit Bedürfnisse und Wünsche zur Wirkung zu bringen.

Die weiteren Schlagwörter in **Abb. 2** mögen für sich selbst sprechen, werden aus Platzgründen nicht näher erklärt. Wenn jene Abbildung bis zum „würdigen Sterben" geführt hat, so sei jetzt wiederum auf frühere Phase des Altwerdens zurückgegangen.

Das Gespräch in der Alterspsychotherapie

Hauptingredienzien jedes psychotherapeutischen Gespräches müssen **Ehrlichkeit** und **Empathie** sein, dazu kommt das **Positivieren.**

○ Ehrlichkeit dürfte nicht mit Schonungslosigkeit und Taktlosigkeit verwechselt werden (Holzhammer-Methode).
○ Empathie meint ehrliches Mitgefühl und psychisches Mitschwingen mit dem Patienten.
○ Positivieren ist ein Ausdruck, der aus meinem Arbeitskreis stammt. Gemeint ist damit: bei bestehender Wahrhaftigkeit auch aus den evt. unangenehmen Wahrheiten noch das Beste herausholen; nicht als rhetorischer Trick, sondern als Ausdruck einer ärztlichen Grundeinstellung.

Das Gespräch an sich kann schon ein Therapeutikum gegen die **Einsamkeit des Alters mit seinen sozialen Kontaktverlusten** sein. Inhaltlich geht es kaum darum, zu interpretieren, sondern **zu helfen aus dem hic et nunc** – also aus der gegenwärtigen psychischen, sozialen und körperlichen Situation des Patienten – das Bestmögliche zu machen, **Ressourcen zu identifizieren und zu mobilisieren** *(Anita Rieder)*. Dabei spielen auch **konkrete Ratschläge** (im Gegensatz zu deren möglichsten Vermeiden in der Psychotherapie mittleren Lebensalters) eine Rolle. Auch in der **Gruppentherapie** bei alten Menschen sind die Ratschläge, die aus der Gruppe kommen, sehr wesentlich.

Damit der Psychotherapeut konkrete Ratschläge geben kann, muss er gewisse Kompetenzen auf familiären, sozialen und rechtlichen Gebieten haben **(„sozialarbeiterische")** und ein **aktiver Advokat** des alten Menschen sein. Er muss bereit sein, sich mit der sozialen und materiellen Umwelt, dem Lebenspartner oder der Institution auseinander zu setzen, weil beim alten Menschen eine vergrößerte Hemmschwelle vorliegt, andere Beratungsinstitutionen aufzusuchen.

Alte Menschen (auch schwerkranke und solche vor dem Sterben) haben oft das Bedürfnis aus ihrer eigenen Kindheit und Entwicklung vieles zu erzählen. *Martina de Zwann* spricht von **„Reminiszenztherapie" (Neudeutsch: „life review therapy").**

Diese kann Folgendes bewirken:
○ eine altersspezifische **kathartische** Abreaktion,
○ eine Ermutigung und ein **Kraftholen** aus besserer Vergangenheit,
○ ein nachträglicher **Lösungsversuch** für Jahrzehnte unbewältigte Konflikte. Das können lang bestehende Feindschaften mit Angehörigen sein. Es hat sich aber auch bei Holocaust-Überlebenden gezeigt, dass hier noch eine späte Erleichterung ihrer lebenslang bestandenen posttraumatischen Belastungsstörung in Frage kommt.

Der Therapeut hört zu und stimuliert vorsichtig den Redefluss. Deutungen, Interpretationen und Ratschläge anbieten steht im Hintergrund, kann aber die Lösungsversuche fördern. - Wir haben ähnliche Passagen auch mehrfach bei den Senioren in der Gruppentherapie erlebt und anschließend an solche Passagen (ohne irgendwelche autogene Formelgebung [siehe noch später], ohne irgendwelche Ratschläge aus der Gruppe etc.) deutliche Erleichterungen und Besserungen erlebt.

Ganz neu ist das übrigens auch nicht. Der in der Literatur wohlbekannte Internist *Kussmaul* hat es 1899 gereimt:

> „Musst du Gram im Herzen tragen
> Und des Alters schwere Last,
> Lade dir aus jungen Tagen
> Die Erinnerung zu Gast."

Die Pensionierungssituation

Schon etliche Jahre vor der Pensionierung beginnt üblicherweise die **Berufsproblematik.** Der ältere Mensch kann mit den neuen technischen Apparaten nicht mehr so gut umgehen, kann sich nicht so rasch daran gewöhnen wie Jüngere, und diese zielen im harten beruflichen Konkurrenzkampf speziell auf jene Schwächen des älteren Menschen ab.

Denn der „Respekt" vor dem „würdigen und weisen" Alter mag vielleicht im alten China existent (gewesen) sein und in manchen Indianerstämmen. Aber in unserer Gesellschaft suchen wir ihn vielfach vergeblich. Diese „Regeln" leite ich aus vielfachen Erfahrungen in der Gruppenpsychotherapie mit Senioren ab. In Diskussionen mit Studenten wurde mir aber entgegengehalten, dass man das keineswegs verallgemeinern sollte, sie z. B. manche „alte" Lehrer sehr schätzen. – Umso besser!

Wir haben wegen jenes Beginns der Altersprobleme in der **Vorpensionsphase** mehrfach auf die Sinnhaftigkeit von **Pensionsvorbereitungsseminaren** hingewiesen. Arbeitnehmer- und Arbeitgeber-Verbände oder auch fortschrittliche Firmen könnten und sollten diese organisieren. Doch ist dieser Gedanke (soweit wir sehen) noch nirgends realisiert worden. Das für viele auftretende **„Pensionsloch"** hat mehrere Gründe:

○ Wegfall vieler sozialer Kontakte durch die Berufsaufgabe,
○ Wegfall einer sinnvollen Tätigkeit,
○ Wegfall eines über Jahrzehnte eingefahrenen klaren Zeitablaufschemas.
○ Dadurch auch notwendige neue Organisation der Partnerschaft („Mann steht im Haushalt herum und redet überall drein").

Frauen haben es dabei wesentlich leichter als die **Männer.** Denn bei den Frauen ist (zumindest in unserer heutigen Sozialstruktur) ständig ein zweiter Beruf, nämlich der Haushalt, daneben hergelaufen und sie können diesen „zweiten Beruf" dann als einzigen Beruf durchaus noch gut ausfüllen und darin eine gewisse Befriedigung finden. Bei den Männern hingegen ist ein deutlicher Unterschied zwischen den Büroarbeitern und den Manuellarbeitern zu sehen. Der manuelle Arbeiter hat den Ausweg des **„Pfusch".** Er kann seine handwerkliche Tätigkeit auch nach der Pensionierung weiterhin sinnvoll anwenden. Dieser „Pfusch" ist zwar vom Finanzminister nicht gern gesehen, aber psychohygienisch äußerst wünschenswert. Es verbleibt sinnvolle Tätigkeit (Kompetenz).

Der Schreibtischarbeiter (Englisch: white-collar-worker) fällt aber, wenn er sich nicht eine nachberufliche Tätigkeit sorgfältig vorbereitet hat, in das besprochene Loch. Und dieses Loch kann sehr tief und sehr ernst sein. Die allgemeinen **Selbstmordstatistiken** (z. B. *Sonneck; Pöldinger* und *Stoll-Hürlimann; Haller* und *Lingg*) spiegeln die Problematik des Alters, speziell der alten Männer, sehr deutlich und dramatisch.

○ Ab etwa dem **Pensionsalter** steigt die Selbstmordrate allgemein wesentlich an.
○ Darin ist **der Anstieg von männlichen Selbstmorden auf ein mehrfaches der weiblichen** gegeben.
  Die „Verwendung" des alten Mannes im Haushalt ist nicht immer ein wirklicher Ausweg, kann sogar das „Pensionsloch" noch tiefer empfinden lassen. – Ich erinnere mich z. B. eines pensionierten Offiziers, der im gemeinsamen kleinen Pensionsbetrieb zuhause staubsaugte und mir zähneknirschend die Fäuste ballend zuzischte „I hate it"
  Dass moderne Pflegeheime systematische sinnvolle Tätigkeiten zu ermöglichen suchen, sei gerne als ein Silberstreifen am Horizont angemerkt (z. B. **„Gartentherapie"** *Kojer*).

Zu den vordem schon aufgezeigten Verlusten im Alter kommt häufig der **Partnerverlust:** Die Hälfte aller Frauen über 65 sind verwitwet, ¼ aller Männer.

Das „Pensionistenbankerl", also die Schaffung einer Clubatmosphäre für alte Menschen, ist nur von beschränktem Wert. *Brigitte Papst* stellt demgegenüber ein Projekt des österreichischen Roten Kreuzes **Aktivitätsgruppen für Senioren,** wo gemeinsame sinnvolle Tätigkeiten (ehrenamtlich) organisiert werden.

Sie argumentiert sehr richtig: Wenn man, bis dahin einander fremde, alte Menschen nur in Art eines Clubs zusammenbringt, haben sie kaum Kontaktpunkte, trinken Kaffee und reden nur über ihre Krankheiten. In einer gemeinsamen Aktivitätsgruppe hingegen kann Folgendes erreicht werden:

○ Es ist eine **sinnvolle Tätigkeit** (und nicht nur eine Beschäftigungstherapie).

○ Sie kann sogar **für die Allgemeinheit,** wo sie ausgeführt wird, etwas nützen,

○ und es ergibt sich daraus eine Thema, das in dem damit zusammenhängenden **Club** besprochen werden kann.

Langmaack beschreibt einen „Verein für Hilfsangebote", in dem man für geleistete Hilfe, die zu Gunsten anderer ist, Bonuspunkte bekommt. Diese kann man dann selbst als Hilfeempfang einfordern. Neben dem unmittelbaren Ziel der wechselseitigen Betreuung (mit handgreiflicher „Sinnhaftigkeit"), kommt es dabei natürlich auch wiederum zu vermehrten sozialen Kontakten.

Grond (2004) glaubt, dass in der Zukunft menschenwürdige Sterbebegleitung und bessere Lebensbegleitung nur finanzierbar wird, wenn das **Ehrenamt zur Bürgerpflicht** wird. Die Tendenz dazu scheint mir in Österreich noch ziemlich unterbelichtet zu. Gegenteiliges habe ich in England und Israel gesehen.

Zurück zu den **menschlichen Beziehungen.** Diese stehen in einer gewissen **natürlichen Rangordnung:**

1. Die Partnerbeziehung,
2. Die Beziehung zur jüngeren Generation
3. Die Sozialbeziehung.

Beim Eingehen auf diese wichtigen menschlichen Beziehungskonstellationen beginne ich mit Punkt 2.

Die Beziehung zur jüngeren Generation

wurde schon als **beruflicher Problempunkt** für den älter werdenden Menschen beschrieben. Noch viel mehr können diesbezügliche Probleme in der **Familie** auftreten.

Einerseits gibt es Fehler in der Erziehung der Kinder (bis zu schuldhaften Vernachlässigungen, Misshandlungen etc.), die zu den alten Menschen dann als Bumerang zurückkommen. Anderseits gibt es aber „naturgegebene Divergenzen" zwischen Alt und Jung, die keineswegs schuldhaft auf der einen oder anderen Seite sein müssen.

Bezüglich der wesentlichen **Erziehungsprobleme,** hier nur einige plakative Schlagworte.

○ **Elternliebe** darf nicht unbegrenzt sein, muss auch Grenzen setzen. Sie kann ins Pathologische ausarten. So überprotektive Mutterliebe (häufig bei alleinerziehenden Müttern), die zu Unselbständigkeit und späteren Aggressionen des erwachsenen Sohnes führt. Verliebtheit des Vater, die zu irrationalen Begrenzungen und Schikanen gegen die Tochter führt. Beides kann im Extremfall bis zum Inzest gehen. Der Vater-Tochter-Inzest kommt häufiger zum Kadi als der Sohn-Mutter-Inzest. Ich war Sachverständiger im Prozess wegen eines solchen, der letztlich im Mord an der Mutter resultierte.

○ Kinder können das Besitztum ihrer Eltern als selbstverständliches **Erbe** ihnen gehörig auffassen, ohne an irgendwelche Gegenleistungen auch nur zu denken. – Die Jugend wird heute bereits in der Schule stärker auf ihre Recht hingewiesen (das ist gut so), aber kaum auf Anstands- und Fürsorge-Gebote (das ist schlecht so).

○ Alte Menschen glauben oft durch **vorzeitige Verschenkungen** Dankbarkeit und Fürsorge zu bekommen. Diese Dankes-„Schuld" macht aber unter Umständen noch zusätzliche Aggressionen bei der jüngeren Generation. Der Psychotherapeut oder auch Hausarzt soll das Wissen und als fallweise einzige Berater auch hier präventiv zu wirken versuchen.

Jugend kann nicht nur durch Anwesenheit, sondern auch durch ihre Abwesenheit Probleme in der älteren Generation verursachen. Man spricht von einem **„empty-**

nest-Syndrom" nach Auszug der jungen Generation. 20 Jahre war das Kind als Pufferzone zwischen den Eltern gestanden. Nun stehen sie einander alleine gegenüber und merken, dass sie sich nichts zu sagen haben und/oder es kommen alte Konflikte hoch. Das führt zu den heute vermehrten „Scheidungen nach der Silberhochzeit". (Natürlich auch mitbedingt durch die größere Unabhängigkeit der Frau heutzutage).

Die **Beziehung zu den Großeltern** ist weniger durch Erziehungs- und Ablösungs-Probleme gekennzeichnet. Wenn sie aber zu viel in der Erziehung der Kinder dreinreden, können sie von der Eltern-Generation durch Entzug der Enkeln „bestraft" werden.

Aber auch außerhalb der Familie ist mit Konflikten zwischen Alt und Jung zu rechnen. Das hat *Rosenmayer* als **„Generationenkrieg"** bezeichnet. Dieser ist in USA schon deutlich schärfer als bei uns und wird auch hier ständig virulenter, von den Politikern gewissenloserweise angeheizt „... Frühpensionierung zwecks Arbeitsplatz-schaffung für Jüngere".

Ich möchte aber mit *Küstner* davor **warnen, immer nur das Konfliktuöse der Generationenbeziehung zu sehen** und zu suchen. Es gibt neben dem Negativen (das vor allem in einer Therapie gestörter Menschen herauskommt), viel Positives in der Generationenbeziehung. Die ganze soziale und persönliche Weiterentwicklung ist auch von positivem Vorbild, positiver Identifikation, vernünftiger Erziehung etc. mit-bestimmt. Diese positiven Seiten und Möglichkeiten soll sich der Therapeut bemühen mitzubewerten und auch in sein Therapie-Konzept einzubeziehen und zu fördern (**„Resourcenmobilisierung", „Salutogenese"** als Schlagworte).

Im **Bestreben Brücken zwischen den Generationen aufzubauen,** haben wir den Einsatz von **Laien in der Mitbetreuung unserer Alterspatienten** erprobt. Es kamen sowohl Erwachsene als auch Kinder zum Einsatz, wobei besonders ein **günstiger Erfolg mit Kindern** hervorhebenswert ist.

Es lief während eines Jahres ein evaluiertes Projekt. An einem Wochennachmittag kamen jeweils Mitglieder einer Altpfadfindergruppe und am Samstag Nachmittag jeweils Schüler aus der 4. Klasse einer Versuchshauptschule zu unseren alten Patienten, führten mit diesen verschiedene Aktivitäten durch, wie Mühlespielen, Vorlesen, Singen, Erzählen oder einfach eben reden. Außerdem wurden ein Laienmusiker und Studenten eingesetzt.

Das Ergebnis wurde von Betreuern und Betreuten sehr positiv gesehen. Von den Kindern sagten zwei am Ende der Versuchszeit, sie wollten Altenpfleger werden. - Es ist dabei natürlich egal, ob sie diesen Berufswunsch dann verwirklichten, zeigt aber, dass auch die Kinder die „Brücke zwischen den Generationen" gern benutzt hatten. Es ergab sich **keine Einsparung an professioneller Arbeitskraft** (wie auch nicht zu erwarten), denn die Tätigkeit der Laien musste (natürlich) professionell gesteuert werden.

Gleich gute Erfahrungen ergab ein Projekt des Bregenzer Bundesoberstufenrealgymnasiums „Gallus" „Arbeit für Gemeinwesen", wo Letztklasseschüler 2 Stunden pro Woche teilweise auch alte Leute betreuten. Es ergaben sich dabei sogar **gute Beziehungen, die über Jahre weiterbestanden.**

Als Resultat scheint Folgendes zu betonen:

○ Ein zusätzliches kommunikativ-humanes Angebot **für die Patienten.**

○ Motivierung und Erziehungswert speziell der **Jugendlichen für ihr späteres Leben** den Alten gegenüber.

○ Damit glauben wir auch eine **Prophylaxe für den gesamten „Generationenkrieg"** geleistet zu haben.

Unseres Erachtens würde es sich lohnen, derartige Laienbetreuung zu institutionalisieren. Es könnte dabei vielleicht auch ein dankbares Arbeitsgebiet für die schon vordem genannten **Aktivitätsgruppen der (noch rüstigen) Senioren** ergeben.

Es zeigt sich also, dass es durchaus gelingt, **Brücken – sogar von einer gewissen Tragfähigkeit – zwischen den Generationen** herzustellen. Es ist für den engagierten Psychotherapeuten wichtig das zu wissen. Denn es gehört auch zu seinen – in den vorliegenden Zeilen mehrfach angemerkten – Obligationen, auf Verwirklichung möglichst hinzuarbeiten sowie die Öffentlichkeit (je nach seiner Stellung auch das politische Establishment) diesbezüglich zu stimulieren (**Immer wieder – denn einmal ist keinmal,** unter Umständen auch „lästig" – um bemerkt zu werden).

Gruppenpsychotherapie

Wir konnten mit gutem Erfolg unser Modell der **2-stufigen Gruppenpsychotherapie mit integriertem Autogenem Training** einsetzen.

Wir haben diese Methodik über viele Jahre in verschiedenen Variationen ausprobiert evaluiert und sind zu einer recht probaten „Standardmethode" gekommen **(Abb. 3). Die beiden psychotherapeutischen Verfahren, das hypnoide (im Autogenen Training) und das gruppendynamische (in der Gruppentherapie) laufen nicht nur nebeneinander, sondern potenzieren einander.**

Die besonders (sogar statistisch signifikant) gute Wirkung bei Senioren und Rehabilitationspatienten zeigte sich
○ in den schon kurz aufgezeigten Prä- und Post-Pensionierungsschwierigkeiten mit sich selbst und mit der Umwelt.
○ Bei den (Alters-) Rehabilitationspatienten konnten sich aus Behinderung (plus Alter) ergebenden psychischen Probleme gebessert werden (**psychotrope** Wirkung). Man sollte aber nicht vergessen, dass Psychotherapie (entsprechend unserer eingangs gegebenen Definition) keineswegs nur auf die Psyche wirkt, sondern

---

2-stufige Gruppen-Psychotherapie
mit integriertem Autogenem Training

Jeweils etwa 7 Monate ○ geschlossene Gruppe ○ einmal wöchentlich 2 Std.
AT + Gespräch ○ alternierende Führung ○ Psychogene + Somatogene

224 Patienten

Eine 7-Jahres-Serie mit *Wöllersdorfer*
Eine 9-Jahres-Serie mit *Baghaei Yazdi*

2/3 gute Erfolge

Besonders gutes Ansprechen
Senioren
Reha-Patienten

Abb. 3 Bei unserer „2-stufigen Gruppenpsychotherapie mit integriertem Autogenem Training" zeigte sich an zwei unabhängig voneinander ausgewerteten Patientenkollektiven ungefähr das gleiche Ergebnis von 2/3 gutem Erfolg. Besonders zu beachten ist das günstige Ansprechen der Senioren und das günstige Ansprechen der Somatogen-Gestörten (Neuro-Rehabilitationspatienten).

○ auch körperliche Wirkungen entfalten kann **(somatotrop).**
○ Speziell für die Gruppentherapie trifft das eingangs Gesagte zu, dass sie in der Vereinsamung des Alters schon eine Therapie per se sein kann. Daneben kommt es zu allem, was die Gruppentherapie kennzeichnet:
○ Kathartisches Abreden,
○ neue Erkenntnisse aus dem Gespräch,
○ oder Neuerleben von gestörten Beziehungen unter der „geschützten" Atmosphäre der Gruppe, etc.

Radebold und *Hirsch* sprechen gleichsinnig aus, dass die **Therapie des einzelnen durch die Gruppe** das Wesentlichste in der Altersgruppentherapie ist, also nicht das Interpretieren und Deuten. Das ist bemerkenswert für die aus der tiefenpsychologischen Tradition kommenden Autoren, ebenso ihre weitere Aussage: Es hat das mögliche Ziel der charakterlichen Veränderungen zurückzutreten und eine psychodynamisch-orientierte **Beratung** stattzuhaben.

Altersdepression

Betrifft ¼ bis zur ½ aller Alterspatienten; höher, wo Alterserkrankungen dazu kommen (speziell Parkinson, Schlaganfall). Für solche Fälle haben wir den Ausdruck **„Begleitdepression"** geprägt, um plakativ darauf hinzuweisen, dass man nicht entweder körperlich krank oder depressiv sein kann, sondern beides relativ häufig zusammenkommt **(Abb. 4).**

1. Sie wird häufig **nicht diagnostiziert,** deshalb oft nicht behandelt, da nicht so dramatisch vordergründig. Betreffend die nörglerisch-grantige Art muss vor allem auch den Angehörigen und Betreuern erklärt werden, dass es sich keineswegs nur um eine „Unart" des Patienten sondern auch um eine Depression handelt (oder zumindest handeln kann). – Siehe auch folgenden Fall.
2. Wenn diagnostiziert, häufig **fehlbehandelt** (Tranquilizer statt Antidepressiva) und/oder unterbehandelt.
3. Bei der Behandlung hat neben anderem (siehe noch folgend) die **Psychotherapie** einen wichtigen Platz, diese wird aber leider in unserer heutigen Medizin zugunsten der medikamentösen und anderen körperlichen Maßnahmen bei der Therapie vielfach „vergessen".

Begleitdepression (nach *Barolin*)

○ Vordergründig körperl. Erkrankung/Leiden plus „begleitende" depressive Faktoren

○ kommt daher typischerweise zum nichtpsychiatrischen (Fach-)Arzt

○ „leichte" Auspräg. (≈ „Minor Depression")

○ Antidepressiva-Ansprechen   rascher (3–6 D) } als
                                  niedr. Dosis   „psychiatrische" Depression

○ Häufigkeit nach *Kielholz*-Nosologie überwiegend:*
    1. somatogen, 2. psychoreaktiv, 3. endogen – jedoch immer mehrfach überlappend

---

Abb. 4a Wir treffen die von uns sogenannte „Begleitdepression" relativ häufig im Krankengut des nichtpsychiatrischen Facharztes an, und sie muss gleichzeitig sowohl somatisch als auch psychotherapeutisch (anstelle entweder/oder) behandelt werden.

---

* Zwar ist dieser nosologische Differenzierung der Depressionen heute unmodern geworden. Laut ICD10 und DSM4 gibt es keinerlei nosologische Differenzierung der Depression, sondern nur eine solche nach der Schwere ihrer Ausprägung (so kam es aus Amerika). Für eine sinnvolle Psychotherapie sind aber nosologische Überlegungen (wie noch gezeigt) notwendig.

Häufige Symptome im Rahmen der Begleitdepression

○ Öfter **gehemmt** als aggitiert. Hindert den Depressiven Entscheidungen zu treffen (**Entscheidungs-Schwäche**)

○ Dies plus Konzentrationsmangel plus Gefühl der körperlichen Erschöpfung macht Aktivitäten zu einer Last oder unmöglich (**Inaktivität**)

○ Stimmungstief macht „unfreundlich", führt zu Zurückweisung der Therapien (**Negativismus**)

○ Somatische Störungen innerhalb der vegetativen Sphäre
  ○ Gestörter Nachtschlaf und vorzeitiges Erwachen (mit Tendenz zum Grübeln) + Müdigkeit und Schläfrigkeit während des Tages (**Schlafumkehr**)
  ○ **Kopfschmerz, Schweißausbrüche, Herzsensationen**
  ○ Gestörte Periode bei den Frauen und gestörte **Libido** bei beiden Geschlechtern

○ **Morgen-Pessimum** resp. abendliche Aufhellungen

Abb. 4b Die Symptome der Begleitdepression weichen von den psychiatrisch „klassischen" Symptomen teilweise ab, besonders sind sie zu beachten beim depressiven Kopfschmerz und in der Depression des (Alters-)Rehabiliationspatienten.

Mit **Rehabilitationshospitalismus** haben wir ein Bild, das vor allem in der Rehabilitation des höheren Lebensalters vorkommt, speziell benannt (**Abb. 5**). Wir bezeichnen so ein Zurückbleiben des Rehabilitationsfortschritts hinter den feststellbaren körperlichen Fähigkeiten. Die darin als ein Hauptfaktor rangierende (Begleit-) Depression kann sich (wie gesagt) überwiegend oder nur durch negativistische, nörglerische Haltung und Abweisung der Rehabilitationsmaßnahmen zeigen. Unter Umständen kann man sogar bei Fehlen des verbalen Kontaktes durch derartiges Verhalten auf die Depressivität schließen.

Rehabilitations-Hospitalismus (nach *Barolin*)

Zurückbleiben des Reha-Fortschritts hinter den vorhandenen körperlichen Möglichkeiten/ Hauptgründe dafür:

○ Begleitdepression: psychoreaktiv, somatogen plus endogen, meist mehrfach determiniert

○ zusätzliche körperliche Faktoren: Herz/Kreislauf, Stoffwechsel, Schmerz, etc.

○ somatische Handicaps: Brille/Hörhilfe/Zahnprothesen/Ausscheidungsstörungen, etc.

○ ungünstige Umweltbedingungen: Reha-Organisation, Familie, etc.

○ Gutachtens-Situation als pathoplastischer Faktor

Abb. 5 Der von uns sogenannte Rehabilitationshospitalismus hat die Begleitdepression als eine häufige Ursache. Aber es sind auch andere Faktoren zu erwägen und zu beachten. Die hier genannte Gutachtenssituation als pathoplastischer Faktor trifft bei jüngeren Patienten besonders mit anstehenden Rentenansprüchen auf. Sie kann aber auch beim Alterspatienten eine Rolle spielen aus Angst vor dem „Abgeschobenwerden".

Ein Patient kam mit geringer Rechtslähmung aber hochgradiger Sprachstörung nach Schlaganfall zu uns. Wir wollten dementsprechend eine logopädische Behandlung bei ihm beginnen. Er lehnte aber jeden Kontakt mit der Logopädin ab, drehte sich mürrisch nach der Gegenseite. Das war aus zwei Gründen verwunderlich: 1. Sind Sprachgestörte meistens besonders froh darüber, wenn man sich um ihre Sprachstörung kümmert und 2. war die Logopädin eine attraktive junge Dame, worauf ältere Herrn erfahrungsgemäß gut ansprechen. Wir gaben daraufhin Antidepressiva. 2 Tage später empfing er die Logopädin freundlich und bemühte sich sehr mit ihr zusammen Übungen zu machen.

Abgesehen von der Depressionsdiagnose ohne Gespräch unterstreicht das auch, dass „Begleitdepressionen" eine deutlich geringere Zeit bis zum Ansprechen auf antidepressive Medikation benötigen als die übrigen Depressionen **(Abb. 4)**.

Außer der Depression als Hauptfaktor für den Rehabilitationshospitalismus können aber auch andere Faktoren eine Rolle spielen. Es wäre jedoch ebenso falsch und therapieabträglich, die Depressivität hinter gewissen Defiziten im höheren Lebensalter zu übersehen wie es falsch wäre, sich gleich auf „Depressivität" festzulegen und nicht andere Faktoren, welche phänomenologisch ähnliche Bilder machen können, in Diagnostik und Therapie zu berücksichtigen **(Abb. 5)**.

Unbrauchbarwerden der Hilfen des Patienten können (scheinbare oder „wirkliche" – wie man es auffasst) Depressionen verursachen. **Brille, Hörgerät, Gebiss** stimmen und passen häufig nach einem Insult nicht mehr. Es kann sein, dass der Patient sich darüber nicht artikuliert (oder nicht artikulieren kann) und die Betreuer nicht daran denken.

„Scheindepression" kann „organisch" auch dadurch entstehen, dass **Herz-Kreislauf-Schwäche und/oder Schmerzen** keine ordentliche Bewegung zulassen und der Patient sich also zurückzieht. Dabei ist auch zu bedenken, dass es neben der (heute in der Medizin stark beachteten) Hypertonie auch fallweise einen **Bluttiefdruck** gibt, der sich speziell morgens manifestiert und Schlappheit und Antriebslosigkeit bedingt.

Es können schlechte oder fragliche **familiäre Bedingungen** hinter einer solchen Scheindepression (oder echten Depression) stecken, die den Patienten (in einer Krankenhaus- oder Pflegeinstitution) Angst vor dem Nachhausegehen macht. Es gehört das auch zu dem, was wir „Gutachtenssituation als pathoplastischer Faktor" bezeichnet haben.

Zur Therapie geht es – im Sinne der eingangs aufgezeigten Prinzipien unserer „Integrierten Psychotherapie" – keineswegs um „entweder Psychopharmaka oder Psychotherapie", sondern um eine **sinnvolle Kombination** beider und evt. sonstiger Maßnahmen, die für die Depression in Frage kommen:

○ reichlich körperliche Tätigkeit,
○ Lichttherapie und/oder
○ Schlafentzugstherapie,
○ Vagusstimulation,
○ Magnetstimulation, schließlich auch
○ Elektrokrampftherapie. Diese ist zwar in den Jahren der Antipsychiatrie stark in Verruf gebracht worden. Man setzt sie aber heute wieder vermehrt ein; (amüsanterweise aus den USA zu ihrem Ausgangspunkt Europa zurückgekommen).

Zur **Psychotherapie bei Altersdepression** gilt es in einer gezielten Anamnese sich ungefähr ein Bild zu machen über einerseits endogene Komponenten, anderseits psychoreaktive Komponenten.

Das **empathische Gespräch** steht auf jeden Fall im Vordergrund. Das bedingt auch, dass man nicht etwa die Beschwerden und Sorgen des Patienten (wohlmeinend) bagatellisiert: „... aber es ist ja nicht so arg", „... das vergeht bald wieder", sondern primär ihm zeigt, dass man sein Leiden unter dem Symptom versteht. Erst dann, wenn die Beziehung gut hergestellt ist, kann man vorsichtig versuchen korrigierend zu argumentieren. Bei psycho-reaktiven Komponenten der Depression wird man überdies trachten, **belastende Faktoren zu entschärfen.**

Eine gleichzeitige **medikamentöse** und/oder (wie oben aufgezeigt) sonstige körperliche Therapie ist sinnvoll anzupassen (Prinzip der „Integrierten Psychotherapie").

Man gibt im Alter die halbe der sonst üblichen Dosis von Antidepressiva. Das Sertralin (Tresleen®) bedarf allerdings keiner speziellen Altersanpassung. Überdies wird eine leichte Kognitionsförderung angegeben. Man soll im Alter regelhaft langsam aufdosieren und besonders auf Nebenwirkungen achten, denn sie können im Alter plötzlich und stark störend auftreten (wie etwa Verwirrtheit).

Angehörige

Es werden in unserer Bevölkerung **80 % der alten Menschen von Familienangehörigen betreut.** – Die österreichische Gesundheitsministerin *Rauch-Kallat* hat mitgeteilt, dass im Durchschnitt die Pflege eines pflegebedürftigen Angehörigen **7 Jahre dauert.**

Es geht also auch darum, **für die Angehörigen selbst positiv zu sorgen, damit sie nicht in ein burn-out-Syndrom durch die („ewige") Pflege kommen.**

Das burn-out-Syndrom nimmt ja nicht nur dem Pflegenden die Lebensqualität, sondern beraubt auch den Pflegling seines Pflegers, wenn dieser „zusammenbricht". Wie ernst das burn-out-Syndrom zu nehmen ist, zeigen die vielfach durch dessen Mitursache entstandenen Patientenmorde (ohne dass diese natürlich dadurch exkulpiert werden), auch Selbstmorde.

Ich habe in solchen Fällen den Patienten periodisch (etwa alle Jahre) einmal für 3 oder 4 Wochen von Zuhause ins Krankenhaus aufgenommen. In dieser Zeit wurde Physiotherapie und allerhand gemacht, was ihm auch tatsächlich im Rehabilitationsprofil nützte. Das führte zu erstauntem Kopfschütteln über unsere Abteilung. Als eine Frau (die ihren schwerkranken alten Mann Tag und Nacht pflegte und dadurch keine einzige ruhige Nacht hatte) wegen Depression in meine Ordination kam, nahm ich den Mann auf und schickte sie auf Urlaub. Darauf machte folgende „wundersame" Geschichte die Runde: Zum *Barolin* kommt eine Patientin, er behandelt aber nicht sie, sondern ihren Mann. Trotzdem ist aber sie davon gesund geworden.

Es gibt eigene **Angehörigengruppen** für chronische Patienten und es gibt auch die Möglichkeit von **periodischen Angehörigenvisiten,** so dass die Angehörigen 1x in der Woche bei der Visite mitgenommen werden. Die Angehörigen, welche ihren invalidisierten Patienten absolut nicht nach Hause nehmen wollen (etwa Kinder, die schon auf das Erbe oder die Amtsübergabe warten etc.) sind in der Minderheit. Dabei ist natürlich sowieso jede Liebesmühe vergeblich. Aber es gibt eine breite Grauzone, wo die Angehörigen Angst haben, die Pflege nicht leisten zu können, auch Angst haben, durch ungeschickte Pflege den Kranken zu schädigen etc. Hier geht es um systematische Arbeit noch während des Krankenhaus-Aufenthalts und im späteren Verlauf.

Dabei geht es vor allem darum:
1. Mehr **Verständnis** für die Krankheit respektive Behinderung zu entwickeln,
2. Dem Angehörigen zu zeigen, dass er **nicht alleine** ist und dass man sowohl ärztlicherseits (als auch in der Angehörigengruppe) ihm hilfreich zur Seite stehen will,
3. **Techniken** zu vermitteln,
4. den Angehörigen die verschiedenen **Wege zu den sozialen Hilfsdiensten** zu erklären und zu erleichtern.
5. Das „burn out" nach Möglichkeit zu konterkarieren, und den Angehörigen dahin zu führen, dass er auch auf sich selbst schaut. *Müller* hat diesbezüglich in seiner Angehörigengruppe eingeführt, dass die letzten 10 Minuten immer dem vorgegebenen Thema gewidmet sind **„was kann ich für mich selbst tun".**

Dazu trägt auch unsere **Angehörigenschulung** zum Umgang mit dem (Alters-) Rehabilitationspatienten bei. Die Angehörigen mussten vor den Augen des Psychotherapeuten die gymnastischen Übungen und Hilfestellungen bei den alltäglichen Verrichtungen **selbst machen** (denn nur dabei lernt man wirklich).

Trotzdem das natürlich immer erklärt wurde, beschwerten sich allerdings manche Angehörige bei der Direktion, dass doch das Personal dafür von der Krankenkassa bezahlt wird und wieso sie dazu kommen! Das wirft ein Licht auf die Qualitäts-abträgliche Verwöhnungserziehung in unserem (in mancher Hinsicht, nicht allgemein!) übersozialen Gesundheitssystem.

Außerdem haben wir einen **nachgehenden neurologischen Rehabilitationsdienst** installiert, der die Patienten während eines halben Jahres nach Entlassung und länger (je nach Lage des Falles) besucht und zuhause immer mit den Angehörigen gearbeitet hat.

Es gibt (schematisierend) **3 Arten von Angehörigen.**

1. Verunsicherte, ängstliche, die sich mit der neuen Situation erst zurecht finden müssen, aber **guten Willens** sind. Es ist die größte Gruppe. Für diese dient das bisher aufgezeigte Maßnahmenpaket, um sie zu **informieren,** zu **motivieren** und zu **unterstützen.**

2. Gibt es Angehörige, die – auch wenn sie aus personellen, räumlichen und Gründen der Schwere des Erkrankungsfalls dazu **nicht imstande** sind, den Patienten unbedingt zuhause halten wollen, um ihn selber zu pflegen. Diesen müssen wir die **Transferierung in ein Pflegeheim** erleichtern. Wir erklären ihnen, dass sie ihn dort häufig besuchen können und sollen, dort auch noch aktiv an seiner Rehabilitation mitarbeiten können. Wenn bei zu **stark affektiv gebundenen** Angehörigen die Transferierung verunmöglicht wird, kann es zum **Burn-out-Syndrom** und/oder unvermeidbarer Vernachlässigung des Patienten mit tiefem Dekubitus etc. kommen.

3. Schließlich gibt es bedauerlicherweise Angehörige, die (man muss es leider aus jahrzehntelanger vielfacher Erfahrung so hart sagen), ihre kranken **Älteren nur los werden wollen,** und aufs Erben warten. Wir sehen gerade bei denen häufig querulatorisches Verhalten gegenüber dem Spital, das „zu wenig tut" und eine Menge Pseudoaktivitäten. Das muss der Arzt und Psychotherapeut natürlich auch kennen. Die einzige Strategie dabei ist, solchen Angehörigen immer zu erzählen, dass man sieht, wie sehr sie sich um den Patienten bemühen und dass sie doch nicht wollen, dass die Leute schlecht reden und dass sie sicher viel machen wollen usw. Manchmal nützt das, zumindest kurzfristig.

Wichtig ist (im Sinne einer vernünftigen **Selbstpflege des Therapeuten**), dass man darüber nicht verbittert ist und vielleicht im Sinne einer allgemeinen Hoffnungslosigkeit überstark reagiert. Man muss es vielmehr als menschliche Negativvariante anerkennen und sich um die anderen Angehörigen umso mehr kümmern.

Administration und Gesundheitspolitik

Auch dabei sollten wir nicht müde werden, meinungsbildend zu wirken (wenn es vielleicht auch noch mühsamer und frustrierender ist als das Gespräch mit unwilligen Angehörigen!).

Eine leider bei uns fehlende **Altersrehabilitationsversicherung** könnte auch psychotherapeutische Interventionen in fortgeschrittenen Behinderungsgraden mittragen. (**Österreich-**gültig).
    In **Deutschland** gibt es den Begriff der „aktivierenden Pflege", welche auch derartige rehabilitative Maßnahmen mit einschließt.
    In Holland ist es wieder anders. Die Pflichtkrankenversicherung hört bei einem gewissen Einkommensniveau auf. Dann kann sich jeder versichern oder nicht versichern, wie er will. Hingegen ist dort die Altersversicherung (mit auch rehabilitativem Inhalt) für jeden Bürger obligat, auch für die Königin. Denn man steht auf dem Standpunkt, dass der alte Mensch nichts mehr verdienen und sich auch nicht mehr „arrangieren" kann, daher unbedingt „gezwungen" werden muss, für sich vorzusorgen.

Hier überschneiden sich Gerontopsychiatrie, Altersrehabilitation, Geronto-Psychotherapie, Sozialarbeit und Pflege (worauf ich schon eingangs hingewiesen habe). Es sollte das aber nicht dazu führen, dass jedes Fach auf das andere zeigt und sagt „die sollen es machen!" Vielmehr sollten wir uns alle der Angelegenheit annehmen, einerseits direkt am Patienten, anderseits aber auch im Sinne von **Informierung und Motivierung der Meinungsbildner.** Dazu sollen und müssen wir manchmal auch lästig bis sehr lästig werden.

So haben sich ja auch in den stürmischen 68-er Jahren die Fachleute ins Administrative und Politische eingemischt, manchmal wohl überschießend. Doch hat es schließlich zu wesentlichen Reformen geführt! Ich will also die geschätzten Leser dieses Büchleins nicht zum Revoluzzertum aufrufen, aber dazu, sich doch **der allgemeinen gesundheits- und berufspolitischen Angelegenheiten – zum Wohle unserer Patienten – anzunehmen.**

Von den vorgenannten wesentlichen menschlichen Beziehungen wurde schon auf die Sozialbeziehung und die Beziehung zur jüngeren Generation näher eingegangen. Nun zur **Paarbeziehung.** Sie ist (natürlich) in engem Bezug zur Sexualbeziehung, ist aber keineswegs identisch mit dieser.

Sexualität im Alter

Die Alterssexualität hat erst in den letzten Jahrzehnten, ja Jahren, vermehrte wissenschaftliche Beachtung erfahren. Das aus zwei Gründen:

1.) wegen der schon genannten demographischen Verschiebung,

2.) weil die Alterssexualität unter einem **Tabu** stand und teils noch immer steht. Es zeigt sich sowohl bei den alten Menschen selbst als auch bei der jüngeren Generation vielfach die Ansicht: Sexualität wird im Alter unwesentlich. Wo sie aber besteht, birgt sie das Odium der Unanständigkeit und Lächerlichkeit in sich **(Abb. 6).**

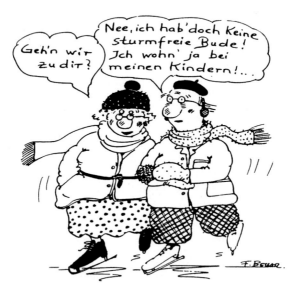

Abb. 6 (Mit freundlicher Genehmigung der Künstlerin *Franziska Becker* – Die Paarbeziehung (insbesondere eine neu aufgenommene) zwischen älteren Menschen unterliegt heute weitgehend noch einem Tabu, sowohl bei den Betroffenen selbst als auch bei der jüngeren Generation. Es herrscht in der Literatur Übereinstimmung darüber (und wir haben es auch in vorliegenden Zeilen mehrfach ausgedrückt), dass der Psychotherapeut auf allen Ebenen dazu helfen sollte, dieses Tabu zu brechen.

Vielleicht ist jenes Tabu ein Relikt der naturgegebenen Inzestschranke, da ja unwillkürlich in alte Menschen die eigenen Eltern hineinprojiziert werden, und die kann man sich (zumindest in unserem Kulturkreis) kaum beim Geschlechtsverkehr vorstellen. – Jedenfalls gilt es in der Psychotherapie, jenes Tabu weitestmöglich zu konterkarrieren.

Die Sexualität kann mehrdimensional folgendermaßen (schematisch) gesehen werden:

1. Die Fortpflanzungsdimension,

2. Die Lustdimension,

3. Die Beziehungsdimension,

    a) die empathische Beziehung als menschliches Ur-Bedürfnis an sich,

    b) die institutionalisierte Beziehung als (Familien-)Sicherungskomponente.

4. Die spirituelle Dimension.

Jene **vier finalen Dimensionen ("wozu")** werden von den **drei kausalen Wirk-faktoren ("wodurch")** gesteuert: **1. körperlich – 2. psychisch – 3. sozial.** Die Wir-kungsstärke jener finalen und kausalen Faktoren der Sexualität und deren Verhältnis zueinander ist in unterschiedlichen Altersgruppen und zwischen den Geschlechtern durchaus unterschiedlich.

Ab dem höheren Lebensalter (genauer gesagt mit der Menopause des weib-lichen Partners) fällt der Fortpflanzungsaspekt weg. Der genitale Geschlechtsvollzug kann fortbestehen, wird aber physiologisch seltener, bis dann mit Beendigung der Errektionsfähigkeit des Mannes eine weitere wesentliche Zäsur eintritt. **Aber die Sexualität hört im Alter nicht auf, einschließlich der Lustdimension!** Diese be-steht auch außerhalb des Koitus und der genitalen Sphäre weiter. Sie ist aber enger als vordem **an die Beziehungsdimension gekoppelt.**

Organisch kommt es bei der Frau häufig im höheren Lebensalter zu Trockenwerden der Scheide, teilweise auch mit Jucken und Berührungsschmerzhaftigkeit. Das kann natürlich zu einem Ablehnen des geschlecht-lichen Zusammenseins bei der Frau führen, muss aber keineswegs noch psychotherapeutisch behandelt werden. Hier zählt die Zusammenarbeit mit dem Gynäkologen (Gleitcreme kann eine einfache Lösung sein, auch gezielte Hormonbehandlung kann ärztlich indiziert sein).

Zur Erektionsfähigkeit des Mannes gibt *Kockott* (übereinstimmend mit anderen Sexualwissenschaft-lern) ein kontinuierliches Abnehmen ab den 30er Jahren in Häufigkeit, Intensität und Dauer an. Das Auftreten totaler genitaler Impotenz wird von den Sexologen mit einer hohen Variationsbreite zwischen 7. und 8. Lebensjahrzehnt angegeben. Glaubhafte spätere Zeugungen werden berichtet. Sie sind aber keines-falls die Regel.

Der folgende Witz zeichnet drastisch aber durchaus realitätsnahe den stufenweisen Rückgang der koi-talen Aktivität:

Was sind die beiden traurigsten Tage des Mannes?

Wenn er zum ersten Mal merkt, dass es beim 2. Mal nicht mehr geht, und wenn er zum 2. Mal merkt, dass es beim 1. Mal nicht mehr geht.

Es geht aber nicht an, die Sexualität ausschließlich im Sinne der männlichen Errek-tion und der weiblichen Bereitschaft zum Sexualverkehr zu betrachten. Im höheren Lebensalter kommen anderen Möglichkeiten der Sexualität zunehmende Bedeutung zu. Dazu gehören einerseits die **nicht-koitalen Sexualpraktiken,** anderseits und vor allem der ganze Komplex aus **Hautkontakt, Zärtlichkeit, dem Gefühl von Geborgen-heit, Verständnis etc.** Die **„Beziehung" in der Partnerschaft** gewinnt überhaupt in der Sexualität der älteren Menschen – wie schon gesagt – wesentlich mehr Bedeutung als die koitale Aktivität.

Es geht also bei der Alterssexualität vor allem darum, entstehende oder entstan-dene **Beziehungsstörungen therapeutisch** anzugehen (weg vom Phallozentrismus zu einer Beziehungstherapie hat *Loewit* es 2004 genannt).

Die medikamentösen und mechanischen Behandlungs-Möglichkeiten bei Sexualstörungen sollen aber vom Psychotherapeuten gekannt werden. Auch hierbei gilt wieder kein Entweder/Oder, sondern ein an Indi-kationen gezieltes Sowohl-als-auch (entsprechend unserer „Integrierten Psychotherapie"), Näheres darüber in der Sexualliteratur. Vor allem soll der Psychotherapeut auch mit den alten Menschen über die Dinge **offen reden,** denn diese stehen ja vielfach unter dem vorerwähnten Tabu.

Die spirituelle Dimension der Sexualität wird in der medizinischen Sexualliteratur kaum behandelt. Spiritualität bezeichnet die über das Naturwissenschaftliche hinausgehende menschliche Dimension **(transpersonal),** welche Suche nach Lebenssinn und -Ausblick sowie ethische und religiöse Werte mitenthält.

Gerade bei der Alterspsychotherapie scheint die Mitberücksichtigung der spirituellen (religiösen etwa) Komponente sehr wesentlich. Dazu muss der Psychotherapeut keineswegs religiös sein, aber er muss die betreffende Grundeinstellung des Patienten kennen, respektieren und eventuell auch in die Ressourcenmobilisierung einbeziehen.

Extremsituationen bringen, wie ein Mikroskop, die menschlichen spirituellen Möglichkeiten verstärkt zum Vorschein (leider auch die negativen Eigenschaften, aber davon soll hier nicht die Rede sein). Man denke an:

○ Partner, die in den grausamen Konzentrationslagern lieber mit in den Tod durch sichere „Vergasung" gingen, als sich von ihren Liebenden trennen zu lassen *(Barbara Distel),*

○ Alte Menschen, die ihre dementen oder anders schwerkranken Partner rührend weiter versorgen.

○ Das Alter mit seiner Vereinsamung, seiner zunehmenden Behinderung und letztlich Todesnähe kann sehr wohl auch als eine Extremsituation gewertete werden und so kann u. U. die Dimension der Spiritualität in der Sexualität respektive in der menschlichen Beziehung hier stark zum Tragen kommen.

○ Etc., etc.

„Die Liebe" kam im Bisherigen nicht vor. Sie ist aber auch nicht wissenschaftlich definierbar. Jeder weiß, was das ist, aber jeder meint eigentlich (je nach Alter und momentanen Situation) eine andere Dimension der Sexualität damit. – Sicher kann man aber sagen, dass das, was „Liebe" (so oder so) genannt wird, mit Spiritualität eng verbunden ist.

Palliative Psychotherapie

Es handelt sich dabei vor allem um die von uns so genannte **„basale Psychotherapie"** also das psychotherapeutische Grundverständnis. Diesbezüglich ist es aber äußerst wichtig, dass die dafür in Frage Kommenden jene basale Psychotherapie

1. überhaupt wahrnehmen und

2. koordiniert wahrnehmen, sodass sie mit „einer Stimme sprechen". Es geht das folgende Berufsgruppen an: **Ärzte, Pflegeberufe, Physiotherapeuten, Ergotherapeuten, Seelsorger, wenn möglich bis zu den Transport- und Reinigungskräften etc.** Hier kommt es also auf eine **gut funktionierende Arbeitsgruppe** an. – In Einzelfällen wird sich in der Arbeitsgruppe ergeben, dass die Beiziehung eines **berufsspe-**

zifischen Psychotherapeuten sinnvoll sein kann, aber keineswegs immer sein muss. Zur Zusammenarbeit mit der Pflege vergl. nebenstehenden Artikel von *Pamminger.*

Den engen Zusammenhang zwischen basaler Psychotherapie und Pflege zeigt Grond (2004) plakativ auf, indem er eine **3-Z-Pflege** fordert (heißt: Zeit, Zuwendung und Zärtlichkeit). Das steht im deutlichen Gegensatz zu dem was Uerckwitz als **3-S-Pflege** als Negativvariante plakativ bezeichnet hat (Patient soll sein: satt, sauber und still).

Zu einer kontinuierlichen (basal)psychotherapeutischen Betreuung gehört das Begleiten **des Patienten selbst und auch seiner Angehörigen (Betreuer).** In erster Linie muss ein sinnvolles und schonungsvolles, aber **wahrheitsgemäßes Aufklärungsgespräch** erfolgen.

Dabei ist von den in vorliegenden Zeilen mehrfach erwähnten unabdingbaren Gesprächs-Komponenten: **Ehrlichkeit + Empathie + Positivieren,** die positivierende Wahrhaftigkeit von besonderer Bedeutung. Sie muss getragen sein von allgemeiner Empathie. So wird auch eine unangenehme Wahrheit mit gleichzeitiger „positivierender" Vermittlung (des weiteren Beistandes etc.) allemal besser empfunden, als unklare Ängste und Verdachte.

Die betreffende Gesprächsbereitschaft soll „permanent bestehen" (siehe auch **Abb. 7**), denn der Patient versteht 1. nicht alles gleich, 2. will nicht gleich alles verstehen, 3. will Neues fragen, 4. will überhaupt im Gespräch bleiben. – Also auch Aufklärung in dosi refracta!

Gleiches gilt für die Aufklärung der Angehörigen. (Dazu muss natürlich vorher das Einverständnis des Patienten eingeholt werden).

Bei uns stand seit Beginn meiner Abteilungsleitung das große Plakat bei der Türe: **„Kinder jederzeit herzlich willkommen".** Es ist völlig falsch zu glauben, dass man Kindern einen unheilbar Kranken oder Sterbenden, nicht zumuten, kann.

Kinder gehen, wenn man ordentlich darüber spricht, sehr klar damit um und verlieren auch evt. Ängste, die ihnen durch falsche Auskünfte oder Aussperren vermittelt werden. Außerdem ist es ein wichtiges erzieherisches Element. Ich pflege den Angehörigen vor Kinderbesuchen zu sagen: „Wenn die Kinder sehen, wie liebevoll Sie mit der Großmutter (Großvater) umgehen, haben Sie gute Chancen, dass auch die Kinder mit Ihnen einmal lieb und zugeneigt sind, wenn sie in der gleichen Situation sind."

Abbildung 7 zeigt die typischerweise beim Patienten (aber auch bei seinen Angehörigen) auftretenden „Phasen" in der Haltung seiner unheilbaren Erkrankung gegenüber. Diese Phasen sind nicht streng chronologisch aufzufassen, sondern sie kommen in mehrfachen Überlappungen und Rückschritten verschiedenartig zum Tragen.

Für den Therapeuten ist es wichtig, **derartige phasische Entwicklungen zu kennen,** um etwa einmalige aggressive Reaktionen des Patienten nicht als „Manierlosigkeit" aufzufassen und die Behandlung deshalb abzubrechen, sondern sie als phasentypisch zu erkennen und entsprechend „die Türe offen zu lassen". Das gleiche gilt auch für das Verhalten gegenüber Angehörigen.

Der **Übergang auf Palliativtherapie** ist ein wichtiger Schritt, den die ganze Arbeitsgruppe untereinander klar besprechen und akkordieren soll. Es kommt das natür-

---

Typischer Phasenverlauf bei unheilbarer Erkrankung

Patient und Angehörige gleichermaßen

Alle Möglichkeiten gegeben von: Vermischung und Überlappung/zeitlich und inhaltlich

1. Verleugnung
2. Auseinandersetzung
   a) aggressiv
   b) regressiv (meist depressiv)
3. Akzeptanz – Inhaltsfindung – Strategie

Die Rolle des Arztes dabei

Kompetenz + Ehrlichkeit + Empathie + Methodik + „Positivieren"+ Permanenz

1. Gespräch mehrfach beginnen und beantworten
   nicht aufdrängen / Hoffnung relativieren
   a) mit Patienten
      Wahrheit (taktvoll) / Positives hervorheben
   b) mit Angehörigen
      Negativ-Auswirkungen / Positiv-Strategie
2. zur Begleitung bereit sein

Abb. 7 Die Begleitung des unheilbar Kranken und Sterbenden gehört zur basalen Psychotherapie, bedarf auch der Kenntnisse des dabei meist auftretenden phasenhaften Verlaufes, um darauf im ärztlichen Gespräch auch eingehen zu können.
Der Gedanke zu einem derartigen „Schema" kam erstmals von *Kübler-Ross*. Es wurde aber anhand eigener Erfahrung beträchtlich modifiziert.

lich nur bei sicher fehlender Möglichkeit der Gesundung in Frage (etwa ein Patient mit Metastasen oder ein Alterspatient in schwerem terminalem Stadium).

Palliativtherapie bedeutet Abstandnahme von ätiologisch-gezielten Behandlungs- oder Diagnosemaßnahmen zugunsten von Therapiemaßnahmen, die auf die Lebensqualität des Patienten abzielen.

Wir lehnen es ab, von „Therapieabbruch" oder „Therapia minima" zu sprechen, denn in einem solchen Terminalstadium ist die Palliativtherapie die einzig sinnvolle Therapie und (wenn man so will) nicht die kleinste sondern die größte.
Das ist auch den **Angehörigen** entsprechend zu erklären, wobei aber zu beachten ist, dass die Angehörigen zur Einleitung der Palliativtherapie nicht „um Erlaubnis" zu fragen sind (wie es fälschlich noch immer fallweise gemacht wird).
1.) Handelt es sich doch rechtlich um eine rein ärztliche Entscheidung, welche der Arzt zu treffen hat und wozu der Angehörige gar nicht berechtigt ist, und
2.) wären die Angehörigen (natürlich) emotional und sachlich weit überfordert.

Die Palliativtherapie muss gezielt und gekonnt durchgeführt werden (vergl. einerseits *Pammingers* nebenstehenden Artikel, anderseits *Bernatzky* und Mitarb. 2004).
Zu unterbleiben haben:
○ Diagnostik, die mit den darauf aufgebauten Eingriffen keine Erhöhung der Lebensqualität bringt,
○ kardiale, kreislaufstützende Medikation, ebenso wie Infektionsbekämpfung (Antibiotika),
○ Behandlung von Organversagen (z. B. Dialyse oder Schrittmacherimplantation).

Hingegen sind indiziert und besonders zu forcieren:
- ❍ Schmerzbehandlung (ohne Scheu vor Opiaten).
- ❍ Tranquilizer und Neuroleptika zur Angst- und Unruhedämpfung.
- ❍ Verbesserung des Lebenskomforts (z. B. durch Cortisonbehandlung in kleinen Dosen).
- ❍ Behandlung aktuer Beschwerden (z. B. die Beseitigung eines Asthma-Anfalls, einer Angina pektoris oder einer Ileus.

Eine dadurch evt. lebensverkürzende Wirkung ist einerseits mit den modernen Medikamenten sehr gering. Andererseits ist sie rechtlich zulässig, ebenso wie kirchenrechtlich: Enzyklika Pius XII. vom „Principium duplicis effectus". (Grundsätze bei Doppelwirkung von Medikamenten).

Gleichlaufen muss damit aber ein kontinuierliches psychotherapeutisch orientiertes Gespräch mit den Angehörigen (also nicht nur eine einmalige Aufklärung!)(siehe **Abb. 7**). Besonders gilt das für Angehörigengespräche hinsichtlich **Organentnahme** zur Transplantation bei einem hirntoten, aber noch beatmeten und durchbluteten Patienten. Auch dafür ist rechtlich keine Erlaubnis der Angehörigen einzuholen. Aber im empathischen Gespräch mit diesen sind evt. Fragen zu beantworten, und bei absolutem Widerspruch ist von der Entnahme abzusehen.

Es gilt klarzustellen, dass der Patient tatsächlich tot ist, und wie sehr wichtig sein Organ für einen anderen sein kann. – Folgendes Beispiel gibt die Worte einer Mutter wider, die ich mich selbst nie zu sagen getraut hätte.

Ein 17jähriger Bursch hatte sich nach einer häuslichen Auseinandersetzung in den Kopf geschossen, wurde noch beatmet, war aber hirntot. Also ein „idealer Organ-Spender". Die Mutter wiedersprach anfangs (verständlicherweise) vehement einer Organentnahme. Ich führte in obigem Sinn ein aufklärendes und zugleich mitfühlendes empathisches Gespräch mit ihr. Sie sagte dann: „Ich bin froh, wenn ich weiß, dass das Herz meines Sohnes in einem anderen weiterschlägt."

Ich konnte ihr nur die Hand drücken, denn mir verschlug es die Rede, und ich bekam feuchte Augen.

Weitere psychotherapeutische Methoden für unheilbar kranke und/oder alte Menschen

Wir konnten Erfahrungen sammeln:
- ❍ mit Hippotherapie (unheilbar kranke Kinder).
- ❍ Musiktherapie und Tanztherapie (sowohl bei Rehabilitationspatienten als auch bei ganz alten Menschen).
- ❍ Hypnose (eine sehr gute Methode bei chronischen Schmerzzuständen des unheilbar Kranken). Zeitaufwendig, aber vom Patienten im Rahmen der starken menschlichen Zuwendung sehr positiv empfunden.
- ❍ Einsatz von Kindern, ehrenamtlichen Laien und Studenten (wurde schon erwähnt).
- ❍ Katathyme Imaginationspsychotherapie.
- ❍ Tierbesuche und Tierkontakt (sowohl mit eigenen Lieblingen, aber auch etwa durch spezielle Hundebesuchsgruppen).
- ❍ Kreativtherapie.

Wo der kognitive Weg aufgrund hirnorganischer Defekte verschüttet ist, kann man mit averbalen Methoden noch längere Zeit zu den Emotionen des Patienten durchkommen. (hier nur erwähnt, näher in *Barolin*)

Soll es eigene Geronto-Psychotherapeuten geben?

Es gehen bereits standespolitische Intentionen der Psychotherapeuten in jene Richtung. Wenn dadurch größere Kenntnis der Altersprobleme entsteht, mit größerem Interesse und größerem Angebot (derzeit ist es sehr schwer Psychotherapeuten für alte Menschen zu finden!), so ist davon einiges zu erwarten.

Wenn es aber zu einer neuen Subspezialisierung kommt, wo sich wieder jeder auf ein noch kleineres Eigen-Territorium zurückzieht, und nicht für den ganzen Patienten zuständig fühlt, so ist es ein Schaden.

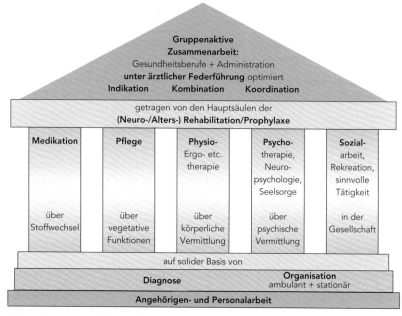

Abb. 8 In der Arbeitsgruppe einer modernen Rehabilitation muss die Integrierte Psychotherapie eine gleich wichtige und gleich tragende „Säule" darstellen.

Wir kennen sattsam Beispiele aus der Allgemeinmedizin, etwa wenn ich einen Patienten zum Lungenfacharzt schicke wegen irgendwelcher Beschwerden und dann nur die lakonische Mitteilung bekomme „Lunge o. B." ohne weiteren Hinweis bezüglich Diagnostik des Patienten; oder ohne als Facharzt darauf hinzuweisen, welches Nachbarfach in Frage kommt. „Sie müssen eben zu einem anderen Facharzt gehen!" (alles Originalzitate) – dann ist die Sub-Spezialisierung eine Verschlechterung statt einer Verbesserung.

Ich möchte daher plädieren, dass **allgemein in der Psychotherapie die Altersproblematik mehr fokussiert** wird. Denn diese hängt (wie gezeigt) auch eng mit der jüngeren Generation und mit anderen medizinischen Disziplinen zusammen.

Konklusion

Entsprechende Psychotherapie im Alter kann wesentlichen Zuwachs an Lebensqualität bringen. Es geht um die **systematische Zusammenarbeit** mit dem Pflege-, dem Sozialbereich und mit der gesamten Arbeitsgruppe, die sich um den alten Menschen kümmert, damit alle an einem Strang ziehen. Eine Grenzüberschreitung respektive **überlappende Wahrnehmung** der Notwendigkeiten der einzelnen Disziplinen ist unabdingbar damit der Patient nicht zwischen den einzelnen Fächern „durchfällt", wie zwischen den sprichwörtlichen „zwei Sesseln".

Die **Gesprächstherapie** beim alten Menschen folgt einerseits den Standardregeln der Gesprächstherapie, weist anderseits spezifische Akzente für die Alterspsychotherapie auf.

Weitgehend handelt es sich um eine von uns sogenannte **„basale Psychotherapie"** (Synonyme: psychotherapeutische Haltung, psychotherapeutisches Grundverständnis). Aber auch **spezielle psychotherapeutische Methoden** sollen zum Tragen kommen. Unser plakativer Ausdruck der **„Integrierten Psychotherapie"** fordert zu einer konstruktiven und grenzüberschreitenden **Zusammenarbeit mit der somatischen Medizin** auf. Diesbezüglich geht es um vermehrte Willensbildung und Gelegenheitsschaffung von beiden Seiten, da leider zwischen somatischer Medizin und Psychotherapie noch viel zu wenig wechselseitiges Verständnis und Interesse besteht.

Der Rehabilitations- und Alterspatient bietet vielfach gleiche Probleme. Insbesonders ist ja der Alterspatient durch die zusätzlichen Alterskrankheiten (vor allem Schlaganfall und Parkinson) häufig **zusätzlich Rehabilitationspatient.** Alterspatient, ebenso wie Rehabilitationspatient, bedürfen der **Re-Motivation – Re-Integration – Ressourcenmobilisierung – Einbindung der Angehörigen.**

Die Alterspsychotherapie sollte sinnvollerweise schon als **Prophylaxe** für die Pensionskrise in einer Prä-Pensionsphase beginnen. Dafür und für die direkte Post-Pensionsphase, aber auch für Altersrehabilitationspatienten, hat sich besonders unsere **2-stufige Gruppenpsychotherapie mit integriertem Autogenem Training** bewährt.

Die typischen Probleme mit der jüngeren Generation sollen vom Psychotherapeuten miterfasst werden. Er kann dabei als **Mediator** wichtige Aufgaben erfüllen. Brücken zwischen **Kindern, Jugendlichen** und alten (kranken) Menschen sind möglich, verlangen aber bewusste Pflege.

Abbildung 8 zeigt wie die Integrierte Psychotherapie so ein gleichwertiger und gleichwichtiger Bestandteil in einer modernen Arbeitsgruppe für Altersrehabilitation und Altersmedizin werden sollte, um dadurch die Lebensqualität deutlich zu verbessern.

Literatur

- Barolin GS (2005) Integrierte Psychotherapie. Asanger, Kröning
- Bernatzky G, Sittl R, Likar R (Hrsg.)(2004) Schmerzbehandlung in der Palliativmedizin. SpringerWienNewYork
- Pamminger Jeannette: Lebensqualität im Alter aus der persönlichen Sicht einer Pflegefachfrau: nebenstehend.

Musik im Alter

HORST-PETER HESSE, GÜNTHER BERNATZKY

Der Anteil älterer Menschen an der Gesamtbevölkerung wird in den kommenden Jahren weiterhin erheblich wachsen [15]. Dank des medizinischen Fortschritts hat sich die durchschnittliche Lebenserwartung im vergangenen Jahrhundert verdoppelt. Sie beträgt heute in Österreich für Männer fast 75 und für Frauen über 81 Jahre. Da die medizinische Versorgung nicht nur besser, sondern auch teurer geworden ist, sind die Kosten des Gesundheitssystems in den zurückliegenden Jahren erheblich gestiegen. Diese Entwicklung hat zur Einsicht geführt, dass die klassische, rein kurativ ausgerichtete Medizin in zunehmendem Maße durch ganzheitliche, nicht-medikamentöse therapeutische Maßnahmen flankiert und der Prävention ein stärkeres Gewicht eingeräumt werden muss. Alte Heilweisen, bei denen auch der Musik eine wichtige Rolle zukommt, wurden wiederentdeckt. Die antike Vorstellung einer „musica humana", als Inbegriff der Harmonie innerhalb des menschlichen Organismus, lebte in neuer Gestalt wieder auf [16].

In vielen Fällen kann insbesondere aktives Musizieren, aber auch das Hören von spezifisch ausgewählter Musik, miteinander verzahnte leib-seelische Prozesse im Menschen auslösen oder fördern [3]. Das Musizieren ist eine komplexe Tätigkeit, bei der sowohl der Körper als auch Geist und Seele zusammenwirken. Wenn jemand gemeinsam mit anderen Musikern in einem Ensemble spielt, so muss er zur gleichen Zeit die Noten lesen, sein Instrument spielen, d.h. hochkomplexe Bewegungsabläufe steuern, mit dem Gehör die erzeugten Klänge kontrollieren, auf die anderen Musiker hören, um Tempo und Intonation in Übereinstimmung zu halten, Pausen zählen, um Einsätze zu treffen, und – über all dies hinaus – die selbst gespielte Stimme auf den klanglichen Gesamtprozess beziehen und sie in der rechten Gewichtung in das musikalische Gemeinschaftsprodukt einfügen. Dies erfordert nicht nur, die Aufmerksamkeit gleichzeitig auf verschiedene Wahrnehmungsbereiche zu richten, sondern auch, eine Vielzahl unterschiedlicher Aktivitäten wohlkoordiniert zu steuern: Physische und mentale, intellektuelle und emotionale, willentliche und automatisierte, nach innen und nach außen gerichtete, bewusste und unbewusste. Wenige Handlungen sind so vielschichtig wie das Spielen eines Musikinstruments.

Jedoch auch dann, wenn Musik nicht selbst ausgeführt wird, sondern man einer musikalischen Darbietung konzentriert zuhört, bewegt sie den Menschen – vereinfacht dargestellt – auf drei Ebenen und kann dementsprechend verschiedene Funktionen erfüllen:

1. Physiologische Ebene: Als **Klang** trainiert Musik die Funktion des Gehörs, löst Reflexe der Muskulatur aus und regt Bewegungsvorgänge an.
2. Emotionale Ebene: Als **Symbol** kann Musik Gefühle aktivieren und Erinnerungen an emotional meist positiv gefärbte Erlebnisse der Vergangenheit wecken.
3. Mentale Ebene: Musik trainiert das Gedächtnis und regt als **Struktur** kognitive Prozesse an, die aus den Beziehungen der Töne das Wechselspiel von Spannung und Entspannung generieren [13].

So ist es nur folgerichtig, dass die Musiktherapie, die lange Zeit in das Reich der Legenden verdrängt worden war, in der zweiten Hälfte des 20. Jahrhunderts eine Renaissance erlebte.

Seit Jahrzehnten wird Musik erfolgreich bei der Revitalisierung geriatrischer Patienten eingesetzt, und zwar einerseits als sog. **Aktive Musiktherapie** in Form von Instrumentalimprovisation, Gruppensingtherapie oder Bewegungsimprovisation, und andererseits als **Rezeptive Musiktherapie,** bei der das gemeinsame Anhören ausgewählter Musikstücke mit Interpretation und Diskussion in der Gruppe verbunden wird [4]. Musik kann aber nicht erst dann, wenn ältere Menschen medizinische Hilfe in Anspruch nehmen müssen, eine segensreiche Funktion erfüllen. Die Referenten auf einer Tagung, die im Jahre 2001 in Münster stattfand, berichteten über gegenwärtig benutzte Möglichkeiten, Musik im Rahmen der psychosozialen Betreuung alter Menschen einzusetzen [22]. Im Tagungsbericht schreibt Rosemarie Tüpker: „Singen, aktives Musizieren und assoziations- und erinnerungsstimulierendes Musikhören helfen, das Selbstvertrauen, die Kommunikations- und die Kontaktfähigkeit zu stärken und damit einer Isolation und Vereinsamung entgegenzuwirken".

Von Musiktherapie ist heute vielerorts die Rede, und etliche Angebote von Musik auf Tonträgern sind auf dem Markt, die Stimmung und Leistung zu verbessern versprechen, jedoch nicht immer als seriös einzuschätzen sind. Viele Menschen sind bereit, ohne Zweifel an die von den Vertreibern versprochenen Allheilkräfte der Musik zu glauben. Es sei daher an dieser Stelle betont, dass nicht jede Berieselung des Menschen mit Musik oder sonstigen Schallvorgängen die Bezeichnung „Musiktherapie" beanspruchen darf. Musiktherapie ist eine wissenschaftlich fundierte, diagnosespezifische Nutzung von Musik oder von musikalischen Elementen im Rahmen des therapeutischen Gesamtkonzepts. Therapiekriterien sind die diagnostischen Bedingungen der zu behandelnden Patienten [6]. In manchen Fällen ist sogar Schutz gegenüber der Reizüberflutung des Alltags angezeigt, so dass die Devise **„Gesundheit durch Stille"** lauten kann. Weltabgeschiedenheit und Heilschlaf haben sowohl in abendländisch christlichen als auch in fernöstlichen Ritualen eine lange Tradition.

Trotz steigenden Lebensalters ist der Berufsausstieg in der jüngeren Vergangenheit im Durchschnitt immer früher erfolgt, so dass ständig mehr Menschen viele Jahre – es können zwanzig Jahre und mehr sein – in der nachberuflichen Phase leben. Dazu kommt, dass im Verlaufe der vergangenen Jahrzehnte durch die gestiegenen Anforderungen an die berufliche Mobilität und den damit verbundenen Rückgang der Dreigenerationenhaushalte die durchschnittliche Entfernung von den Wohnorten der Angehörigen deutlich gestiegen ist. Dies erschwert naturgemäß regelmäßige Besuche und Gespräche. Insbesondere dann, wenn der Lebenspartner verstorben ist, erzeugt der Ruhestand mit dem Verlust berufsbedingter menschlicher Kontakte eine schmerzliche Lücke. Das Gefühl, aus dem Netz menschlicher Beziehungen herausgerissen zu sein, führt zur Vereinsamung, die nicht selten mit einer emotionalen Verbitterung verbunden ist. Depressionen, gekoppelt mit körperlichen Problemen, bilden häufig den Anlass zur Entstehung von weitergehenden psychosomatischen Störungen. Einerseits ist die steigende Lebenserwartung des Menschen dankbar zu begrüßen, andererseits aber wächst mit ihr das genannte Problem kontinuierlich.

Im Falle erheblicher gesundheitlicher Beeinträchtigungen älterer Menschen können in den modernen Sozialstaaten Lebensunterhalt und Körperpflege durch den Einsatz häuslicher Betreuungsdienste oder durch die Einweisung in eine Klinik oder ein Pflegeheim gewährleistet werden. Freilich bleibt eines der Hauptprobleme in den meisten Fällen auch dann bestehen: die psychische Vereinsamung. Um Älteren eine menschenwürdige Lebensqualität zu bewahren, gilt es nicht nur, deren Ernährung und angemessene Beweglichkeit so lange wie möglich zu erhalten, sondern es sollte auch versucht werden, ihre sozialen und geistig-seelischen Bedürfnisse zu erfüllen. Der natürliche Alterungsprozess des Menschen führt zwar zu einem Nachlassen der körperlichen Leistungsfähigkeit, die in vielen Fällen mit einer Beeinträchtigung des Gedächtnisses und Störungen weiterer kognitiver Funktionen einhergehen kann. Die Ansicht, dass auch Letzteres ganz unausweichlich sei, steht im Gegensatz zur Tatsache, dass in vielen historischen Kulturen gerade die Ältesten in den menschlichen Gemeinschaften die schwierigsten Entscheidungen zu treffen hatten, wobei der Rückgriff auf deren Erfahrung nur dann zweckmäßig sein konnte, wenn die kognitiven Fähigkeiten der Ältesten auf hohem Stand waren.

Auch in den heutigen Industrienationen kennt man Persönlichkeiten, die in Kunst und Wissenschaft trotz hohen Alters hervorragende Leistungen erbringen. Es spricht also sehr viel dafür, dass das Alter des Menschen nicht zwangsläufig eine Verringerung der geistigen Kräfte nach sich zieht, sondern dass diese – trainiert und zweckmäßig eingesetzt – eine dem Alter angepasste Entfaltung der Persönlichkeit ermöglichen und damit zu einer erheblichen Steigerung der Lebensqualität beitragen könnten. Eigene Aktivität anzuregen und die Einbindung in Gemeinschaften zu fördern, sind daher zentrale Aufgaben in der Seniorenbetreuung. Auf dem Musikschulkongress, den der Verband deutscher Musikschulen 2003 in Hannover durchführte, wurden Programme für ältere Menschen vorgestellt, die Musiktheater- und Konzertbesuche,

Lesungen mit Musikbegleitung, Tanz und eigenes Musizieren, sowie vor allem Chor-
singen umfassen. Wie auf der genannten Tagung in Münster wurden bedeutende
Effekte des chorischen Singens hervorgehoben: Die Einbindung in die Gruppe, das
Training der Atmung und des Stimmorgans, die Förderung der Aufmerksamkeit und
Konzentration, die Stärkung des Gedächtnisses für Melodien und Liedtexte, das
Wecken von Freude am Klang, die Ablenkung von Sorgen und Problemen, die Wieder-
belebung von angenehmen Gefühlszuständen gekoppelt mit Erinnerungen [20].

Über entsprechende Erfahrungen bei instrumentalem Musizieren berichtet Tüpker
und betont: „Es ist nie zu spät, ein Instrument zu lernen" [22]. Allerdings sind bei
Menschen in fortgeschrittenem Alter in vielen Fällen die Funktionen der Hände und
des Gehörs beeinträchtigt. Da ein älterer Mensch aber normalerweise keine Hochleis-
tungen mehr am Instrument zu erzielen trachtet, sind Unzulänglichkeiten der Hand-
beweglichkeit nicht so problematisch. Bei Hörverlust dagegen führt das gestörte
Sprachverstehen zu emotionalem Mißverstehen, das depressive Verstimmtheit nach
sich zieht – und Stressempfinden in allen Situationen, in denen es um Kommunikation
geht. Daher muss dem Nachlassen der Hörfähigkeit besondere Aufmerksamkeit geschenkt werden. Man sollte frühzeitig durch Hörtraining versuchen, einer beginnenden Altersschwerhörigkeit entgegen zu wirken. Ein Training mit Hilfe von Musik ist
insofern leichter als mit Sprache, als Musik einen erheblich größeren Frequenzbereich
umfasst als Sprache, und daher Hörverluste in bestimmten Frequenzbändern eher
kompensiert werden können [24].

Einen interessanten Weg beschreitet Urte Goßmann an der Lessing-Hochschule in
Berlin, indem sie ältere Menschen „Klassische Musik" in Bewegung umsetzen lässt [10].
Sie zitiert eine Kursteilnehmerin:

*„Du kannst nicht Flöte und nicht Geige spielen, nicht singen, aber du kannst dich
zu der Musik bewegen. Der Körper als Instrument. Immer wieder komme ich erstens,
weil es mir so viel Freude macht, und dann habe ich gemerkt, dass es wirklich so ist: ich
mache etwas mit der Musik, ich bin völlig bei der Musik, absorbiert von der Musik und
dem Tun mit der Musik. Alles andere bleibt draußen vor. Das ist das Neue und ganz
Andere für mich."*

Beim Einsatz von Musik in Therapie und Sozialarbeit ist stets zu bedenken, dass der
Musikgeschmack je nach Herkunft, Bildung und Hörerfahrung ziemlich verschieden ist.
Es ist daher wichtig, dass Kursleiter oder Therapeuten Musik wählen, die von den
Gruppenmitgliedern nicht abgelehnt wird. Gerade diejenigen Musikerfahrungen, die
Menschen in ihrer Jugend gemacht haben, sind im Gedächtnis besonders tief einge-
prägt, so dass sie auch in fortgeschrittenem Alter lebhafte Erinnerungen an vergan-
gene, schöne Erlebnisse mit nahe stehenden Menschen auslösen können [17]. Es ist
aber auch durchaus möglich, dass unbekannte Musik sehr positiv aufgenommen wird.
Untersuchungen im **Forschungsnetz Mensch und Musik** an der Universität Mozarteum
Salzburg haben gezeigt, dass es vor allem im Bereich der sogenannten „populären

Klassik" zahlreiche Musikstücke gibt, die von allen Hörern als angenehm empfunden werden, auch wenn sie in diesem stilistischen Bereich keine Hörerfahrungen haben.

Ein entscheidendes Kriterium für erfolgreiche Sozialarbeit mit Senioren besteht darin, dass den älteren Menschen das Selbstwertgefühl erhalten bleibt und ihnen die Möglichkeit gegeben wird, ihr Leben weitgehend selbst zu gestalten. (Dies wird von Pflegediensten häufig nicht beachtet.) Bei gemeinsamen musikalischen Aktivitäten ist es daher wichtig, jedem Teilnehmer das Bewusstsein zu vermitteln, dass seine persönlichen Präferenzen, sein Geschmack, geachtet werden, dass er an der Auswahl der Musik beteiligt war und die aktuelle Beschäftigung mit einem bestimmten Musikstück seiner freien Wahl entspricht. Der kontaktfördernde und gleichzeitg emotionalisierende Einfluss der Musik, sowie die durch sie bewirkte Spannungsregulierung und körperliche Anregung können sich am besten auf der Grundlage von Selbstbestimmung und freier Teilhabe entfalten. Musik kann also einerseits als komplementär-therapeutisches Mittel eingesetzt werden, und andererseits als Gegenstand gemeinschaftlicher Aktivität in der nachberuflichen Lebensphase die Isolierung überwinden helfen und durch Anregung vitaler und psychischer Funktionen einen wesentlichen Beitrag zur Erhaltung der Lebensqualität leisten.

Literatur

[1] Adamek K (1996) Singen als Lebenshilfe. Zu Empirie und Theorie von Alltagsbewältigung. Waxmann, Münster

[2] Aldridge D (Hrsg)(2001) Music Therapy in Dementia Care. More New Voices. Kingsley, London Philadelphia

[3] Bernatzky G (2002) Über vorbeugende und heilende Wirkungen der Musik. In: Bernatzky G & Likar R (Hrsg.) Schmerztherapie bis ins hohe Alter, S 129–133. Salzburger Schmerzinstitut in Zusammenarbeit mit der Österreichischen Schmerzgesellschaft und der Österreichischen Palliativgesellschaft.

[4] Bernatzky G & Hesse HP (2004) Musik in der Palliativmedizin. In: Bernatzky G, Sittl R & Likar R (Hrsg) Schmerzbehandlung in der Palliativmedizin, S 159–163. Springer, WienNewYork

[5] Bright R (1984) Musiktherapie in der Altenhilfe. Fischer, Stuttgart

[6] Decker-Voigt HH (Hrsg)(2001) Schulen der Musiktherapie. Reinhard, München Basel

[7] Evers M (1997) Geselligkeit mit Senioren. Wahrnehmen – Gestalten – Bewegen. Beltz, Weinheim

[8] Fäller K (1994) Musik mit Senioren. Theoretische Aspekte und praktische Anwendung. Beltz, Weinheim

[9] Frohne I (1980) Musiktherapie mit alten Menschen. In: Petzold H & Bubolz E (Hrsg) Psychotherapie mit alten Menschen. Junfermann, Paderborn

[10] Goßmann U (2004) Dem Glück muss man einen Stuhl hinstellen. Musik in Bewegung – Klassik tanzen, Rhythmik mit älteren Menschen. In: Üben und Musizieren 2004 (1), S 26–32

[11] Grümme R (1998) Situation und Perspektiven der Musiktherapie mit dementiell Erkrankten. (= Beiträge zur sozialen Gerontologie, Sozialpolitik und Versorgungsforschung, Bd. 2, Hrsg: Deutsches Zentrum für Altersfragen). Transfer, Regensburg

[12] Harms H & Dreischulte G (1998) Musikerleben und -gestalten mit alten Menschen, 2. Aufl. Fischer, Stuttgart

[13] Hesse HP (2003) Musik und Emotion. Wissenschaftliche Grundlagen des Musik-Erlebens. Springer, WienNewYork

[14] Jochims S (1997) Depression im Alter. Ein Beitrag der Musiktherapie zur Trauerarbeit. In: Z Gerontol Geriatr 25 (6), S 391–396

[15] Kytir J (2004) Demographische Prognose über die voraussichtliche Altersverteilung der nächsten Jahre. In: Likar R, Bernatzky G, Pipam W, Janig H & Sadjak A (Hrsg) Lebensqualität im Alter. Therapie und Prophylaxe altersbedingter Leiden. Springer, WienNewYork, S 17–20

[16] Möller HJ (1974) Psychotherapeutische Aspekte in der Musikanschauung der Jahrtausende. In: Revers WC, Harrer G & Simon WCM (Hrsg) Neue Wege der Musiktherapie. Grundzüge einer alten und neuen Heilmethode. Econ, Düsseldorf Wien

[17] Muthesius D (2002) Musikerfahrungen im Lebenslauf alter Menschen: eine Metaphorik sozialer Selbstverortung. LIT-Verlag, Münster Hamburg London

[18] Neander KD (1999) Musik und Pflege. Urban & Fischer, München

[19] Prause MC (2001) Hörschädigungen im Alter und ihre Konsequenzen für das Musikerleben und die musiktherapeutische Arbeit. In: Tüpker R & Wickel HH, S 177–197

[20] Schmutte M (2001) Singen mit alten Menschen in Chorarbeit und Musiktherapie. In: Tüpker R & Wickel HH, S 20–35

[21] Smeisters H (1997) Musiktherapie bei Alzheimerpatienten. Eine Meta-Analyse von Forschungsergebnissen. In: Musiktherapeutische Umschau 18 (4), S 268–283

[22] Tüpker R & Wickel HH (Hrsg)(2001) Musik bis ins hohe Alter. Fortführung, Neubeginn, Therapie. LIT-Verlag, Münster Hamburg London

[23] Wilkening K & Martin M (2003) Lebensqualität am Lebensende. Erfahrungen, Modelle und Perspektiven. In: Z Gerontol Geriatr 36 (5), S 333–338

[24] Wisotzki KH (1996) Altersschwerhörigkeit. Grundlagen – Symptome – Hilfen. Kohlhammer, Stuttgart

Schmerzphysiologie und Schmerz-Epidemiologie unter besonderer Berücksichtigung des Alters

GÜNTHER BERNATZKY UND RUDOLF LIKAR

Allgemein

Epidemiologische Studien zeigen, dass etwa 25 bis 50 % aller nicht in Altersheimen wohnenden Menschen und etwa 45 bis 80 % aller Bewohner von Altersheimen signifikant unter starken Schmerzen leiden. Im Unterschied zu früher wird heute dem Schmerz im Alter mehr Beachtung geschenkt: Allerdings werden nach wie vor psychische Schmerzen, wie sie bei Trennungsverlust bzw. bei einsamen und isoliert lebenden Menschen auftreten, zu wenig beachtet. Alte Menschen erleben Schmerzen anders als junge: Aufgrund bereits häufig wahrgenommener Schmerzen haben sie bestimmte Strategien im Umgang damit entwickelt. Viele ältere Menschen haben von jeher gelernt, Schmerzen als gott- und schicksalsgewollt anzunehmen und zu erdulden. Alte Menschen zeigen oft weniger Schmerzen an oder sie zeigen Schmerz auf Grund zunehmender Verlangsamung nach schmerzhaften Reizen deutlich langsamer an. Die Abneigung einer medikamentösen Therapie ist auf Grund der Angst vor Nebenwirkungen stark ausgebreitet. Schmerz ist einer der Hauptfaktoren, welche die Lebensqualität negativ beeinflussen. Schmerz steht in direktem kausalen Zusammenhang mit der Aktivität, der Freude am Leben und damit mit der sozialen Kompetenz eines Menschen. Daher stehen bei der Versorgung von hochbetagten Personen vor allem Aspekte der Lebensqualität im Vordergrund. Die Behandlung von Schmerzsyndromen im Alter hängt sehr stark von den Kenntnissen der Physiologie bzw. der altersbedingten Veränderungen, der Pharmakologie und Grundkenntnissen im psychosozialen und seelsorgerischen Bereich des alten Menschen ab.

Altersbedingte Veränderungen und Schmerzwahrnehmung

Heute ist bekannt, dass Schmerz auch im Alter nach wie vor als wichtiger Warner gilt: Obwohl klinische Erfahrungen zeigen, dass im Alter häufiger schmerzlose Herzinfarkte und fehlende abdominelle Schmerzen bei Magengeschwüren oder -perforation anzutreffen sind. In früheren Laborstudien hat man gefunden, dass alte Menschen eine erhöhte Schmerzschwelle haben [1]. Diese und einige andere ältere Studien haben zu falschen Vorurteilen über Schmerzen im Alter geführt: Zusammfassend stellen Harkins und Price fest, dass auf Grund der gen. Studienergebnisse nicht von einer geringeren Schmerzempfindung im Alter gesprochen werden kann. Allerdings scheint die Diskriminationsfähigkeit ebenso wie die Schmerztoleranz im Alter abzunehmen! Die Schmerzschwelle ändert sich nicht. Es kommt zu einer schwächeren sensorischen Diskrimination von schmerzhaften Stimuli: Dabei wurde gezeigt, dass eine altersabhängige Beziehung in der kognitiven Verarbeitung von Hitzereizen und einer reduzierten kortikalen Aktivität in Abhängigkeit von den Hitzereizen besteht. In elektrophysiologischen Tests wurde gezeigt, dass die Reaktionszeit für den Erstschmerz bei älteren Menschen deutlich verlängert ist [2]. Gründe dafür liegen darin, dass Veränderungen der Hautdicke und -elastizität bestehen bzw. dass Verluste von rasch leitenden A-Delta-Fasern vorliegen. Die Alterungsprozesse der Haut betreffen vor allem die Funktionseinheit Epidermis und Dermis. Dabei schwinden Zell- und Faserelemente. Die Haut wird dünner und verliert an Elastizität. Ebenso verlieren Blutgefäße an Elastizität, was zu einer stärkeren Dilatation führt. Die Gesamtanzahl degenerierter Axone und die Rückbildung der Markscheiden im Rückenmark nimmt mit dem Alter zu. Eine deutliche Reduktion der Dichte myelenisierter und nichtmyelenisierter Fasern wurde im Alter gezeigt [3]. Diese ab ca 65 Jahren reduzierte Funktion der nozizeptiven Schmerzleitwege hat auch einen hemmenden Einfluss auf die oft zu findende verzögerte Wundheilung. Erschwerend kommt dazu, dass die natürliche Hautalterung und die damit verbundenen Funktionseinbußen die Wundentstehung stärker begünstigen und sich qualitätsmindernd auf die Wundheilung auswirken.

Die subjektive Schmerzwahrnehmung ist unter anderem vom Ausmaß der zentralen Schmerzhemmung abhängig. Dabei beeinflusst seelisches Leid aufgrund von Depression, Angst, Verzweiflung oder Einsamkeit die Schmerzwahrnehmung und -verarbeitung ganz entscheidend. Aus diesem Grund kann bei älteren Patienten Schmerz auch eine Somatisierung von Leid sein. Fast jeder zweite Patient führte in einer Studie bei 283 befragten Patienten (Durchschnittsalter: 76,29 ± 7,4) an, traurig und niedergeschlagen zu sein [4]. Gleichzeitig berichten dabei 75 %, dass eine Schmerzlinderung am ehesten durch Schonverhalten zu erreichen sei, wobei gerade die berichtete Schonhaltung in vielen Fällen zu einer Zunahme an Beschwerden führt.

Weitere altersbedingte Veränderungen treten bei den Opioidrezeptoren auf: Hier verändert sich die Zahl und die Bindungsfähigkeit von Rezeptoren sowie deren Empfindlichkeit im älteren Menschen. Weitere Mechanismen sind die Entkoppelung der Rezeptoren von ihren nachgeschalteten intrazellulären Effektoren, den sogenannten Second-messenger-Systemen, sowie die verringerte Freisetzung von Neurotransmittern [5]. Mit zunehmendem Alter nimmt die Leistungsfähigkeit der Leber ab. Sie wird weniger durchblutet, und körperfremde Substanzen werden in geringerem Umfang enzymatisch metabolisiert. Beides kann dazu führen, dass der Plasmaspiegel von Substanzen, die in der Leber metabolisiert werden (z.B. Benzodiazepine), ansteigt. Pharmaka mit ausgeprägtem First-pass-Effekt werden präsystemisch weniger eliminiert und zeigen eine höhere Bioverfügbarkeit. Mit dem Alter nimmt die renale Clearance ab. Zwischen 20 und 90 Jahren ist die durchschnittliche Abnahme der glomerulären Filtrationsrate zwischen 35 % und 50 %, und der renale Blutfluss nimmt um 2 % pro Jahr ab. Erkrankungen und toxische Einflüsse können die Nierenfunktionsfähigkeit zusätzlich beeinträchtigen. Eine herabgesetzte Nieren Clearance kann bei Metaboliten der Opioide mit langer Halbwertszeit (Morphin 6-Glucuronid, Norpethidin) schließlich zur Kumulation führen [6].

Schmerzepidemiologie

In vielen epidemiologischen Studien geht man davon aus, dass mit zunehmendem Alter allgemeine Schmerzen zunehmen: Die meisten Studien liegen aus Amerika und Skandinavien vor. Es klagen zwischen 25 % und 50 % aller älteren Menschen über ständig vorhandene oder rezidivierende Schmerzen [7,8]. Nach Gagliese und Melzack leiden etwa 60–80 % der 60–89jährigen an chronischen Schmerzen [9]. Mehr als 80 % dieser Altersgruppe leidet an mindestens einer chronischen Erkrankung. Insgesamt nehmen Schmerzen mit zunehmendem Lebensalter zu [13]. In Deutschland berichten über 90 % der über 75jährigen von Schmerz im Bereich der Körperachse und der Gelenke [14]. In Spanien berichten 42,6 % der über 65jährigen, an Schmerzen zu leiden [15]. Eine ähnliche Schmerzprävalenz findet sich im Schweden, wobei 75 % der über 74jährigen über Schmerzen berichten, 1/3 von ihnen gibt schwere und schwerste chronische Schmerzen an.

Insgesamt kommen im Alter folgende spezielle Schmerzsyndrome am häufigsten vor: Degenerative Wirbelsäulenveränderungen, Arthrose, Osteoporose, arterielle Verschlusskrankheit, Trigeminusneuralgie, rheumatische Erkrankung, Angina pectoris, postzosterische Neuralgie. Auch kommen bei älteren Menschen häufiger sturzbedingte Verletzungen wie z.B. Oberschenkelhalsbrüche etc. vor [10]. Im Alter sind Schmerzen auf Grund von Erkrankungen des Bewegungsapparates am häufigsten [11]. So zeigt sich mit steigendem Lebensalter eine Erhöhung der Prävalenz von Gelenkschmerzen (mit Schwellung und Morgensteifheit, insbesondere bei Kniegelenken). Arthrose ist dabei die Hauptursache der Funktionseinschränkung bei mehr als 80 % der Senioren über 65 Jahre [12]. Die Häufigkeit von Schmerzen arthritischer Herkunft nimmt im Alter deutlich zu (bis 80 % der über 65jährigen). Verschiedene Krebsformen sind häufiger, wobei 80 % der an einem Tumor Erkrankten unter starken Schmerzen leiden. Die Häufigkeit von Kopfschmerzen nimmt hingegen deutlich ab. Darüberhinaus treten vor allem beim Eintritt ins Altersheim emotionelle Schmerzen auf, wie sie aufgrund des

Verlustes der gewohnten Umgebung oder aufgrund des Gefühles, nun nichts mehr wert zu sein und abgeschoben zu werden, entstehen.

Einige Unterschiede in den verschiedenen Studien sind überwiegend darauf zurückzuführen dass unterschiedliche, teils nicht standardisierte Fragebögen verwendet wurden, zu kleine und nichtrepräsentative Stichproben gegeben und dass die Schmerzmessung zu verschiedenen Zeiten erhoben wurde [16]. Weitere Gründe liegen unbedingt in einem unterschiedlichen „underreporting" von Schmerzen [17].

Schmerzen werden oft auf Grund erziehungsbedingter Fehleinschätzung, dass „nicht gejammert werden soll" schlicht und einfach geleugnet [18].

Literatur

[1] Harkins SW und Price DD (1992) Assessment of Pain and the elderly. In: Turk DC, Melzack R (eds.) Handbook of Pain Assessment. The Guilford Press, New York, pp 315–331

[2] Desmedt J, Cheron G (1980) Somatosensory evoked potentials to finger stimulation in healthy octogenarians and in in young adults: waveforms, scalp topography and transit times of parietal and frontal components. EEG Clin Neurophysiol 50: 404–425

[3] Ochoa J, Mair WGP (1969) The normal sural nerve in man. II. Changes in the axon and Schwann cells due to ageing. Acta Neuropathol (Berlin) 13: 217–239

[4] Basler H, Hesselbarth S, Kaluza G, Schuler M, Sohn W, Nikolaus T (2003) Komorbidität, Multimedikation und Befinden bei älteren Patienten mit chronischen Schmerzen, Schmerz: 17: 252–260

[5] Ferrell BA, Ferell BR (1991) Principles of pain management in older people. Compr Ther 17 (8): 53–58

[6] Zenz M, Willweber-Strumpf A (1993) Opiophobia and Cancer Pain in Europe. Lancet 341, 1075–1076

[7] Anderson S und Worm-Pedersen J (1989) The prevalence of persistent pain in a Danish Population. Proc. 5th World Congress on Pain, Suppl 4, 332

[8] Sternbach RA (1986) Survey of pain in the United States – The Nuprin Pain Report. Clin J Pain 2, pp 49–53

[9] Gagliese L, Melzack R (1997) Chronic pain in elderly people. Pain 70 (1), 3–14

[10] Rubinstein LZ, Robbins AS (1984) Falls in the elderly – a clinical perspective. Geriatrics 39: 67–78

[11] Crombie IK, Croft PR, Linton SJ, LeResche L, Korff M (1999) Epidemiology of pain, a report of the Task Force on Epidemiology of the International Association for the study of pain. Seattle, p 321

[12] McCaffery M and Pasero C (1999) Pain Clin Manual (2nd ed). Mosby, St. Louis

[13] Smith B, Elliott AM, Chambers WA, Smith WC, Hannaford PC, Penny K (2001) The impact of chronic pain in the community. Fam Pract 18: 292–299

[14] Gunzelmann T, Schumacher J, Brähler E (2002) Prävalenz von Schmerzen im Alter: Ergebnisse repräsentativer Befragungen der deutschen Altenbevölkerung mit cem Gießener Beschwerdebogen. Schmerz 16: 318–328

[15] Catala E, Reig E, Artes M, Aliaga L, Lopez JS, Segu JL (2002) Prevalence of pain in the spanish population: telephone survey in 5000 homes. Euro J Pain 6: 133–140

[16] Drechsel U und Gerbershagen HU (1998) Epidemiologie des Schmerzes im Alltag. In: Deutsche Gesellschaft zum Studium des Schmerzes – Arbeitskreis „Schmerz und Alter"

[17] Ferrell BA und Ferrell BR (1991) Principles of pain management in older people. Compr Ther 17, pp 53–64

[18] Gioiella EC, Bevil CD (1985) Nursing care of ihe aging client. Appleton-Century-Crofts, 291–310

Schmerz und Demenz, ein unerforschtes Gebiet?

Wolfgang Pipam

„Zum Alter gehören auch Schmerzen"
Alter und Schmerz scheinen sowohl aus der Sichtweise von Ärzten als auch von Patienten schicksalhaft miteinander verbunden zu sein.

Durchforstet man gängige Lehrbücher der Geriatrie, Gerontologie und Geronto-psychologie, so findet man nur sehr dürftige Angaben zum Themenbereich Schmerz und Alter. Engt man die Fragestellung auf den Themenbereich „Schmerzerfassung bei kognitiv beeinträchtigten Menschen" ein, so geht die Trefferquote gegen Null. Auch Kunz [10] verweist auf die äußerst dürftige Datenlage in der Literatur. Laut seinen Angaben beziehen sich bei einer Medline-Analyse von rund 4.000 Artikeln zum Thema Schmerz weniger als 1 % auf das Schmerzmanagement bei älteren Menschen. In Studien über Schmerztherapie werden hauptsächlich Patienten mit dem gängigen Alterskrite-rium von 18 bis 65 Jahren eingeschlossen, Daten über Schmerzen von über 80jähri-gen fehlen beinahe vollständig.

Dass dies nicht mit der klinischen Realität übereinstimmt, zeigen die Ergebnisse von Ferrell [4] und Fox [6]. Hier wird vor allem auf die schmerztherapeutische Unter-versorgung von Patienten in Pflegeheimen hingewiesen, zwischen 45 % und 80 % aller Patienten an leiden an chronischen Schmerzen.

In jüngster Vergangenheit zeigen sich aber vermehrt Aktivitäten zum Thema Schmerz und Demenz, sowohl in Fortbildungsjournalen [12] als auch im Internet [3]. Auch auf die experimentelle Befundlage wird Bezug genommen [8,9].

Um sich dem Thema Demenz und Schmerz besser nähern zu können, sei jedoch kurz auf die Besonderheit des Schmerzerlebens und der Schmerzerfassung bei älteren Menschen eingegangen.

Schmerz und Alter

Wichtig ist hier die Orientierung der Diagnostik an der Multidimensionalität des chro-nischen Schmerzes und an den Bedürfnissen und Charakteristika der älteren Schmerzpatienten. Multimorbidität, sensorische und kognitive Beeinträchtigungen erschweren die Schmerzanamnese. Diese Schwierigkeiten erhalten ein besonderes Gewicht durch den Umstand, dass Häufigkeit und Intensität von Schmerzen mit zunehmendem Alter steigen [7]. In dieser Untersuchung gaben mehr als die Hälfte aller befragten Männer über 65 Jahre und 63 % der befragten Frauen der gleichen Altersgruppe an, an Schmerzen zu leiden.

Als häufigste Schmerzursachen bei älteren Menschen gelten vor allem degenerative Veränderungen der Gelenke und der Wirbelsäule [7,9] sowie Osteoporose und neuropathische Schmerzen.

Besonderheiten bei der Erfassung von Schmerzen alter Menschen

○ Der Mythos „Schmerz gehört zum Alter"
○ Underreporting: Trotz starker Beeinträchtigung weigern sich ältere Schmerzpatienten über ihre Schmerzen zu berichten, dies führt zur Annahme dass sie auch tatsächlich weniger an Schmerzen leiden.
○ Erschwerte Kommunikation: Einschränkungen in der Kommunikation erschweren die Schmerzdiagnostik.
○ Fehleinschätzung der Folgestörungen, verursacht durch chronische Schmerzen: Schlafstörungen, Rückzug, Apathie, depressive Verstimmungen, Appetitlosigkeit und Aggressionen werden nicht als Folgen erkannt, sondern als eigenständige Erkrankung behandelt.

Zur Erfassung von Schmerzen eignen sich (mit leichten Einschränkungen) die gängigen Verfahren wie VAS, NRS, VRS sowie Schmerztagebücher. Bei der Durchführung von aufwändigen Fragebögen wie zum Beispiel MPQ kann es zu Schwierigkeiten kommen. Als umfassendes und auch in der Praxis gut durchführbares Instrument zur Einschätzung der Schmerzen gilt derzeit das „Strukturierte Schmerzinterview für geriatrische Patienten", herausgegeben vom DGSS-Arbeitskreis „Alter und Schmerz" [1].

Schmerz und Demenz

Zur Einschätzung des Schweregrades der Demenz, unabhängig davon um welchen Typ der Demenz – Alzheimer, vaskuläre Demenz – es sich handelt, liefert das DSM-IV brauchbare Kriterien.

Leichte Demenz: Die Fähigkeit unabhängig zu leben mit entsprechender persönlicher Hygiene und intaktem Urteilsvermögen ist erhalten, Arbeit und soziale Aktivitäten sind deutlich beeinträchtigt.

Mittelschwere Demenz: Die selbstständige Lebensführung ist nur mehr mit Schwierigkeiten möglich, ein gewisses Maß an Betreuung/Aufsicht ist erforderlich.

Schwere Demenz: Die Patienten benötigen kontinuierliche Betreuung, eine Aufrechterhaltung auch nur minimaler persönlicher Hygiene ist nicht mehr möglich, Symptome wie Inkohärenz und Mutismus sind häufig.

Im klinischen Alltag hat sich sehr häufig die Erfassung des Schweregrades der Demenz mittels des Mini-Mental-Status [5] eingebürgert, wobei einer leichten Demenz Punktwerte zwischen 21 und 24 (von 30) zugerechnet werden, der mittelschweren Demenz Werte von 20 bis 11 und unter 10 wird die Demenz als schwer eingestuft. Um eine genauere Einschätzung des Demenzgrades zu erhalten, empfiehlt es sich ein geriatrisches Assessment sowie eine neuropsychologische Testbatterie durchzuführen.

Durch die kognitive Beeinträchtigung ist eine Schmerzerfassung mit herkömmlichen Methoden kaum mehr möglich, so werden z.B. die Pole der VAS nicht mehr richtig wahrgenommen, die Gesichter einer Smiley-Skala werden verkannt, usw.

Für die Befunderhebung gilt nach wie vor dass der Patient die zuverlässigste Schmerzquelle darstellt; ist die Kommunikation nicht mehr möglich, werden auch die Angehörigen herangezogen. Da Patienten mit ausgeprägten Demenzen meistens in betreuten Einrichtungen leben, ist die Erfassung von Schmerzen Teamarbeit.

Eingeschätzt werden lautsprachliche Äußerungen (stöhnen, jammern, aufschreien, usw.), mimische Reaktionen (Grimassen schneiden, starrer Blick, Unruhe) und Verhaltensänderungen wie Schonhaltung, Rückzug oder Änderung der Schlafgewohnheiten.

Beruhend auf der Erkenntnis, dass sich das Verhalten von Patienten die nicht kommunikationsfähig sind, aufgrund von Schmerzen ändert, wurde im Jahr 1993 in Frankreich die Schmerzskala ECPA [13] entwickelt, die von Kunz ins Deutsche übersetzt wurde (2000). Der ECPA stellt bisher das einzig reliable und valide Testverfahren zur Erfassung von Schmerzen bei dementen Menschen dar. Der Test beinhaltet 11 graduierte Items (0–4), die schmerzrelevante Verhaltensänderungen auf 3 Dimensionen, nämlich: vor, während und nach der Pflege registrieren sollen. Der Gesamtscore wird aus der Summe aller 11 Items ermittelt und reicht von „0" (kein Schmerz) bis zum Wert „44" (maximaler Schmerz). Der Test vereint viele Vorteile, er ist einfach, schnell durchführbar (2–3 Minuten), reproduzierbar und weitestgehend frei von kulturellen Einflüssen [12]. Die Einschätzung kann von gut geschulten Pflegepersonen getroffen werden, die diese Skala regelmäßig (einmal im Dienst) ausfüllen. Weitere Informationen zu diesem Thema befinden sich auf der Internetadresse www.doloplus.com.

Ergänzend dazu soll noch angemerkt werden, daß sich die Erfassung von Schmerzen nicht nur bei Patienten mit organischen Psychosen als schwierig gestaltet, sondern auch bei Patienten mit Erkrankungen aus dem schizophrenen Formenkreis, auch hier kann die Kommunikationsfähigkeit deutlich beeinträchtigt sein.

Abschließende Bemerkungen

Hat es noch vor wenigen Jahren so ausgesehen dass der Themenbereich Schmerz und Demenz einen Tabubereich in der Geriatrie darstellte, so lassen sich in der letzten Zeit vermehrte Aktivitäten sowohl in der Erfassung von Schmerzen als auch in der empirischen Forschung erkennen. Die weißen Flecken auf dieser Landkarte werden also weniger, den Ergebnissen ist aber noch eine bessere Aufbereitung und eine größere Verbreitung zu wünschen.

Derzeit gilt: Die Einschätzung von Schmerzen bei dementen Menschen ist Teamarbeit, sie hat absolut personenbezogen zu erfolgen und nur die Orientierung an den Bedürfnissen der betroffenen Menschen kann eine adäquate Schmerztherapie ermöglichen.

Literatur

[1] DGSS-Arbeitskreis „Alter und Schmerz" (2002) Strukturiertes Schmerzinterview für geriatrische Patienten. http://www.medizin.uniköln.de/projekte/dgss/AKalter.html
[2] Diagnostisches und statistisches Manual psychischer Störungen - IV (1998). Hogrefe, Göttingen
[3] Fahl K & Strehlow K (2004) Schmerzen im Alter. http://www.virutelle-apotheke.de/rundumsalter/gesundheit/schmerzen_alter/
[4] Ferrell BA (1996) Overview of aging and pain. In: Ferrell BR & Ferrell BA (eds) Pain in the elderly, report of the task force on pain in the elderly of the international association for the study of pain. International Association for the Study of Pain, Seattle, pp 1–10
[5] Fohlstein MF et al (1975) Mini-Mental State: A practical method for grading the cognitive state of patients for the clinician. J Psychiatr Res 12: 189–198
[6] Fox P, Raina P & Jadad A (1999) Prevalence and treatment of pain in older adults in nursing homes and other long-term care institutions: a systematic review. CMAJ 160 (3): 329–333
[7] Janig H et al (2004) Lebensqualität und Schmerz im Alter – Ergebnisse einer repräsentativen Befragung im Bundesland Kärnten. In diesem Buch.
[8] Kunz N & Lautenbacher S (2004) Einfluss der Alzheimer-Erkrankung auf die Schmerzverarbeitung. In: Fortschritte in der Neurologie und Psychiatrie 72. Thieme Verlag, Stuttgart
[9] Kunz R (2002) Palliative Medizin für ältere Menschen. Schweiz Med Forum 5, 100–105
[10] Kunz R (2003) Palliative Care für Patienten mit fortgeschrittener Demenz: Values Based statt Evidence Based Practice. Z Gerontol Geriatr 36: 355–359
[11] Kunz R (2003) Von der Schmerzbehandlung bei alten und kognitiv beeinträchtigten Menschen. Vortrag gehalten: Nationale Palliative Care und Krebstagung, Forum Freiburg
[12] Landendörfer B & Hesselbarth S (2003) Schmerz-Beurteilung bei „sprachlosen" Patienten. Der Allgemeinarzt 10, 822–828
[13] Morello R, Jean A, Alix M (1998) Groupe Regates. ECPA (Deutsche Version Kunz R, 2000).

Schmerztherapie unter Berücksichtigung des Alters

RUDOLF LIKAR , GÜNTHER BERNATZKY,
REINHARD SITTL, NORBERT GRIESSINGER

Einen wesentlichen Einfluss auf die Lebensqualität älterer Menschen hat der Schmerz. Er steht in kausalen Zusammenhang mit Aktivität, der Freude am Leben und so mit der sozialen Kompetenz eines Menschen.

Nach Gagliese und Melzak [5] leiden etwa 60 bis 80% der 60–89jährigen an chronischen Schmerzen. Auch wenn kalendarisches Alter allein kein hinreichendes Kriterium für eine geriatrische Betreuung ist, so macht dieser epidermiologische Befund doch auf eindrucksvolle Weise klar, dass eine wirksame Schmerzbehandlung integraler Bestandteil der geriatrischen Versorgung ist. Das subjektive Schmerzwahrnehmen ist unter anderem vom Ausmaß der zentralen Schmerzhemmung abhängig. Konkret seelisches Leid aufgrund von Depression, Angst, Verzweiflung, Einsamkeit ist in der Lage die Schmerzwahrnehmung und -verarbeitung zu beeinflussen. Aus diesem Grund kann bei älteren Menschen Schmerz auch eine Somatisierung von Leid sein.

Im Alter sind Schmerzen aufgrund von Erkrankung des Bewegungsapparates am häufigsten. An zweiter Stelle stehen neuropathische Schmerzen gefolgt von Schmerzen die mit einem Tumorleiden in Zusammenhang stehen.

Wer die Schmerzen bei älteren Patienten effektiv behandeln will, muss wirksam und auf der richtigen Ebene intervenieren, d.h. durch psychosoziale Maßnahmen, mit Hilfe von Medikamenten, physiotherapeutischen oder Naturheilverfahren mit der Vermittlung psychologischer Techniken zur Schmerzbewältigung und auch mit operativen Eingriffen.

Es geht nicht um die Vorstellung den Schmerz zu beseitigen, stattdessen geht es darum den Schmerz auf ein für den Patienten individuelles erträgliches Maß zu reduzieren.

Die Schmerzen können grob in drei Arten eingeteilt werden. Der somatische Schmerz gilt als oberflächlicher Schmerz von den Nozizeptoren der Haut aus, als tiefer Schmerz von den Knochen, Muskeln und Gelenken. Er wird als hell und stechend empfunden und ist gut lokalisierbar. Der viszerale Schmerz geht von den Eingeweiden aus und wird als dumpf, ziehend und drückend empfunden. Er verursacht häufig vegetative

Begleiterscheinungen wie Übelkeit, Erbrechen, Schweißausbrüche oder eine Abwehrspannung und ist oft durch eine Projektion auf die Dermatome gekennzeichnet. Der neuropathisch neurogene Schmerz entsteht durch Kompression, Infiltration, Degeneration peripher zentraler Nerven, beispielsweise bei chemischen, metabolischen, toxischen und traumatischen Noxen und ist oft mit ernsten Schäden an den Nerven verbunden.

Die Patienten haben oft ein Gefühl von Brennen oder Elektroschock ähnlichen Empfindungen. Beispiele bei denen neuropathischer Schmerz auftreten kann sind Herpes Zoster-Neuralgie, postoperative neuropathische Schmerzsyndrome, diabetische und toxische Polyneuropathie oder Tumorinfiltrationen im Bereich der Nerven.

Weiters kann man den Schmerz unterteilen in akuten und chronischen Schmerz. Der akute Schmerz hat eine biologisch sinnvolle Warnfunktion, dauert Wochen bis Tage und ist meist selbstlimitierend, die Ursache ist vorhanden und leicht zu erkennen. Kausale Therapie ist möglich. Unter akutem Schmerz versteht man z.B. den postoperativen Schmerz, Schmerzen nach Traumen oder Schmerz bei Myocardinfarkt. Der chronische Schmerz hat keine biologische Warnfunktion, dauert länger als 3 Monate, ist ein multifaktorielles Geschehen, eine umfassende Therapie ist notwendig und führt zu einer Veränderung der Persönlichkeit, des Lebensstils und der Funktionalität. Unter chronischem Schmerz kann man folgende Krankheitsbilder verstehen: Stumpf-/Phantomschmerz, Migräne, Spannungskopfschmerz, Postzosterneuralgie, chronischer Rückenschmerz.

Chronifizierung

Der Körper vergisst keinen Schmerz: Mit jedem unzureichend behandelten Schmerzdurchbruch nehmen Schmerzintensität und -folgen weiter zu: Chronifizierung ist die Folge. Dazu kommt eine Rezeptorsensibilisierung, wobei die Erregungsschwelle für nachfolgende Schmerzen sinkt. Ständige Schmerzen haben weitreichende Folgen: Depression, Schlafprobleme, eingeschränkte soziale Kontakte und damit verbundene Vereinsamung. Diese führen wiederum zur Verstärkung der Schmerzen.

Anamnese

Im Alter kommt der Anamnese große Bedeutung zu. Sie muss bei chronischen Schmerzsyndromen mit viel Sorgfalt und Geduld durchgeführt werden, denn sie birgt in sich die Gefahr der Bagatellisierung oder auch der Überbewertung der Schmerzen. Es sind oft Angaben der Familienmitglieder notwendig, um das Bild anamnestisch abzurunden.

Wichtige Fragen

Die Schmerzanamnese sollte folgende Fragen beinhalten: Wo sind die Schmerzen? Wohin strahlen sie aus? Wann treten sie auf – am Tag oder in der Nacht, in Ruhe oder bei Belastung? Wie viele Stunden sind sie vorhanden? Wie sind die Schmerzen?

Wichtig ist die qualitative Beurteilung – ist es ein bohrender, stechender oder ein brennender Schmerz? – und natürlich auch die Quantifizierung, die durchgeführt werden muss, um eine entsprechende, erfolgreiche Therapie beginnen zu können. Hier ist es sehr hilfreich, die Patienten zur Erleichterung der Anamnese einen Schmerzfragebogen ausfüllen zu lassen. Im Schmerzfragebogen soll der Patient seine Schmerzen beschreiben, einzeichnen, lokalisieren und auch seine bisherigen Behandlungen und Therapieverfahren dokumentieren. Auch sollte man mit einem Schmerzfragebogen erfassen können, ob beim Patienten eine depressive Komponente vorhanden ist.

Diagnostik

Als Grundprinzip der Schmerzbeurteilung gilt: Einzig und allein der/die Patient/in weiß, wie stark der Schmerz wirklich ist. Allerdings ist aufgrund einer Vielzahl von Faktoren die Möglichkeit vieler alter Menschen, ihren Schmerz adäquat zu artikulieren und zu beschreiben, stark reduziert. zu diesen Faktoren zählen Gedächtnisschwäche bis hin zur Demenz (mehr als 50 % aller Heimbewohner leiden an Demenz und anderen neuropsychiatrischen Krankheitsbildern), Konzentrationsprobleme, ablehnende Haltung gegenüber Betreuern, reduzierte oder ganz fehlende Mimik und Körpersprache, Schwäche, Müdigkeit und Sprachprobleme, etwa nach Insult oder in späten Stadien eines Morbus Parkinson. Manchmal werden Schmerzen auch aus falsch verstandener Rücksichtnahme auf das Pflegepersonal nicht geäußert. Deshalb kommt der Zusammenarbeit mit Angehörigen, Bezugspersonen und Pflegepersonal bei der Schmerzbeurteilung große Bedeutung zu.

Schmerzbeurteilung

Man unterscheidet eine altersabhängige von einer altersunabhängigen Schmerzbeurteilung. Zur altersabhängigen Schmerzbeurteilung zählen die Überprüfung der kognitiven Fähigkeiten, Evaluation von depressiven Zuständen, Übersicht über den Aktivitätszustand des Betroffenen, Einfluss der Schmerzen auf den Funktionszustand, Beurteilung von Gangart und Gleichgewicht sowie ein einfacher Hör- und Sehtest.

Die altersunabhängige Schmerzbeurteilung beinhaltet die bisherige Krankheitsgeschichte, bisherige Therapien und deren Erfolg/Misserfolg, Übersicht über die bisherigen Diagnosen, Beschreibung der Schmerzlokalisation und -intensität, Übersicht über schmerzlindernde und -verstärkende Einflüsse, Einfluss des Schmerzes auf Schlaf und Stimmung sowie die Bedeutung des Schmerzes für den Betroffenen und die Familie.

Analogskalen

Gängige Methoden zur Schmerzevaluierung umfassen neben der Schmerzanamnese deskriptive Skalen zur Beurteilung von Schmerzstärke und emotionalen Auswirkungen, visuelle und numerische Analogskalen, Fragebögen, Schmerztagebuch und „Smiley-

Analogskalen". Eine Möglichkeit im Alter ist die Anwendung der verbal Rating-Skala (VRS), die die Intensität der Schmerzen mit folgenden Worten beschreibt: Kein Schmerz, leichter Schmerz, mittelstarker Schmerz, starker Schmerz, sehr starker Schmerz. Eine Schmerzmessung wie sie auch schon bei Kleinkindern verwendet wird, ist bei Kommunikationseinschränkungen vorzuziehen. Sie umfasst die Beurteilung der Körperhaltung, Information durch Angehörige und Pflegepersonal, Beobachtung von Reaktionen bei der Schmerztherapie, Beobachtung von Appetit, Schlaf etc.

Visuelle Analogskalen sind oft unzureichend, einerseits wegen häufig eingeschränkten Sehvermögens und andererseits wegen der ebenfalls sehr häufigen kognitiven Defizite. Deshalb wäre eine an alte Menschen angepasste Smiley-Analogskala wünschenswert.

Indirekte Schmerzzeichen

sind angespannter Gesichtsausdruck, verkrampfte Haltung, Unruhe und Schreien, ständiges Läuten nach dem Personal, Ratlosigkeit, Verwirrtheit, Schlaflosigkeit und Verschlechterung des Allgemeinzustandes. Derartige Phänomene sollten unbedingt ernst genommen werden.

Apparative Hilfsuntersuchungen

umfassen, je nach Diagnose, Röntgen, CT, MRI, Angiographie, Szintigraphie, Labor und diagnostische Nervenblockaden.

Therapie

Im Prinzip ist die Behandlung chronischer Schmerzsyndrome im Alter gleich wie bei jungen Patienten mit chronischen Schmerzen, aber unter Beachtung der physiologischen und pathophysiologischen Besonderheiten des Alters. Die Einbeziehung der Patientenaussage bezüglich des Schmerzes ist wichtig: Überwiegt sein körperlicher Schmerz die psychische Komponente? Sind soziale, ökonomische und emotionale Komponenten miteingebunden?

Compliance

Die Therapie erfolgt mittels systemischer Pharmakotherapie, diagnostischen und therapeutischen Nervenblockaden, transkutaner elektrischer Nervenstimulation, Physiotherapie, verhaltenstherapeutischen Maßnahmen, Biofeedback und invasiver Schmerztherapie (Tabelle 1). Die Compliance bei der medikamentösen Schmerztherapie ist im Alter ein großes Problem. Folgende Fragen sollte man stellen:

○ Hat der Patient die Verordnung begriffen (Hypakusis, Demenz)?
○ Ist er mit der Medikation einverstanden?

Tabelle 1

Möglichkeiten der symptomatischen Schmerztherapie

Pharmakotherapie
nicht invasiv: oral, transdermal, rektal, sublingual
invasiv: subkutan, iv., peridural, intrathekal

Nervenblockaden
reversible Unterbrechung mit Lokalanästhetika

Invasive neuroablative Verfahren
perkutane intrathekale Neurolyse, perkutane Neurolyse des Ganglion coeliacum, perkutane Neurolyse des Plexus hypogastricus, Chordotomie (perkutan/offen), perkutane Rhizotomie

Neurostimulatorische Verfahren
transcutane elektrische Nervenstimulation (TENS), rückenmarksnahe Stimulation (SOS)

Physikalische Therapie
Massage, Lymphdrainage

Psychotherapie
übende Verfahren, verhaltenstherapeutische Maßnahmen zur Krankheitsbewältigung, Musik und Entspannungsanleitungen

Soziale Betreuung
von Patient und Angehörigen

○ Kann er eine Packung öffnen und Tabletten entnehmen?
○ Kann er die Tabletten schlucken?
○ Kann er sich merken, ob er schon eine Tablette genommen hat oder nicht?
○ Kann er die Anweisungen auf dem Merkzettel lesen?
○ Versteht er, was gemeint ist?
○ Welche zusätzlichen Medikamente nimmt er ein (Polypragmasie)?

Ein einfaches Einnahmeschema und eine niedrige Gesamtzahl von Medikamenten fördern jedenfalls die Compliance.

Therapiefehler

Weitere Fehler, die in der Therapie bei chronischen Schmerzen begangen werden, sind: Medikation nach Bedarf. Aufsparen oder Verweigern der Opioid-Analgetika im Alter. Aus Angst vor einer Suchtentstehung werden opioidhaltige Substanzen zuwenig verwendet, obwohl wir heute aus vielen Publikationen wissen, dass es durch eine adäquate Opioidtherapie zu keiner Sucht kommen kann. Wenn der Schmerz durch eine Operation (z.B. Entfernung eines Tumors) behoben ist, kann es zwar zu körperlichen Entzugserscheinungen kommen, wenn man die Opioide sofort absetzt. Diese körperliche Abhängigkeit kann verhindert werden, indem man die Opioidtherapie langsam

ausschleicht. Dabei ist empfehlenswert, die Dosis wöchentlich um ein Drittel zu reduzieren. Weitere Fehler sind: unzureichende oder nicht rechtzeitige Behandlung der
typischen Opioidnebenwirkungen. Die häufigste Opioidnebenwirkung im Alter ist die
Obstipation. Übelkeit und Erbrechen sind im Alter reduziert.

Medikamentöse Therapie

Nach Diagnostik der Schmerzart (Nozizeptorschmerz, neuropathischer Schmerz) und
Lokalisation wird primär mit der oralen und/oder transdermalen Schmerztherapie begonnen (Abb. 1). Wenn diese nicht durchführbar ist, sind auch invasive Verfahren
(subkutan, intravenös, epidural) zur Verabreichung der Schmerztherapie möglich.

Schmerz im Alter

Medikamentöse Therapie von chron. Schmerzen bei geriatrischen Patienten

- Therapie nach dem WHO-Stufenschema
- Orale, transdermale Medikamentengabe
- Medikamentengabe nach der Zeit (Retardpräparate für Dauertherapie, nichtretardierte
  Präparate für Schmerzspitzen)
- Beschränkung auf wenige Analgetika
- Keine Kombination verschiedener retardierter Opioide
- Einsatz von Co-Analgetika (Nervenschmerzen), Antidepressiva, Antikonvulsiva
- Prophylaktische Therapie von Nebenwirkungen (Obstipation)
- Furcht vor psychischer Abhängigkeit („Sucht") nicht begründet
- Umstellung auf subkutane, intravenöse Opioidgabe bei fehlender oraler, transdermaler
  Applikationsmöglichkeit, therapierefraktärem Erbrechen und in der terminalen Phase.
- Durchführen physikalischer, ergotherapeutischer Maßnahmen
- Setzen psychologischer Interventionen

Schmerzen bei geriatrischen Patienten können nach den Richtlinien der WHO effektiv behandelt
werden.
Die individuell erforderlichen Dosierungen können im Vergleich zu jüngeren Patienten niedriger,
gleich, aber auch höher liegen.

Abb. 1 Richtlinien zur medikamentösen Schmerztherapie im Alter

Bei älteren Patienten muss die Wechselwirkung mit anderen Medikamenten berücksichtigt, die geeignetste Galenik ausgewählt und die Dosierungen individuell angepasst werden. Voraussetzung dafür ist die genaue Kenntnis der alterstypischen
Veränderungen, die auf die Pharmakokinetik und Pharmakodynamik Einfluss nehmen.
    Bei älteren Patienten kann die Medikamentenabsorption auf Grund des erhöhten
Magen-pH, verminderten intestinalen Blutflusses und verminderter gastrointestina-

ler Motalität verändert sein. Gesamt gesehen ist die Resorption aber nur gering beeinflusst. Das Verteilungsvolumen hydrophiler Medikamente wie z.B. Morphin nimmt auf Grund des verringerten Anteils des Gesamtkörperwassers ab. Die Einzelgabe führt zu einer höheren Spitzenkonzentration, so dass die Initialdosis reduziert werden muss. Deshalb müssen auch in der Dauertherapie die Dosisintervalle, beispielsweise von Morphin, verlängert und gegebenenfalls die Erhaltungsdosen reduziert werden.

Das Verteilungsvolumen lipophiler Medikamente steigt im Alter auf Grund der Zunahme des relativen Körperfettanteils. Die altersbedingte Abnahme von Plasmaproteinen, insbesondere von Albumin, kann zusätzlich durch chronisch konsumierende Erkrankungen, mangelhafte Ernährung und durch die zusätzliche Gabe von anderen Medikamenten verstärkt werden. Dies führt dazu, dass der ungebundene Anteil verschiedener Medikamente im Plasma im Alter erhöht ist und damit eine verstärkte Wirkung vorliegt.

Metabolismus

Mit zunehmendem Alter nimmt die Leistungsfähigkeit der Leber ab. Sie wird weniger durchblutet, und körperfremde Substanzen werden in geringerem Umfang enzymatisch metabolisiert. Beides kann dazu führen, dass der Plasmaspiegel von Substanzen, die in der Leber metabolisiert werden (z.B. Benzodiazepine), anstiegt. Pharmaka mit ausgeprägtem First-pass-Effekt werden präsystemisch weniger eliminiert und zeigen eine höhere Bioverfügbarkeit. Medikamentös bedingte Enzymindikationen (z.B. Carbamazepin) können aber auch zu einer Erhöhung des Lebermetabolismus führen und in der Folge zu einer verringerten Wirkung anderer Medikamente. Mit dem Alter nimmt die renale Clearance ab. Zwischen 20 und 90 Jahren ist die durchschnittliche Abnahme der glomerulären Filtrationsrate zwischen 35 und 50 %, und der renale Blutfluss nimmt um 2 % pro Jahr ab. Erkrankungen und toxische Einflüsse können die Nierenfunktionsfähigkeit zusätzlich beeinträchtigen. Eine herabgesetzte Nieren-Clearance kann bei Metaboliten der Opioide mit langer Halbwertszeit (Morphin-6-Glucuronid, Norpethidin) schließlich zur Kumulation führen.

Pharmakodynamik

Die erhöhte ZNS-Sensivität gegenüber Opioiden wird darauf zurückgeführt, dass sich die Zahl und die Bindungsfähigkeit von Rezeptoren sowie deren Empfindlichkeit im älteren Menschen verändert. Weitere Mechanismen sind die Entkoppelung der Rezeptoren von ihren nachgeschalteten intrazellulären Effektoren, dem so genannten Secondmessenger-System, sowie die verringerte Freisetzung von Neurotransmittern. Reduzierte Kompensationsmechanismen verringern die therapeutische Breite vieler Medikamente und erhöhen die Wahrscheinlichkeit, dass unerwünschte Nebenwirkungen auftreten. Dies ist z.B. bei trizyklischen Antidepressiva der Fall, die dann verstärkt unerwünschte anticholinerge Effekte entfalten. Auf Grund pharmakokinetischer und pharmakodyna-

Tabelle 2 Umrechnungstabelle für ausgewählte Opioide

Wirkstoff	Handels-name z.B.	Angabe in mg							
Tramadol oral	Tramal ret.®	150	300	450	600				
Tramadol s.c., i.v.	Tramal®	100	200	300	400	500			
Morphin oral	Mundidol®	30	60	90	120	150	180	210	240
Morphin s.c., i.v.	Vendal®	10	20	30	40	50	60	70	80
Oxycodon oral	Oxycontin		30		60		90		120
Hydromorphon oral	Hydal®	4	8	12	16	20	24	28	32
Fentanyl TTS (µg/h)	Durogesic®		25		50		75		100
Buprenorphin s.l.	Temgesic®	0,4	0,8	1,2	1,6	2,0	2,4	2,8	3,2
Buprenorphin TTS (µg/h)	Transtec®		35	52,5	70	87,5	105	122,5	140

mischer Veränderungen ist im Alter die individuelle Dosistitration von besonderer Bedeutung (Start low, go slow).

Wichtig sind weiters das Durchführen engmaschiger Therapiekontrollen und die Reduktion der Polymedikation. Das bedeutet für die Opioidtherapie bei geriatrischen Patienten, die Initialdosis um 30 bis 50 % zu verringern, langsame Dosissteigerung durchzuführen und auf Grund der längeren Wirkdauer die Dosisintervalle zu verlängern (Tabelle 2).

Man muss bei zusätzlicher Verabreichung von Sedativa, Antidepressiva, Neuroleptika regelmäßige Kontrollen durchführen, da es zu Interaktionen kommen kann. Regelmäßige Kontrollen der Nierenfunktion sollten durchgeführt werden.

Da ältere Menschen häufig unter Obstipation leiden, muss eine strikte Obstipationsprophylaxe durchgeführt und darauf geachtet werden, dass ältere Patienten ausreichend Flüssigkeit zu sich nehmen. Wichtig ist, dass Patienten einen Therapieplan mitbekommen und dieser mit ausführlichen und verständlichen Anweisungen erklärt wird (Abb. 2).

Bei der Therapie mit Nicht-Opioiden muss beachtet werden, dass oft auf Grund der schon langen Therapie eine Prädisposition für gastrointestinale Komplikationen (Gastritis, Ulcus) besteht (Abb. 3). Wenn eine positive Gastritis-/Ulcus-Anamnese vorhanden ist, sollte man eine konsequente Prophylaxe mit Misoprostol und Protonenpumpenhemmern anwenden.

Ältere Patienten haben ein vierfach höheres Risiko ein gastrointestinales Ulcus mit Nicht-Opioid-Analgetika zu entwickeln, als jüngere Patienten. Protonenpumpenhemmer und Misoprostol werden oft nicht gut toleriert bei alten Patienten und ver-

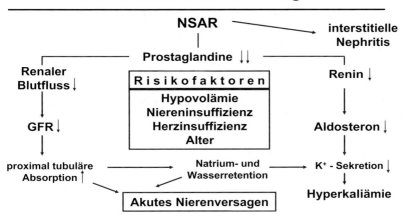

Name: Geburtsdatum: Aufnahmezahl:	LKH Klagenfurt Abteilung f. Anästhesiologie SCHMERZAMBULANZ Tel.0463/538-23428- FAX:0463/538-22028 e-mail: Schmerz@LKH-Klu.at

THERAPIEPLAN

Datum: ....

Diagnose: ....

....

Medikament	Zeitpunkt	Verwendungszweck

Zusatzmedikation	Bitte den Zeitpunkt der Einnahme im Schmerztagebuch eintragen	Einnahme bei:
		Schmerzattacken
		Übelkeit
		Verstopfung

Mit freundlichen Grüßen

Abb. 2 Therapieplan zur Behandlung von Schmerzpatienten

größern natürlich die Polypharmazie, die öfters in älteren Patienten gefunden wird. Die Todesrate durch gastrointestinale Komplikationen mit Nicht-Opioid-Analgetika wird in Amerika bei Patienten mit rheumatoider Arthritis und Osteoarthritis mit 0,22 und 0,11 % pro Jahr angegeben.

Die Kombination Kortikosteroide und Nicht-Opioid-Analgetika erhöhen das Risiko der gastrointestinalen Komplikationen.

Nicht-Opioidanalgetika
NSAR: renale Nebenwirkungen

Abb. 3 Renale Wirkungen der Nicht-Opioidanalgetika

Multimorbide und ältere Patienten haben ein spezielles Risiko der renalen und cardiovaskulären Nebenwirkungen, auch wenn COX2-Hemmer verwendet wird. COX2-Hemmer können Blutdruckerhöhung und Ödeme verursachen, wie Valdecoxib und Celecoxib (Tabelle 3). Das Risiko für das Auftreten von Herzinsuffizienz, Angina pectoris und Schlaganfall ist dadurch erhöht. Die Effekte der COX2-Hemmer auf die Nierenfunktion bei älteren Patienten ist ähnlich wie bei den Nicht-Opioid-Analgetika (Abb. 3).

Tabelle 3 Nichtopioid-Analgetika

Wirkstoff	Handels- name z.B.	Einzeldosis mg/kg KG	Wirk- dauer h	Dosierungen mg/die	Tageshöchst- dosis THD in mg
Ibuprofen	Brufen/ Avallone®	10	8	3-4 x 400-600	2400
Diclofenac	Voltaren®	1	8	3-4 x 50	200
Naproxen	Miranax®	5	12	2 x 550	1100
Metamizol	Novalgin®	10	4	4-6 x 500-1000	6000
Paracetamol	Mexalen®	15	6	4-6 x 500-1000	6g (THD max. 72h)
Celecoxib	Celebrex®	1,5-3	12	1-2 x 100-200	400
Valdecoxib	Bextra®		12-(24)	1 x (10)-20	20

Besonderheiten bei der Behandlung mit schwachen und starken Opioiden

Schwache Opioide

Opioide werden in schwache und starke Opioid-Analgetika eingeteilt. Die analgetische Potenz der schwachen Opioide wie Dihydrocodein und Tramadol ist ungefähr ein Zehntel der analgetischen Stärke von Morphin. Dihydrocodein ist dann indiziert wenn die antitussive Komponente einen therapeutischen Vorteil bringt, hat aber einen begrenzten Indikationsbereich auf Grund der sehr starken Nebenwirkung Obstipation. Das am häufigsten verwendete schwache Opioid ist Tramadol. Tramadol wird über die Leber zum M_1-Metaboliten metabolisiert, der über die Niere ausgeschieden wird und von der Analgesie her fünffach potenter ist als die Substanz an sich. Die Nebenwirkungen, die durch Tramadol bei älteren Patienten auftreten, sind: Schwindelgefühl, Übelkeit, Erbrechen. Man muss bei älteren Patienten mit reduzierter Dosis beginnen, langsam steigern und die Nebenwirkungen in den ersten zwei Wochen prophylaktisch behandeln – so etwa die bei älteren Menschen häufiger auftretende Obstipation durch Opioide, die individuell und prophylaktisch mit Laxantien behandelt werden soll.

Es empfiehlt sich weiters bei der Behandlung mit Tramadol mit der retardierten Form zu beginnen und in den ersten vierzehn Tagen mit Metoclopramid zu kombinieren, da dann die Übelkeit auch bei alten Patienten kein therapielimitierendes Problem ist.

Starke Opioide

Morphin gehört in die Gruppe der starken Opioide-Analgetika. es wird über die Leber zu Morphin-3-Glucuronid und Morphin-6-Glucuronid metabolisiert. Bei eingeschränkter Nierenfunktion kommt es zur Kumulation dieser Metaboliten, wobei Morphin-3-Glucuronid verantwortlich ist für Übelkeit und Erbrechen und Morphin-6-Glucuronid analgetisch wirkt. Daher ist zu empfehlen, bei Patienten mit eingeschränkter Nierenfunktion die Dosis zu reduzieren und die Dosisintervalle zu verlängern. Hydromorphon ist fünf- bis siebenfach potenter als Morphin und hat den Vorteil, dass bei älteren Menschen weniger Übelkeit und Erbrechen auftritt, und weiters, dass der Metabolit Hydromorphon-Glucuronid selbst keine analgetische Potenz hat.

Eine Alternative, die auch die Compliance des Patienten erhöht, ist das transdermale Fentanyl. Die Dosisrelation von Fentanyl zu oralem Morphin ist 70:1, das Umstellungsverhältnis von Fentanyl zu oralem Morphin ist 100:1 (d.h. Fentanyl 25 µg/h = 0,6 mg Fentanyl/die = 60 mg retardiertes Morphin/die). Bei älteren Menschen, die ein geringeres subkutanes Fettdepot haben, ist es öfters erforderlich, das transdermale Fentanylpflaster alle 48 Stunden zu wechseln; normalerweise hält die analgetische Wirkung 72 Stunden an.

Mit transdermalem Buprenrophin steht uns eine weitere Möglichkeit der Opioidtherapie zur Verfügung. Buprenorphin ist in eine neue Matrix-Technologie eingearbeitet. Durch dieses neue Matrix-Pflastersystem ist beim Zerschneiden des Pflasters kein dose dumping möglich. Die Behandlung eines opioidnaiven Patienten soll grundsätzlich mit der niedrigsten Pflasterstärke begonnen werden. Ist ein Patient schon mit einem anderen Opioid vorbehandelt, erfolgt der Umstieg auf ein Buprenorphinpflaster, entsprechend der Umrechnungstabelle (Tabelle 2). Bei einer Tagesdosis von 60 mg Morphin steigt man dementsprechend auf das niedrigste Buprenorphin-Plaster mit 35 µg/h um.

Ein Vorteil bei alten Patienten ist, dass man mit der halben Dosis des 35 µg/h-Pflasters beginnen kann, d.h. mit 17,5 µg. Auch alte Patienten die opioidnaiv sind, tolerieren den Einstieg mit 17,5 µg transdermalem Buprenorphin sehr gut und haben fast keine Nebenwirkung. Die Wirkdauer beträgt ebenfalls 72 Stunden. Transdermales Buprenorphin ist für die Therapie mäßiger bis starker chronischer Schmerzen bei Tumor- bzw. auch Nicht-Tumorerkrankungen geeignet. Da die Ausscheidung über die Leber und Galle erfolgt, ist transdermales Buprenorphin für ältere Patienten, die eine eingeschränkte Nierenfunktion haben, geeignet. Buprenorphin zeigt ein opioidtypisches Nebenwirkungsprofil, wobei die typische Nebenwirkung Obstipation unter Buprenorphin eher selten auftritt.

Prinzipien der Analgetikatherapie

Bei Opioiden sollte man die Initialdosis um 30 bis 50% verringern, die Dosis langsam steigern und die längere Wirkdauer (längere Dosisintervalle) im Alter beachten. Engmaschige Therapiekontrollen müssen über längere Zeit durchgeführt werden. Wenn eine orale Therapie mit Opioiden nicht möglich ist, dann kann man die Substanz transdermal, aber auch subkutan oder intravenös über Port-a-cath mit Schmerzpumpen zuführen; auch die intrathekale, epidurale Applikation mit implantierten Schmerzpumpen ist möglich.

Weiters ist auch bei älteren Patienten an das Durchführen von Neurolysen (Zöliakus-, lumbale, Sympathicus- und intrathekale Neurolyse) zu denken. Bevor man eine Neurolyse plant, sollte eine diagnostische Blockade durchgeführt werden. Das Durchführen von Neurolysen hat den Vorteil des Einsparens von Analgetika. Jegliches Reduzieren von Medikamenten erhöht die Compliance bei älteren Patienten und erleichtert die Therapie.

Bei chronisch Nicht-tumorbedingten Schmerzsyndromen wie Kopfschmerz, Gesichtsschmerz, Trigeminusneuralgie, Schmerzen bei Durchblutungsstörung, neuropathischen Schmerzen, Weichteilschmerzen, Wirbelsäulenschmerz, Viszeralschmerz kommt ebenfalls nach Primärevaluierung kausaler Therapiemöglichkeiten die systemische Pharmakotherapie in Frage, die, wie vorher besprochen, der unterschiedlichen Pharmakokinetik und -dynamik angepasst werden muss. Weiters können wie oben erwähnt diagnostische und therapeutische Nervenblockaden, transkutane elektrische Nervenstimulation, Physikotherapie, verhaltenstherapeutische Maßnahmen, Schmerzbewältigungsmaßnahmen und Biofeedback zur Anwendung kommen.

Zusammenfassung

Der Schmerz im Alter muss interdisziplinär behandelt werden. Ziel der interdisziplinären Schmerztherapie ist die Schmerzreduktion, da oft eine kausale Therapie fehlt. Man muss den Erhalt der Selbstständigkeit der körperlichen und geistigen Funktionsfähigkeit und der sozialen Kompetenz fördern.

Die interdisziplinäre Schmerztherapie soll nach folgenden Richtlinien durchgeführt werden:

○ Kausale Therapie bei bekannten und behandelbaren Schmerzursachen.
○ Medikamentöse Therapie: Diese Therapie kann nach dem WHO-Stufenschema effektiv durchgeführt werden unter Berücksichtigung der veränderten Pharmakokinetik und Pharmakodynamik verschiedener Medikamente. Nicht-Opioid-Analgetika sollen zeitlich begrenzt, unter aufmerksamer Beobachtung der Nebenwirkungen eingesetzt werden. Wichtig ist es auch, den richtigen Einsatz von Co-Analgetika (Antidepressiva, Antikonvulsiva) in Betracht zu ziehen.

Möglichkeiten einer symptomatischen Therapie

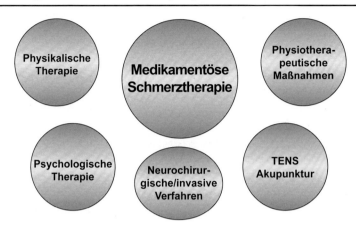

Abb. 4 Medikamentöse Schmerztherapie

Weitere Therapiemaßnahmen: Physiotherapie, physikalische Therapiemaßnahmen, psychologische Therapiemaßnahmen, invasive Therapiemaßnahmen (z.B. intrathekale Opioidverabreichung), Naturheilverfahren, psychosoziale Maßnahmen.

Man sollte bei der Schmerztherapie bei älteren Patienten die Interdisziplinarität nutzen. Wichtig ist es, den Patienten zur aktiven Mitarbeit zu motivieren und die evtl. vorhandenen Kommunikationsbarrieren sollten ausgeräumt werden. Um die Kommunikationsbarrieren auszuräumen, sollte man die Informationen mündlich und schriftlich geben, man sollte kurze und evtl. häufigere Sitzungen ansetzen um die Informationen richtig umzusetzen, ebenfalls die Schwierigkeitsgrade bei Übungen nur in kleinen Abstufungen steigern und man sollte immer wieder in Betracht ziehen, dass bei Patienten sensorische und kognitive Beeinträchtigungen bestehen können. Wenn man diese Grundsätze der Therapie beherrscht, kann man beim Patienten wieder eine Verbesserung der Funktionsfähigkeit, eine Verbesserung der sozialen Kompetenz sowie eine Verbesserung der Lebensqualität herbeiführen (Abb. 4).

Literatur

[1] Lehr U (1998) Altern in Deutschland – Trends demographischer Entwicklung. In: Kruse A (Hrsg) Psychosoziale Gerontologie. Jahrbuch der Medizinischen Psychologie. Hogrefe, Göttingen, 13–34

[2] Dartigues JF (1999) Dementia: Epidemiology, intervention and concept of care Z Gerontol Geriatr 32: 407–411

[3] O'Donell FB, Drachman DA, Barnes HJ, Peterson KE, Swearer JM, Lew RA (1992) Incontinence and troublesome behaviors predict institutionalization in dementis. J Geriatr Psychiatry Neurol 5: 45–52

[4] Rovner BW, Germa PS, Broadhead J, Morriss RK, Brant LJ, Blaustein J, Folstein MF (1990) The prevalece and management of dementia and other psychiatric disorders in nursing homes. Int Psychogeriatrics 2: 13–24

[5] Gagliese L, Melzack R (1997) Chronic Pain in Elderly People. Pain 70 (1), 3–14

[6] American Society. Panel of chronic pain in older persons (1998) Clinical practice quidelines. The management of chronic pain in older persons. J Am Geriatr Soc 46: 635–655

[7] Stein WM (1997) Cancer pain in the elderly. In Ferrell BR, Ferrell BA (Eds) Pain in the elderly, report of the Task Fore on Pain in the Elderly of the international Association for the study for Pain: 69–80

[8] Zenz M, Willweber-Strumpf A (1993) Opiophobia and Cancer Pain in Europe. Lancet 341, 1075–1076

[9] Ferrell BA, Ferell BR (1991) Principles of pain management in older people. Compr Ther 17 (8): 53–58

[10] Schmerz im Alter. Grundlagen der schmerztherapeutischen Versorgung älterer Menschen (1999) Herausgeber: Mitglieder des interdisziplinären Arbeitskreises Schmerz im Alter der deutschen Gesellschaft zum Studium des Schmerzes (DGSS). Lukon-Verlag

Stellenwert der invasiven Schmerztherapiemethoden im Alter

Wilfried Ilias

Schmerztherapie beim alten Menschen ist dadurch kompliziert, dass die organische Leistungsfähigkeit des alternden Organismus kontinuierlich abnimmt und auch die suborganischen Strukturen wie Rezeptoren, Kanalproteine und intrazelluläre Enzyme eine deutliche Mengenreduktion erfahren. Die Wirkintensität aber auch Wirkdauer von Medikamenten welche in der Schmerztherapie eingesetzt werden sind damit schwer einzuschätzen. Auch nimmt die Inzidenz der Komorbiditäten im Alter beträchtlich zu [6], was zunächst die Einschätzung der Auswirkungen jedweder medikamentöser Therapie zusätzlich erschwert, und zudem auch die Wahrscheinlichkeit erhöht, dass neben der zu planenden medikamentösen Schmerztherapie bereits andere, gegen Komorbiditäten gerichtete Therapieschemata an der selben Person in Anwendung sind. Wie Erhebungen aus Dateien unserer Schmerzambulanz zeigten, lief bei 85 % der Patienten im Alter von 65 oder mehr Jahren bereits eine medikamentöse Therapie aufgrund von einer oder mehrerer Begleiterkrankungen. 8 % dieser Patienten nahmen dabei 5 oder mehr Medikamente unterschiedlicher Wirkgruppen ein. Als Maximalzahl wurden sogar 19 verschiedene Medikamente an einem Patienten vor Einstellung der Schmerztherapie festgestellt [9]. In Tabelle 1 sind die häufigsten Medikamente nach Indikation aufgelistet. Angeführt wurden nur jene Therapeutika, welche eine Häufigkeitsverteilung von mehr als 10 % aufwiesen [9]. Es ist klar erkennbar, dass die Summe der Prozentangaben deutlich über 100 liegt, also die untersuchten Personen zumeist mehr als ein Medikament regelmäßig zu sich nahmen.

Die Komplexität pharmakodynamischer und pharmakokinetischer Prozesse lässt voraussetzen, dass es mit zunehmender Zahl von eingenommenen Medikamenten zu einer exponentiellen Wahrscheinlichkeitserhöhung möglicher Interferenzen sowohl in agonistischer als auch antagonistischer Hinsicht kommt. Aus der Vielfalt möglicher Interferenzbereiche seien exemplarisch das Cytochromoxydase-System, die Proteinbindung, Carriersysteme, Salzbildungen, Resorption und Elimination angeführt. Eine Adaptierung von medikamentösen Therapieschemata durch interdisziplinäre Analyse ist grundsätzlich möglich, und wurde auch im untersuchten Patientengut zum Teil er-

Tabelle 1 Häufigkeitsverteilung von Medikamenten nach Indikationsgruppe bei Patienten im Alter von 65 und mehr Jahren aus [9]

Indikationsgruppe	Prozent Häufigkeit
Rheologika	51 %
Antikoagulantien	48 %
Antihypertensiva	29 %
Psychopharmaka	28 %
Sedativa	27 %
Antiarrhythmika	14 %
Antidiabetika	11 %

folgreich angewandt, womit schließlich Raum für die zusätzliche Gabe von Analgetika geschaffen werden konnte. Bei komplexen Komorbiditäten ergaben sich jedoch zwangsläufig Grenzen hinsichtlich der medikamentösen Therapieadaptierung, wobei das eigene Patientengut durchaus als repräsentativ für den Durchschnitt des geriatrischen Schmerzpatienten angesehen werden darf. In diesen angesprochenen Fällen ist ein Ausweichen auf invasive Verfahren die einzige Alternative, womit dieser Art der Schmerztherapie gerade beim alten Patienten ein besonderer Stellenwert zukommt.

Zu unterscheiden sind grundsätzlich vier Gruppen der invasiven Schmerztherapie*):

1. Reversible Unterbrechung der Schmerzleitung durch Injektion von Lokalanästhetika mit oder ohne gleichzeitige Entzündungshemmung durch Cortison (Indomethazin). Das Spektrum dieser Techniken umfasst Injektionen an somatische und vegetative Nerven, Ganglien und Nerven-Plexus, an intramuskuläre Triggerpunkte aber auch intravenöse Injektionen bei angelegter Blutsperre (Lokalanästhetika und/oder Guanethidin) an der oberen oder unteren Extremität.

2. Permanente Unterbrechung der Schmerzleitung durch Injektion neurolytischer Substanzen wie Äthylalkohol, Phenol, Ammoniumchlorid an Nerven, Ganglien und Nerven-Plexus (somatisch oder vegetativ); physikalische Läsion dieser Strukturen durch Thermokoagulation, Ultraschall oder Kälteeinwirkung.

3. Implantation von Kathetersystemen oder Stimulationssonden zur kontinuierlichen Applikation von Analgetika, Lokalanästhetika, Clonidin Muskelrelaxantien u.a.m. in Rückenmarksnähe (subarachnoidal, epidural) bzw. Hirnnähe (intraventrikulär) oder kontinuierliche Stimulation über subcutane, epidurale und intracerebrale Sonden.

4. Methoden welche eine curative oder teilweise curative Therapie darstellen, daneben aber eine hohe Inzidenz von Schmerzlinderung bzw. Schmerzbeseitigung aufweisen wie Vertebroplastie, Kyphoplastie, intradiskale Thermokaoagulation, Ozonnukleolyse, intradiskale Cortisonapplikation.

*) Nicht miteinbezogen sind jene Methoden, welche über subkutane oder intravenöse Kathetersysteme kontinuierlich und/oder patientengesteuert Medikamente systemisch verabreichen, da hier nur ein Teil der möglichen Wechselwirkungen mit anderen, ebenfalls systemisch verabreichten Medikamenten umgangen werden kann.

Die reversible Unterbrechung der Schmerzleitung

Die zugrunde liegende Überlegung ist in jedem Fall eine Unterbrechung des Schmerzgeschehens und damit eine Unterbrechung der Schmerzbahnung. Bei allen in der Folge angeführten Techniken der reversiblen Unterbrechung der Schmerzleitung soll die Injektion des jeweiligen Medikamentes wiederholt erfolgen. Dies zunächst deshalb, weil es nicht immer gelingt, den Triggerpunkt ideal zu treffen, weiters weil eine Unterdrückung der Bahnung nur durch einen kumulativen Effekt erreicht werden kann und schließlich, weil das Vorliegen eines Placeboeffektes erst nach mehreren Wiederholungen verifiziert werden kann. In der Regel werden die einzelnen Techniken etwa zehnmal aufeinander folgend durchzuführen sein, wobei der Abstand zwischen den Anwendungen ein bis drei Tage betragen kann [14]. Als Kontraindikationen sind Infektionen in der Zielregion sowie (relativ) eine Therapie mit Antikoagulantien vorweg zu nehmen. Spezifische Kontraindikationen werden bei den einzelnen Techniken angeführt.

In Übergehung der Definition von Triggerpunkten sei hier die Injektion von Lokalanästhetika in Triggerpunkte selbst (Narbe, Myogelosen) oder Triggerareale (flächige Quaddelung) als erste Technik der reversiblen Unterbrechung der Schmerzleitung angeführt. Je nach Lokalisation und Ausdehnung (Narben, Myogelosen u.a.m.) wird eine adäquate Menge eines Lokalanästhetikums der Wahl, die deutsche Schule der Neuraltherapie bevorzugt Procain, während generell Amidlokalanästhetika der Vorzug gegeben wird, in die als Triggerpunkt (oder -Fläche) verifizierte Struktur injiziert. Die Methodik der „Triggerpunktinjektion" findet, wenn auch mit unterschiedlicher Terminologie (Neuraltherapie, Osteopathie), in vielen Bereichen der Schmerztherapie Anwendung. Die Methode ist leicht anzuwenden, aufgrund der geringen Medikamentendosen kaum von Nebenwirkungen begleitet und gut etabliert.

Die paravertebrale (paracervikale) Injektion von Lokalanästhetika, oft unter Beimengung geringer Cortisondosen, hat die Blockade von Nervenwurzeln zum Ziel. Neben der Unterbrechung der Schmerzleitung kann durch die lokale Entzündungshemmung (Cortison) die Schmerzbahnung vorübergehend unterbrochen werden. Besondere Varianten dieser Techniken stellen die computertomographisch gezielte Wurzelblockade und die intraforaminelle, epidurale Blockade dar. Bei Diabetikern ist die Cortisonbeimengung zu vermeiden!

Der Stellenwert der bisher genannten Techniken für Schmerzpatienten aus höheren Altersgruppen ist, wie bereits angeführt, zunächst nach der Wahrscheinlichkeit eines Therapieerfolges und danach nach der Wahrscheinlichkeit möglicher unerwünschter Wechselwirkungen mit bereits bestehenden Therapien, und unerwünschter Nebenwirkungen ganz allgemein zu beurteilen. In allen Gesichtpunkten sind diese Methoden als von hohem Stellenwert einzustufen. Als Bezugsgröße des Stellenwertes dieser Methoden darf die Abrechnungsfrequenz der Wiener Gebietskrankenkasse (aus 2003) herangezogen werden [12].

Die reversible Blockade von vegetativen Ganglien (Stellatum, Cervicale superius) und Plexus (lumbalis) hat bei Patienten höherer Altersgruppen besonderen Stellenwert, da diese Techniken besonders bei vaskulären Schmerzursachen mit Erfolg angewandt werden, und die Inzidenz vasculär bedingter Komorbidität altersbedingt deutlich zunimmt. Obwohl bei entsprechender Kenntnis der Methodik die Komplikationsrate dieser Blockadetechnik extrem niedrig ist scheint, zumindest was die Reflexion in den Abrechnungszahlen anbelangt [11], die Anwendungsfrequenz deutlich unter dem klinischen Stellenwert zu liegen.

Die permanente Schmerzunterbrechung durch chemische oder physikalische Läsion nervaler Strukturen

Ein Teil der hier angesprochenen Verfahren sollte Schmerzzuständen vorbehalten bleiben, welche die Folge von malignen Tumorerkrankungen sind. Dies sind die intrathekale Neurolyse, die Neurolyse des Ggl. Coeliacum und Ggl. Stellatum; während die Neurolyse des Ggl. Gasseri bei Trigeminusneuralgie als Alternative zur medikamentösen Therapie bzw. zur Operation nach Janetta oder die Neurolyse einzelner Intercostalnerven nach Thorakotomie, die Neurolyse von Facettengelenken bei Facettengelenksarthrose und schließlich die Sympathicolyse bei arterieller Verschlusskrankheit Methoden von durchaus hohem Stellenwert in der Therapie chronischer Schmerzzustände, vor allem bei alten Menschen darstellen. Aufgrund der Irreversibilität der bewusst herbeigeführten Zerstörung von nervalen Strukturen und den daraus resultierenden Folgen, ist die Indikation vorsichtig abzuwägen. Dennoch sind diese Methoden vor allem beim alten, polymorbiden Menschen von besonders hohem Stellenwert. So steht die Hochfrequenzneurolyse des Ggl. Gasseri bei Trigeminusneuralgie einerseits der zweifellos aufwendigeren Operation nach Janetta und andererseits der oft von beträchtlichen Nebenwirkungen begleiteten medikamentösen Therapie mit Psychopharmaka und/oder Antikonvulsiva gegenüber. Die resultierend sensorischen Ausfälle in dem jeweils lysierten Bereich der Wange und des Mundes werden von den Patienten mit wenigen Ausnahmen gut toleriert, der Aufwand der Diagnostik (Magnetresonanztomographie) und Durchführung (Bildwandler oder CT-Kontrolle, Neurolysegenerator, Sedoanalgesie) ist vergleichsweise gering, der Erfolg fast immer gegeben. Ein Gleiches gilt für die Facettengelenksblockade, besonders wenn nur ein oder zwei Segmente betroffen sind. Schließlich soll auch der Stellenwert der lumbalen Sympathikolyse bei erhöhtem operativen Risiko hervorgehoben werden, welche beim Polymorbiden Patienten eine hohe Erfolgsquote bei vergleichsweise geringem Risiko und Aufwand darstellt.

Implantation von Kathetersystemen und Stimulationssonden

Kathetersysteme zur zentralnervösen Applikation von Analgetika können sowohl rückenmarksnahe (spinal, epidural) als auch hirnnahe (intraventrikulär) verlegt werden. Zusätzlich steht auch die Wahl offen, ob die Betreibung des Katheters über einen Port mit externer Pumpe, über ein implantiertes Pumpensystem mit konstantem Medikamentenfluß (Gasdruck, Elastomer) oder variablem Medikamentenfluß (Elektronische Pumpe) erfolgt. Die Wahl der Katheterlage (intraventrikulkär, subarachnoidal, epidural) ist individuell, nach Schmerzursache zu treffen. Die Wahl des jeweiligen Betriebssystems, extern über Port (kontinuierlich, patientengesteuert), oder intern (konstanter Fluß oder komplexer, variabler Fluß) richtet sich einerseits nach der voraussichtlichen Therapiedauer (vorübergehendes Schmerzgeschehen oder begrenzte Lebenserwartung) und nach dem Tagesprofil des Schmerzzustandes (Belastungsschmerz, Ruheschmerz, Durchbruchschmerz). Nicht zuletzt, dies trifft vor allem für die elektronischen, patientengesteuerten Systeme zu, ist auch zu prüfen inwieweit die Patienten mit den Steuergeräten zurechtkommen. Die letzte Generation der implantierbaren, elektronischen Pumpensysteme erlaubt neben dem Abruf von Boli auch die Eingabe von Schmerzpegeln mittels visueller Analogskala (VAS) vor und nach Bolusabruf, womit das individuelle Schmerzprofil (elektronisches Schmerztagebuch) detailliert nachvollzogen werden kann. Je nach Leistungsfähigkeit des Pumpensystems steigen damit aber auch die Ansprüche an die Lernfähigkeit des Pumpenträgers, was gerade den alten Menschen überfordern kann. Andererseits ist aber gerade bei dieser Patientengruppe die individuelle Angleichung der Medikamentendosis aus den bereits angeführten Gründen von besonderer Wichtigkeit. Gerade in dieser Hinsicht bieten elektronisch gesteuerte und individuell ansprechbare Geräte besondere Vorteile. Wie erste Erfahrungen zeigen, sind bei entsprechender Auswahl und konsequenter Einschulung sowie begleitender Kontrolle auch geriatrische Patienten durchaus in der Lage, derartige System mit allen Vorteilen voll zu nutzen [8]. Besonders hervorzuheben ist auch, dass moderne Pumpensysteme aufgrund der elektronischen Steuerung die individuelle Dosisangleichung ohne Änderung der Medikamentenkonzentration (durch Neubefüllung der Pumpe) zulassen, was sowohl für den Pumpenträger als auch -Betreuer wesentlich einfacher ist. Im Hinblick auf die rasche Entwicklung der Computertechnologie ist davon auszugehen, dass derartige Systeme sehr bald auch über PC ferngesteuert bzw. -gewartet werden können, was insbesondere beim alten Menschen von unschätzbaren Wert sein wird. Diese Technologie der Fernkontrolle wurde im Bereich der Herzschrittmacher bereits in Pilotprojekten umgesetzt. Die Relevanz der Medikamentenapplikation über derartige Pumpensysteme betrifft aber nicht nur die Pumpen- und Kathetertechnologie, sondern auch die dafür angewandten Substanzen. Obwohl Morphium nach wie vor für diesen Zweck das am häufigsten eingesetzte und am längsten erprobte Medikament ist, haben sich nunmehr auch andere Substanzen (Ketamin, Clonidin, Ziconotide) im Bereich dieser Therapie, sowohl in Kombination als auch alternativ bewährt [4,16].

Die Technologie der Hinterstrangstimulation scheint, zumindest was den derzeitigen Trend anbelangt – dies allerdings ausschließlich was die Fragestellung des Stellenwertes der Schmerztherapie beim „alten Menschen" anbelangt – von geringerem Gewicht zu sein. Dies mag nicht zuletzt darin begründet sein, dass diese Technologie in der Therapie des Postlaminektomiesyndroms vorzugsweise eingesetzt wird, wobei dieses Krankheitsbild die Altersgruppen zwischen 30 und 60 Jahren dominiert [5]. Eine weitere Indikation stellen Schmerzen als Folge peripherer oder coronarer

Verschlusskrankheit dar. Auch diese Krankheitsbilder sind von Schmerzen begleitet und sprechen gut auf diese Methode an [2]. Ähnlich wie bei den elektronischen Pumpensystemen, ist auch die Hinterstrangstimulation durch den Patienten steuerbar, wobei die Funktionen ein – aus und die Stimulationsstärke innerhalb eines durch den Arzt vorgegebenen Bereiches individuell ausgeführt werden kann. In besonderen Fällen werden derartige Stimulationssysteme auch als Tiefenhirnstimulation oder epidural im Großhirnbereich eingesetzt. Aufgrund der selektiven Indikation besteht hier jedoch kein bevorzugter Stellenwert bei Patienten höherer Altersgruppen

Invasive Verfahren mit kurativem Effekt und zusätzlicher Schmerzbeseitigung

Als Folge der ansteigenden Lebenserwartung nimmt der Anteil an Menschen welche an Osteoporose leiden stetig zu. In gleicher Weise steigt auch der Anteil von chronischen Schmerzen, welche als Folge osteoporotisch bedingter Knochendestruktion auftreten. Häufigste Schmerzursache sind spontane Wirbelkörperfrakturen, welche sowohl aufgrund der Schmerzintensität als auch aufgrund der resultierenden Immobilität eine vitale Gefahr für die betroffenen Personen darstellen können. Eine unmittelbare Stabilisierung der Wirbelkörper gewährleistet nicht nur die notwendige Belastungsfähigkeit, sondern auch die üblicherweise begleitend auftretende Schmerzfreiheit, welche Voraussetzung einer raschen Remobilisierung ist. Die daraus resultierende prompte Mobilisierung hat oberste Priorität. Diese Zielsetzung kann durch die Vertebroplastie und Kyphoplastie erreicht werden. Ohne hier auf die Technik und Wertigkeit der Methoden weiter eingehen zu wollen, sei bemerkt, dass bei beiden Methoden die Wiederherstellung der Wirbelstabilität durch Einspritzung von Knochenzement erreicht wird, wobei bei der Kyphoplastie vor Einspritzung des Knochenzementes eine Aufrichtung der Wirbelhöhe mittels Ballonkatheter erfolgt. Sofern die zuvor bestehenden Schmerzen ihre alleinige Ursache in der Instabilität des Wirbelkörpers hatten, tritt nach Festigung der Fraktur entweder eine deutliche Schmerzabnahme oder eine totale Schmerzfreiheit ein, und eine Mobilisierung kann nach Erhärtung des Injektates rasch erfolgen [7]. Bei beiden Methoden tritt mit einer Häufigkeit von über 85 % eine deutliche Reduktion bis vollkommene Beseitigung der Schmerzen ein, ohne dass weitere Maßnahmen getroffen werden müssen. Tabelle 2 zeigt die Alters- und Geschlechtsverteilung von Patienten im eigenen Arbeitsbereich aus dem Zeitraum 01.06.02– 11.08.04, es ist deutlich erkennbar, dass Patienten aus der geriatrischen Altersgruppe einerseits und weibliche Patienten andererseits, als Reflexion der Hauptindikation „osteoporotische Wirbelkörperfraktur" dominieren. In der Altersgruppe unter 65 Jahren ist die Geschlechtsverteilung invers, mit deutlicher Dominanz der männlichen Patienten, wobei in dieser Altersgruppe Knochenmetastasen und posttraumatische Frakturen als Indikation im Vordergrund standen [15].

Der Vollständigkeit halber sei auch noch kurz auf Methoden eingegangen, welche bei diskogenen Schmerzen eingesetzt werden. Wie bereits erwähnt, sind Schmerzen dieser Ursache eher bei Menschen der mittleren Alterskategorie vorzufinden. Dennoch

Tabelle 2 Alters- und Geschlechtsverteilung von Patienten mit Zement-Vertebroplastie aus der Abteilung für Radiologie und Nuklearmedizin d. KH d. Barmherzigen Brüder Wien [15]

Altersgruppe	N	Männer	Frauen	Alter ø	Alter max	Alter min
≥ 65	150	19	131	77,8	91	65
≤ 64	26	19	7	56,5	64	32

stellt sich auch beim alten Patienten bisweilen die Indikation zur Anwendung dieser Therapieverfahren. Die einzelnen Methoden haben zum Ziel, die Exprimierung des nucleus pulposus zu stoppen. Dies kann einerseits durch Absaugung [1] des nucleus pulposus, Verschluß des anulus fibrosus durch Elektrokoagulation [10] oder Laserkoagulation [3], Chemonukleolyse [13] und schließlich Injektion von Ozon erfolgen. Die klinischen Resultate rechtfertigen jeweils den Einsatz dieser Methoden sowohl was die Schmerzbeseitigung als auch die Langzeitresultate anbelangt, insbesondere auch im Hinblick auf die den einzelnen Methoden anhängigen Risiken. Hervorzuheben ist jeweils, und das ist hier die Fragestellung, die jeweiligen Therapieerfolge den mit dem Alter der Patienten zweifellos steigenden Risiken aufwendigerer Methoden wie Operationen etc. gegenüberzustellen. Daher steigt mit sinkender Invasivität der jeweiligen Methode der Stellenwert im Anwendungsbereich geriatrischer Schmerztherapie.

Schlussfolgerung

Die abnehmende organische Leistungsfähigkeit steigert beim alten Menschen die Wahrscheinlichkeit von Morbidität und daraus resultierender therapeutischer Maßnahmen. Die Möglichkeiten medikamentöser Therapie sind damit sehr oft limitiert. Ein Ausweichen auf minimal invasive und invasive schmerztherapeutische Methoden ist daher sehr viel häufiger ins Auge zu fassen als bei jüngeren Patienten. Der hier gezeigte Überblick über die technischen Möglichkeiten einerseits und deren Effektivität andererseits sollte helfen, die im Einzelfall oft nicht leichte Entscheidung der Wahl des idealen Therapieverfahrens treffen zu können.

Literatur

[1] Alo KM, Wright RE, Sutcliffe J and Brandt SA (2004) Percutaneous lumbar discectomy: clinical response in an initial cohort of fifty consecutive patients with chronic pain. Pain Practice 4: 19–29

[2] Amann W, Berg P, Gersbach P, Gamain J, Raphael JH & Ubbink DT (2003) Spinal cord stimulation in the treatment of non-reconstructable stable critical leg ischaemia: results of the European Peripheral Vascular Disease Outcome Study (SCS-EPOS). Eur J Vasc Endovasc Surg 26: 280–286

[3] Asher P (1987) Percutaneous laser nucleolysis of lumbar discs. N Engl J Med 317: 771–772

[4] Buchser E (2004) Update on the intratheacl PolyAnalgesic Consensus. XXIII Annual ESRA Congress, Athens Sept. 8–11

[5] Dober V & Klimont J (1999) Jahrbuch der Gesundheitsstatistik. Bundesanstalt für Statistik Austria, Wien

[6] Echternach M (2004) Operabilität des alten Menschen (Dissertation)

[7] Garfin SR, Yuan HA & Reiley MA (2001) New technologies in spine: kyphoplasty and vertebroplasty for the treatment of painful osteoporotic compression fractures 82. Spine 26: 1511–1515

[8] Ilias W (2004) Intrathecal pain management with patient controlled analgesia – oPTiMa Study-i. XX – II Annual ESRA Congress, Athens Sept. 8–11

[9] Ilias W (2004) Komedikation beim geriatrischen Schmerzpatienten

[10] Karasek M & Bogduk N (2002) Two year follow up of a controlled trial of intradiscal electrothermal annuloplasty for chrtonic low back pain resulting from internal disc disruptuion. Spine 2: 343–350

[11] Marek (2004) Jahresbericht WR.GKK

[12] Marek (2004) Jahresbericht WR.GKK

[13] Nordby EJ, Wright PH & Schofield SR (1993) Safety of chemonucleolysis: adverse effects reported in the United States 1982–1991. Clin Orthop 293: 134

[14] Schmid J. (1988) Neuraltherapie. Springer, WienNewYork

[15] Thurnher S (2004) Vertebroplastie, vorläufige Resultate

[16] Ver Donck A (2004) Chronic pain management with the Nonopioid Analgesic Ziconotide. XXIII Annual ESRA Congress, Athens, Sept. 8–11

Kopfschmerz beim geriatrischen Patienten

CHRISTIAN LAMPL, SUSANNE SCHMIDEGG

Einleitung

Nimmt man alle Altersgruppen zusammen, so leiden 75 % der Männer und 80 % der Frauen an Kopfschmerzen. Bekannt ist, dass die Kopfschmerzprävalenz mit dem Alter um 53-66 % absinkt. Im Patientengut älter als 75 Jahre haben nur mehr 22 % der Männer und 55 % der Frauen Kopfschmerzen. Ursache für Kopfschmerzen beim geriatrischen Patienten sind neben den primären Kopfschmerzformen Migräne, Spannungs- und Clusterkopfschmerz v.a. toxisch metabolisch verursachte Kopfschmerzen (medikamentös induziert, im Rahmen einer Hypercalciämie, Hyponatriämie, Anämie, chronische Niereninsuffizienz) und strukturelle Läsionen (degenerative Veränderungen der Halswirbelsäule), die Riesenzellarteriitis, sowie cerebrovaskuläre Erkrankungen, (Hydrocephalus, Hämatome, Haemorrhagien und Infektionen).

Das Vorhandensein von Sekundärerkrankungen kann Diagnose und Therapie erschweren.

Migräne

Die Erstmanifestation von Migräne beim Patienten älter als 50 Jahre liegt zwischen 2 % und 3 %. Hinsichtlich der Symptomatik (Kardinalsymptome sind pulsierender Kopfschmerz, Licht-, Lärm- und Geruchsempfindlichkeit, Übelkeit und Erbrechen) unterscheiden sich ältere von jüngeren Patienten lediglich in der tendenziell selteneren Aura. Treten doch Auren auf, so ist manchmal die Unterscheidung zwischen Migräne und einer transitorischen ischämischen Attacke (TIA) schwierig. Entwickelt sich die TIA schlagartig, so dauert die Entstehung einer Aurasymptomatik meist 2–3 Minuten. Auch klingt die Symptomatik einer Migräneaura meist innerhalb von 20 Minuten wieder ab, während eine TIA doch länger anhält (bis zu 24 Stunden).

Bezüglich der Therapie stellen beim jüngeren Patienten die Tripatane den Golden Standard dar. Diese sind aber ab dem 65. Lebensjahr nur mehr unter strenger Indikationsstellung und vorheriger kardiologischer Abklärung zu verabreichen. Sie sind kontraindiziert bei arterieller Hypertonie, koronarer Herzkrankheit, Angina pectoris, weiters nach Myocardinfarkt, Mb Raynaud, arterieller Verschlußkrankheit, TIA oder Hirninfarkt, sowie bei Leber- oder Niereninsuffizienz. Mutterkornalkaloide sind generell beim geriatrischen Patienten abzulehnen.

Zu empfehlen sind Thrombozytenaggregationshemmer, Paracetamol, Metamizol, Ibuprofen oder Naproxen. Zur Intervalltherapie eignen sich β-Blocker (KI Depression!) oder Calcium-Antagonisten (Flunarizin, Cave: Parkinson, Depression).

Der Einsatz von trizyklischen Antidepressiva ist aufgrund der anticholinergen Nebenwirkungen ab dem 65. Lebensjahr nicht zu empfehlen und ist absolut kontraindiziert bei Prostatahyperplasie, Glaukom und koronarer Herzkrankheit.

Spannungskopfschmerz

Die Prävalenz von Spannungskopfschmerzen beim geriatrischen Patienten liegt zwischen 18,3 und 51,8 %. Ein Neuauftreten in diesem Alter ist in etwa 10 % gegeben (hier sollte an eine begleitende, maskierte Depression gedacht werden). Davon leidet ein Großteil an episodischen und nur ein kleiner Teil an chronischen Beschwerden. Als typisch wird ein von occipital nach frontal und temporal ziehendes, dumpf bohrendes Druckgefühl empfunden, das im Laufe des Tages zunimmt.

Der Einsatz von Antidepressiva bei chronischen Formen sollte entsprechend den Kontraindikationen und dem Wissen um anticholinerge Nebenwirkungen überdacht werden. Einer symptomatischen Therapie mit Thrombozytenaggregationshemmer, Paracetamol, Metamizol, Ibuprofen oder Naproxen sollte der Vorzug gegeben werden.

Hypnic Headache (Wecker- oder Alarmkopfschmerz)

Eine ausreichend genaue Prävalenz und Inzidenz für diesen sehr seltenen Kopfschmerz kann nicht angegeben werden. Das 1981 erstmals beschriebene Bild des „Hypnic Headache" (Wecker- oder Alarmkopfschmerz) tritt überwiegend bei älteren Patienten auf. Der Schmerz überfällt die Patienten fast ausschließlich im Schlaf, meist 2–4 Stunden nach dem Einschlafen. Es fehlen oft vegetative Begleitsymptome wie Übelkeit, Licht- oder Lärmempfindlichkeit. Der Anfall dauert durchschnittlich eine Stunde und kann sich in einer Nacht mehrmals wiederholen. Entsprechend dem Alter des Patienten liegen oft zusätzlich andere Erkrankungen wie zum Beispiel Diabetes, arterielle Hypertonie, Schlafapnoesyndrom, koronare Herzkrankheit oder Zustand nach ischämischem Infarkt vor. Polysommnografische Untersuchungen wiesen nach, dass die Schmerzattacken immer aus REM-Phasen heraus auftreten.

Therapeutisch erwiesen sich die Triptane als wirkungslos, Acetylsalicylsäure zeigte nur mäßigen Erfolg. Lithium wurde ebenso wie Indometacin wirksam als Prophylaxe eingesetzt. Positive Fallberichte gibt es auch zu Fluarizin (Calcium-Antagonist).

Arteriitis temporalis

Die Arteriitis temporalis (cranialis) ist die häufigste systemische Vaskulitis, wobei meist mittelgroße und große Arterien vor allem der extracraniellen Carotisäste, insbesondere die A. temporalis superficialis, betroffen sind. Frauen und Männer erkranken ungefähr im Verhältnis 3:1. Es handelt sich um ein T-Zell-abhängiges (Auto-) Immungeschehen bei genetischer Prädisposition, welches möglicherweise infektiös ausgelöst wird. Histologisch findet sich eine granulomatöse Panarteriitis der Arterien, oft mit Riesenzellen und lymphomononukleärer Infiltration. Später entwickelt sich eine Lumenstenosierung durch Intimaproliferation. Als Differentialdiagnose sind hier ein Mb Wegener, eine Panarteriitis nodosa oder eine Takayasu-Vaskulitis auszuschließen.

Neben Allgemeinsymptomen (Muskelschmerzen, Fieber, Gewichtsverlust) sind neuaufgetretene, einseitige Kopfschmerzen im Bereich der Schläfe von stechend-bohrender Qualität oft das Erstsymptom. Weiters typisch sind eine Augenbeteiligung mit Visusverlust (durch ischämische Opticusneuropathie oder Zentralarterienverschluss), sowie bei Befall der Augenmuskeln ein Bewegungsschmerz, Doppelbilder oder Ptose. Als sensitives Zeichen gilt auch die Claudicatio masticatoria.

Diagnostische ACR-Kriterien (nach Hunder et al):
Alter > 50 Jahre
neuartige oder neu aufgetretene Kopfschmerzen
abnorme Temporalarterien (Druckdolenz, abgeschwächte Pulsation)
BSG > 50mm in der ersten Stunde
histologische Veränderungen in der Biopsie
Bei Erfüllen von 3 von 5 Kriterien kann mit hoher Sensitivität und Spezifität von einer Arteriitis ausgegangen werden.
Zur Diagnosesicherung dienen die Sonografie und die Biopsie der Temporalarterien.

Selbst wenn noch keine eindeutige Diagnose gestellt wurde sollte bei dringendem Verdacht sofort mit einer Steroidbehandlung begonnen werden. Innerhalb der ersten Tage ändert die Cortisongabe nichts an der Aussagekraft der Biopsie. Die Höhe der Dosis richtet sich nach der Klinik. Nach wenigen Wochen kann ein Ausschleichen auf eine Erhaltungsdosis (individuell zw. 5 und 25 mg) erfolgen. Unter adäquater Therapie können 50 % der Patienten innerhalb von 2 Jahren die Steroide absetzen. Als Steuerung des Therapieregimes gilt die Klinik sowie die Blutsenkungsgeschwindigkeit (das CRP normalisiert sich meist schon nach 2 Tagen). Zusätzlich wird Acetylsalicylsäure bzw. Heparin im akuten Stadium empfohlen. Zu beachten sind Magenschutz, Osteoporoseprophylaxe sowie Einstellung eines eventuellen Steroiddiabetes. Unter diesen Maßnahmen ist das Ansprechen auf Cortison meist gut, in der Regel kommt es zur Remission bzw. zum „Ausbrennen" nach 6–24 Monaten. Selten treten Rezidive oder chronische Verläufe auf. Zu beachten sind eine rasche Diagnosestellung und sofortiger Therapiebeginn vor allem bei drohendem Visusverlust!

Trigeminusneuralgie

Die Trigeminusneuralgie ist ein Krankheitsbild, das mit heftigen, einschießenden und nur Sekunden anhaltenden Schmerzen einhergeht. Die Schmerzen strahlen ausschließlich in das Gebiet der Trigeminusäste aus und lassen sich durch Berührung, Kältereize, Sprechen, Kauen, Schlucken etc. in dem betroffenen Gebiet triggern. Die Anzahl der Attacken kann erheblich variieren, zwischen den Attacken ist der Patient beschwerdefrei.

Wesentlich für die Therapie ist die Unterscheidung zwischen einer symptomatischen und einer idiopathischen Trigeminusneuralgie. Am häufigsten tritt die idiopathische Trigeminusneuralgie auf. Meist sind die Betroffenen über 50 Jahre alt. Die Neuralgie tritt fast auschließlich einseitig bevorzugt im zweiten und dritten Ast des N. Trigeminus auf. Neurologische Ausfälle findet man bei der idiopathischen Form nicht.

Der Verdacht auf eine symptomatische Trigeminusneuralgie ist gegeben, wenn die Erkrankung deutlich vor dem 50. Lebensjahr beginnt, wenn die Beschwerden beidseitig auftreten, wenn der erste Ast betroffen ist und wenn ein Defizit besteht. Da sich beide Formen nicht immer sicher anhand der klinischen Symptomatik unterscheiden lassen, ist die Durchführung eines MRT's bei Erstauftreten obligat. Die häufigste Ursache für eine symptomatische Trigeminusneuralgie ist die MS, gefolgt von einem Tumor im Bereich des Kleinhirnbrückenwinkels.

Bei einer symptomatischen Therapie wird man versuchen, den Krankheitsverlauf durch Therapie der Grundkrankheit günstig zu beeinflussen. Bei der idiopathischen Form gibt es die Möglichkeiten einer medikamentösen Therapie (Antikonvulsiva wie Pregabalin, Carbamazepin, Gabapentin, Lamotrigin), einer Therapie durch ganglionäre Opioidanalgesie des Ganglion superior oder auch einer Blockade des Ganglion stellatum und die Möglichkeiten eines neurochirurgischen Eingriffes mit vaskulärer Dekompression oder mit der Möglichkeit eines neurodestruktiven Verfahrens.

Kopfschmerz bei cerebrovaskulären Erkrankungen

a) arterielle Hypertonie

Bluthochdruck ist eine häufige Ursache von neuaufgetretenen Kopfschmerzen beim älteren Patienten (de novo Manifestation bei diastolischen Werten > 120 mmHg). Frauen sind davon häufiger betroffen. Der Schmerz äußert sich oft als dumpfes Gefühl, meist von occipital nach frontal oder temporal ziehend, bestehend bereits morgens beim Aufstehen mit Besserungstendenzen im Laufe des Tages oder als Dauerkopfschmerz. Selten kommen auch extrem heftige, attackenartige Kopfschmerzen in Zusammenhang mit einer Blutdruckentgleisung vor. Diese Episoden können mit Übelkeit, Schwindel, Taubheitsgefühl oder Verwirrtheit verbunden sein. Bei Erstmanifestation sollte sich an die symptomatische Behandlung eine bildgebende Abklärung anschließen. Therapie der Wahl ist die bestmögliche Blutdruckeinstellung und die Bedarfsmedikation im Falle einer Hochdruckkrise.

b) Ischämien

Thrombembolische Episoden (transitorische ischämische Attacken oder ischämische Infarkte) können in seltenen Fällen von kurzandauernden, ipsilateral zur Ischämie auftretenden Kopfschmerzen begleitet werden. Diese werden als pulsierend beschrieben und nehmen mit Aktivität zu. Auch bei diesem Kopfschmerz gilt: bei Erstmanifestation Bildgebung!

c) Intracerebrale Läsionen

Die Inzidenz intracranieller Läsionen steigt mit dem Alter. Dazu gehören Metastasen, Primärtumoren, chronische Subduralhämatome und der Hydrozephalus. Die Ätiologie und das teilweise langsame Wachstum spiegeln sich im schleichenden Beginn und in der anfangs milden, meist unspezifischen Klinik. Unter Berücksichtigung der allfälligen sonstigen fokal neurologischen Ausfälle kann hier auf eine bildgebende Abklärung nicht verzichtet werden.

Muskuloskelettaler Schmerz im Alter

Ludwig Erlacher

Schmerzen des Bewegungsapparates im Alter sind außerordentlich häufig und können von einer Vielzahl von Erkrankungen ausgelöst werden. Dazu gehören etwa die Arthrose, die Lumboischialgie, die Osteoporose, aber auch entzündliche rheumatische Erkrankungen wie die Polymyalgia rheumatica, die Riesenzellarteriitis und die chronische Polyarthritis. Im Bereich des Weichteilrheumatismus ist die Fibromyalgie als eigenständiges Krankheitsbild zu nennen. Dazu kommen entzündliche Bindegewebserkrankungen wie der systemische Lupus erythematodes (SLE).

Häufigkeit

Laut der „European League Against Rheumatism" (EULAR) sind mehr als 150 Millionen EuropäerInnen von rheumatischen Erkrankungen betroffen. Laut einem WHO-Bericht [1] leiden bis zu 80 % aller Menschen irgendwann im Laufe des Lebens an Lumboischialgie, häufig einfach als „Ischias" bezeichnet. Der selbe Bericht sagt, dass 40 % der über 70jährigen Arthrosen haben, die bei 80 % der Betroffenen zu körperlicher Beeinträchtigung führen; bei 25 % verhindern sie die Ausführung alltäglicher Tätigkeiten.

Weltweit erleiden jährlich zwei Millionen Menschen durch Osteoporose bedingte Frakturen, die teilweise zu extremen Schmerzen führen können, besonders wenn es sich um Wirbelkörperfrakturen handelt.

Die chronische Polyarthritis – im angloamerikanischen Sprachraum als „rheumatoide Arthritis" bezeichnet – betrifft etwa 1 % der Bevölkerung, das sind in der EU der 25 über vier Millionen Menschen.

Medizinische, soziale und wirtschaftliche Folgen

Im Gegensatz zur landläufigen Meinung führen rheumatische Erkrankungen aber nicht nur zu Schmerzen und Einschränkung der Lebensqualität, sie schränken auch die

Lebenserwartung um bis zu zehn Jahre ein. Davon sind vor allem Frauen betroffen, die bei vielen rheumatischen Erkrankungen die Mehrheit der Erkrankten (etwa bei der chronischen Polyarthritis 78 %) stellen.

Chronische muskuloskelettale Schmerzzustände haben darüber hinaus soziale und wirtschaftliche Folgen. So konnte gezeigt werden [2], dass Patienten mit chronischer Polyarthritis innerhalb von zehn Jahren in 50 bis 60 % der Fälle arbeitslos werden.

Laut österreichischen Daten [3] ist – über die Gesamtbevölkerung vom Neugeborenen bis zum Pensionisten gerechnet – pro Person und Jahr mehr als ein Krankenstandstag auf rheumatische Erkrankungen bzw. Schmerzzustände zurückzuführen (8,4 Millionen Krankenstandstage bei einer Bevölkerung von 8,2 Millionen).

Im Folgenden seien einige rheumatische Erkrankungen, die zu Schmerzzuständen im Alter führen können, exemplarisch erwähnt.

Polymyalgia rheumatica

Die Polymyalgia rheumatica (PMR) ist eine Erkrankung, die das weibliche Geschlecht doppelt so häufig befällt wie das männliche. Sie tritt jenseits des 50. Lebensjahres mit einer Inzidenz von 1/133 auf. Die Ätiologie der PMR ist unbekannt, es bestehen jedoch sehr enge Beziehung zur Riesenzellarteriitis („giant-cell arteritis" – GCA). So haben PMR-PatientInnen in 16–21 % der Fälle auch eine GCA; umgekehrt haben GCA-PatientInnen in 40–60 % auch eine PMR.

Nach Healey [4] müssen folgende Kriterien zur Diagnose einer PMR erfüllt sein:
○ Alter über 50 Jahre
○ Schmerzen seit mehr als einem Monat und Beteiligung von mindestens zwei der folgenden Bereiche: Nacken, Schultern, Beckengürtel
○ Morgensteifigkeit mehr als eine Stunde
○ Rasches Ansprechen auf Kortison ($\leq$ 20 mg/Tag)
○ Ausschluss anderer Erkrankungen, die muskuloskelettale Beschwerden verursachen können
○ Blutsenkungsgeschwindigkeit (BSG) > 40 mm/h

Alle Kriterien müssen vorhanden sein, damit die Diagnose PMR gestellt werden kann. Wie man sieht, ist der muskuloskelettale Schmerz im Alter über 50 in diesen Kriterien per definitionem enthalten.

Klinisch kommt es bei PMR zu Schmerzen und Morgensteifigkeit im Bereich des Nackens, sowie des Schulter- und Beckengürtels, die zumindest 30 Minuten dauert. Die Muskelschmerzen verstärken sich bei Bewegung und strahlen in Richtung Ellbogen bzw. Kniegelenke aus. Bei einem Drittel der PMR-PatientInnen treten auch Fieber, Abgeschlagenheit, Müdigkeit und Gewichtsverlust auf.

Obwohl die erhöhte BSG eine Forderung der Kriterien darstellt, weiß man heute, dass bei etwa 20 % der PMR-PatientInnen die BSG normal ist.

Chronische Polyarthritis

Die chronische Polyarthritis (cP) im Alter tritt – im Gegensatz zu jüngeren Altersgruppen – bei Frauen und Männern gleich häufig auf. Der Erkrankungsbeginn nach dem 60. Lebensjahr ist oft akut und mit Gewichtsverlust verbunden. Die großen, proximalen Gelenke sind häufig befallen.

Um Destruktionen zu verhindern bzw. hintanzuhalten, sollte die Diagnose der cP möglichst früh gestellt werden. Bei klinischem Verdacht auf cP sollten zunächst Röntgenaufnahmen der betroffenen Gelenke durchgeführt werden. Zwar sind Röntgenaufnahmen bei inzipienter cP oft negativ, aber dennoch ist das Röntgen das erste bildgebende Verfahren, das auch zur Differenzialdiagnose wichtig ist. Bei unauffälligem Röntgenbefund, jedoch klinisch eindeutiger synovitischer Gelenksschwellung kann durch Sonographie oder MRI die Synovitis dargestellt werden. Laboruntersuchungen – vor allem Entzündungsparameter – gehören zwar routinemäßig zur Abklärung, sind jedoch unspezifisch.

Fibromyalgie

Die Fibromyalgie ist ein eigenständiges Krankheitsbild innerhalb des Weichteilrheumatismus. Sie ist gekennzeichnet durch großflächigen, generalisierten Schmerz, so genannte Panalgesie, wobei bestimmte Punkte erhöhter Druckschmerzhaftigkeit bestehen. Oft liegen gleichzeitig auch funktionelle, vegetative und psychische Beschwerden vor. Ätiologie und Pathogenese sind weitgehend unklar.

In einer Allgemeinpraxis erfüllen etwa 1 bis 2 % der Patienten die Kriterien eines Fibromyalgiesyndroms, in einer Rheumaambulanz 6 bis 12 %. Erkrankungsbeginn ist zumeist das 20. bis 40. Lebensjahr, während die Beschwerden zumeist um das 60. Lebensjahr nachlassen.

Diagnostische Kriterien [5] des „American College of Rheumatology" sind:
○ Spontane Schmerzen im Bereich der Muskulatur, im Verlauf von Sehnen und Sehnenansätzen mit typischer Lokalisation am Stamm (Wirbelsäule und vordere Thoraxwand) und/oder an den Extremitäten bzw. der Kieferregion. Diese Schmerzen müssen mindestens drei Monate bestanden haben und in mindestens drei Körperregionen auftreten.
○ Zusätzlich müssen Punkte erhöhter Druckschmerzhaftigkeit und sichtbarer Schmerzreaktion bei Druck mit dem Daumen (bei elf von 18 Punkten) vorhanden sein.

○ Druckpunkte bestehen am Kopf im Bereich der Insertionsstellen der subokzipitalen Muskulatur, am Hals in den Intertransversalräumen C5 bis C7, am M. trapezius in der Mitte zwischen Halsansatz und Akromion, am M. supraspinatus im mittleren Anteil über der Spina scapulae, an der Knochen-Knorpelgrenze der zweiten Rippe, am Epikondylus lateralis 2cm distal der Epikondylen, am Gesäß im äußeren Quadranten der Glutaealregion, am Trochanter maior, posterior der Prominentia trochanterica und am Knie am medialen Fettpolster gleich proximal des medialen Gelenksspalts.

○ Daneben gibt es Kontrollpunkte wie die Mitte der Stirn, die Mitte der Streckseite des Unterarms, der Daumennagel oder die Schienbeinkante, die nicht als druckschmerzhaft empfunden werden sollten.

○ Im deutschsprachigen Raum werden vegetative Symptome wie kalte Akren, Mundtrockenheit und Hyperhidrosis, funktionelle Störungen wie Schlafstörungen, Dysästhesien, gastrointestinale und urogenitale funktionelle Beschwerden sowie psychopathologische Symptome wie Ängstlichkeit, Nervosität, Reizbarkeit und Depression als zusätzliche diagnostische Kriterien herangezogen.

Therapie

Die Therapie muskuloskelettaler Schmerzsyndrome ist je nach Ursache sehr verschieden und kann das gesamte Spektrum der analgetischen und entzündungshemmenden Therapie sowie eine Reihe von nicht-medikamentöse Maßnahmen umfassen. Im Fall der chronischen Polyarthritis ist eine Basistherapie von großer Bedeutung. Neuere Substanzen, die so genannten Biologicals, gewinnen in den letzten Jahren immer mehr an Bedeutung. Die Behandlung der Osteoporose ist ein völlig eigenständiges Gebiet, auf das hier nicht näher eingegangen wird.

Die Therapie der Wahl bei PMR und GCA sind Kortikosteroide. Bei PMR beginnt man mit 10 bis 20 mg Prednison pro Tag, bei GCA mit 40 bis 60 mg.

Die Therapie der cP ruht im wesentlichen auf vier Säulen: Frühzeitige Physiotherapie ist zur Erhaltung der Beweglichkeit gerade bei älteren cP-Patienten von großer Wichtigkeit. Ebenso wichtig ist eine ergotherapeutische Schulung, um bestimmte Arbeits- bzw. Bewegungsabläufe (zum Beispiel Arbeit mit Messern oder Scheren) richtig zu gestalten und durch entsprechend angepasste Gerätschaften zu erleichtern. Auch eine Diätschulung ist zu empfehlen, da es Hinweise darauf gibt, dass die regelmäßige Zufuhr bestimmter Substanzen (mehrfach ungesättigte Fettsäuren, Omega-3-Fettsäuren, Vitamin E) zumindest einen lindernden Einfluss auf den Verlauf der cP haben könnten.

Die zweite Säule der therapeutischen Versorgung von cP-Patienten ist die Rheuma-Orthopädie. Eine optimale orthopädische Versorgung ist für cP-Patienten von großer Bedeutung.

Die dritte Säule der Therapie sind entzündungshemmende Medikamente. Zum einen kommen für den kurzfristigen Einsatz oder für besondere Situationen Glukokortikoide in Frage, die jedoch normalerweise als Langzeittherapie bei der cP nicht verwendet werden. Nichtsteroidale Antirheumatika (NSAR) können zur Symptomkontrolle durchaus angewendet werden, verhindern jedoch das Fortschreiten der Erkrankung nicht. Gerade bei alten Patienten ist das Risiko gastrointestinaler Nebenwirkungen bei nicht-selektiven NSAR besonders hoch, so dass bei Patienten nach dem 65. Lebensjahr COX-2-selektiven NSAR der Vorzug gegeben werden sollte. Bei starken Schmerzen ist der Einsatz von Opioiden durchaus gerechtfertigt.

Die immunmodulierende Basistherapie schließlich ist die vierte und wichtigste Säule einer suffizienten cP-Therapie. Früher verwendete Basistherapeutika wie Goldpräparate und Penicillamin sind heute obsolet. Heute werden vor allem Methotrexat, Sulfasalazin, Leflunomid, aber auch Resochin, mit gutem Erfolg als Basistherapeutika verwendet. Wichtig sind regelmäßige Labor- und klinische Kontrollen, um den Therapieerfolg zu kontrollieren bzw. das Auftreten von Nebenwirkungen rasch zu erfassen.

Wenn eine ausreichend dosierte und genügend lang verabreichte Basistherapie (z.B. 25 mg Methotrexat/Woche über mindestens drei Monate) keinen Erfolg bringt, gibt es zwei Möglichkeiten: Entweder kombiniert man mehrere Basistherapeutika – z.B. Methotrexat/Resochin, Methotrexat/Sulfasalazin/Resochin oder Methotrexat/Leflunomid – oder man verabreicht so genannte Biologicals, also rekombinant hergestellte Antagonisten von TNF-alpha oder Interleukin-1. Derzeit sind die meisten Biologicals nur in Kombination mit anderen Basistherapeutika zugelassen.

Ganz anders ist die Behandlung des Fibromyalgiesyndroms. Zuwendung durch den Arzt und Beratung der gesamten Familie steht im Vordergrund. Ein Behandlungsversuch mit 25 bis 75 mg Amitriptylin abends kann erfolgen. Darüber hinaus können und sollen perkutane Rheumatherapeutika mit topisch-analgetisch bzw. anästhetisch wirkenden Substanzen verwendet werden. Ein abgestuftes krankengymnastisches Programm kann hilfreich sein. Systemische Medikamente wie NSAR wirken bei Fibromyalgie oft unbefriedigend. Für Kortikosteroide ist in der Therapie der Fibromyalgie kein Platz.

Literatur
[1] WHO-Report 2003
[2] Zink A et al (2000) Disability and handicap in rheumatoid arthritis and ankylosing spondylitis – results from the German rheumatological database. German Collaborative Arthritis Centers. J Rheumatol 27(3): 613–22
[3] Daten von Statistik Austria
[4] Healey LA (1983) Polymyalgia rheumatica and the American Rheumatism Association criteria for rheumatoid arthritis. Arthritis Rheum 26(12): 1417–1418
[5] Wolfe F et al (1990) The American College of Rheumatology. Criteria for the Classification of Fibromyalgia. Report of the Multicenter Criteria Committee. Arthritis Rheum 33(2): 160–172

Osteoporose

MICHAEL AUSSERWINKLER

Definition

Mit der internationalen Konsensuskonferenz in Hongkong im Jahre 1993 wurde die Osteoporose als eine Krankheit, gekennzeichnet durch niedrige Knochenmasse und Zerstörung der Mikroarchitektur des Knochengewebes, die zu einer erhöhten Knochenbrüchigkeit führt, festgelegt. Mit Erhöhung der Knochenbrüchigkeit ist ein Anstieg des Frakturrisikos verbunden.

Mit dieser klinisch orientierten Definition wurden die früher gängigen pathologisch histologischen Osteoporosedefinitionen abgelöst.

Epidemiologie

Unsere Chance älter zu werden geht mit dem Risiko eine Osteoporose zu erleiden, einher. 40 % der postmenopausalen Frauen in Europa leiden an einer präklinischen oder manifesten Osteoporose.

Jede 3. Frau im Alter von über 65 Jahren erleidet eine oder mehrere Frakturen, die auf Osteoporose zurückzuführen sind. Ab dem 85. Lebensjahr ist es sogar jede 2. Frau, die eine osteoporotische Fraktur erleidet. Frauen sind knapp 3 x so häufig von dieser Krankheit betroffen wie Männer.

Allerdings weisen Männer um das 50 Lebensjahr eine höhere Prävalenz für Wirbelkörperfrakturen auf als Frauen.

Die Inzidenz peripherer osteoporosebedingter Frakturen bei Frauen ist 4 x höher als bei Männern. Ist einmal eine osteoporotische Fraktur aufgetreten, erhöht sich das Risiko für weitere Frakturen deutlich.

Der Knochenmetabolismus

Das Remodelling des Knochens ist bedingt durch ein Zusammenwirken von permanentem Knochenabbau und Knochenerneuerung. Die knochenabbauenden Zellen, die

Osteoklasten, legen sich an die Knochensubstanz und entwickeln in ihrem Umfeld ein saures Milieu, durch welches Proteasen aktiv den Knochen abbauen. So entsteht eine Resorbtionsstelle, die für die Osteoblasten Platz schafft. Nachdem die Osteoblasten in diesen Raum eingewandert sind, bilden sie neues junges Knochengewebe durch die Absonderung von Osteoid, welches aus mehreren Proteinen, vor allem Kollagen besteht. Dieses Osteoid kann dann mineralisieren. Interleukin-6 ist jenes Zytokin, welches die Osteoklastendifferenzierung und Aktivierung anregt. Dieses Interleukin-6 wird von Osteoblasten produziert. Osteoklasten können allerdings auch durch ein Interleukin-6, welches aus anderen Ressourcen stammt, aktiviert werden. Viele Krankheiten gehen mit einem Anstieg von Interleukin-6 einher und gefährden damit potentiell den Knochen, indem sie das Zusammenspiel zwischen Osteoblasten und Osteoklasten von außen her stören. Die Osteoklasten entstammen der hämatopoetischen Zellreihe. Die Osteoblasten allerdings entspringen aus den Mesenchymzellen des Knochenmarks.

Der unterschiedliche Ursprung dieser beiden Zellen erklärt die Tatsache, dass sie auf unterschiedliche Reize bzw. Zellwachstumsfaktoren reagieren. Die Ausdifferenzierung von Osteoblasten wird durch Parathormon, Vitamin D3, aber auch TNF, Alpha und Interleukin-1 sowie TGF-Beta gefördert. Osteoblasten selbst können eine Reihe von Zytokinen und Wachstumsfaktoren sezernieren. Dazu gehören Interleukin-6, Interleukin-11, M-CSF und GM-CSF.
Gerade diese Faktoren beeinflussen hämatopoetische Stammzellen.

Die Osteoklastensynthese ist von GM-CSF abhängig. Unter diesem Einfluss wandern sie aus dem Knochenmark aus und sondern sich von Makrophagen ab. Die durch Osteoklasten bedingte Resorbtion des Knochens kann durch zwei Wege intensiviert werden.

Einerseits durch eine Rekrutierung, die dazu führt dass mehr Osteoklasten gebildet werden, andererseits durch eine Aktivierung, wodurch ihre Kraft Knochen zu resorbieren, erhöht wird. Die Rekrutierung ermöglicht es, dass Monozyten bzw. Makrophagen in Osteoklasten umgewandelt werden. Dafür notwendig ist M-CSF, GM-CSF und das Interleukin-6. Die Aktivierung von bereits rekrutierten Osteoklasten wird durch das Parathormon, das Interleukin-1 und TNF Alpha gefördert. Dieses faszinierende Zusammenspiel zwischen Osteoklasten, Osteoblasten und Zytokinen ist unter anderem hormonabhängig, woraus sich erklärt, dass das Knochenremodelling in einem direkten Zusammenhang mit vielen endokrinen Vorgängen in unserem Körper steht.

Im Zusammenspiel zwischen Knochenaufbau und Knochenabbau spielen Adhäsionsmoleküle eine große Rolle. Diese Adhäsionsmoleküle dienen den Osteoklasten als Wegweiser. Adhäsionsmoleküle, Integrine können bei vielen Erkrankungen in ihrer Funktion beeinflusst sein. Beim Hyperparathyreoidismus z.B. verlieren die Osteoklasten ihre Orientierung und lösen den Knochen unkoordiniert auf.

Testosteron

Freies Serum Testosteron sowie DHEAS-Spiegel korrelieren direkt mit der Knochen-dichtemasse an der LWS und am Schenkelhals. Von Bedeutung ist in diesem Zusammenhang allerdings auch die Konzentration des sexualhormonbindenden Globulins (SABG). Dieses Globulin spielt wahrscheinlich eine entscheidende Rolle in der Entwicklung der Osteoporose des Mannes. Neuere Untersuchungen weisen diesem Globulin bereits eine Rolle als wichtigen biologischen Marker für das Frakturrisiko beim Mann im mittleren Alter zu.

Östrogen und Progesteron

Während des intakten weiblichen Menstruationszyklus besteht zyklusabhängig eine Balance zwischen Knochenaufbau und Abbau. Prämenstruell, wenn es zum Abfall von Östradiol und Progesteron kommt, steigt infolge dessen das Interleukin-6 an, was zu einer vermehrten Rekrutierung von Osteoklasten führt. Somit kommt es während der Menstruation zu einer kurzen Phase von Knochenabbau, was wiederum Platz macht für eine neue Osteoblasteneinwanderung und Osteoidbildung. Weibliche Geschlechts-hormone haben aber auch eine cortisonähnliche Wirkung, in dem proinflammatorische Zytokine unterdrückt werden.

Vitamine, Parathormon

Sowohl das Parathormon als auch das 1,25-Dihydroxicolecalciferol (Vitamin D3) können die Bildung von Osteoblasten stimulieren, die dann Interleukin-6 absondern, was in der Folge zu Osteoklastenbildung führt. Die Hauptwirkung des Vitamin D3 liegt darin, dass jenes von den Osteoblasten gebildete Osteoid mineralisiert wird. Als Mediator für diesen Vorgang dient das Osteocalcin, welches auch die Bildung von Hydroxylapatit anregt. Vitamin D3 wirkt auch an der Niere und am Darm, indem die intestinale und renale Rückresorbtion von Calcium stimuliert wird.

Weniger bekannt ist die Tatsache, dass auch Vitamin K auf den Knochenstoff-wechsel wirkt. Durch die Anwesenheit von Vitamin K wird die Calciumanbindung an das Osteocalcin ermöglicht. Parathormon hat einen knochenanabolen Effekt durch Aktivierung der Osteoblasten. Dieser anabole Effekt verliert sich jedoch bei ausge-prägtem Hyperparathyreoidismus, da in dieser Situation Osteoklasten unkontrolliert Knochen abbauen.

Diagnostik der Osteoporose

Mit dem Nativröntgen ist eine Osteoporose erst zu diagnostizieren, wenn bereits 30 % der Knochensubstanz verloren gegangen sind. Damit eignet sich das konventionelle

Röntgen nicht für die Frühdiagnostik der Osteoporose, sondern deckt erst manifeste Veränderungen auf. Die Wirbelkörperfrakturen treten an der BWS ventral und an der LWS als konkave Eindellung der Grund- und Deckplatten bis hin zur Keil-, Fisch- und Flachwirbelbildung auf. In diesem eingebrochenen Knochen kommt es zu Dichteerhöhung, was die Diagnostik mit Osteodensitometrieverfahren erschweren kann. Bei Studien wird von einer Wirbelkörperfraktur gesprochen, wenn es zu einer Höhenminderung des Wirbelkörpers um 20 % gekommen ist.

Die Differentialdiagnose der Wirbelkörperfraktur und anderen Wirbelkörperdeformierungen ist problematisch, da maligne und traumatische Wirbelkörperfrakturen und ältere Keilwirbel, wie bei Morbus Scheuermann im Nativröntgen allein nicht abgrenzbar sind.

Somit ist die Knochendichtemessung durch Verfeinerung der Techniken zu einer unentbehrlichen Maßnahme für Diagnose und Therapieüberwachung geworden.

Die Indikation zur Osteodensitometrie wird heute weit gesteckt:

○ Frauen und Männer mit familiärem Osteoporoserisiko
○ Männer mit Testosteronmangel
○ Frauen mit Östrogenmangel

○ „Basisuntersuchung" bei Frauen in der Menopause
○ Frakturen nach Bagatelltrauma
○ Radiologisch suspekter Befund
○ Patienten nach Organtransplantation
○ Nach 6 Monaten Glucocorticoidtherapie
○ Hyperparathyreoidismus (als Hilfe zur Indikationsstellung bei geplanter chirurgischer Therapie)
○ Schilddrüsenerkrankungen
○ Chronische Niereninsuffizienz
○ Anorexia nervosa
○ Chronische Pankreatitis mit Resorbtionsstörungen
○ Malabsorptionssyndrome

Im deutschsprachigen Raum hat sich in der Praxis zur Knochendichtemessung die sog. DEXA-Methode durchgesetzt. Das Densitometer misst an der Wirbelsäule und am Oberschenkel die Menge der absorbierten Röntgenstrahlung. Die Strahlenbelastung ist gering, das Verfahren ist kostengünstig und schnell durchführbar.

Folgende Probleme sind dabei zu beachten:
Die DEXA-Methode eignet sich zur Erkennung des Osteoporoserisikos.
Liegt bereits eine manifeste Osteoporose vor, die zu einer Wirbelsäulenveränderung

geführt hat, können falsch hohe Knochendichtewerte gemessen werden. Auch bei verkalkten Zwischenwirbelräumen kann es zu falsch normalen Werten kommen. Aus diesem Grund ist es unbedingt notwendig, vor der Knochendichtemessung ein Übersichtsröntgenbild der Wirbelsäule anzufertigen.

Per definitionem ist die Osteoporose auch durch eine Verschlechterung der Mikroarchitektur bedingt. Diese Bälkchenarchitekturveränderungen sind durch die Knochendichtemessung mittels DEXA natürlich nicht beurteilbar.

Laborchemische Untersuchungsmethoden zur Osteoporosediagnostik

Eine sehr hohe Aussagekraft erreicht man durch die Bestimmung von vier Parametern im Harn bzw. im Blut. Als Marker für den Knochenabbau dient die Bestimmung von Hydroxylprolin und Calcium im Mittelstrahlmorgenurin nach Nahrungskarenz über 12 Stunden und die Bestimmung der alkalischen Phosphatase im Serum als Marker für den Knochenaufbau. Als zusätzlicher Marker kann ergänzend die Osteocalcin-Konzentration im Serum einen Hinweis auf den Knochenaufbau geben.
Cross-links sind Parameter für den Knochenabbau.

Wer ist osteoporosegefährdet?

Die Impact-Studie hat bei 7.000 Frauen in 21 Ländern versucht Risikofaktoren für eine Osteoporose mit dem tatsächlichen Auftreten von Osteoporose zu korrelieren. Das Ergebnis war enttäuschend. 50 % der Frauen mit Osteoporose hatten keine Risikofaktoren, andererseits hatten 50 % der Frauen mit Risikofaktoren keine Osteoporose. Ähnliche Ergebnisse brachte EPOS (European-Prospective-Osteoporosis-Study) in die über 3000 Männer und über 3000 Frauen im Alter von 50–79 Jahren einbezogen wurden. Diese Studie zeigte keinen Zusammenhang zwischen Osteoporose und Rauchen, Alkohol, Sport oder Milchkonsum.

Behandlungsziele bei Patienten mit Osteoporose

○ **Umgang mit Komplikationen**
○ Frakturbehandlung
○ Schmerzbehandlung
○ Beachtung von somatischen Änderungen.
○ Psychische Folgen
○ **Umgang mit Frakturrisiko**
○ Sturzprophylaxe
○ Verbessern der Knochendichte

Osteoporosetherapie

Vitamin D

Die Vitamin D-Serumkonzentration sinkt mit dem Lebensalter ab. Die Geschwindigkeit des Absinkens hängt mit der täglichen Sonnenbestrahlung, aber auch mit der Nierenfunktion zusammen. Die Niere spielt in der Umwandlung des Vitamin D in das besonders aktiv wirksame 1, 25 Vitamin D3 eine wesentliche Rolle. Vitamin D wirkt direkt am Knochen, verbessert aber auch das neuromuskuläre Zusammenspiel, dieser zweite Effekt wirkt sich indirekt auf den Knochen aus.

Zur Behandlung der Osteoporose stehen Vitamin D3, Alphacalcidol und Ergocalciferol zur Verfügung. Bei Niereninsuffizienz ist das 1, 25 Vitamin D3 (Calcitriol) zu geben. Zur Behandlung der Osteoporose eignet sich die alleinige Vitamin D-Gabe nicht.

Calcium

Um den täglichen Calciumverlust auszugleichen, sollten 1500 mg Calcium aufgenommen werden. Bei der Calciumtherapie sollten wir die Ernährungsgewohnheiten der Patienten berücksichtigen.

Die alleinige Gabe von Calcium bei Frauen in der Postmenopause kann zu einer Reduktion der vertebralen Frakturen führen. Untersuchungen die einen Effekt auf nicht vertebrale Frakturen ergeben stehen aus.

Die Knochendichte erhöhte sich bei adäquater Calciumgabe, wobei interessanterweise der Haupteffekt im ersten Halbjahr der Therapie zu erkennen ist.

Vitamin D – Calcium in Kombination

In der Prävention der Osteoporose zeigt sich, dass die orale Gabe von 700 I.U. Vitamin D plus 500 mg Calcium die Osteoporoseentwicklung bremst.

Zur Verringerung des Frakturrisikos ist die kombinierte Gabe von 800 I.U. Vitamin D3 mit 1200 mg Calcium notwendig. Hier liegen aussagekräftige Studien bei nicht vertebralen Frakturen vor.

Bisphosphonate

Bisphosphonate hemmen durch einen direkten Effekt am Osteoblasten die Knochenresorbtion. Zum Einsatz kommen in der oralen Therapie das Alendronat und das Risedronat. Zum Alendronat liegen nun 10-Jahresdaten vor, die beweisen, dass eine Langzeittherapie mit diesem Präparat sicher und wirksam ist.

Alendronat

Das Präparat kann täglich in der Dosierung von 10 mg oder 1-mal wöchentlich in der Dosierung von 70 mg verabreicht werden. In beiden Dosierungsformen ist die Wirksamkeit in der Reduzierung des Frakturrisikos als auch in der Erhöhung der Knochenmineraldichte gut belegt.

Risedronat

Auch hier steht neben der täglichen Gabe von 5 mg eine 1-mal wöchentliche Gabe von 35 mg zur Verfügung. Zur täglichen Gabe liegen Studien vor die zeigen, dass sowohl das vertebrale als auch das nicht vertebrale Frakturrisiko bei postmenopausalen Frauen bei vorbestehender Fraktur rückläufig ist. Eine retrospektive Untersuchung zeigt auch eine Wirksamkeit bei noch nicht vorhandenen Frakturen. Das Risiko von Schenkelhalsfrakturen, lässt sich bei Frauen mit zuvor stattgehabter vertebraler Fraktur im Alter zwischen 70 und 79 Jahren belegen. Die Zunahme der Knochenmineraldichte ist sowohl bei der täglichen Dosierung mit 5 mg, als auch bei der 1-mal wöchentlichen Dosierung mit 35 mg gegeben.

Selektive Östrogen-Rezeptor-Modulatoren (SERM)

Diese interessante Substanz wirkt durch ihre Rezeptor-Modulation von Gewebe zu Gewebe unterschiedlich, so besteht am Knochen ein östrogenagonistischer Effekt, während im Brustdrüsengewebe und im Endometrium ein östrogenantagonistischer Effekt vorliegt. Der einzige bisher zugelassene SERM ist Raloxifen. Raloxifen wird in der Dosierung von 60 mg 1-mal täglich per os gegeben. Die Wirksamkeit an der Wirbelsäule ist sowohl bei vorbestehenden Wirbelfrakturen als auch bei Personen ohne Wirbelfrakturen nachgewiesen. Die Wirksamkeit bei nicht vertebralen Frakturen scheint nur bei jenen kollektiv gegeben zu sein, die bereits Wirbelkörpereinbrüche aufweisen. Die Knochenmineraldichte nimmt unter Raloxifen nur gering zu.

Fluoride

Die Flouridgabe führt zu einer deutlichen Zunahme der Knochenmineraldichte an der WS, die Frakturhäufigkeit wird dadurch jedoch nicht beeinflusst, dies lässt den Schluss zu, dass die Knochenarchitektur durch die Fluoridgabe nicht günstig beeinflusst wird.

Calcitonin

Lachs – Calcitonin zeigte in einer einzelnen Untersuchung in der Gabe von 100 I.U. über 10 Tage pro Monat eine Reduktion der Anzahl vertebraler Frakturen. Die Untersuchungen der Knochendichte ergaben unterschiedliche Ergebnisse.

Parathormon

Das Parathormon hat einen knochenanabolen Effekt durch Aktivierung der Osteoblasten. Wie bereits oben erwähnt, ist dieser Effekt dosisabhängig. Beim Hyperparathyreodismus überwiegt der negative Einfluss auf den Knochen. Für die Therapie der Osteoporose wurde ein Fragment des Parathormons eingesetzt, das die Aminosäuren 1 bis 34 des N – terminalen Endes enthält (Teriparatid). Dieses Präparat muss 1-mal täglich subkutan in der Dosierung von 20 mcg gegeben werden.

In Studien konnte eine Reduktion der vertebralen sowie der nicht vertebralen Frakturen bei postmenopausalen Frauen mit praevalenter vertebraler Fraktur nachgewiesen werden. Eine Aussagekraft zur Auswirkung auf Schenkelhalsfrakturen gibt es noch nicht.

Die Knochendichte nimmt unter Teriparatid – Therapie an der WS und am Schenkelhals zu.

Kombination Bisphosphonat mit 1-34 Parathormon

Aufgrund der Wirksamkeit dieser beiden Präparate würde man erwarten, dass eine Kombination eines Präparates mit knochenanaboler Wirkung (Teriparatid) und einem antikatabolen Medikament (Bisphosphonat) eine ideale Kombination bei schweren Osteoporoseformen wäre. Eine diesbezügliche Studie hat jedoch das Gegenteil ergeben, die Kombination bringt keine Vorteile gegenüber dem Einsatz der jeweiligen Einzelsubstanz!

Hormonersatztherapie und Östrogenersatztherapie

Dass ein Absinken des Serum-Östrogen-Spiegels in der Postmenopause zu einem Missverhältnis Knochenabbau zu Knochenanbau führt, ist pathophysiologisch verständlich. Aus diesem Grund wurde jahrelang die Östrogentherapie mit der Begründung eine Osteoporose zu verhindern eingeleitet. Ein Umdenken hat sich 2003 nach Veröffentlichung der Women's Health Initiative Study ergeben. Auch in dieser Studie zeigt sich ein positiver Effekt in der Beeinflussung vertebraler und nicht vertebraler Frakturen. Die negativen Wirkungen von Brustgewebe und am Gefäßsystem führen zur Schlussfolgerung, diese Behandlung nicht als etablierte Osteoporosetherapie einzusetzen. Die Hormonersatztherapie sollte erst nach ganzheitlicher Abwägung von Nutzen und Risiko erfolgen, wobei sich der Nutzen dieser Therapie eher an Allgemeinsymptomen des Hormonmangels orientieren.

Anabolika

Die intramuskuläre Gabe des Anabolikums Nandrolondecanoat zeigte bei einigen eingeschränkt aussagekräftigen Studien eine Zunahme der Knochenmineraldichte. In einer Studie konnte eine Reduktion des vertebralen Frakturrisikos gezeigt werden. Auch hier wird die Therapieindikation durch ganzheitliche Überlegungen beeinflusst werden.

Literatur

[1] Bone HG, Hosking D, Devogelaer JP, Tucci JR, Emkey RD, Tonino RP, Rodriguez-Portales JA, Downs RW, Gupta J, Santora AC, Liberman UA (2004) Tenyears' experience with alendronate for osteoporosis in postmenopausal women. N Engl J Med 350: 1189–99

[2] Cranney A, Guyatt G, Krolicki N, Wech V, Griffith L, Adachi DJ, Shea B, Tugwell P, Wells G (2001) A meta-analysis of etidronate for the treatment of postmenopausal osteoporosis. Osteoporosis Research Advisory Group. Osteoporos Int 12: 140–51

[3] Delmas PD, Genant HK, Crans GG, Stock JL, Wong M, Siris E, Adachi JD (2003) Secerity of prevalent fractures and the risk of subsequent vertebral and nonvertebral fractures: results from the MORE trial. Bone 33: 522–32

[4] Ettinger B, Black DM, Mitlak BH, Knickerbocker RK, Nickelsen T, Genent HK, Christiansen C, Delmas PD, Znachetter JR, Stakkestad J, Glueer CC (1999) Reduktion of vertebral frakture risk in postmenopausal women with osteoporosis treated with raloxifene: results from a 3-year randomized clinical trial. JAMA 282: 637–45

[5] Kanis JA et al (2004) A meta-analysis of previours fracture and subsequent frakture risk. Bone 35(2): 357–82

[6] Kains JA et al (2004) Smoking and fracture risk: a meta-analysis Osteoporos Int. Jun 3 [Epub ahead of print]

[7] Klotzbuecher CM, Ross BD, Landsman PB, Abbot TA III, Berger M (2000) Patients with prior fractures have an increased risk of future fractures: a summary of the literature and statistical synthesis. J Bone Miner Res 15: 721–39

[8] Lips P, Graafmans WC, Ooms ME, Bezmer PD, Bouter LM (1996) Vitamin D supplementation and fracture incidence in elderly persons:a randomized, placebo-controlled trial. Ann Intern Med 124: 400–6

[9] Looker AC, Bauer DC, Chesnut III CH, Gundberg CM, Hochberg MC, Klee G, Kleerekoper M, Watts NB, Bell NH (2000) Clinical use of biochemical markers of bone remodelling: current status and future directions. Osteoporos Int 11: 467–80

[10] Mackerras D, Lumley T (1997) First - and second - jear effects in trials of calcium supplementation on the loss of bone density in postmenopausal women. Bone 21: 527–33

[11] Neer RM, Arnaud CD, Znachetta JR, Prince R, Gaich GA, Reginster JY, Hodsman AB, Eriksen EF, Ish-Shalom S, Genant HK, Wang O, Mitlak BH (2001) Effekt of parathyroid hormone (1-34) on fractures and bone mineral density in postmenopausal women with osteoporosis. . N Engl J Med 344: 1434–41

[12] Recker RR, Hinders S, Davis KM, Heaney RP, Stegman MR (1996) Correcting calcium nutritional deficiency prevents spine fractures in elderly women. J Bone Miner Res, 1961–6

[13] Roy DK et al (2003) European Prospektive Osteoporosis Study (EPOS) Determinants of incident vertebral fracture in men and women: results from the European Prospective Osteoporosis Study (EPOS) Osteoporos Int 14(1): 19–26

[14] Tilyard MW, Spears GF, Thomson J, Dovey S (1992) Treatment of postmenopausal osteoporosis with calcitriol or calcium. N Engl J Med 326: 406–8

Orthopädische Operationen im Alter: Nutzen oder Kosten, was steht im Vordergrund?

Ulrich Dorn

Abnützungen des Stütz- und Bewegungsapparates werden mit zunehmendem Alter häufiger. Die damit verbundenen Erkrankungen belasten in erster Linie die Betroffenen, in zweiter Linie aber über die Behandlungskosten auch die Gesellschaft. 9,6 % der Männer und 18 % der Frauen über 60 leiden an Gelenksabnützungen (=Arthrosen) vorwiegend der Knie- und Hüftgelenke [1], häufig treten diese Veränderungen kombiniert auf. 40 % der Menschen > 70 Jahre leiden an einer Kniegelenksarthrose, 80 % der Menschen mit Arthrosen leiden unter Beweglichkeitseinschränkung und 25 % können wesentliche Aufgaben des täglichen Lebens nicht allein durchführen. Degenerative Veränderungen an Sehnenansätzen (z.B. Ruptur der Rotatorenmanschette des Schultergelenkes) und Abnützungen der Wirbelsäule beeinträchtigen die gesundheitsbezogene Lebensqualität alter Menschen gravierend. Direkte Folgen der Abnützung von Gelenken sind Schmerzen, Beweglichkeitseinschränkung und Reduktion der gesamten Mobilität, insbesondere bei Arthrosen der großen Gelenke der unteren Extremität. Auswirkungen des Bewegungsmangels können venöse und arterielle Zirkulationsstörungen, mangelndes Herz-, Kreislauftraining, Gewichtszunahme, sowie Verstärkung diabetischer Stoffwechsellagen sein. Die Veränderungen des Stütz- und Bewegungsapparates allein bzw. die hier skizzierten Auswirkungen beeinträchtigen fast ausnahmslos die Lebensqualität unmittelbar und führen über kurz oder lang zur psychischen Belastung der Betroffenen, aber auch ihrer Umgebung. Durch medikamentöse Therapie können die Symptome, vor allem Schmerzen und begleitende Entzündung, reduziert werden. Das Risiko von Nebenwirkungen z.B. gastrointestinaler Blutungen bei NSAR (=nichtsteroidale Antirheumatika) [2] oder Leberveränderungen bei Langzeittherapie ist besonders bei alten Menschen nicht unerheblich, Interaktionen mit anderen Medikamenten sind häufig. Zudem wird zwar die Belastbarkeit unter Schmerzmittelanwendung gesteigert, die eingeschränkte Gelenksfunktion jedoch meist nur in geringem Maß verbessert. Physikalische, physiotherapeutische und ergotherapeutische Maßnahmen sind in allen Stadien von Abnützungserkrankungen zur Optimierung der eingeschränkten Funktion hilfreich, in späten Arthrosestadien jedoch nur begrenzt wirksam [3,4]. Nebenwirkungen langandauernder medikamentöser Behandlungen sind ebenso ins Kalkül zu ziehen wie die Kosten aller konservativen Behandlungsmaßnahmen, die ja meist über viele Jahre laufen. Muskelatrophien und Gelenkskontrakturen als zwangsläufige Begleiterscheinungen lange bestehender Arthrosen haben einen negativen Einfluß auf das Ergebnis orthopädischer Standardoperationen, daher ist die Beachtung dieses Aspektes bei konservativer Behandlung lange währender Abnützungserkrankungen bedeutend. Orthopädische Operationen haben das Ziel der Schmerzbefreiung, der Wiederherstellung einer möglichst normalen Gelenksfunktion und damit des Erhaltes bzw. der Wiederherstellung der Mobilität auch im fortgeschrittenen Alter. Damit geht der Erhalt der Selbstständigkeit ebenso einher,

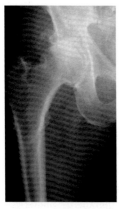

Abb. 1 E. J., 78-jähriger Patient mit fortgeschrittener Arthrose des rechten Hüftgelenkes

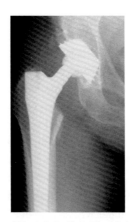

Abb. 2 E. J., Kontrolle 2 Jahre nach Implantation eines zementfrei implantierten Kunstgelenkes

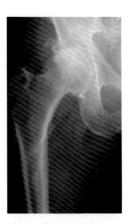

Abb. 3a S.M., 82-jährige Patientin mit fortgeschrittener Arthrose des linken Kniegelenkes (Röntgenaufnahme von vorne)

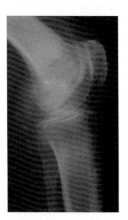

Abb. 3b S.M., dieselbe Patientin (Röntgenaufnahme von der Seite)

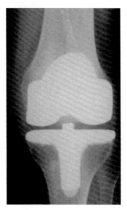

Abb. 4a S.M., Kontrolle 2 Jahre nach Implantation einer Knie-Totalendoprothese (Röntgenaufnahme von vorne)

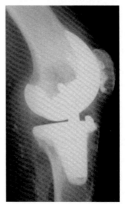

Abb. 4b S.M., dieselbe Aufnahme (Röntgenaufnahme von der Seite)

wie die Steigerung der Lebensqualität. Dazu zählt in unseren Breiten bei vielen älteren Patienten auch die Fähigkeit zur Sportausübung und Reisefähigkeit.

Als Musterbeispiele einer orthopädischen Operation, mit der alle angestrebten Ziele erreicht werden können, sind die Gelenksersatzoperationen mit modernen Endoprothesen zu nennen (Abb. 1–4) Diese Operationen zählen zu den erfolgreichsten in der gesamten Chirurgie. Durch medikamentös prophylaktische Maßnahmen (antibiotische Prophylaxe, Thromboseprophylaxe) und die Errungenschaften der Anästhesiologie sind diese Operationen auch im hohen Alter mit geringem Risiko erfolgreich durchzuführen. Die Ergebnisse nach Implantation von Knie-Endoprothesen bei über 80jährigen unterscheiden sich nicht von denen bei jüngeren Patienten [5], auch nicht bezüglich der Kosteneffizienz [6], vergleichbar sind auch die Ergebnisse nach Implantation von Hüftendoprothesen bei über 80jährigen. [7,8]. Die Kosteneffizienz der Implantation von Knieendoprothesen wird besonders bei Vergleich mit anderen chirurgischen Eingriffen oder medikamentösen Behandlungsmethoden erkennbar. So ist die Kosteneffizienz der Knie-Endoprothesen Implantation mit der einer Coronar-Bypass Operation vergleichbar [9]. Das Alter hat keinen negativen Einfluß auf die gesundheitsbezogene Lebensqualität von Patienten nach HTEP und KTEP-Implantation [10,11]. In den letzten Jahren ist in den Industrieländern der westlichen Hemisphäre die jährliche Zahl der KTEP-Implantationen progressiv gestiegen und übertrifft bereits die Zahl der HTEP-Implantationen. Eine der Ursachen dieser Entwicklung ist das gestiegene Patientenvertrauen auf Grund der guten Ergebnisse, die auf dem Sektor der KTEP gegenüber den HTEP noch nicht so lange allgemein bekannt waren. Die große Zahl der Endoprothesen-Implantationen bei Patienten ab dem 60. Lebensjahr führt auf Grund der Verschleißerscheinungen nach einer Standzeit von mehr als 15 Jahren zu einem steigenden Prozentsatz an Revisionsoperationen meist in Form eines kompletten Austauschs der HTEP oder KTEP. Diese, meist technisch und zeitlich aufwändigeren Wechsel-Operationen finden meist im 7. oder 8. Lebensjahrzehnt statt.

Andere Operationen, bei denen die funktionelle Wiederherstellung zwar nicht so perfekt realisierbar ist, ermöglichen doch eine weitgehende Schmerzentlastung und Verbesserung der Funktion. Als Beispiel ist die Operation der Arthrose des Daumensattelgelenkes mit Resektion des Trapeziums und Interposition eines körpereigenen Sehnentransplantates zu nennen oder die Rekonstruktion der gerissenen Rotatorenmanschette an der Schulter.

Häufige degenerative Veränderungen der oberen Extremität, die neben Schmerzen zu einer erheblichen Behinderung bei der Bewältigung alltäglicher Anforderungen führen, sind die Abnützungen an der Rotatorenmanschette des Schultergelenkes, die Polyarthrosen der Fingergelenke (=Heberden- und Bouchardarthrosen) mit besonderer Bedeutung der Arthrose des Daumensattelgelenkes (=Rhizarthrose). Körperpflege, Haushaltsführung und Versorgung des täglichen Lebens können dadurch höhergradig erschwert bis teilweise unmöglich werden. Die Ruptur der Rotatorenmanschette des Schultergelenkes erschwert unter anderem das Heben des Armes über die Horizontale.

Dadurch werden Alltagsbewegungen wie das Aufhängen eines Mantels, Frisieren, das Anziehen eines Hemdes und vieles mehr schwierig bis unmöglich. Das Umdrehen eines schwergängigen Schlüssels, das Aufdrehen eines Flaschenschraubverschlusses und andere Verrichtungen im Alltag sind Patienten mit Rhizarthrose meist nur unter Verwendung ergonomischer Hilfsmittel möglich. Das häufige Carpaltunnelsyndrom mit Kompression des Nervus medianus kann durch die Sensibilitätsstörung und die einge-schränkte Daumenfunktion zur hochgradigen Behinderung alltäglicher, feinmotori-scher Tätigkeiten (Hemdknöpfe schließen, Schuhe binden, Schreiben) führen.

Mit zunehmendem Alter treten degenerative Veränderungen an den unteren Bewegungssegmenten der Lendenwirbelsäule auf. Fast ausschließlich im höheren Alter tritt das lumbale Stenosesyndrom auf. Ausgelöst durch die zeitweise Kompres-sion nervaler Strukturen unter Belastung kommt es vor allem beim Gehen zu Schmerzen in den Beinen, Schwächegefühl und Sensibilitätsstörungen. Die unmittel-bare Folge ist die Verkürzung der bewältigbaren Wegstrecke ohne Erholungspausen. Die Betroffenen können in fortgeschrittenen Stadien meist nur weniger als 100 Meter ohne Pause bewältigen. Knöcherne Dekompression der Nervenwurzeln ,meist in Kom-bination mit einer instrumentierten Stabilisierungsoperation des betroffenen Wirbel-säulenabschnittes sind die einzige Möglichkeit diese Symptome zu beseitigen bzw. zu mildern.

Die operative Stabilisierung osteoporotischer Wirbelkörperfrakturen durch Aus-steifung mit Knochenzement nach vorausgehender Aufrichtung (=Kyphoplasty) oder ohne Korrektur der Verformung (=Vertebroplasty) ist durch minimal invasive Methoden [12] in den letzten Jahren zu einer verbreiteten Methode geworden, die auch unter dem Aspekt der Kosteneffizienz infolge der raschen Schmerzbefreiung und damit beschleunigten Mobilisierbarkeit alter Patienten günstig abschneidet.

Hallux valgus- und Hammerzehendeformitäten betreffen auch im fortgeschritten Alter überwiegend Frauen [13]. Zur Schmerzreduktion eignen sich natürlich ortho-pädische Behelfe wie Einlagen, orthopädische Zurichtungen an Konfektionsschuhen oder überhaupt orthopädische Maßschuhe. Rekonstruktive orthopädische Fußopera-tionen an der großen Zehe und den übrigen Zehen haben umso bessere Ergebnisse, je früher diese durchgeführt werden. Korrektureingriffe sind bei konservativ nicht be-herrschbaren, schmerzhaften Veränderungen alter Patienten nach Ausschluß periphe-rer, arterieller Verschlußkrankheit zielführend. Bei lange bestehenden Deformitäten ist nicht mehr mit einer ausreichenden Erholung der insuffizienten, weil atrophierten und kontrakten Fußmuskel zu rechnen, durch die Operation wird die Überlastung von Knochenvorsprüngen und Weichgewebe beseitigt und durch Beseitigung von Horn-schwielen und Hühneraugen die Gefahr von Infektionen reduziert.

Erfolgsaussichten der Operation, Abschätzung des operationsspezifischen und all-gemeinen Risikos, aber auch die Einschätzung der vorhersehbaren Entwicklung ohne Operation sowie die Beachtung der Kosten/Nutzenrelation sind die wesentlichen Parameter, die bei Empfehlung einer orthopädischen Operation im Alter zu prüfen sind. Durch sorgfältige Beachtung dieses Grundsatzes kann ein entscheidender Beitrag zur Finanzierbarkeit der auf Grund demographischer Entwicklungen steigenden Nachfrage nach orthopädischen Operationen in einer alternden Gesellschaft geleistet werden.

Literatur

[1] Woolf AD, Pfleger B (2003) Burden of major musculoskeletal conditions. Bulletin of the World Health Organization 81(9): 646–54

[2] Smalley WE, Ray WA, Daugherty JR, Griffin MR (1995) Nonsteroidal anti-inflammatory drugs and the incidence of hospitalizations for peptic ulcer disease in elderly persons. Am J Epidemiol 141(6): 539–45

[3] van Baar ME, Dekker J, Oostendorp RA, Bijl D, Voorn TB, Bijlsma JW (2001) Effectiveness of exercise in patients with osteoarthritis of hip or knee: nine months' follow up. Ann Rheum Dis 60(12): 1123–30

[4] van Baar ME, Assendelft WJ, Dekker J, Oostendorp RA, Bijlsma JW (1999) Effectiveness of exercise therapy in patients with osteoarthritis of the hip or knee: a systematic review of randomized clinical trials. Arthritis Rheum 42(7): 1361–9

[5] Hilton AI, Back DL, Espag MP, Briggs TW, Cannon SR (2004) The octogenarian total knee arthroplasty. Orthopedics 27(1): 37–9

[6] Zicat B, Rorabeck CH, Bourne RB, Devane PA, Nott L (1993) Total knee arthroplasty in the octogenarian. J Arthroplasty 8(4): 395–400

[7] Brandner VA, Malhotra S, Jet J, Heinemann AW, Stulberg SD (1997) Outcome of hip and knee arthroplasty in persons aged 80 years and older. Clin Orthop. 1997(345): 67–78

[8] Ramsauer T, Antosch M, Drekonja T, Dorn U (2000) Ergebnisse der Hofer-Imhof Pfanne nach dem 75. Lebensjahr. Orthopädische Praxis 36(3): 138–9

[9] Lavernia CJ, Guzman JF, Gachupin-Garcia A (1997) Cost effectiveness and quality of life in knee arthroplasty. Clin Orthop 1997(345): 134–9

[10] Jones CA, Voaklander DC, Johnston DW, Suarez-Almazor ME (2001) The effect of age on pain, and quality of life after total hip and knee arthroplasty. Arch Intern Med 161(3): 454–60

[11] March LM, Cross MJ, Lapsley H, Brnabic AJ, Tribe KL, Bachmeier Courtenay BG, Brooks PM (1999) Outcomes after hip or knee replacement surgery for osteoarthritis. A prospective cohort study comparing patients quality of life before and after surgery with age-related population norms. Med J Aust 171(5): 235–8

[12] Garfin SR, Reilley MA (2002) Minimally invasive treatment of osteoporotic vertebral body compression fractures. Spine J 2(1): 76–80

[13] Dawson J, Thorogood M, Marks SA, Juszczak E, Dodd C, Lavis G, Fitzpatrick R (2002) The prevalence of foot problems in older women: a cause for concern. J Public Health Med 24(2): 77–84

Sexualität im Alter

WOLFGANG SPRINGER

Sexualität im Alter – gibt es das?

In den letzten vier Jahrzehnten wurden tausende ältere Menschen nach ihrem Sexualleben befragt. Hauptsächlich fanden die Studien in den USA statt. Es liegen auch Studien aus Kanada, Skandinavien, Deutschland und der Schweiz vor. Übersichten finden sich bei Sydow [11], Zank [14], Trudel et al. [13].

Trotz Vorliegen von etlichen Studien kann der Forschungsstand zum gegenwärtigen Zeitpunkt als nicht befriedigend beschrieben werden. Es gibt vielfältige Kritik an der Stichprobenauswahl sowie an der Methodik. Die Ergebnisse der Studien sind oft schwer miteinander vergleichbar und es liegen in einzelnen Bereichen widersprüchliche Ergebnisse vor.

Zank [14] gibt folgende Zusammenfassung der Studienergebnisse wieder:

Sexuelle Verhaltensweisen älterer Frauen

Aus amerikanischen Befunden zeigte sich, dass 70 bis 90 % der befragten Frauen im Alter zwischen 60 und 90 Jahren sexuell aktiv waren (Geschlechtsverkehr und Masturbation).

In deutschen Studien waren hingegen 45 bis 55 % der 50 bis 60jährigen und nur 3 % der über 70jährigen Frauen sexuell aktiv.

Die Befunde zur Ausübung von Geschlechtsverkehr variierten zwischen 15 und 90 % für Frauen im Alter zwischen 50 und 59 Jahren sowie zwischen 0 und 66 % für Frauen über 70 Jahren. 10 bis 50 % der Frauen über 50 Jahren berichteten über Masturbation sowie 0 bis 49 % der befragten über 70jährigen Frauen. Masturbation wurde in den amerikanischen Studien deutlich häufiger angegeben als in europäischen Untersuchungen.

Die Häufigkeit der berichteten Orgasmen scheint mit dem Alter abzunehmen [14].

Sexuelle Verhaltensweisen älterer Männer

Zwischen 60 und 90 % der Männer über 60 Jahren und 48 bis 70 % über 70 Jahren berichten sexuell aktiv zu sein. 80 % der 60jährigen und 75 % der 70jährigen berichten von starkem bis moderatem Interesse an Sex.

Geschlechtsverkehr wird zwischen 64 und 89 % der Männer über 60 Jahren berichtet. Zur Masturbation geben 45 bis 59 % der älteren Männer an niemals zu masturbieren und 28 bis 44 % masturbieren mindestens einmal wöchentlich. Orgasmus scheint mit zunehmendem Alter abzunehmen.

Es kann zusammengefasst werden, dass trotz bestehender Mythen und Stereotype, welche den älteren Menschen als asexuell oder nicht fähig zu sexuellen Aktivitäten darstellen, die Forschungsergebnisse ziemlich übereinstimmend zeigen, dass Menschen über ihr gesamtes Leben hinweg sexuell aktiv sind, auch wenn ihr bestehendes sexuelles Interesse und ihre sexuellen Aktivitäten mit dem Älterwerden abnehmen [13].

Belegt ist auch, dass sexuelle Aktivitäten im fortgeschrittenen Alter weitgehend durch ein aktives Sexualleben in früheren Lebensphasen vorhersagbar sind [3,6,9,13].

Altersbedingte Veränderungen bei Frauen

Die größte Veränderung bei älter werdenden Frauen stellt die Menopause mit ihren hormonellen Veränderungen, bedingt durch den Östrogenabfall sowie den Verlust der Fruchtbarkeit dar. Hormonelle und psychosoziale Faktoren können sich auf die sexuelle Appetenz, sexuelle Funktionen und sexuelles Erleben auswirken. Zu den mit der Menopause verbundenen körperlichen Veränderungen können zusätzliche die Sexualität beeinflussende Veränderungen an den Geschlechtsorganen registriert werden. Durch den Schwund von Fettgewebe kommt es zum Schrumpfen der Genitalorgane. Große und kleine Schamlippen können athrophieren, wodurch die Klitoris weniger geschützt ist und eine direkte Stimulation schmerzhaft empfunden werden kann. Die Scheide schrumpft in ihrer Länge und Breite und verliert an Wandstärke und Elastizität. Die Lubrikation nimmt ab und kann verzögert eintreten. Daraus resultiert eine verminderte Gleitfähigkeit und höhere Verletzlichkeit sowie Anfälligkeit für Infektionen und Schmerzen beim Geschlechtsverkehr. Durch mechanische Irritation während des Geschlechtsverkehrs können leichter Störungen der Blase, des Harnleiters, auch Inkontinenz auftreten [3].

Von der sexuellen Reaktion her kann es länger dauern bis ein Orgasmus erreicht wird. Die Anzahl der muskulären Kontraktionen beim Orgasmus verringert sich um die Hälfte. Dauer und Intensität des Orgasmus können abnehmen. Eine stärkere Stimulation als gewohnt kann notwendig werden. Es kann auch während des Orgasmus zu schmerzhaften Kontraktionen des Uterus kommen. Die Abnahme der Erregung geht rascher als bisher vor sich. Die Orgasmusfähigkeit bleibt jedoch voll erhalten und auch die Möglichkeit zum multiplen Orgasmus bleibt bestehen. Die Veränderungen differieren im Ausmaß von Frau zu Frau [3].

Manche Frauen stellen ihre sexuellen Aktivitäten erleichtert im Alter ein, besonders wenn bisher damit keine Zufriedenheit verbunden war. Andere Frauen setzen ihre sexuellen Aktivitäten bewusst und mit Gewinn bis ins hohe Alter fort [4,11].

Die Menopause kann mit psychologischen Problemen verbunden sein. Das betrifft vor allem die Angst der Frau weniger attraktiv zu sein, besonders hinsichtlich des eigenen Körperbildes aber auch hinsichtlich der Beurteilung durch einen Partner. Vergleiche mit jüngeren Frauen können angestellt werden und zu einer Selbstwertproblematik führen. Die Veränderungen können eine Frau daran erinnern, dass sie alt wird in einer Gesellschaft, in der Werte wie Jugend und Schönheit wichtiger sind als Reife.

Darüber hinaus können auch Probleme die entwicklungsbedingt anstehen wie zum Beispiel Ablösung der erwachsenen Kinder, von Bedeutung sein. Einfluss auf die Sexualität haben auch eigene körperliche Erkrankungen sowie Erkrankungen und sexuelle Störungen des Partners bzw. dessen Interessensverlust.

Die häufigsten sexuellen Störungen in der Peri/Menopause sind: Verlust der Appetenz, erschwerte sexuelle Erregbarkeit, fehlende Lubrikation sowie Schmerzen beim Geschlechtsverkehr.

Durch adäquate Hormonsubstitution lassen sich die beschriebenen Folgen von Hormonmangelzuständen beseitigen ohne jedoch die sexuelle Appetenz an sich zu verändern. Zu weniger Störungen des Sexualverhaltens kommt es, wenn regelmäßige sexuelle Beziehungen unterhalten werden.

Altersbedingte Veränderungen bei Männern

Altersbedingte Veränderungen bei Männern äußern sich anders als bei Frauen. Die Spermatogenese bleibt, wenn auch vermindert, bis ins hohe Alter erhalten. Die allmähliche Abnahme des verfügbaren Testosterons erfolgt sehr langsam. Die sexuelle Reaktion verändert sich jedoch altersbedingt ähnlich wie bei der Frau, wobei eine höhere Anfälligkeit für funktionelle Störungen beim Mann besteht.

Es kommt zu einer verminderten Reaktionsgeschwindigkeit und die Intensität des sexuellen Erlebens, Appetenz und Phantasietätigkeit nehmen langsam im höheren Alter ab. Bis zu einer vollständigen Erektion benötigt es längere Zeit und meist direkter genitaler Stimulierung. Die Erektion kann auch schneller wieder verloren gehen. Die Rigidität kann nachlassen und es besteht eine verringerte taktile Sensibilität des erigierten Penis. Männer spüren den Drang zur raschen Ejakulation weniger stark und können so die Plateauphase länger aufrechterhalten, was eine bessere Ejakulationskontrolle ermöglicht. Der Orgasmus der früher in zwei Phasen erfolgte, die Bereitstellung und die Abgabe des Ejakulats, erfolgt nur noch in einer Phase. Die Ejakulation ist weniger kraftvoll, wobei die Kontraktionen des Rektums, der Prostata und des Penis zum Zeitpunkt der Ejakulation schwächer ausfallen als früher. Die

Samenmenge ist reduziert und die Erschlaffung des Gliedes erfolgt schneller. Die Refraktärzeit verlängert sich und es kann mit zunehmendem Alter Stunden bis Tage dauern bis wieder eine Erektion erreicht werden kann. Nächtliche Erektionen werden mit zunehmendem Alter schwächer und seltener. Die Qualität des sexuellen Empfindens ändert sich von sehr intensiven genitalen Empfindungen des jüngeren Mannes hin zu mehr sinnlichen, diffusen Empfindungen beim älteren Mann.

Männer können sexuelle Beziehungen bis zum 80. Lebensjahr und darüber hinaus pflegen. Die individuellen Unterschiede sind beträchtlich. Normale physiologische Veränderungen können durch Krankheiten und deren Behandlung sowie durch den Lebensstil beschleunigt werden. Zu den häufigsten sexuellen Störungen im Alter gehören Erektionsstörungen und Störungen des Orgasmus [3].

Zu den psychologischen Faktoren die zu einer Abnahme von sexuellen Aktivitäten bei älteren Männern und auch Frauen führen können, werden physische und mentale Ermüdung, Routine und Monotonie der sexuellen Beziehung, Abnahme der physischen Attraktivität der Partnerin oder des Partners, Sorgen über Karriere und Finanzen und besonders bei Männern Versagensängste angeführt. Wenn Männer Schwierigkeiten haben eine volle Erektion zu erreichen, kann dies als Vorzeichen von Impotenz interpretiert werden und zu Versagensängsten führen, besonders wenn sich Gesundheitsprobleme und medikamentöse Behandlung mit den natürlichen altersbedingten Veränderungen mischen [13].

Die Einstellung älterer Menschen zur Sexualität

Es wird generell angenommen, dass ältere Menschen die ihre sexuellen Beziehungen aufrechterhalten können, darin eine wichtige Quelle der Verstärkung ihres physischen und psychischen Wohlbefindens haben können. Ältere Menschen beenden ihre sexuellen Beziehungen oft aufgrund gesellschaftlicher und eigener Vorurteile. Die eigene Einstellung gegenüber der Sexualität scheint ein Prädiktor eines funktionierenden Sexuallebens zu sein. Über 60 zeigt sich eine Tendenz zu eher restriktiveren konservativeren Einstellungen im sexuellen Bereich. Auch sexuelle Phantasien werden weniger berichtet [13].

Die Einstellung gegenüber der Sexualität im Alter scheint einem Wandel unterworfen zu sein, einerseits weil sich zukünftige „Alte" ihr sexuelles Leben nicht mehr wegnehmen lassen wollen und dank ihrer steigenden Lebenserwartung ein immer größer werdendes Segment der Bevölkerung darstellen, andererseits auch weil die sozial-kommunikative Dimension der Sexualität zunehmend bewusst wird. Dies setzt jedoch eine als befriedigend erlebte partnerschaftliche Beziehung voraus [3].

Auch bei gleichgeschlechtlicher Neigung kann eine befriedigende Sexualität im Alter erlebt werden und es zeigt sich, dass sich die Lebensqualität älterer Homosexueller nicht von derjenigen der heterosexuellen Mehrheit unterscheiden muss. Die

Annahme der eigenen Sexualität und die Zufriedenheit hängt deutlich mit der Toleranz des Umfeldes und einem gelungenen Coming-out zusammen [3].

Einerseits scheint die Definition der eigenen Sexualität heute weitgehend dem Einzelnen selbst überlassen zu sein und erlaubt ist, was gefällt. Die mediale Öffentlichkeit jedenfalls ist bereit alle Tabus aufzubrechen. Andererseits ist es mit dem Dialog über Sexualität, Wünsche und Abneigungen in partnerschaftlichen Beziehungen noch immer nicht allzu weit her [10]. Darüber hinaus gibt es Bestrebungen zur Normierung und Pathologisierung sexuellen Verhaltens. Sexuelle Störungen einmal als solche definiert, erweisen sich als rentabler Markt für die Pharmaindustrie. Zur medikamentösen Behandlung männlicher Erektionsstörungen sollen sich als weiteres Behandlungsfeld die weiblichen Luststörungen gesellen, die im großen Umfang erforscht, definiert und medikamentös behandelt werden sollen [2,12].

Wenn nach Kaplan [7] das sexuelle Potential und das Vergnügen an der Erotik erst mit dem Tod endet, so schafft es für die einen Perspektive und Freiraum, stellt für andere möglicherweise wiederum eine neue Anforderung und Belastung dar. Zum Beispiel, wenn die Möglichkeiten für partnerschaftliche Sexualität nicht gegeben sind bzw. wenn ein Partner in einer Partnerschaft sexuelle Aktivitäten bzw. den Geschlechtsverkehr einstellen will und möglicherweise andere Formen von Sexualität und Zärtlichkeit vorzieht.

Die Schaffung von goldenen Standards liegt nicht im Sinne der Erhöhung von Lebensqualität bei Menschen, die sich im höheren Alter Gedanken über ihre Sexualität machen [8]. Die Frage kann gestellt werden, welche individuellen, partnerschaftlichen und sozialen Bedingungen notwendig sind, damit Sexualität als eine Ressource für Lebenszufriedenheit und Wohlbefinden, und nicht als Belastung erlebt werden kann.

Sexualität erhält offensichtlich je nach Lebenssituation unterschiedlichen Stellenwert für den einzelnen und kann befriedigend bzw. unbefriedigend erlebt werden [5]. Sexualberatung, die an der Verbesserung der Lebensqualität interessiert ist, muss dem Umstand Rechnung tragen, dass Sexualität im höheren Alter ein relevantes Thema darstellt, wobei oft zwischen teils hohen Erwartungen und der Wirklichkeit eine Lücke besteht. Im Sinne eines bewährten Beratungsmodelles von Annon [1] kommt dem ersten Schritt des Modells, „Erlaubnis geben", eine große Bedeutung zu, insofern als je nach individuellen Gegebenheiten die Aufrechterhaltung der Sexualität in unterschiedlicher Form bzw. auch die Beendigung von sexuellen Aktivitäten akzeptiert werden kann. Erlaubt werden können verschiedenste sexuelle Praktiken, Phantasien, Homosexualität, Bisexualität, Selbstbefriedigung. Denk- und Verhaltensweisen der Ratsuchenden, die für diese selbst problematisch erscheinen, irrationale Ängste und Schuldgefühle können auf diese Art aufgelöst werden.

Im zweiten Schritt des Modells erfolgt Informationsvermittlung im Sinne einer erweiterten Sexualaufklärung hinsichtlich spezieller Informationslücken, sexueller Mythen bezogen auf Geschlechtsunterschiede, Sexualpraktiken, Sexualphysiologie, typischer

Ursachen sexueller Störungen, mit besonderem Bezug zum Alter. Die Gleichsetzung von Sexualität mit Geschlechtsverkehr soll thematisiert und verändert werden.

In einem weiteren dritten Schritt können Vorschläge zur Verhaltensänderung gemacht werden, welche sich auf spezielle Sexualtechniken beziehen können, z. B. Abkehr von Geschlechtsverkehr zu anderen manuellen oder oralen Stimulationsmöglichkeiten, Veränderung sexueller Szenarien, wenn diese bereits zur Routine geworden sind, andere sexuelle Positionen, Massagen, Gleitmittel, Bäder und vor allem die Förderung von Kommunikation und Intimität. Wenn ein Sexualpartner fehlt, so können in Hinsicht auf sexuelle Phantasien und Masturbation Empfehlungen ausgesprochen werden. Das Bedürfnis nach nicht sexuell motivierter Zärtlichkeit und Körperkontakt kann auch über Umarmung oder zärtliche Berührungen von Angehörigen, aber auch in Obsorge für Haustiere den Ausdruck finden [11,13].

Literatur

[1] Annon J (1974) The behavioral treatment of sexual problems. In: Beier KM, Bosinski HAG, Hartmann U, Loewit K (2001) Sexualmedizin. Urban & Fischer, München Jena

[2] Bancroft S (2000) Medikalisierung sexueller Probleme von Frauen. Zeitschrift für Sexualforschung 13(1): 69–76

[3] Beier KM, Bosinski HAG, Hartmann U, Loewitz K (2001) Sexualmedizin. Urban & Fischer, München Jena

[4] Brandenburg U (2000) Sexualstörungen im höheren Lebensalter. Psychotherapie 5(2): 223–228

[5] Bucher T, Hornung R, Buddeberg C (2003) Sexualität in der zweiten Lebenshälfte. Zeitschrift für Sexualforschung 16(3): 249–270

[6] Hertoft P (1989) Klinische Sexologie. Deutscher Ärzte-Verlag, Köln

[7] Kaplan HS (1990) Sex, intimacy, and the aging process. J Am Acad Psychoanal 12: 185–205

[8] Leiblum SR (2003) sex-starved marriages sweeping the US. Sexual and Relationship Therapy 18(4): 427–428

[9] Masters WH, Johnson VE, Kolodny RC (1996) Heterosexualität. Ueberreuter, Wien

[10] Schmidt G (2000) Spätmoderne Sexualverhältnisse. Psychotherapie 5(2): 201–206

[11] Sydow K (1994) Die Lust auf Liebe bei älteren Menschen, 2. Aufl. Reinhardt, München Basel

[12] Tiefer L (2000) Kommerzialisierung der weiblichen Sexualstörungen. Zeitschrift für Sexualforschung 13(1): 66–68

[13] Trudel G, Turgeon L, Piche L (2000) Martial and sexual aspects of old age. Sexual and Relationship Therapy 15(4): 381–406

[14] Zank S (1999) Sexualität im Alter. Sexuologie 6(2): 65–87

Lebensqualität im Alter
aus der Sicht der Frauenheilkunde

MANFRED G. MÖRTL, EDGAR PETRU

Die Gesellschaft westlicher Prägung charakterisiert sich im Alter durch weibliche Dominanz. Geschlechtsspezifische Sozialisation wird als indirekter und direkter Einfluss auf die unterschiedliche Lebenserwartung von Mann und Frau gesehen [1]. Derzeit liegt die eng an den Lebensstil geknüpfte Lebenserwartung bei der Frau um acht Jahre höher. Bei Sistieren der Ovarialfunktion steht der Frau durchschnittlich noch ein Drittel ihrer Lebensspanne zur Verfügung. Als logische Konsequenz dieses Faktums erscheint die Vision der vitalen Seniorin mit der Aussicht eines beschwerdenreduzierten Alterungsprozesses bei maximaler geistiger und körperlicher Aktivität. Um dieses Ziel zu unterstützen, sind die bisherigen Versorgungs- und Behandlungskonzepte der Frau jenseits des 65. Lebensjahres längst nicht mehr ausreichend. Frauenspezifische Medizin fokussiert im Wesentlichen die Folgen der Oophoropause, eine der wesenskennzeichnenden Belastungen der Frau im Alter. Ursächlich für Involutionsvorgänge sind Östrogenmangel und – mit einsetzender Adrenopause etwa ab dem 65. Lebensjahr – Androgenmangel. Augenscheinlichstes Symptom ist die Rarefizierung der Epidermis mit der Konsequenz der Faltenbildung. Dies sind Folgen von Reduktion der Kollagenproduktion mit Störung der Wasserbindungskapazität, einer deutlichen Dezimierung von Mitosezahl, Proteineinlagerung und Verstoffwechselung in den Zellen, wie auch Perfusionseinschränkung von Cutis und Subcutis. In ihrer vollen Ausprägung sind die geschilderten Prozessadaptierungen erst 5–20 Jahre nach der Oophoropause evident. Die Folgen im der Gynäkologie zugeordneten Bereich (Tabelle 1) reichen von der senilen Kolpitis über die Kraurosis vaginae et vulvae bis hin zur Vulvadystrophie mit Lichen sclerosus et atrophicus. Urogenitale Veränderungen, wie die atrophische Urethrocystitis, der Urethralprolaps und bestimmte Formen der Harninkontinenz, werden bei der alten Frau in einem Prozentsatz von 82–93 % gefunden und zählen mit Sicherheit zu den dominierenden Faktoren der Lebensqualitätseinschränkung.

Östrogenmangel führt über die Downregulation des Tryptophanspiegels und der 5-Hydroxytryptamindecarboxylase zusätzlich zur Senkung der Serotonin-Produktion.

Tabelle 1 Die Häufigkeit atrophischer Erscheinungen an den weiblichen Genitalorganen im Senium. Lauritzen/Müller 1977

	Alter	Prozentsatz der Betroffenen
Vulvaatrophie	> 65	70 %
Vaginalatrophie/Kraurosis vagina	> 65	85 %
Deszensus vaginae	> 65	47 %

Eine dadurch gleichzeitige Erhöhung der Monoaminooxydaseaktivität – und damit Reduktion der Noradrenalinkonzentration – senkt den Noradrenalin-Dopamin-Quotienten. Serotonin- und Noradrenalinmangel sind Ursache für die Störung des Tiefschlafs und Defizit beim REM-Schlaf. Depressive Verstimmung und Verschlechterung der kognitiven Funktionen sind die Folge. Die Betroffene erlebt die Störungen von Konzentrationsfähigkeit und Kurzzeitgedächtnis, Lernfähigkeit und psychomotorischer Geschicklichkeit als die psychosozialen Stigmata des Alterns.

Über Jahrzehnte galt die Langzeitsubstitution von Östrogenen und Gestagenen als die kausale Therapie dieses Alterungsprozesses. Ein Zitat von Lauritzen aus 1997 beschrieb die Behandlungspraxis einer gesamten Gynäkologengeneration:

„Der Nutzen der Hormonsubstitution für die Freiheit von Beschwerden und Vermeidbarkeit von Erkrankungen ist sehr hoch zu veranschlagen. Sie setzt die Morbidität und Mortalität an Osteoporose, Herzinfarkt sowie Endometrium-, Ovarial-, Kolon- und Mammakarzinom herab. Die möglichen Risiken sind gering und durch eine sachgerechte Indikationsstellung und eine individualisierende Behandlung zu vermeiden". [2]

Erst die Ergebnisse einiger großangelegten angloamerikanischen Studien führten zum drastischen Paradigmenwechsel in der Bewertung der Hormonersatztherapie. Ein Auszug aus dem „Position Statement by the Executive Committee of the International Menopause Society" zur Hormon-Substitutions-Therapie (hormone replacement therapy = HRT) mit weiblichen Sexualsteroiden in der Peri- und Postmenopause soll die aktuelle Meinung zum Thema beleuchten [3]:

Zum Nutzen bzw. den Risiken einer Hormon-Substitutions-Therapie mit weiblichen Sexualsteroiden in der Peri- und Postmenopause liegen mehrere Studien vor, die zur Neubewertung der HRT Anlass geben. Einschränkend ist anzumerken, dass bei den meisten Studien das Vorliegen von mit Hormonmangel assoziierten Beschwerden kein Kriterium für den Beginn einer HRT war. Unbestritten ist, dass durch Östrogen-Substitution – und mit Einschränkungen auch Gestagen-Medikation – vasomotorische Symptome des klimakterischen Syndroms wie Hitzewallungen und Schweißausbrüche reduziert werden können, gleichgültig in welcher Form die Hormon-Verabreichung erfolgt. Weiters können Östrogene zu einer Verbesserung von kognitiven Funktionen wie

Erinnerungsvermögen und Vigilanz führen. Im Unterschied zur endogenen Depression kann eine postmenopausale, depressive Verstimmung durch Östrogen-Medikation günstig beeinflusst werden; zugleich wird die Wirkung bestimmter Antidepressiva durch Östrogene gesteigert. Die topische (vaginale) Östrogen-Medikation mittels Östriol ist zur Prophylaxe und Therapie der durch Hormonmangel bedingten urogenitalen Beschwerden geeignet; sie bedarf keiner additiven Gestagen-Gabe. Insbesondere ist eine Minderung der urogenitalen Atrophie und ihrer Symptome zu erwarten, womit zur Erhaltung einer positiv gelebten Sexualität beigetragen werden kann. Es ist als erwiesen anzusehen, dass eine HRT in der Lage ist, den Knochenmasseverlust peri- und postmenopausaler Frauen zu reduzieren. Die HRT kann unspezifische peri- und postmenopausale Gelenk- und Gliederschmerzen lindern. Obwohl eine HRT sich zur Prävention der peri- und postmenopausalen Osteoporose eignet, ist eine Langzeitanwendung aus dieser Indikation nicht Standard. In jedem Fall ist die individuelle Nutzen-Risiko-Bilanz zu ermitteln und allenfalls eine alternative Prophylaxe/Therapie zu wählen. Neue Studien weisen darauf hin, dass im Gegensatz zu früheren Metaanalysen der protektive Effekt einer HRT auf kardiovaskuläre Ereignisse im Sinne einer primären Prävention unsicher ist; allerdings gilt als gesichert, dass eine HRT zur Sekundärprävention kardiovaskulärer Ereignisse wie koronarer Herzkrankheit und Schlaganfall ungeeignet ist.

Die Anwendung der HRT ist mit einem gesteigerten Risiko für thromboembolische Ereignisse verbunden, wobei das Risiko im ersten Anwendungsjahr am höchsten ist. Aktuelle Arbeiten zeigen, dass unter HRT das Relative Risiko (RR) an einem Mammakarzinom zu erkranken ansteigt, wobei die Dauer der Anwendung parallel mit der Risikoerhöhung einhergeht. Weiters wurde gezeigt, dass die zusätzliche Gabe von Gestagenen im Rahmen einer HRT das Mammakarzinom-Risiko stärker erhöht als eine alleinige Östrogen-Medikation. Seit langem ist bekannt, dass die alleinige Östrogen-Gabe zu einem deutlich erhöhten Risiko für Endometriumkarzinome führt, womit bei nicht-hysterektomierten Frauen die Indikation zur additiven Gestagen-Medikation gegeben ist. Bei sequentieller Gestagen-Gabe sollte die Gestagen-Medikation zumindest für 10 Tage (besser 12–14 Tage) erfolgen. Dennoch ist bei dieser Form der HRT eine geringe Erhöhung des Relativen Risikos (RR) für ein Endometriumkarzinom nicht völlig ausgeschlossen. Bei kombinierter, kontinuierlicher Gabe von Östrogenen und Gestagenen ist kein erhöhtes – jedoch auch kein erniedrigtes – RR für ein Endometriumkarzinom zu erwarten. Eine HRT reduziert das Risiko, an Kolonkarzinom zu erkranken. Daraus resultiert, dass jede HRT an eine klare Indikation und eine individuelle Abwägung von Nutzen und Risiken gebunden ist. Nur die umfassend informierte Patientin, mit einer jährlichen Nutzen-Risiko-Abwägung, kann Nutzerin dieser therapeutischen Option sein. Die Hauptindikation für die Durchführung einer HRT ist die Behandlung einer durch Östrogenmangel bedingten Einschränkung der Lebensqualität; dann ist die HRT die zweckmäßigste zur Verfügung stehende Therapieform.

Die niedrigste therapeutisch wirksame Dosis mit einem primär geplanten Behandlungszeitraum von maximal drei bis fünf Jahren wäre anzustreben. Wenn sich im individuellen Fall die klimakterischen Symptome nur durch HRT beherrschen lassen – und nur dann – ist eine Langzeittherapie eine unter laufendem Monitoring zu diskutierende Option. Die Östrogen-Monotherapie gilt als Standardtherapieform für Frauen nach Hysterektomie. Nach bisheriger Empfehlung ist derzeit bei nicht-hysterektomierten Frauen die systemische Östrogen-Therapie mit einer ausreichend langen Gestagen-Gabe zu kombinieren.

Die Bedeutung der Harninkontinenz im Prozess des Alterns der Frau

Einen wesentlichen Faktor der Lebensqualitätseinschränkung der Frau im Alter stellt die Harninkontinenz dar. Mit zunehmendem Älterwerden der Bevölkerung hat die Harninkontinenz, insbesondere der Frau, eine neue Dimension erhalten. Insgesamt gaben 65,7 % der von Inkontinenz betroffenen Frauen und 58,3 % der betroffenen Männer an, durch den Harnverlust in ihrer Lebensqualität beeinträchtigt zu sein.

Harninkontinenz ist international gesehen die zweithäufigste Ursache für die Einweisung in ein Alten- und Pflegeheim. Eine an 2498 Probanden durchgeführte epidemiologische Studie im Großraum Wien zeigte, dass 42 % der 60–69 jährigen und 35 % der über 70jährigen Frauen von Harninkontinenz betroffen sind [4]. Die Harninkontinenz der älteren Frau ist durch das Vorliegen einer meist gemischten Drang- und Stressinkontinenz gekennzeichnet. Die Prävalenz der Harndranginkontinenz bei Frauen zeigt eine deutliche Steigerung von 20–30 % bei jüngeren Frauen auf 30–50 % bei älteren Frauen. Die Dranginkontinenz wird somit im Alter zur dominierenden Form der Harninkontinenz, während die Stressinkontinenz mit zunehmendem Alter an Häufigkeit und klinischer Bedeutung abnimmt. Man muss heute bei den über 70jährigen annehmen, dass in 80 % eine Mischinkontinenz vorliegt. In erster Linie ist es eine gemischte Drang-Stressinkontinenz (Tabelle 2).

Tabelle 2 Harninkontinenz im Alter

- Stressinkontinenz (Grad I-III)
- Drang – oder Urgeinkontinenz
    - Sensorisch
    - Motorisch
    - Übererregbarkeit des Detrusors durch Degeneration
- Reflexinkontinenz
- Überlaufinkontinenz
- Extraurethrale Inkontinenz

Die Drangsymptomatik wird mit zunehmendem Alter durch eine neurogene Störung – im Sinne einer zerebral enthemmten Blase – mitverursacht. Bei etwa 10 %, mit ansteigendem Alter häufiger, führt eine Detrusorschwäche zur unvollständigen Blasenentleerung mit Überlaufinkontinenz, meist in Form einer Drangüberlauf- oder Stressüberlaufinkontinenz. Es ist nachgewiesen, dass im Alter die Muskelmasse des Beckenbodens abnimmt. Als Ursachen postuliert werden jedoch nicht nur die Hypermobilität des Beckenbodens, sondern, gerade bei älteren Frauen, eine zunehmende intrinsische Schwäche des Sphinkters durch Degeneration der quergestreiften Sphinkterfasern. Das normalerweise vorhandene Gleichgewicht zwischen der Stärke der afferenten Impulse und der Fähigkeit des Gehirns, diese zu kontrollieren und zu modellieren, ist im Alter durch verstärkte Afferenzierung, zerebrale Enthemmung und degenerative Veränderung im Detrusor selbst gestört. Bereits bei geringer Blasenfüllung erfolgt verstärktes Einströmen afferenter Impulse durch eine Überstimulierung

Tabelle 3 Stufendiagnostik der Harninkontinenz

Überblick gewinnen
    Harmonisieren der Bewegung und motorischer Funktionen
    Gehör- und Sehvermögen
    Gedächtnis- und Orientierungsprüfung
Anamnese einschließlich Fremdanamnese
    Miktion
    Stuhl
    Medikamente
Klinische Untersuchung
    Einfache Gynäkologische Untersuchung
    Test nach Bonney
    Neurologische Untersuchung (Bulbocavernosus und Analreflex, Oberflächensensibilität der Dermatome S2–S5)
Geriatrisches Assessment
    Barthel Index
    Timed-up-and-go Test
    Test nach Tinetti
    Uhrentest, Syndrom-Kurztest nach Erzigkeit und der Folsteintest
Harnanalyse
    Restharnmessung (Abhängig von der Tageszeit: am größten am Morgen, am niedrigsten zu Mittag und am Nachmittag)
Miktionsprotokoll
    (Miktionszeit und entleerte Harnmenge über 3 Tage messen und aufschreiben. Wichtig, ob die Betroffene zum Zeitpunkt der Entleerung bereits „nass" oder „trocken" ist)

der Blase – wie auch der Harnröhre. Für die verstärkte Afferenzierung werden als häufigste Ursache chronisch rezidivierende, symptomarm verlaufende Harnwegsinfekte verantwortlich gemacht. Östrogenmangel sowie Abflusshindernisse – eine unelastische Harnröhre im Rahmen einer atrophen Urethritis – wie auch Epitheldefekte der Blasenschleimhaut, sind weitere Ursachen der verstärkten Afferenzierung. Alle degenerativen zerebralen Störungen wie M. Parkinson, Apoplexie oder Zerebralsklerose führen dazu, dass die Hemmung des Kortex auf den Detrusorreflex abnimmt oder ausfällt, was zur zentral enthemmten Blase führt. Ein Vergleich urodynamischer Befunde mit morphologischen elektronenmikroskopischen Untersuchungen zeigt degenerative Detrusorläsionen, die in einer Hyperaktivität des Detrusors münden [5]. In die allgemeinmedizinische wie vor allem die frauenärztliche Versorgung älterer Patientinnen wäre eine Stufendiagnostik der Harninkontinenz unbedingt einzubauen (Tabelle 3).

Zur Basisuntersuchung gehört eine Anamnese, einschließlich einer genauen Medikamentenanamnese (Beispielsweise führen Psychopharmaka über eine Dämpfung des Detrusors zu Überlaufdrang – oder Überlaufinkontinenz, Furosemid und Alpharezeptorenblocker senken den Blasenauslasswiderstand und verstärken die Harnstressinkontinenz). Die klinische Untersuchung, Harnanalyse, Restharnbestimmung und ein Miktionsprotokoll vervollständigen die Untersuchung. Damit sind 80 % der Harninkontinenten diagnostisch gut betreut und einer konservativen Therapie zuführbar (Tabelle 4).

Tabelle 4 Indikationen zur Facharztüberweisung für den Allgemeinmediziner

- Restharnmenge 50 % der Blasenkapazität
- Therapieresistenter Harnwegsinfekt
- Pathologischer Sonographiebefund
- Genitalveränderungen
- Neurologische Erkrankungen und Stoffwechselerkrankungen mit bekannter Auswirkung auf die Harnblasenfunktion
- Primärtherapieversager
- Mikrohaematurie

Die relevanten Therapieansätze ergeben sich aus den erörterten pathophysiologischen Zusammenhängen. Der Stressinkontinenz, wie auch der Dranginkontinenz ist mit gezielter Beckenbodengymnastik zu begegnen. Mehr als bei jüngeren Frauen, kann die Elektrotherapie – anal wie vaginal – im Sinne einer Langzeitbehandlung zur Verbesserung der Muskelkraft führen. Die Behandlung der Dranginkontinenz zielt auf die Kompensation zerebraler Defekte durch Kontinenztraining (Miktionstraining, Toilettentraining auf Grundlage eines Blasenentleerungsprotokolls) in Kombination mit medikamentöser Dämpfung des hyperaktiven Detrusors. Medikamente, die den Blasen-

muskel entspannen, vergrößern die Blasenkapazität, senken dadurch die Miktions-
frequenz und machen die Blase leichter steuerbar. Ihre Wirkung beruht darauf, dass
sie entweder die Rezeptoren für den Neurotransmitter Acetylcholin, welcher die
Kontraktion der Blasenmuskulatur bewirkt, an der glatten Muskelzelle kompetitiv
hemmen (anticholinerger Effekt) oder durch Interaktion in der Muskelzelle selbst die
Kontraktionsfähigkeit vermindern (spasmolytischer Effekt). Durch die Resorptions –
und Ausscheidungssituation im Alter wird die Anticholinergikatherapie mit niedrigsten Dosen begonnen. Tolterodine (Detrusitol®), Trosmiumchlorid (Spasmolyt®) sowie
Propiverin weisen in kontrollierten Studien eine niedrigere Nebenwirkungsrate gegenüber Oxybutinin auf [6,7,8]. Zu bemerken ist, dass die zunehmend zur Therapie des M.
Alzheimers angewendeten Cholinesterasehemmer nur M1 Rezeptoren stimulieren und
damit keinen Einfluss auf die M2 und M3 Rezeptorenblockade an der Blase haben.
Antiparkinsonmittel, Antidepressiva oder Neuroleptika verstärken anticholinerge
Symptome; Medikamente zur Motilitätsanregung des Darms können die anticholinergen Symptome abschwächen. Die elektrische Neuromodulation des Miktionsreflexes
durch Stimulation der Afferenzen des Nervus pudendus via Nervus clitoridis stellt eine
weitere effiziente Behandlungsmethode dar. Die urodynamischen Effekte – Vergröße-
rung der funktionellen Blasenkapazität und Verminderung des Detrusordruckes – sind
der einer Pharmakotherapie vergleichbar [9]. Die Fähigkeit zur isolierten Aktivierung
des Beckenbodens ermöglicht allein bei auftretendem Harndrang, schon den drohen-
den Harnabgang zu verhindern (Tabelle 5).

Tabelle 5 Beckenbodentraining

- Körperwahrnehmung in Bezug auf den Beckenboden
- Anleitung zur Ergonomie der Haltung
- Aktive und reaktive Sensibilisierung des Beckenbodens
- Aufklärung über Zusammenhang von Atmung und Beckenboden sowie seine funk-
  tionelle Umsetzung im Alltag

Dieser Effekt ist nicht nur eine rein mechanische Kompression des Blasenauslasses,
sondern er führt die durch die Beckenbodenkontraktion ausgelöste Afferenzierung im
Nervus pudendus zu einer Dämpfung des Detrusors. Der verstärkten Afferenzierung
kann neben der gezielten Behandlung von Harnwegsinfekten, lokaler Östriolappli-
kation, Harnröhrendehnung und – in Diskussion – dem Wiederaufbau der Polyglykan-
schicht des Blasenepithels, entgegengewirkt werden.

Bei kombiniertem Auftreten von Detrusorschwäche und Dranginkontinenz ist darauf zu achten, dass Anticholinergika den Detrusor weiter schwächen.

Eine zu erwähnende effektive Kontrolle der Restharnabsenkung wäre das Double-
oder Triple-voiding (ein 15–20 Minuten nach erfolgter Miktion durchgeführter zweiter

und dritter Entleerungsversuch). Bei über der Hälfte der Hochbetagten liegt eine Hyperaktivität des Detrusors kombiniert mit einer Hypokontraktilität – somit Detrusorschwäche – vor, was nicht nur die Behandlung der Dranginkontinenz erschwert, sondern auch zur Überlaufinkontinenz führen kann [10]. Bestimmung des Restharns sowie seiner Kontrolle unter anticholinerger Therapie, wie auch das Führen eines Miktionsprotokolls, sind entscheidende Maßnahmen des therapeutischen Prozedere. Solange der Restharn unter 50 % der Blasenkapazität bleibt, ist die Situation tolerabel. Therapeutisch ist in diesen Fällen eine vorsichtige Dämpfung des Detrusors zu versuchen. Bei Restharnmengen über 50 % der Blasenkapazität ist eine Detrusordämpfung kontraindiziert; als weiterführende Behandlung sind Cholinergika angezeigt. Diese können über eine verbesserte Tonisierung zu einer verbesserten Perzeption mit Verspüren des Harndrangs bei physiologischer Blasenfüllung beitragen. Die Effizienz der Detrusorkontraktionen ist bei physiologischer Blasenfüllung besser als bei zu geringem oder zu großem Füllungsvolumen. Neben diesen pharmakologischen Therapieüberlegungen ist vor allem die Konditionierung des Umfeldes in das therapeutische Prozedere einzuplanen.

Inkontinenz im Alter ist nicht nur ein Blasenproblem, sondern hängt auch von einer Reihe anderer Faktoren, wie Mobilität des Betroffenen, der Erreichbarkeit der Toilette und deren Ausstattung, ab. Daraus resultiert die Forderung, in Haushalten mit Betagten, insbesondere aber in den entsprechenden Institutionen, eine „kontinenzfreundliche Umwelt" zu schaffen. Inkontinenztherapie beinhaltet neben Physiotherapie, Pharmakologie und Chirurgie vor allem Aufklärung, Motivation und Schulung von Patientinnen, Betreuern und Angehörigen. Nur bei immobilen und geistig abgebauten Patienten sind Kontinenzhilfen das Vorgehen der Wahl. Die Dauerharnableitung als Behandlungsmaßnahme einer Harninkontinenz ist im Allgemeinen kontraindiziert. Nur wenn Harninkontinenz mit einer Blasenentleerungsstörung mit relevanten Restharnmengen einhergeht und diese nicht absenkbar ist, ist eine – in erster Linie suprapubische – Harnableitung indiziert. Es gilt als ein zu beachtendes Postulat, dass bei älteren Frauen durch das Begehen eines konservativen Weges in 25 % der Fälle ein Abklingen der Harninkontinenz und bei weiteren 50 % eine erhebliche Verbesserung der Symptomatik zu erreichen ist. Eine aktive Behandlung ist ökonomischer als Versorgung mit Kontinenzhilfen. Alle Maßnahmen der Sekundär- und Tertiärprävention sind volkswirtschaftlich sinnvoll und gerechtfertigt.

Alter und Sexualität aus der Sicht der Frau

Einem der Zeitschrift „Stern" entnommenen Zitat zufolge stellte der deutsche Bundesgesetzhof 1966 folgendes klar: *„Die Frau genügt ihren ehelichen Pflichten nicht schon damit, dass sie die Beiwohnung geschehen lässt. Wenn es ihr infolge ihrer Veranlagung oder aus anderen Gründen, zu denen die Unwissenheit der Eheleute gehören kann, versagt bleibt, im ehelichen Verkehr Befriedigung zu finden, so fordert die Ehe*

von ihr doch eine Gewährung in ehelicher Zuneigung und Opferbereitschaft und verbie-
tet es, Gleichgültigkeit oder Widerwillen zur Schau zu tragen".

Dieses Zitat ist synonym für die Einstellung der heute über 60jährigen zu diesem Thema. In einer „forever young" Gesellschaft im Sinne weiblich-erotischer Identität und Sexualität erfolgreich zu altern, scheint nur einigen wenigen vorbehalten [11]. Die häufigst untersuchte Variable – der vaginale Geschlechtsverkehr – wird von den meisten Paaren bis Mitte oder Ende 60 praktiziert. Frauen beenden zwischen 60 und 65, Männer im Durchschnitt mit 68 Jahren ihre genital-sexuelle Aktivität. Interessanterweise wird dieser Schritt in 65–90 % durch den Mann initiiert. 12 % der betroffenen Frauen sehen in diesem Zurücknehmen Positives, 31 % leiden unter dieser neuen Situation. Obwohl die Beendigung des vaginalen Geschlechtsverkehrs nicht das Beenden von Zärtlichkeit und Stimulation bedeuten sollte, halten nur 2 % der Paare, die den Geschlechtsverkehr aufgegeben haben, andere sexuelle Aktivitäten aufrecht [12].

Untersucht man 65jährige Frauen, so sind 28 % verheiratet und 72 % leben allein. Ganz im Gegensatz dazu leben 75 % der Männer in einer Partnerschaft und 25 % sind alleinstehend. Demographen weisen zusätzlich auf die Unausgewogenheit der Geschlechter im Alter im Sinne eines Frauenüberschusses – oder Männermangels – hin. Mit 70 bis 79 Jahren besteht ein Verhältnis von 3 Frauen auf 2 Männer. Im Alter von 80 bis 89 kommen 3 Frauen auf 1,5 Männer [13]. Daraus resultiert die Realität der partnerlosen älteren Dame. 1977 wird von Susan Sontag erstmals der „double standard of aging" beschrieben [14]. Frauen werden in einer immer noch männlich dominierten Gesellschaft, die Leistung, Jugend und Schönheit zum Kultstatus stilisiert, schneller unattraktiv, alt und asexuell wahrgenommen. Die sexuelle Situation der 50–90 jährigen „Nicht Patientin" wurde bisher kaum untersucht. Generell ist der wissenschaftliche Kenntnisstand weiblicher Sexualität im Alter als defizitär zu bewerten. Im Unterschied zum Mann ist die Frau bis ins hohe Alter sexuell genuss- und orgasmusfähig. Die Potenz differenzierter, phasenhafter sexueller Reaktionen und multipler Orgasmen bleibt erhalten, wenn auch Dauer und Intensität vermindert sein können [13]. In einer kleinen Studie wurde die Lubrifikation von prämenopausalen Frauen mit jener peri - und postmenopausalen Frauen verglichen. Die Vagina von jüngeren Frauen ist im sexuell nicht erregten Zustand feuchter als die von älteren Frauen. Bei sexueller Erregung bestand in dieser Untersuchung kein Unterschied in der Lubrifikation. Wenn der vaginale Geschlechtsverkehr bei Frauen ohne wirkliche sexuelle Erregung praktiziert wird, so ist diese Praxis bei jüngeren Frauen möglicherweise ohne Dyspareunie möglich. Nach Aussage dieser Untersuchung wäre das Beibehalten dieses sexuellen Umgangs im Alter unweigerlich der Grund für eine Dyspareunie. [15]. Schwerwiegendere biologische Gründe zur Abnahme der koitalen Aktivität dürften eher folgende sein: Atrophie und Schrumpfung der Vulva, das Freiliegen und die Berührungsempfindlichkeit der Klitoris, Atrophie der Scheide, Elastizitätsverlust, fehlende Scheidenerweiterung beim Orgasmus, Deszensus und Inkontinenz. Subsummierend kommt mit der nach dem 65. Lebensjahr eintretenden

Adrenopause (und damit Abnahme der Androgene) eine Reduktion der Libido zum Tragen. Rasche Ermüdbarkeit, Osteoporosefolgen, rheumatische Arthritis, Arthrosis deformans, Herzinsuffizienz, Angina pectoris, Diabetes, Zustand nach Genitaloperationen, Krebserkrankungen wie auch Einflüsse von Sedativa, Tranquillantien oder Beta-Blockern dürften neben den angeführten soziologischen Ursachen die Hauptfaktoren des Sistierens der praktizierten Sexualität sein. Impotenz des Partners – oder sein Fehlen, die negative Einstellung der Angehörigen und der Umwelt, Wohngemeinschaften mit Fremden auf engem Raum ohne ausreichende Privatsphäre als typische Altenheimsituation oder das Zusammenleben mit den Kindern sind weitere Faktoren zur Neupositionierung der Wertigkeit sexueller Bedürfnisse der älteren Generation. Die verbreitete Ansicht, dass sexuelles Verlangen mit Beginn der Oophoropause deutlich abnimmt, wird in klinischen Studien nicht bestätigt. Eine repräsentative Befragung von 521 Frauen zwischen 50 und 70 Jahren zeigte, dass zwischen dem 50. und 60. Lebensjahr der Wunsch nach sexueller Aktivität von „einmal täglich" bis „mehrmals im Monat" gehegt wird. Zwischen dem 65. und 70. Lebensjahr lehnten jedoch 50 % der Befragten eine sexuelle Beziehung ab. Deutlich war in dieser Untersuchung auch die Diskrepanz zwischen dem Wunsch nach sexuellen Kontakten und gelebter Sexualität. Per definitionem ist Sexualität – nach Laws (1980) – die Fähigkeit des Individuums, durch intimen körperlichen Kontakt Lustgefühle zu empfinden, unabhängig vom Alter oder Vorhandensein eines Partners . Die Realität demonstriert, je älter eine Frau ist, desto größer ist die Wahrscheinlichkeit, dass sie entweder keinen Partner hat oder aber in einer Beziehung lebt, in der keine genitale Sexualität mehr stattfindet. Ohne die genitale Sexualität mindern zu wollen, muss über alle soziologischen und biologischen Faktoren hinweg gerade für die Frau im Alter ein gültiges Postulat definiert werden: Alte Menschen verlieren nie das Bedürfnis, berührt zu werden, sondern sie verlieren meist den Mitmenschen, der sie berührt. Der Auftrag an die Generationen – einschließlich der Betroffenen – definiert sich daraus.

Literatur

[1] Sontag S (1977) The double standard of aging. In: Allmann JR, Jaffe DT (Hrsg) Readings in adult psychology. Harper & Row, New York, 258–294

[2] Lauritzen C (1997) Langzeitsubstitution von Östrogenen und Gestagenen als therapeutische und präventive Maßnahme. In: Lauritzen C (Hrsg) Altersgynäkologie. Georg Thieme, Stuttgart New York, S 189–206

[3] IMS Position Statement (2004) Guidelines for the Hormone Treatment of Women in the Menopausal Transition and Beyond. Climacteric 7: 8–11

[4] Madersbacher S, Haidinger G, Tremml C (1999) Prävalenz der weiblichen Harninkontinenz in einer urbanen Bevölkerung – Ergebnisse einer offenen Querschnittstudie. Urol Urogynäkol 6: 31 (Abstract)

[5] Elbadawi A, Yalla SV, Resnick NM (1993) Structural basic of geriatric voiding dysfunction. Detrusor overactivity. J Urol 150: 1668

[6] Madersbacher H, Stöhrer M, Richter R, Burgdörfer H, Hachen HJ, Mürtz G (1995) Trospium chloride versus oxybutynin: a randomized, double-blind, multicentre trial in the treatment of detrusor hyperreflexia. Br J Urol 75: 452–456

[7] Madersbacher H, Halaska M, Voigt R, Alloussi S, Hofner K (1999) A placebo-controlled multicentre study comparing the tolerability and efficacy of propiverine and oxybutynin in patients with urgency and urge incontinence. BJU Int 84: 646–651

[8] Abrams P, Freeman RN, Anderström C, Mattiasson A (1997) Efficacy and tolerability of tolterodine vs. oxybutynin and placebo in patient with detrusor instability. J Urol 157 (Abstract 402): 103

[9] Kiss G, Pointner J, Madersbacher H (1998) Transcutane Elektrostimulation des N.dorsalis penis bzw. N. clitoridis bei Detrusorhyperaktivität-5 Jahre Erfahrung. Der Urologe A 75 (Suppl 1) Abstract

[10] Resnick NM, Yalla SV (1987) Detrusor hyperactivity with impaired contractile function: an unrecognized but common cuse of incontinence in elderly patients. JAMA 257: 3076–3081

[11] Jung CG (1997) Seelenprobleme der Gegenwart. Deutscher Taschenbuchverlag München 3. Aufl

[12] Sydow K (2000) Sexualität älterer Frauen: Die Einflüsse von Menopause, anderer körperlichen sowie gesellschaftlichen und partnerschaftlichen Faktoren. Z Arztl Fortbild Qualitatssich 94: 223–229

[13] Sydow K (2003) Sexuelle Realitäten älterer Frauen. In: Alter und Sexualität. Informationsdienst der Bundeszentrale für gesundheitliche Aufklärung. Forum Sexualaufklärung und Familienplanung 2003 1/2 : 12

[14] Sontag S (1977) The double standard of aging. In: Allman LR, Jaffe DT (Hrsg) Readings in adult psychology. Harper/Row, New York, 258–294

[15] Laan, Lunsen (1997) In: Sydow K, Sexuelle Realitäten älterer Frauen. In: Alter und Sexualität. Informationsdienst der Bundeszentrale für gesundheitliche Aufklärung. 1/2 Forum Sexualaufklärung und Familienplanung 2003: 13

Lebensqualität durch Früherkennung und Vorsorge gynäkologischer Tumore einschliesslich des Mammakarzinoms

EDGAR PETRU, MANFRED G. MÖRTL, JOCHEN REUSS, ALEXANDRA SEEWANN

Das Alter ist der wichtigste Risikofaktor für die Entstehung einer Krebskrankheit. Dies gilt auch für das Mammakarzinom und Genitaltumore. Deshalb kommt der Beachtung von Risikofaktoren, Symptomen, sowie der Vorsorge gerade in diesem Lebensabschnitt besondere Bedeutung zu.

Mammakarzinom

Risikofaktoren
- ❍ Weibliches Geschlecht: Das Mammakarzinom ist bei der Frau 150x häufiger als beim Mann.
- ❍ Zunehmendes Alter: mittleres Lebensalter zum Diagnosezeitpunkt 65 Jahre
- ❍ Östrogendominanz: Frühe Menarche, späte Menopause, Nulliparität, fehlende Stillperioden
- ❍ Späte erste Schwangerschaft > 30. Lebensjahr
- ❍ Adipositas in der Postmenopause
- ❍ Mammakarzinom einer Seite
- ❍ Positiver Brustkrebsgentest (BRCA 1 oder 2): Ca. 5 % aller Mammakarzinome
- ❍ Pos. Familienanamnese von Brustkrebs bzw. Ovarialkrebs unabhängig vom Alter zum Diagnosezeitpunkt
- ❍ Hormonersatztherapie mit Östrogenen und Gestagenen v.a. über mehr als 5 Jahre
- ❍ Vorausgegangene Biopsie der Mamma (benigne)
- ❍ Vorausgegangene histologische Atypie der Mamma

Klinische Symptome
- ❍ Derber, unregelmäßig begrenzter Knoten in der Brust. Nach wie vor werden heute leider noch ca. 70 % aller Karzinome als Knoten in der Brust von der Frau selbst getastet.

- Evtl. gegenüber der Unterlage schlecht oder nicht verschieblicher oder exulzerierter Tumor (bei lokal fortgeschrittenen Karzinomen)
- Hauteinziehung über dem Tumor
- Orangenhautphänomen (Verdickung der Haut, Ödem)
- Einziehung der Mamille (typischerweise einseitig)
- (Spontane) meist blutige Sekretion aus der Mamille
- Vergrößerte, tastbare axilläre und/oder supraklavikuläre Lymphknoten
- Lymphödem der oberen Extremität
- Rötung der Brust ohne/mit umschriebenem Tumor
- Ekzematös, schuppend-nässende „Entzündung" der Mamille bzw. der Areola mammae (= Mb. Paget)
- Schmerzen in der Brust
- Atemnot, Husten, Knochenschmerzen, Oberbauchschmerzen, Appetitlosigkeit oder Übelkeit, wenn bereits zum Diagnosezeitpunkt Fernmetastasen in Knochen, Lunge oder Leber vorhanden sind: bei 8 % aller Fälle.

Vorsorge
1-2-jährliche Mammographie-Kontrollen

Therapie des Mammakarzinoms im höheren Lebensalter
Auch im Alter sollte eine brusterhaltende Therapie angestrebt werden. Allerdings ist in diesem Fall eine postoperative Strahlentherapie der Restbrust obligat. Da die meisten Mammakarzinome im Alter Hormonrezeptor-positiv sind, häufig antihormonelle Therapie. Beim Vorliegen kardiovaskulärer Risikofaktoren Aromatasehemmer anstelle von Tamoxifen indiziert. Heute existieren für ältere Patientinnen besonders akzeptable Chemotherapien in Form von Capecitabine, Gemcitabine, Vinorelbine oder wöchentlichem Paclitaxel.

Endometriumkarzinom

- Häufigster Genitalkrebs. Häufigkeit 30 / 100.000 Frauen / Jahr

Klinische Symptome
- Blutung in der Postmenopause oder
- Klimakterische Menometrorrhagie und/oder Hypermenorrhoe
- Fleischwasserähnlicher Fluor
- Selten eitriger, übelriechender Fluor (Pyometra)
- Selten Schmerzen und Schwellung abdominal bei Peritonealkarzinose

Risikofaktoren

○ Höheres Lebensalter: Mittleres Alter 68 Jahre
○ Nulliparität: relative Östrogendominanz durch anovulatorische Zyklen bei Sterili-
  tät, fehlenden Schwangerschaften und Stillphasen
○ Adipositas
○ Diabetes mellitus
○ Exogene Östrogenzufuhr ohne begleitende Gabe eines Gestagens
○ Tamoxifen (=Antiöstrogen)-einnahme wegen Mammakarzinoms: gering erhöhtes
  Risiko

Therapie des Endometriumkarzinoms im Alter

○ Meist abdominelle Uterusexstirpation + Adnexexstirpation bds. Lymphadenektomie
  beim Vorliegen bestimmter histopathologischer Risikofaktoren.
○ Selten adjuvante Chemotherapie oder Strahlentherapie
○ Evtl. Gestagene oder Gonadotropin-Releasing-Hormon-Analoga

Zervixkarzinom
○ Häufigkeit: Ca. 16 auf 100.000 Frauen / Jahr

Risikofaktoren

○ Altersgipfel über 60 Jahre bzw. um 40. Lebensjahr
○ Über mehrere Jahre persistierende (!) Human Papilloma Virus (HPV)-Infektion mit
  „Hochrisiko"-Subtypen. Bei 99 % aller Zervixkarzinome kann eine HPV-Infektion
  nachgewiesen werden. Allerdings besteht bei der Bevölkerung ein hoher Grad an
  Durchseuchung mit HPV. Es besteht eine hohe HPV-Clearance. Nur ca. jede 500.
  Frau mit HPV-Infektion entwickelt tatsächlich ein Zervixkarzinom.
○ Immunsuppression: HIV, Zustand nach Nierentransplantation
○ Niedriger Sozialstatus und damit verbundene schlechtere Vorsorge
○ Promiskuität: häufiger Partnerwechsel und früher Beginn der sexuellen Aktivität
○ Nikotinabusus
○ Pille im Zusammenhang mit der frühen sexuellen Aktivität

Klinische Symptome

○ Abnormer Fluor oft übelriechend, eitrig, blutig
○ Postkoitale vaginale Blutungen
○ Azyklische Metrorrhagien
○ Dysurie (= Schmerzen beim Harnlassen), Pollakisurie (=Harndrang), rezidivierende
  Harnwegsinfektionen bedingt durch einen Harnstau
○ Schmerzen im Becken im Spätstadium durch Infiltration des Plexus sacralis
○ Obstipation im Spätstadium

○ Lymphödem einer unteren Extremität bei fortgeschrittenem Karzinom
○ Becken- und/oder tiefe Beinvenenthrombose bei fortgeschrittenem Karzinom

Vorsorge
Zellabstrich vom Gebärmutterhals in jährlichen Abständen

Therapie des Zervixkarzinoms im Alter
○ Bei gutem Allgemeinzustand (Karnofsky-Status > 80) radikale abdominelle Hysterektomie einschliesslich pelviner Lymphadenektomie
○ Meist primäre, externe und interne Strahlentherapie (Teletherapie und Brachytherapie) mit begleitender Chemotherapie
○ U.U. Embolisation der Beckenarterien bei vitaler Blutung aus dem Zervixkarzinom als palliative Maßnahme zur Blutstillung.

Vulvakarzinom

○ Sehr selten: Häufigkeit ca. 3/100.000 Frauen / Jahr

Risikofaktoren
○ Höheres Lebensalter (ohne HPV-Infektion)
○ HPV-Infektion (Hochrisikotypen) bei ca. 30 % der v.a. jungen Frauen nachweisbar
○ Immunsuppression (HIV, Nierentransplantation)
○ Anamnese eines Zervixkarzinoms oder Vaginalkarzinoms
○ (Nikotinabusus)

Klinische Symptome
○ Sichtbarer bzw. tastbarer, unregelmäßiger, derber Tumor der Vulva
○ U.U. exulzerierter Tumor („Geschwür")
○ Blutung aus dem Vulvatumor
○ Übelriechender Fluor
○ Pruritus (Juckreiz)
○ Schwellung der Leistenlymphknoten
○ Schwellung der unteren Extremitäten (Lymphödem bzw. Thrombose bei fortgeschrittenem Karzinom).

Therapie des Vulvakarzinoms im Alter
○ Abgestufte, individualisierte chirurgische Therapie wegen des meist hohen Alters der Patientin und deren Multimorbidität: Einfache Entfernung des Tumors, Vulvektomie, Hemivulvektomie, Vulvektomie und inguinale Lymphadenektomie mit separater Inzisionstechnik

○ Zur Beurteilung des inguinalen Lymphknotenstatus heute möglichst Sentinel (=Wächter)-Lymphknotenentfernung. Wenn diese positiv sind, möglichst radikale Entfernung der Lymphknoten und/oder Strahlentherapie.
○ Evtl. primäre, palliative Strahlentherapie (selten in Kombination mit Chemotherapie)

Vaginalkarzinom

○ Besonders selten: ca. 1 % aller Genitalkarzinome

Risikofaktoren
○ HPV-Infektion: siehe Zervixkarzinom
○ Anamnese eines präinvasiven oder invasiven Zervixkarzinoms
○ Höheres Lebensalter

Klinische Symptome und Therapie im Alter
○ Siehe Zervixkarzinom

Ovarialkarzinom

○ Häufigkeit: ca. 15 auf 100.000 Frauen pro Jahr
○ 4.-häufigstes gynäkologisches Malignom mit der höchsten Mortalität. 70 % der Karzinome werden erst im Stadium III und IV (zumindest Aussaat im Cavum peritonei) diagnostiziert.

Risikofaktoren
○ Höheres Alter: mittleres Lebensalter 59 Jahre
○ Nulliparität: Je mehr Ovulationen pro Lebensspanne, desto höher ist das Risiko. Eine späte Menarche und frühe Menopause, Schwangerschaft, Stillperioden oder die Einnahme von Ovulationshemmern verringern das Risiko.
○ Brustkrebsgentest (BRCA1- oder 2-Test) positiv: nur für ca. 2 % aller Ovarialkarzinome verantwortlich.
○ Ovarialkarzinom oder Brustkrebs in der Familie

Klinische Symptome
○ Zunahme des Bauchumfangs infolge der Peritonealkarzinose und Aszitesproduktion
○ Meteorismus, Obstipation
○ Völlegefühl, Oberbauchbeschwerden
○ Dyspnoe: Atemnot durch Pleuraerguß, Aszitesproduktion

Meist nur unspezifische Symptome, die eine Frühdiagnostik erschweren. Dadurch oft Verschleppung der Diagnose z.B. durch initiale Darmabklärung etc.

Therapie des Ovarialkarzinoms im Alter

○ Operative Abklärung mittels Laparoskopie (Bauchspiegelung) und Laparotomie
○ Abdominale Uterusexstirpation unter Mitnahme beider Adnexe, des großen Netzes
○ Möglichst radikale Entfernung aller metastatischen Herde im Abdomen und Becken. In ca. 25 % aller Fälle Darmresektion und selten auch Blasenteilresektion notwendig
○ Möglichst Entfernung der retroperitonealen Lymphknoten
○ Ziel dieser Radikaloperation ist es, möglichst weniger als 1–2 cm große Fremdgewebsherde im Bauchraum zurückzulassen (= Resttumor < 2 cm), da größere Resttumore auf eine postoperative Chemotherapie schlechter ansprechen.
○ Adjuvante Chemotherapie meist mit Carboplatin (+ Paclitaxel) über 6 Zyklen.

Tubenkarzinom

○ Sehr selten: nur 0,2% aller gynäkologischen Malignome
○ Risikofaktoren: Evtl. begünstigen chron. Adnexitiden seine Entwicklung

Klinische Symptome

○ im Vergleich zum Ovarialkarzinom meist früher Unterbauchschmerzen, ansonsten ähnlich unspezifische Symptome wie beim Ovarialkarzinom (siehe dort)
○ Selten typischer Abgang von bernsteingelbem Ausfluss aus der Scheide

Therapie des Tubenkarzinoms im Alter

○ Siehe Ovarialkarzinom

Primäres Peritonealkarzinom

○ Sehr selten
○ Risikofaktoren: Ausser BRCA-Positivität (s.o.) unbekannt
○ Symptome und Therapie: siehe Ovarialkarzinom

Lebensqualität bei betagten, krebserkrankten Menschen

Johann G. Klocker

Zwei Kriterien scheinen den Erfolg einer Behandlung von krebserkrankten Menschen auszuweisen. Es ist dies die Verlängerung des Lebens einerseits, andererseits die Lebensqualität. Da eine Verlängerung des Lebens mit schlechter Lebensqualität von vorneherein nicht etwas unbedingt Erstrebenswertes ist, scheint wohl als oberstes Kriterium für den Behandlungserfolg die Lebensqualität übrig zu bleiben. Speziell bei alten Menschen, bei denen statistisch die verbleibende Restlebenszeit geringer ist als die bei Jüngeren, wird bessere Lebensqualität höher bewertet als Lebensverlängerung. Ein Kriterium, welches für die Planung der onkologischen Therapie bei betagten Menschen besonders bedeutend ist.

Lebensqualität, ein zentrales Thema in der Onkologie

Lebensqualität ist ein abstrakter Begriff, der – obwohl bis heute nicht exakt zu definieren – seit rund einem Vierteljahrhundert eine zentrale Rolle im Erstellen einer onkologischen Therapiestrategie darstellt. Der Wert einer onkologischen Therapie wird nicht in erster Linie in Remissionsraten abgelesen, sondern an dem Maß an Lebensqualität, die durch die Therapie für die Menschen gewonnen wird. In Abb. 1 wird schematisch die Lebensqualität im Zeitverlauf bei unbehandelten und im Vergleich dazu bei erfolgreich behandelten Menschen mit Krebserkrankung wiedergegeben. Die Ordinate stellt die Lebensqualität des Erkrankten dar, die in der überwiegenden Mehrzahl der Kasuistiken von der Tumorausbreitung abhängt. Eine Abnahme der Tumorgröße geht deshalb im Allgemeinen mit einer Verbesserung der Lebensqualität einher. Die Abszisse ist die Zeit, wobei die Zeiteinheiten – je nach Tumorentität oder klinischer Situation – Wochen, Monate oder Jahre bedeuten mögen. Die in Wellen nach unten laufende Linie (in der Grafik mit „1" bezeichnet) entspricht dem Spontanverlauf einer Tumorerkrankung. Eine weitere Linie(in der Grafik mit „2" bezeichnet) zeigt eine für den Kranken wertvolle –

mögliche und anzustrebende – gut durchgeführte palliative Therapie. Linie „2" verläuft vorerst unter der des Spontanverlaufs (Linie „1"). Die Fläche zwischen Linie „1" und Linie „2" – mit „minus" bezeichnet – ist Ausdruck für die Reduktion der Lebensqualität durch die Therapie (Chirurgie, Chemotherapie, Strahlentherapie etc.). Bei entsprechendem tumorreduzierendem Effekt der durchgeführten Therapie steigt die Lebensqualität, das bedeutet Linie „2" liegt über der Linie des Spontanverlaufs. Die Fläche zwischen der Linie „2" und der Linie des Spontanverlaufs – mit „plus" bezeichnet – versinnbildlicht die Verbesserung der Lebensqualität durch die Therapie. Eine erfolgreiche Therapie zeichnet sich durch geringe Reduktion an Lebensqualität (Fläche „minus") und konsekutive maximale Verbesserung der Lebensqualität (Fläche „plus") aus. Dieses einfache Modell soll jeder Therapieplanung, vor allem für den palliativen Bereich, jedoch im Alter auch in der für kurativ intendierten Therapie Pate stehen.

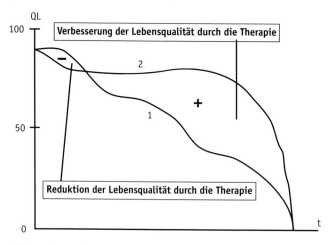

Abb. 1 Lebensqualität in der Zeit, Spontanverlauf einer Krebskrankheit (1) und unter erfolgreicher palliativer Therapie (2) mod. nach Martz [3]

Es ist bemerkenswert, dass der Begriff „Lebensqualität", obwohl nicht scharf definierbar, dennoch einen großen Einfluss im onkologischen Denken bewirkt hat. Dies ist wohl damit im Zusammenhang zu sehen, dass Lebensqualität eine sehr individuelle Größe ist und somit auch jeder Behandler und Therapieplaner den Begriff zumindest für sich annähernd definieren kann. Trotz zunehmender Untersuchungen gibt es bis zum heutigen Tag kein allgemeines Konzept zur Lebensqualitätsbestimmung.

Ich möchte in folgenden 4 Größen der Lebensqualitätsbestimmung, welche von Schara [8] beschrieben sind, vorstellen.

○ Lebensqualität ist ein subjektiver Begriff
○ Lebensqualität ist mehrdimensional und schließt Selbsteinschätzung des körperlichen, funktionalen, emotionalen, mentalen, interpersonellen und sozioökonomischen Zustands ein. Sie beinhaltet krankheitsspezifische und unspezifische Aspekte.

❍ Die Einschätzung erfolgt nach individuellen Maßstäben des Erkrankten, entsprechend dem, was er für möglich und wünschenswert hält.
❍ Lebensqualität verändert sich im Krankheitsverlauf und wird durch Coping mit der Erkrankung modifiziert. Die Fähigkeit zur Anpassung bildet eine wichtige Voraussetzung für die Lebensqualität des Erkrankten.

Einen Überblick über Methoden zur Lebensqualitätserfassung ist bei Tüchler [11] zu finden. Besonders schwierig ist die Bestimmung der Lebensqualität von alten Menschen, da die gängigen Untersuchungen Items (z.B.: Auswirkung der Erkrankung auf Beruf und Kindererziehung) enthalten, die im Alter nur teilweise passend sind, bzw. altersbedingt zusätzlich erhebliche somatische, sensorische und kognitive Beeinträchtigungen auftreten können.

Von Rowland [7] werden verschiedene Auswirkungen der Krebserkrankung auf die Lebensqualität beschrieben:
❍ körperliche Beschwerden
❍ Einschränkung der Leistungsfähigkeit
❍ Beeinträchtigung der Befindlichkeit
❍ Verschlechterung des Selbst- und Körperbildes
❍ Veränderung der Lebenspläne und Ziele
❍ veränderte soziale Beziehungen
❍ existenzielle Probleme (Angst vor dem Sterben)

Therapieentscheidung bei der Behandlung betagter, krebskranker Menschen

Hauptkriterien für die Therapiewahl bei betagten Tumorpatienten sind [9]
❍ die reduzierte Restlebenserwartung
❍ altersbedingte Einschränkung der Organfunktionen
❍ Einschränkung des funktionellen Status und das Vorliegen von Comorbiditäten.

Besagte Punkte werden bei der Durchführung von onkologischen Behandlungen wie Chemotherapie, Strahlentherapie und Operationen leiten müssen, um eine Verbesserung der Lebensqualität und nicht nur eine Remission der Tumorerkrankung ermöglichen zu lassen. Es sei an diesem Punkt dringend daran erinnert, dass nicht nur eine Tumor reduzierende Therapie eine gute Therapie der Krebserkrankung ist, sondern alle jene Strategien zur Anwendung kommen sollen, die angetan sind die Lebensqualität zu verbessern. Ich verweise hier auf den im englischen Sprachraum gängigen Begriff „best supportive care".

Aus unserer Sicht sind außer Tumor reduzierenden Maßnahmen 4 Punkte zur Verbesserung der Lebensqualität zu erwähnen:

○ Ernährung
○ Schmerzbehandlung
○ Anämiebehandlung
○ psychosoziale Betreuung

Ernährung

Wir legen bei unseren Patienten ein großes Augenmerk auf den Ernährungsstatus und berechnen routinemäßig den Bodymass-Index (Körpergewicht in kg/Körpergröße in m²). Dies ermöglicht uns einen Verlauf des Ernährungszustandes zu erkennen. Droht der Bodymass-Index unter 18 zu sinken, wird mit einer erst enteralen Ernährung begonnen. Sollte dies nicht zu einem zufrieden stellenden Ergebnis führen, wird eine parenterale Zusatzernährung zugeführt. Ziel ist es, den Bodymass-Index über 18 zu halten. Ein Bodymass-Index <18 bedeutet eine zunehmende Einschränkung der Lebensqualität .

Schmerzbehandlung

Eine suffiziente und gewissenhafte Schmerztherapie ist Grundvoraussetzung zur Hebung der Lebensqualität, wobei ein besonderes Augenmerk auf die genaue Evaluation der Schmerzursachen zu richten ist, die sowohl im physischen als auch im psychischen Bereich liegen können. Nur durch eine exakte Ursachenforschung kann eine suffiziente Schmerztherapie durchgeführt werden. Im Bereich des Physischen ist zu überlegen, ob der Schmerz tumorbedingt, therapiebedingt, tumorassoziiert oder tumorunabhängig ist. Ein tumorbedingter Schmerz kann durch eine entsprechende Schmerztherapie akut gelindert werden. Beim tumorbedingten Schmerz ist zu überlegen, ob durch eine Tumorreduktion durch Bestrahlung, Chemotherapie, Hormontherapie, Antikörpertherapie, eventuell auch durch palliative Operation die Schmerzursache langfristig ausgeschaltet werden kann, damit Analgetika eingespart werden und dadurch zusätzlich eine bessere Lebensqualität erzielt werden kann. Therapiebedingte Schmerzen, z.B. neuropathische Schmerzen infolge von Zytostatikabehandlung, müssen früh erkannt und therapiert werden. Immer ins Auge zu fassen ist, dass Krebserkrankte auch tumorunabhängige Schmerzen – Gastritis, Ulkus, Bandscheibenvorfall etc. – haben können.

Nicht zu übersehen in der Schmerzbehandlung krebskranker Menschen, vor allem auch in der Schmerzbehandlung krebskranker betagter Menschen, ist die psychische Komponente des Schmerzes. Psychischer Schmerz kann individuell, partnerschaftlich, familiär und sozial bedingt sein. Dies sollte durch einfühlsames anamnestisches Vorgehen erhoben und bei der Betreuung entsprechend beachtet werden. Psychische Schmerzen sind organisch nicht erklärbar, jedoch meist belastender als körperliche Schmerzen.

Anämiebehandlung

Eine Verbesserung der Lebensqualität, ein besseres Ansprechen der Tumortherapie und eine signifikante Reduktion der Fatiguesymptomatik sind die charakteristischen Merkmale einer erfolgreichen Therapie der Tumoranämie mit Erythropoietin.

Seit der Einführung von erythopoetischen Wachstumsfaktoren kann die Lebensqualität durch Anheben des Hämoglobinwertes auf zumindest 11 mg/dl erheblich verbessert werden. Gerade beim älteren Menschen kann durch eine entsprechende Verbesserung der Sauerstoffzufuhr im Organismus eine erhebliche Funktionsverbesserung der Organe und somit ein deutliches Wohlbefinden bewirkt werden. Ist eine Behandlung der Tumoranämie durch erythopoetische Wachstumsfaktoren nicht möglich (kein Anstieg des Hämoglobinwertes nach Gabe eines erythopoetischen Wachstumsfaktors über 14 bis maximal 21 Tage), so ist zur Verbesserung der Lebensqualität auch die Verabreichung von Erythrozytenkonzentraten zu ventilieren.

Psychosoziale Betreuung

Nach Holland [2] reagieren 50% der Tumorerkrankten „normal" auf die Diagnose „Krebserkrankung". 30 % entwickeln eine psychische Begleiterkrankung im Sinne einer reaktiven Depression oder Angstreaktion. 20 % leiden bereits vor der Diagnose „Krebs" an psychischen Erkrankungen wie Depressionen, Angststörungen oder einem psychoorganischen Syndrom.

Wir glauben dass die 50 % der Tumorerkrankten, die „normal" auf ihre Erkrankung Krebs reagieren, vom Behandlungsteam entsprechend psychosozial aufgefangen wurden, sodass eine adäquate Auseinandersetzung mit der Erkrankung, das Abstecken neuer Lebensziele und das Einschwingen auf ein niederes Niveau der Lebensqualität mit Hilfe des Betreuungsteams erfolgen kann. Die 30 %, die an einer psychischen Begleiterkankung leiden, sind jene Patienten, die einer entsprechenden professionellen psychotherapeutischen Begleitung im Rahmen ihrer Krankheitsbewältigung bedürfen. Jene Patientengruppe (20 %), die bereits vor der Diagnose „Krebs" psychisch erkrankt war, muß einer gewissenhaften psychotherapeutischen und psychiatrischen Begleitung zugeführt werden.

Psychosoziale Belastungen und inadäquates Coping sind wohl die hauptsächlichen Faktoren, die zur Reduktion der Lebensqualität beitragen. Nach Stump [9] sind sowohl psychosoziale Belastung durch die Krebskrankheit als auch das mangelhafte Copingverhalten eine Funktion der mangelhaften Information des Patienten über deren Behandlung und Verlauf. Dem kann durch das Ernstnehmen der Information des Erkrankten, die weit über ein einziges erstes Aufklärungsgespräch hinausgeht, entgegengewirkt werden. Informierende Interaktion ist ein den gesamten Krankheitsverlauf begleitender Prozess der vom Ärzte-Pflegeteam getragen werden muss. Dass eine psychosoziale Betreuung des Erkrankten durch das behandelnde Team zur

Verbesserung der Lebensqualität beiträgt, braucht nicht weiter untermauert zu werden. Eine suffiziente psychiatrische und/oder psychotherapeutische Betreuung ist ebenfalls angetan die Lebensqualität des Patienten zu heben. Speziell bei alten Menschen soll sorgfältig der psychosoziale Hintergrund eruiert werden, um mit den Patienten gemeinsam entsprechende Verarbeitungsstrategien zu entwickeln [4]. Wichtig erscheint uns, gerade bei der Krebsbehandlung von alten Menschen, die frühzeitige Einbeziehung der Angehörigen sofern diese irgendwie möglich ist. Diese frühzeitige Einbeziehung der Angehörigen gibt der Familie die Möglichkeit sich langsam mit der Erkrankung auseinanderzusetzen, sich entsprechend in Behandlung und Pflege einzubringen und somit den Erkrankten zu begleiten. Dieses verantwortliche für den erkrankten Angehörigen „da sein zu können" erleichtert die Auseinandersetzung mit der Krankheit und schlussendlich das Abschiednehmen. Werden Angehörige erst in der Terminalphase eingebunden sind sie mit der Situation meist überfordert.

Schlussfolgerung

Methoden zur Lebensqualitätmessung sind mannigfaltig, Methoden zur Lebensqualitätmessung von betagten krebserkrankten Menschen sind kaum vorhanden und evaluiert. Dennoch scheint es aus unserer Sicht wichtig, die Therapieplanung bei betagten Tumorpatienten unter dem Fokus Lebensqualität durchzuführen. Therapiebedingte Gewinne an Lebenszeit werden durch die sinkende altersbezogene Lebenserwartung und durch die Comorbidität reduziert. Dies stellt die Beachtung der Lebensqualität besonders in den Vordergrund.

Als Herausforderungen bei der Behandlung einer Krebserkrankung beim alten Menschen gelten nach Stinggelbout [10]
○ Abwägung der therapiebedingten Chancen und Risken
○ Beachtung der Fähigkeit des älteren Menschen sich an die Erkrankung anzupassen und ein individuell gestaltetes befriedigendes Leben zu führen
○ ausführliche Aufklärung und begleitende Gesprächsführung mit dem Erkrankten, um das Kompetenzgefühl des Erkrankten zu fördern
○ Früheinbindung der Angehörigen in den Aufklärungsprozess, um die Familienstruktur aufrecht zu erhalten und die Ressourcen der Familie zu nützen
○ Erweiterung des psychosozialen Angebots sowohl intramural als auch extramural
○ alle Möglichkeiten des „best supportiv care" nützen

Onkologische Therapie ist nie allein die Summe aller Tumor reduzierenden Maßnahmen, sondern die Summe aller Maßnahmen, die zur Verbesserung der Lebensqualität eines tumorerkrankten Menschen beitragen – dies gilt im Besonderen für die Betreuung betagter krebserkrankter Menschen.

Literatur

[1] Aulbert E (1993) Hilfe bei der Gewinnung und Erhaltung von Lebensqualität. In:Aulbert E (Hrsg) Bewältigungshilfen für den Krebskranken. Thieme, Stuttgart

[2] Holland JC (ed) (1998) Psycho-oncology. Oxford University Press, New York

[3] Martz G (1979) Stellung und Besonderheiten der internistischen Tumorbehandlung innerhalb der Krebstherapie. In: Brunner KW, Nagel GA (Hrsg) Internistische Krebstherapie. Springer, Berlin Heidelberg New York

[4] Pinquart M (2002) Psychosoziale Situation. In: Höffken K, Kolb G, Wedding U (Hrsg) Geriatrische Onkoloie Springer, Berlin Heidelberg New York

[5] Porzsold F, Greimel E, Sigle J, Eismann M (2002) In: Höffken K, Kolb G, Wedding U (Hrsg) Geriatrische Onkologie. Springer, Berlin Heidelberg New York

[6] Rehse B (2001) Metaanalytische Untersuchungen zur Lebensqualität adjuvant psychoonkologisch betreuter Krebsbetroffener. Shaker, Aachen

[7] Rowland J (1990) Interpersonal resources: coping. In: Holland J, Rowland J (eds) Handbook of psychooncology. Oxford University Press, New York

[8] Schara J (1990) Was bedeutet Lebensqualität bei Krebs? In: Aulbert E, Niederle N (Hrsg) Die Lebensqualität des chronisch Krebskranken. Thieme, Stuttgart

[9] Stump S (1994) Kurzzeitige psychologische Intervention zur Verbesserung der Lebensqualität bei Krebs. Dissertation, Philosophische Fakultät, Albert-Ludwigs-Universität Freiburg.

[10] Stinggelbout A, de Haes J, Kiebert G, Kievit J, Leer JW (1996) Tradeoffs between quality and quantity of life: development of QL questionaire for cancer patient attitudes. Med Decis Making 16: 184–192

[11] Tüchler H, Lutz D (Hrsg)(1991) Lebensqualität und Krankheit. Deutscher Ärzte-Verlag

[12] Wedding U, Höffken K (1999) Prinzipien der geriatrischen Onkologie. In: Schmoll HJ, Höffken K, Possinger K (Hrsg) Kompendium Internistische Onkologie. Thieme, Stuttgart

Chemotherapie im Alter

Richard Greil, Viktoria Faber

Einleitung

Marcus Tullius Cicero – 1. Jh. v. Chr. – meinte in seiner Schrift „*Über das Alter: Es ist beklagenswert, weil es uns an der Ausübung von Tätigkeiten hindert, weil es unseren Körper schwächt, weil es uns fast aller Genüsse beraubt und weil es dem Tode nahe ist"*. Diesem pessimistischen Gedanken Ciceros muss man heute noch einen weiteren hinzufügen, nämlich den der Altersdiskriminierung, einem Phänomen des 20. und 21. Jahrhunderts.

Dieses Vorurteil von Ärzten, Verwandten und der Gesellschaft gegenüber unseren älteren und alten Mitmenschen hindert uns oft, maligne Erkrankungen dieses Patientenkollektivs genau abzuklären und zu behandeln. Leider schränkt oft die Unkenntnis der weiteren Lebenserwartung, Unklarheit über die Erkrankung selbst und deren Behandlungsmöglichkeit unzulässig ein und verursacht paternalistisches Handeln.

Epidemiologie

Maligne Erkrankungen sind zu einem überwiegenden Anteil Erkrankungen des Alters. Ab dem 40. Lebensjahr kommt es zu einer deutlichen Zunahme der Inzidenz, wobei sich die einzelnen Tumorentitäten unterscheiden (Figur1). Als Ergebnis wird die Gesamttumorinzidenz von den < 65jährigen auf circa 193/100 000, bei den > 65jährigen auf 2085/100 000 und Jahr berechnet [6]. Das heißt, dass onkologische Erkrankungen vorwiegend im Senium vorkommen. Die Bevölkerungspyramide in Österreich zeigt klar, dass der Anteil der über 65-Jährigen dramatisch zunimmt und der Anteil der über 80-Jährigen das am schnellsten wachsende Bevölkerungssegment sein wird. Vergleichen wir die Entwicklung in den USA, sehen wir dass im Jahr 2000 35 Millionen Personen 65 Jahre oder älter waren. Diese Zahl wird sich in den nächsten 30 Jahren verdoppeln, sodass man mit 70,2 Millionen Personen rechnet, die 65 Jahre und älter sind, das sind 20 % der Gesamtbevölkerung der Vereinigten Staaten.

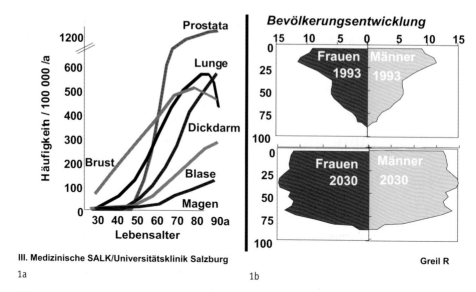

III. Medizinische SALK/Universitätsklinik Salzburg   Greil R

1a   1b

Abb. 1a Altersabhängigkeit der Tumorinzidenz bei den häufigsten Tumorerkrankungen vom numerischen Alter.
Abb. 1b Die Entwicklung der Bevölkerungspyramide in den nächsten Jahren für Männer und Frauen

Alter und Lebenserwartung

Die beiden Begriffe „biologisches" und „numerisches" Alter zeigen eine große Variabilität bei jedem einzelnen Individuum. Um der Tatsache Rechnung zu tragen, dass mit dem Steigen der Gesamtüberlebenserwartung auch bei älteren Patienten ein zum Teil ausgezeichneter biologischer Allgemeinzustand gegeben ist, eine zum Teil sehr lange weitere Lebenserwartung gegeben sein kann (Tabelle 1) und dennoch die physiologischen Alterungsprozesse voranschreiten, müssen die >2 Dekaden physiologischer

Tabelle 1 USA Lebenstabellen 2000

Alter derzeit	Lebenserwartung	Tod
65	17,9	82,9
70	14,4	84,4
75	11,3	86,3
80	8,6	88,6
85	6,3	91,3
90	4,7	94,7
95	3,5	98,5
100	2,6	102,6

Lebenserwartung ab dem 60. Lebensjahr weiter unterteilt werden, wenn sinnvolle Forschung und nachvollziehbarer Zug auf entsprechende Menschengruppen in der Literatur möglich sein soll (Tabelle 2).

Tabelle 2 Definition der Altersgruppen älterer Patienten zur sinnvolleren Unterteilung

Alterskategorie	Numerisches Alter
Jüngere Alte	65–74 Jahre
Ältere Alte	75–84 Jahre
Älteste Alte	85 Jahre und mehr

Zu dieser Quantität kommt aber auch eine erhöhte Qualität an Lebensjahren. So zeigt eine Untersuchung von Katz [4], dass 75- bzw. 85jährige Männer ungefähr 75 % bzw. 50 % der verbleibenden Lebenszeit aktiv und unabhängig vollbringen werden. Dem gegenüber steht allerdings die Zunahme der Comorbiditäten.

Studiensituation

Die Bedenken des Arztes, eine Chemotherapie wegen der Toxizität nicht oder nur reduziert zu verabreichen, sind sehr häufig. Das Problem ist, dass dieses Patienten-kollektiv in Studien nicht oder nur in einem geringen Prozentsatz vorkommt und es daher keine rationale Datenbasis für diverse Therapieentscheidungen gibt. Trimble et al. [9] konnte bei 5 verschiedenen Tumorarten (Leukämien, Pankreas, Lunge, Prostata Kolorektum) zeigen, dass außer beim Prostatacarcinom eine statistisch signifikante Unterrepräsentation der älteren Personen vorliegt, obwohl sie den größten Anteil der Patienten betragen.

Zum gleichen Ergebnis kommt Hutchins et al [13], der bei insgesamt 15 Tumor-entitäten den Anteil älterer Patienten bei 164 Studien untersuchte. Obwohl der Anteil der über 65jährigen bei diesen Malignomen im Durchschnitt 63 % betrug, machten über 65jährige weniger als 25 % der Studienpopulationen aus. Das Resultat dieser Untersuchungen war, dass das NCI (National Cancer Institute) keine Studien mehr för-dert, wenn in diesen eine willkürliche Altersgrenze vorgegeben wird. Die fehlende Präsenz der älteren Menschen wird aus folgenden Gründen als Diskriminierung gewertet:

○ Diese Patientengruppe wird damit individuell von der Möglichkeit ausgeschlossen, in den Benefit neuer Therapieverfahren zu kommen, oder besonders frühen Zugang zu anders nicht erhältlichen Medikamenten zu bekommen.

○ Es wird eine self-fulfilling prophecy in die Welt gesetzt. Es wird der Eindruck ver-festigt, dass ältere Menschen nicht nur von Studien, sondern auch von der Behand-lung der in Frage kommenden Erkrankung ausgeschlossen werden sollten.

○ Zudem wird die Mühe vermieden, spezifische, auf das Alter der Patienten abgestimmte Studienbedingungen und damit auch Behandlungsbedingungen zu generieren und Information über die Behandlungen und das Nebenwirkungsprofil im Alter zu gewinnen. Damit wird einer Überindividualisierung der Behandlung im Sinne einer Beliebigkeit, ja Willkür des behandelnden Arztes die Türe geöffnet.

Immunologische Grundlagen

Immer wieder hört man, dass Tumore im Alter weniger aggressiv sind, langsamer wachsen, weniger Metastasen bilden und diese Überzeugung führt dann dazu, dem Patienten keine oder nur eine deutlich dosisreduzierte Therapie angedeihen zu lassen, um ihn zu schonen. Diese Aussage stimmt so nicht.

Es muss hier zwischen hämatologischen Neoplasien und Tumoren solider Organe unterschieden werden. Bei hämatologischen Erkrankungen stellt das Alter per se einen ungünstigen Prognoseparameter dar, außer bei multiplem Myelom. Bei Non Hodgkin Lymphomen gilt ein Alter über 65 Jahren generell als ungünstig [2]. Bei Morbus Hodgkin ist bereits ein Alter über 45 Jahren als ungünstig zu werten [3]. Auch bei den akuten myeloischen Leukämien zeigt sich, dass mit zunehmendem Alter die Krankheit wesentlich dramatischer verläuft als bei Jüngeren. Die Ursache liegt im Vorkommen ungünstiger zytogenetischer Aberrationen und einer Expression von Chemotherapieresistenzgenen und damit einer Änderung des Zytostatikametabolismus. Ähnliches gilt für die akute lymphatische Leukämie, bei der bereits ab dem 30. Lebensjahr wesentlich häufiger (über 15 %) das prognostisch extrem ungünstige Philadelphia Chromosom vorkommt.

Im Gegensatz dazu stehen solide Tumoren, wie z. B. das Mammacarcinom, das im Alter eine günstigere Tumorbiologie zeigt (häufiger hormonrezeptorpositive Mammacarcinome, Hormonrezeptordichte ausgeprägter, Tumorzellen in der S-Phase seltener, geringere Rezidivrate nach Mastektomie ...). Bei Bronchuscarcinom- und Kolorektalpatienten gibt es keine relevanten tumorbiologischen Unterschiede zwischen jung und alt.

Geriatrisch-onkologisches Assessment

Zu den bereits etablierten Parametern wie Histologie, Grading, Hormonrezeptoren bei Mamma- und Prostatacarcinom, Stadieneinteilung, genaue Anamnese und Status muss man bei alten Patienten weitere zielorientierte Untersuchungen durchführen (Patientenassessment).

Genaue Überprüfung der Organfunktionen, Anzahl der Comorbiditäten, genaue Medikamentenanamnese inklusive der sehr häufig verwendeten komplementären Substanzen, Leistungs- und Selbstversorgungsfähigkeit, soziale Infrastruktur, psychischer Status, frailty (Hinfälligkeit) sind verpflichtend zu erheben. Das erlaubt eine Zuordnung zum biologischen Alter.

Balducci [14] hat die frailty oder Hinfälligkeit als Ausschlussgrund von einer kausalen Tumortherapie wie folgt definiert (Tabelle 3):

Das Einteilungsschema erscheint aber als willkürlich, ist niemals prospektiv getestet

Tabelle 3 frailty

Alter >85

Abhängigkeit in den Aktivitäten des täglichen Lebens

>3 Komorbiditäten

>1 geriatrisches Syndrom (Demenz, Depression, Delirium, Stürze, Inkontinenz)

---

und validiert worden, widerspricht mit der Einführung eines rein numerischen Altersfaktors seinen Intentionen und ist im Hinblick auf die Comorbidität nicht anwendbar, solange nicht der Schweregrad und die Art der Comorbidität präzisiert werden.

Vorsicht vor diagnostischem und therapeutischem Nihilismus

Die Daten von Turner [5] zeigen ,dass bei einer klinisch vermuteten Tumordiagnose bei den über 75jährigen gehäuft auf eine histologische Verifikation verzichtet wird (z.B. 63 % bei Mammacarcinomen). Dadurch verwehrt man den Patienten die Chance, durch Wahl einer spezifischen, manchmal auch kurativen Therapieoption mit adäquatem Nebenwirkungspotential noch ein längeres symptomfreies Leben zu führen. Andererseits erhalten in Großbritannien über 75jährige keine spezifische Therapie, sodass der Anteil der nicht Behandelten z. B. beim Coloncarcinom von 9 % auf 31 % steigt. Es kann nicht übersehen werden, dass gerade neuere Medikamente, wie monoklonale Antikörper und andere biologicals, aber auch neue Zytostatika durch ein besonders geringes Nebenwirkungsprofil gekennzeichnet sind und damit gerade für die ältere Patientenpopulation einen überproportionalen Behandlungsgewinn darstellen können.

Die Entscheidungskriterien für den Beginn einer Chemotherapie bei einem alten Patienten sollen strukturiert und auf eine rationale Basis gestellt werden. Die selbstverständliche Voraussetzung für die Einleitung einer internistischen Tumortherapie ist der Behandlungswunsch und die schriftliche Einverständniserklärung des Patienten. Dazu ist eine genaue Kenntnis der Tumorerkrankung, der Behandlungsmöglichkeiten, der zu erwartenden Nebenwirkungen, Comorbiditäten, der verbleibenden Restlebenserwartung und der zu erwartenden Compliance des Patienten sowie der sozialen Infrastruktur notwendig.

Toxizität

Klare evidenzbasierte Daten bezüglich Toxizität bei Verabreichung von Chemotherapien im Alter sind derzeit noch ausständig. Die Empfehlungen basieren auf Theorie und Empirie.

Es ist unklar, ob das Alter allein ein Parameter erhöhter Toxizität ist oder die im zunehmenden Alter verminderte Organfunktion oder die zusätzlich vorliegenden Comorbididäten. Nicht zu vergessen sind die Medikamenteninteraktionen bei bekannter vermehrter Medikamenteneinnahme im Alter (ältere Personen verursachen 30 % der Medikamentenkosten, 50 % der Medikamente werden für ihre Therapien genützt).

Toxizitätsunterschiede resultieren auch aus den altersabhängigen pharmakokinetischen und pharmakodynamischen Veränderungen. Pharmakokinetische Probleme entstehen z. B. bei der Absorption durch Abnahme der gastrointestinalen Motilität, Abnahme des Blutflusses im Splanchnicusgebiet, Abnahme der Sekretion der Verdauungsenzyme und allgemeine Muskelatrophie bei älteren Personen. Diese Punkte sind aber wesentlich bei oraler Einnahme.

Zusätzlich ist die Volumsverteilung der Medikamente abhängig von der Zusammensetzung von Plasmaproteinen (Serumalbumin, Erythrozyten). Anämie kann relevant sein bei der Behandlung mit Anthrazyklinen, Taxanen und Epipodophyllotoxine, die stark an Erythrozyten gebunden sind. Anämie ist aber auch der einzige Parameter, der korrigiert werden kann.

Im Alter nimmt der Fettanteil von 15 auf 30 % zu, im Gegensatz dazu der Anteil von intrazellulärem Wasser von 42 auf 33 % ab. Das spricht wiederum für die Verwendung von liposomalen Substanzen (z.B. liposomales Doxorubicin).

Die Leber ist der Hauptort des Medikamentenmetabolismus. Bekannt ist die Abnahme der Lebergröße im Alter. Der Leberblutfluß reduziert sich bereits ab dem 25. Lebensjahr jährlich um 0,3 bis 1,5 %. Das führt zu niedrigerer Medikamentenclearance, besonders bei denjenigen, die von einem hohen Blutfluß abhängig sind.

Phase I Metabolismus hängt in erster Linie vom Cytochrom P 450 und seinen Isoenzymen ab. Besonders das Isoenzym CYP3A4 wird durch eine Anzahl von Medikamenten inhibiert, andererseits ist es aber für den Metabolismus von verschiedensten Zytostatika wichtig (Cyclophosphamid, Ifosfamid, Paclitaxel, Etoposid ...), Kumulationen sind daher die Folge.

Studien haben gezeigt, dass die Konzentration des Zytochrom P 450(CYP1A2) bei gesunden älteren Personen um 20–25 % niedriger ist im Vergleich zu einer jüngeren Population.

Altersabhängige Veränderungen gibt es auch in der Ausscheidungsfunktion der Niere, d. h. Abnahme der Nierenmasse und glomeruläre Sklerose und damit Abnahme der glomerulären Filtration (ab dem 40. Lebensjahr nimmt diese circa um einen ml/ Minute pro Jahr ab). Der Serumkreatininwert, aus dem die Clearance berechnet wird, ist bei den älteren Patienten kein adäquater Parameter für die Nierenfunktion, weil mit zunehmendem Alter auch die Muskelmasse abnimmt. Dies wiederum bedeutet für Zytostatika, die überwiegend über die Niere eliminiert werden (Methotrexat, Fludarabine, Cisplatin...), eine genaue Berechnung und Dosisanpassung. Mit diesen fundierten Überlegungen kann Chemotherapie bei älteren Personen verabreicht werden und wie Studien zeigen, werden in vielen Fällen kaum mehr Nebenwirkungen auftreten als bei Jüngeren [10].

Einen Fortschritt brachte auch die Einführung oraler Zytostatika, die dem Patienten einen Krankenhausaufenthalt erspart und erfahrungsgemäß gut verträglich ist. (Z. B. Xeloda® [Brust- und Dickdarmkrebs], Navelbine® [Brust- und Lungenkrebs], Fludara® [CLL, follikuläre Non-Hodgkin-Lymphome]).

Neue Therapien

Monoklonale Antikörper können den Tumor bzw. einzelne Strukturen spezifisch erkennen und durch Induktion von Apoptose sowie Komplement- und Antikörper-abhängige zelluläre Zytotoxizität abbauen (Mabthera® [Non-Hodgkin-Lymphome], Avastin® [Colonkarzinom, gegen vaskulären endothelialen Wachstumsfaktorrezeptor gerichtet]. Erbitux® [Dickdarmkrebs, gegen epithermalen Wachstumsfaktor gerichtet]). Bei Koppelung eines Antikörpers mit einem Nuklid (Zevalin® bei Non-Hodgkin-Lymphomen) kann zusätzlich die Zytotoxizität erhöht werden (crossfire-Effekt), ohne mehr Nebenwirkungen in Kauf nehmen zu müssen. Durch die Kombination mit einem Antikörper zu einer bereits etablierten Chemotherapie konnte man bei hochmalignen Lymphomen bei über 65jährigen erstmals seit 20 Jahren einen Überlebensvorteil erzielen. Damit ergibt sich gerade bei älteren Patienten eine Verbesserung in der Behandlung.

Auch bei der CML ergibt sich durch die Verwendung von Glivec® in kurzer Zeit eine zytogenetisch komplette Remission durch die Inhibierung der Tyrosinkinase des bcr/abl Produktes. Das geringe Nebenwirkungsprofil und die bis dato niemals zuvor gesehene Effizienz des Präparates lassen gerade bei älteren Patienten den Vergleich zu einer früheren Standardtherapie mit Interferon und Zytosin-Arabinosid im Hinblick auf rückfallfreies Überleben und Lebensqualität besonders günstig ausfallen.

Zusammenfassung

Durch die enorme Zunahme der über 65jährigen in den nächsten Jahren und Jahrzehnten ist die Hämatoonkologie aufgefordert, sich um diese Patientengruppe besonders zu kümmern. Das erfordert nicht nur eine große Erfahrung des Arztes und eine interdisziplinäre Zusammenarbeit sondern eine Änderung der derzeitigen Studienlandschaft, in der diese Personen zurzeit kaum eingebracht werden. Für richtige Therapieentscheidungen brauchen wir evidenzbasierte Daten.

Literatur

[1] Balducci L,Extermann M (2000) Cancer and Aging. An evolving panorama. Hematol Oncol Clin North Am 14: 1–16

[2] Greil R (1998) Prognosis and management strategies of lymphatic neoplasias in the elderly. I. Aggressive NHL. Oncology, 1998 a May-Jun 55(3): 189–217, Review

[3] Greil R (1998) Prognosis and management strategis of lymphatic neoplasias in the elderly. II Hodgkin`s disease. Oncology, 1998 b Jul-Aug 55(4): 265–75, Review

[4] Katz S, Branch G, Branson MH, Papsidero JA, Beck JC, Greer DS (1983) Active life expectancy. N Engl J Med, Vol 309: 1218–1224

[5] Turner NJM, Haward RA, Mulley GP, Selby PJ(1999) Cancer in old age – is it inadequately investigatet and treated? BMJ 319 (7205): 309–12, Review

[6] Yancik R, Ries LA (1994) Cancer in older persons. Magnitude of the problem – how do we apply what we know? Cancer 74 (7 Suppl): 1995–2003, Review

[7] Lichtman SM (2000) chemotherapy in the elderly, seminars in Oncology Vol 31: pp 160–174

[8] Yancik R, Ries LA (2000) Aging and Cancer in America. Demographic and epidemiologic perspectives. Hematol Oncol Clin North Am 14: 17–23

[9] Trimble EL, Carter CL, Cain D et al (1994) Representation of older patients in cancer treatment trials. Cancer 74: 2208–2214

[10] Popescu RA, Norman A, Ross PJ et al (1999) Adjuvant or palliative chemotherapy for colorectal cancer in Patients 70 years or older. J Clin Oncol 17: 2412–18

[11] Gridelli C, Rossi A, Scognamiglio F et al (1997) Carboplatin plus oral etoposide in elderly patients with advanced non small lung cancer. A phase II study. Anticancer Res 17: 4755–4758

[12] De Gramont A, Figer A, Seymour M et al (2000) Leucovorin and fluorouracil with or without Oxaliplatin as firstline treatment in advanced colorectal Cancer. J Clin Oncol 18: 2938–2947

[13] Hutchins LF, Unger JM, Crowley JJ et al (1999) Underrepresentation of patients 65years of age or older in cancer treatment trials. N Engl J Med 341: 2061–2067

[14] Balducci L (1999) Special of problems of cancer management in older individuals. In: Perry M, The Educational book. Am Soc Clin Oncol, Alexandria

Pharmakotherapie im Alter

Claus Köppel

Bei der Pharmakotherapie im Alter ist der Arzt in besonderer Weise gefordert: Zum einen gilt es, Veränderungen der Morphologie des Körpers und der physiologischen Funktionen im Rahmen „normaler" und pathologischer Alternsprozesse und deren Auswirkung auf Pharmakokinetik und Pharmakodynamik zu erkennen. Zum anderen muss auch die psychosoziale Situation, eventuelle kognitive Defizite und die soziale Einbindung berücksichtigt werden. Die individuelle Betreuungssituation ist von häufig unterschätzter Bedeutung für eine verlässliche Medikamenteneinnahme beim älteren Menschen. Zu besonderen Problemen kann es durch nicht regelmäßig sichergestellte Flüssigkeitszufuhr und Ernährung kommen.

Wegen der Heterogenität von Multimorbidität im Alter gibt es keine evidenzbasierten Leitlinien, auf welche zu behandelnden Krankheiten und wie viele Medikamente man sich bei alten Menschen unter dem Aspekt einer Nutzen-Risiko-Betrachtung und der Sicherstellung einer verlässlichen Einnahme beschränken sollte. Auf diesem Gebiet gibt es erheblichen Forschungsbedarf. Für eine optimale Pharmakotherapie beim alten Menschen bedarf es einer intensiven Kommunikation und einer multiprofessionellen Zusammenarbeit mit Pflegekräften und Apothekern.

Aufgrund der demographischen Entwicklung mit Verdopplung des Anteils über 65jähriger in der Bevölkerung im Jahr 2030 kommt einer rationalen Arzneimitteltherapie beim alten Menschen eine steigende Bedeutung zu [1]. Hierzu ist neben einem klinisch-pharmakologischen Basiswissen vor allem die psychosoziale Kompetenz des Arztes gefordert, um die für eine verlässliche Medikamenteneinnahme wichtige Lebens- und Versorgungssituation des alten Patienten zu erfassen. Für eine optimale Pharmakotherapie ist eine intensive Kommunikation von Arzt und Apotheker mit dem älteren Patienten, seinen Angehörigen und/oder Pflegekräften im Rahmen der Pharmakotherapie notwendig. Um Nebenwirkungen rechtzeitig zu erkennen, muss nach der Medikamentenverordnung eine angemessene Weiterbetreuung sichergestellt sein.

Typische alternsbedingte Probleme des alten Menschen sind in Tabelle 1 zusammengefasst [2].

Tabelle 1 Mögliche Probleme für die Pharmakotherapie durch normale und beschleunigte (pathologische) Alternsprozesse

Problem	Folgen
❍ Abnahme physiologischer Kapazitäten	❍ Mangelnde Kompensationsmöglichkeiten multimorbider chronisch kranker Patienten bei akuten Erkrankungen → Instabilität
❍ kognitiver Abbau	❍ Vergesslichkeit, unzuverlässige Medikamenteneinnahme
❍ Psychosoziale Isolation, Vereinsamung, Tod des Partners	❍ Depression, Schlafstörungen und Risiko eines Schlafmittelabusus
❍ Risiko von Exsikkose (u. a. durch verminderte Durstperzeption), Mangel- und Fehlernährung	❍ Einschränkung der Nierenfunktion, erschwerte Therapie eines Diabetes mellitus
❍ Medikamentenbedingte Vigilanzminderung, orthostatische Dysregulation	❍ Stürze, Frakturen, Zunahme von Verwirrtheitszuständen

Wichtige altersbedingte Veränderungen der Organfunktion zeigt Tabelle 2 [3].

Die physiologischen Alternsprozesse stellen auch als solche für den sonst gesunden alten Menschen in der Regel kein Problem dar, eine einzelne akute Erkrankung zu bewältigen. Besteht allerdings Multimorbidität, so können die reduzierten funktionellen Kapazitäten und Reserven im Rahmen des physiologischen Alternsprozesses für

Tabelle 2 Physiologisches Altern bei über 75jährigen im Vergleich zu 30jährigen (=100 %)

Gesamtkörperwasser	82 %
Muskelmasse	70 %
Mineralgehalt der Knochen Frauen	70 %
Mineralgehalt der Knochen Männer	85 %
Gehirngewicht	56 %
Grundstoffwechsel	84 %
maximale Dauerleistung	70 %
maximale kurzfristige Spitzenleistung	40 %
Regulationsgeschwindigkeit des Blut-pH	17 %
Herzschlagvolumen in Ruhe	70 %
Nieren-Plasmafluss	50 %
Vitalkapazität	56 %

nunmehr notwendige Kompensationsprozesse an ihre Grenzen kommen. Dies erklärt unter anderem auch häufigere Empfindlichkeiten für Nebenwirkungen (z. B. Verwirrtheit nach Antidepressiva, Opiaten).

Pharmakokinetik und Pharmakodynamik im Alter

Physiologische und pathologische Alternsprozesse haben unter Umständen erhebliche Einflüsse auf die Pharmakokinetik, das heißt die Resorption, die Verteilung und Elimination eines Medikamentes. Aufgrund einer verminderten Säureproduktion des Magens kann insbesondere die Resorption von sauren oder basischen Pharmaka beeinflusst werden. Mit dem Alter nimmt die Peristaltik des Gastrointestinaltraktes generell ab, was ebenso Einfluss auf die Resorptionsgeschwindigkeit hat. Es besteht eine verzögerte Magenentleerung, eine verlängerte gastrointestinale Transitzeit, eine verkleinerte Resorptionsfläche im Dünndarm, eine verminderte gastrointestinale Durchblutung und eine verminderte aktive Transportkapazität der Darmschleimhaut.

Auch das Ausmaß einer präsystemischen Elimination durch First-Pass-Metabolisierung in der Darmwand oder Leber kann alternsbedingt Veränderungen unterworfen sein. Für Arzneimittel wie zum Beispiel Kobalamin, Eisen, Flurazepam, Folsäure, Levodopa oder Thiamin ist eine Verzögerung der Resorption oder verminderte Bioverfügbarkeit bekannt. Eine erhöhte Bioverfügbarkeit findet sich demgegenüber zum Beispiel für Amitriptylin, Ciprofloxacin, Desipramin, Imipramin, Lidocain, Metronidazol, Nicardipin, Nifedipin, Omeprazol, Ondansetron, Propanolol und Trazodon [2].

Die Verteilung kann mit dem Alter durch Abnahme der Muskelmasse, relative Zunahme des Fettanteils, durch die Verminderung der Zell- und Eiweißbindung, durch Veränderungen der Affinität von Rezeptoren oder sonstigen Bindungsstellen im Gewebe beeinflusst sein. Auch eine veränderte Plasma-Eiweiß-Bindung kann in gewissen Grenzen die Verteilungsphase beeinflussen. Die klinische Relevanz dieser Einflussgröße ist im Allgemeinen eher von untergeordneter Bedeutung.

Beispiele hierfür sind in der Literatur Acetazolamid, Carbenoxolon, Ceftriaxon, Clomethiazol, Diazepam, Phenytoin, Salicylsäure, Theophyllin, Thiopental, Tolbutamid, Valproinsäure, Warfarin, Zimeldin, bei denen die Eiweißbindung vermindert ist. Dem gegenüber findet sich eine erhöhte Plasma-Protein-Bindung bei Chlorpromazin, Lidocain, Maprotilin und Propranolol [2].

Die Biotransformation von Arzneistoffen vollzieht sich überwiegend in der Leber. Mit Alternsprozessen nimmt die Leberperfusion ab. Für die meisten überwiegend hepatisch eliminierten Pharmaka sind Alternsprozesse der Leber vergleichsweise wenig relevant, sofern ein extraktions- und nicht perfusionslimitierter hepatischer Metabolismus besteht. Hilfreich kann ein Therapeutisches Drug Monitoring oder eine Genotypisierung bei Pharmaka mit bekannten Polymorphismen metabolisierender Enzyme („schnelle" und „langsame" Metabolisierer) sein.

Von großer praktischer Bedeutung für die Pharmakotherapie ist die Nierenfunktion des alten Menschen bei überwiegend renal eliminierten Pharmaka. Mit dem physiologischen Altern nimmt die Kreatinin-Clearance ab, ohne dass sich das Ausmaß des Rückgangs am Serum-Kreatinin ablesen lässt. Deshalb ist die Gefahr groß, dass eine Einschränkung der Nierenfunktion beim alten Menschen nicht rechtzeitig erkannt oder fehleingeschätzt wird. Ein Aufrechterhalten einer suffizienten renalen Elimination setzt eine ausreichende Flüssigkeitszufuhr voraus. Diese ist gerade beim multimorbiden geriatrischen Patienten wegen der verminderten Durstperzeption häufig nicht gewährleistet. Unterbleibt eine ausreichende Flüssigkeitszufuhr, etwa bei Infekten oder Durchfall, kann der alte Mensch ein prärenales Nierenversagen entwickeln. Bei bereits bestehendem kognitivem Abbau kann es zu zunehmender Verwirrtheit und zunehmender, stationär behandlungsbedürftiger Exsikkose kommen, die unter Umständen durch einen Myocardinfarkt, einen Apoplex oder ein prärenales Nierenversagen kompliziert wird.

Mit den Alternsprozessen kann sich auch die Pharmakodynamik ändern. Es kann zu einer Abnahme der spezifischen Rezeptoren oder zu einer Abnahme ihrer Empfindlichkeit oder der Reagibilität der Zielzellen oder des Zielorgans auf die Pharmakonrezeptorinteraktionen kommen. Die verminderte Ansprechbarkeit des Herzens des alten Menschen auf Atropin wird auf eine Verminderung der Cholinrezeptoren zurückgeführt [2]. Auch bei Adrenorezeptoren findet sich eine verminderte Ansprechbarkeit zum Beispiel auf β-Sympathomimetika, aber auch auf α-Sympathomimetika und α-Sympatholytika [2]. Es wird eine Abnahme von Glykosidrezeptoren am Herzen, D1-Rezeptoren und serotonergen Rezeptoren mit dem Alter angenommen [2]. Demgegenüber scheint die Zahl der Benzodiazepinrezeptoren im Alter, zumindest im Kleinhirn, Hippokampus und Striatum zuzunehmen [2].

Eingriffe in Funktionssysteme des Organismus durch Pharmaka lösen häufig Gegenregulationen aus, die aufgrund von Alternsprozessen abgeschwächt sein können. Ein Beispiel hierfür ist die Wirkung oraler Antidiabetika, die zu verstärkten Hypoglykämien führen können. Eine antihypertensive Medikation führt unter Umständen häufiger zu einer orthostatischen Dysregulation. Flüssigkeitsverluste – zum Beispiel durch Diuretika oder Laxantien – werden wegen der verminderten Durstperzeption nicht oder nicht ausreichend durch vermehrtes Trinken ausgeglichen. Die Temperaturregulation bei Narkose kann beim alten Menschen eingeschränkt sein.

Psychosoziale Aspekte bei der Pharmakotherapie

Mit dem Älterwerden nimmt auch das Risiko des Alleinseins durch Tod des Partners zu [1]. Eine besonders für die Pharmakotherapie bedeutsame ausreichende Versorgung hängt auch vom Grad der Einbindung des alten Menschen in ein soziales Netz ab. Ein ganz besonderes Problem stellt insbesondere ab dem 80sten Lebensjahr die erheblich zunehmende Prävalenz für demenzielle Erkrankungen dar.

Tabelle 3 Ausgewählte Indikatoren der Berliner Altersstudie zur Medikation im Alter

Angaben in %	70–84jährige		85jährige und Ältere	
	Männer	**Frauen**	**Männer**	**Frauen**
Untermedikation	9,3	10,9	17,8	17,1
Übermedikation	15,5	12,4	20,9	15,5
Fehlmedikation	19,4	17,8	10,9	20,9
Mindestens fünf Befunde unerwünschter Arzneimittelwirkung	15,5	22,5	31,0	30,2
Multimedikation (> 5 Medikamente)	34,1	39,5	42,6	35,7

Oft ist es unerlässlich (z. B. bei Vergesslichkeit, Visusminderung, Problemen in der Feinmotorik) Hilfsmittel wie Arzneimitteldispenser einzusetzen oder auch die Hilfe einer Sozialstation in Anspruch zu nehmen. Wie schwierig offenbar eine rationale Pharmakotherapie bei älteren Menschen ist, unterstreicht eine bemerkenswerte Studie über Unter-, Über-, Fehl- und Multimedikation aus der Berliner Altersstudie (Tabelle 4) [4].

Compliance und Nutzen-Risiko-Betrachtung

Studien zeigen, dass etwa 50 % der älteren Patienten ihre Medikamente nicht oder nicht regelmäßig einnehmen, weil sie zum Beispiel überzeugt sind, dass das Medikament nicht von Nutzen ist [2]. Bei einer Pharmakotherapie kommt der Aufklärung des alten Patienten und die Einbeziehung seiner Angehörigen und der Sozialstation, insbesondere bei pflegebedürftigen oder beginnend demenziell erkrankten Patienten, eine ganz erhebliche Bedeutung zu. Darüber hinaus gilt es, sich im Individualfall auf die absolut notwendigen Medikamente zu beschränken, um nicht allein durch eine zu große Zahl an verordneten Medikamenten eine Pharmakotherapie von vornherein zu vereiteln. Das Einnahmeschema sollte möglichst einfach sein und unter Umständen auch Kombinationspräparate berücksichtigen.

Nicht mehr als vier Medikamente gleichzeitig

Unter Geriatern besteht Konsens, dass möglichst nicht mehr als vier Medikamente verordnet werden. Im Einzelfall wird man sich im Wesentlichen an dem mutmaßlichen Zugewinn an Lebensqualität gegenüber den Risiken einer unbehandelten Erkrankung zu orientieren haben. In jedem Fall sollten auch nicht-pharmakologische Behandlungs-

Tabelle 4 Grundregeln für die Pharmakotherapie beim alten Menschen

1. Welche Krankheiten sind unbedingt behandlungsbedürftig? Wurden nicht-pharmakologische Behandlungsansätze geprüft oder versucht?

2. Welche Organfunktionen sind verändert und müssen bei der Auswahl der Medikamente und deren Dosierung berücksichtigt werden?

3. Welche Medikamente nimmt der Patient bereits (auch Selbstmedikation)?

4. Sind bei der Zahl und der Auswahl und Dosierung der zu verordnenden Medikamente eingeschränkte Organfunktionen und mögliche Arzneimittelinteraktionen, aber auch die psychosoziale Situation berücksichtigt?

5. Ist der Patient und/oder seine Angehörigen ausreichend informiert und akzeptiert die Therapie? Ist eine verlässliche Medikamenteneinnahme sicherzustellen? Lassen sich der Patient oder seine Angehörigen motivieren? Ist eine Sicherstellung und Überwachung der Medikamenteneinnahme durch eine Sozialstation erforderlich? Ist eine regelmäßige und ausreichende Flüssigkeitszufuhr und Ernährung (insbesondere bei Diabetikern) sichergestellt?

6. Ist die Einnahmeanweisung für den Patienten verständlich oder braucht er Hilfestellung (z. B. Dispenser)?

7. Erhöht die verordnete Medikation das Sturzrisiko oder begünstigt sie u. U. Verwirrtheitszustände, u. a. bei Exsikkose?

8. Ist ein Follow-up der Pharmakotherapie und das rechtzeitige Intervenieren bei Arzneimittelnebenwirkungen oder -interaktionen durch den verordnenden Arzt sichergestellt?

optionen erwogen werden. Nicht eben einfach ist die Entscheidung bei multimorbiden älteren Menschen, welche Erkrankungen mit welchen und wie vielen Medikamenten behandelt werden sollten. Die Erkenntnislage ist in der Regel unbefriedigend, da viele klinische Studien hohes Alter als ein Ausschlusskriterium haben und auf monokausal erkrankte Patienten und nicht auf multimorbide ausgerichtet sind. Überdies ist Multimorbidität sehr heterogen und unterschiedlich gewichtet. Es gibt Hinweise, dass manche hochbetagte Patienten („Eliten ohne Risikofaktoren") von einer Therapie mehr profitieren als jüngere mit Risikofaktoren. Bei der Zahl der verordneten Medikamente müssen Kompromisse geschlossen werden, die in ganz besonderer Weise die Bedeutung der zu behandelnden Erkrankung, die Verlässlichkeit der regelmäßigen Medikamenteneingabe und das Risiko von unerwünschten Arzneimittelwirkungen und -interaktionen gegeneinander abwägen.

Vorsicht mit dämpfenden Substanzen

Einige typische Komplikationen bei der Pharmakotherapie des alten Menschen sind: Ein erhöhtes Sturz- und Frakturrisiko nach Verordnungen von Diuretika oder zentral dämpfenden Medikamenten wie Schlafmitteln vom Benzodiazepin-Typ. Gerade letztere Medikamente werden leider sehr oft von älteren vereinsamten Patienten vom Hausarzt eingefordert. Eine rationale Pharmakotherapie wird durch ein begrenztes Arzneimittelbudget behindert, das den Einsatz mancher hilfreicher neuerer Arzneimittel, wie zum Beispiel atypische Neuroleptika, Antiparkinsonia und Antidementiva erschwert. Für die Zukunft ist angesichts der demographischen Entwicklung eine rationale Arzneimitteltherapie beim alten Menschen gefordert, die eine risikoreiche und kostensteigernde Multimedikation vermeidet und sich am zu erwartenden Benefit orientiert.

Literatur:

[1] Vierter Bericht zur Lage der älteren Generation in der BRD (2002) Risiken, Lebensqualität und Versorgung Hochaltriger – unter besonderer Berücksichtigung demenzieller Erkrankungen und Stellungnahme der Bundesregierung

[2] Estler CJ (1997) Arzneimittel im Alter. Wissenschaftliche Verlagsgesellschaft, Stuttgart

[3] Sloane PD (1992) Normal aging. In: Hom RJ, Sloane PD (eds). Prim Care Geriatr, Mosby, St. Louis, pp 20–39

[4] Steinhagen-Thiessen E, Borchelt M (1996) Morbidität, Medikamentation und Funktionalität im Alter. In: Mayer KU, Baltes PB (Hrsg) Die Berliner Altersstudie. Akademie-Verlag, Berlin, S 151 ff

Information:

Dieser Artikel ist in der Online-Ausgabe der Ärztekammer Berlin (31. 10. 2003) unter dem selben Titel/Autor erschienen. Für die Genehmigung zur Wiedergabe dieses Artikels sei der Ärztekammer Berlin gedankt.

Ernährung des älteren Menschen

CLAUDIA PETRU, MARGARETE SPRINZ

Weltweit nimmt die durchschnittliche Lebenserwartung zu. In den Industrienationen hat sie sich innerhalb eines Jahrhunderts um 30 Jahre erhöht. Obwohl keine spezielle Altersdiät existiert, ergibt sich aus Altersveränderungen beim Menschen eine Anpassung der Ernährungsweise an die jeweilige Situation (siehe Tabelle 1). Ernährungsbedingte Erkrankungen wie Diabetes Typ II, Hyperurikämie, Osteoporose u. a. manifestieren sich bereits Jahrzehnte vor dem eigentlichen „Altsein" des Menschen. Eine bedarfsgerechte Ernährung im tatsächlichen Alter kann daher nur mehr einzelne Symptome und Beschwerdebilder mindern.

Energiezufuhr

Grundsätzlich sollte man bei Empfehlungen für die Energiezufuhr älterer Menschen zwischen folgenden Altersdekaden unterscheiden:
○ Aktive Senioren im Alter von 55–70 Jahren
○ Senioren vom 70. bis zum 80. Lebensjahr
○ Hochbetagte > 80 Jahren
○ Pflegebedürftige Menschen

Der Energiebedarf des Menschen ist altersabhängig und nimmt mit steigendem Alter ab. Das verlangsamte Stoffwechselgeschehen, die Abnahme der fettfreien Körpermasse und die Abnahme der Muskelmasse, sowie die geänderte Hormonsituation bei Frauen nach der Menopause bewirken eine Senkung des Grundumsatzes [1]. Im Durchschnitt sinkt der Grundumsatz bei alten Menschen um 20 % oder rund 300 kcal pro Tag (siehe Tabelle 2). In der Regel nimmt parallel dazu auch die körperliche Aktivität ab. Der Rückzug aus dem Berufsleben, die Verkleinerung des Haushalts, und eingeschränkte körperliche Belastbarkeit reduzieren den Leistungsumsatz. Gerade hier gibt es auch große individuelle Unterschiede bei älteren Menschen. Deshalb ist es erstrebenswert, den Ernährungszustand von SeniorInnen im Rahmen einer ernährungstherapeutischen Fachberatung zu erfassen um damit möglichst individualisierte Empfehlungen auszusprechen.

Tabelle 1 Mögliche Ursachen veränderter Nahrungsaufnahme im Alter

Physiologische Veränderungen	Konsequenz
Abnahme des Geschmacks- und Geruchsinns	→ Nahrungs- und Flüssigkeitsaufnahme verringert
Abnahme des Appetits	
Abnahme des Durstempfindens	
Rückgang des Grundumsatzes	
Änderung der Hormonsekretion	
Abnahme der aktiven Muskelmasse	
Zunahme des Fettgewebes	
Rückgang der Nierenfunktion	
Körperliche Veränderungen	
Kaubeschwerden	→ Nahrungs- und Flüssigkeitsaufnahme verringert
Schluckstörungen	
Eingeschränkte Mobilität (Arthrosen, Lähmungen etc.)	→ Einkauf und Zubereitung erschwert
Nachlassen der Sehkraft	→ Gefahr lebensmittelhygienischer Probleme
Individuelle Erkrankungen/Therapien	
Operationen	→ Gegebenenfalls spezielle Diät erforderlich
Chronische und akute Darmerkrankungen	→ Bioverfügbarkeit der Nährstoffe reduziert
Osteoporose, Frakturen, Diabetes, Bluthochdruck, Medikamentenkonsum	→ Beeinflussung der Vitaminaufnahme
Geistige Beeinträchtigungen	
Vergesslichkeit	→ Einkauf und Zubereitung der Nahrung erschwert
Nahrungsaufnahme wird vergessen	
Verwirrtheit, Demenz	
Psychosoziale Probleme	
Auf Grund einschneidender Lebensereignisse (z. B. Tod des Partners, Umzug ins Altersheim)	→ Appetit verringert – „Aufwand lohnt sich nicht"
Finanzielle Probleme	→ Ausgaben für Lebensmittel eingeschränkt

Tabelle 2 Energieverbrauch bei Senioren

65 Jahre und älter	Grundumsatz	Körperliche Aktivität	
		bettlägrig	sitzend/gehend
Männer	1410 kcal	ca. 1700 kcal	2300 kcal
Frauen	1170 kcal	ca. 1500 kcal	1900 kcal

Im Unterschied zu den aktiven 60–70jährigen Menschen, die eher mit dem Übergewicht zu kämpfen haben, zeigt sich bei hochbetagten Senioren häufig eine Mangel- oder Unterernährung.

Tabelle 3 Probleme in der Nährstoffversorgung bei alten Menschen (nach Elmadfa 1996)

Nährstoff	Angebot	Maßnahme zur Verbesserung der Nährstoffversorgung
Kohlenhydrate	erniedrigt	↑des Anteils an Vollkornprodukten
Proteine	in Einzelfällen leicht erniedrigt	Beachtung ausreichender Zufuhr fettarmer Milchprodukte
Fette	erhöht	↓des Anteils fettreicher Lebensmittel
Cholesterin	erhöht	↓des Anteils tierischer Lebensmittel
Vitamin D	erniedrigt	↑des Anteils an Vitamin D-reichen Lebensmitteln wie z.B. Fisch
Vitamin E	erniedrigt	↑des Anteils an pflanzlichen Fetten wie z.B. Olivenöl
Vitamin B 2	leicht erniedrigt	↑des Anteils an fettarmen Milchprodukten
Vitamin B6	leicht erniedrigt	↑des Anteils an Vollkornprodukten
Folsäure	leicht erniedrigt	↑des Anteils an grünem (Blatt-) Gemüse
Magnesium	leicht erniedrigt	↑des Anteils an Vollkornprodukten
Kalzium	leicht erniedrigt	↑des Anteils an fettarmen Milchprodukten

Die Ernährung vieler hochbetagter Senioren ist einseitig (siehe Tabelle 3). Diese essen zunehmend weniger Fleisch und Gemüse und entwickeln sich häufig zu sogenannten **Puddingvegetariern.** Alte, alleinstehende Menschen kochen, wenn überhaupt, nur einmal für die ganze Woche vor und wärmen die Speisereste immer wieder auf.

Eine **Unterversorgung** findet man hauptsächlich bei den Vitaminen B1, B2, B6, B 12, D, C, Niacin und Folsäure. Bei Mineralstoffen fehlen vor allem Kalium, Eisen,

Zink, Magnesium und Kalzium. Diese latente Unterversorgung würde durch eine vermehrte Zufuhr von Vollkornprodukten wie Vollkornbrot, Vollreis, Vollkornmehl und
mehr Gemüse einfach zu korrigieren sein (siehe Tabelle 6).

Der **Geschmacks- und Geruchssinn** wird mit zunehmendem Alter schwächer.
Neben möglichen Kaubeschwerden beeinträchtigt auch die reduzierte Speichelsekretion
die Nahrungsaufnahme. Der Speichel ist außerdem zähflüssiger, sodass der Mund
schneller austrocknet. Aus diesem Grund bevorzugen viele Senioren vor allem Speisen,
die wenig gekaut werden müssen, wie z. B. Aufläufe, Suppen, Pürree mit Faschiertem/
Hackfleisch u. ä. Dabei handelt es sich in der Regel um ballaststoffarme Kost, die langfristig zu Obstipation und vor allem zu Mangelernährung führen kann [2].

Um die individuelle Ernährungssituation einschätzen zu können, ist es ratsam,
über mindestens 2 Wochen ein **Ernährungstagebuch** zu führen. Darin sollen alle kon-
sumierten Speisen und Getränke vermerkt werden. Dies hilft dem Hausarzt oder der
Diätassistentin, die jeweilige Ernährungssituation schneller zu erfassen und gezielt
darauf reagieren zu können.

Tabelle 4 Kalziumreiche Lebensmittel (Angabe pro 100g Lebensmittel) und Mineralwässer (adaptiert nach:
Elmadfa/Aign/Muskat „Die große GU Nährwert Kalorien Tabelle" Ausgabe 2004/05)

Lebensmittel		Mineralwässer	
Emmentaler 45 % F.i.T	1029 mg	Mineralwässer - Österreich:	
Parmesan 32 % F.i.T	1178 mg	Thalheimer Mineralwasser	461 mg/l
Edamer 30 % F.i.T	800 mg	Waldquelle Mineralwasser	366 mg/l
Tilsiter 30 % F.i.T	910 mg	Radkersburger Longlife	263 mg/l
Butterkäse 30 % F.i.T	800 mg	Mineralwässer - Deutschland:	
Chesterkäse 50 % F.i.T	752 mg	St. Margarethen Mineral	566 mg/l
Topfen/Quark 20 % F.i.T	85 mg	Römerquelle Niedernau	417 mg/l
Joghurt	120 mg	Rietenauer Mineralwasser	412 mg/l
Vollmilch, Dickmilch	120 mg	Mineralwässer - Schweiz:	
Grünkohl	212 mg	Valser Mineralquelle	436 mg/l
		Passugger Heilwasser	286 mg/l

Kalziumzufuhr

Die maximale Knochenmasse ist mit dem 35. Lebensjahr erreicht. Durch den sinken-
den Östrogenspiegel der Frau im Alter wird der Knochenabbau beschleunigt. Aber
auch die sinkende Absorptionskapazität des Darms im Alter trägt dazu bei, dass die
täglich empfohlene Kalziumzufuhr von 1000 mg /Tag selten erreicht wird. Der Verzehr

kalziumreicher Lebensmittel kann im fortgeschrittenen Alter keine Osteoporose verhindern, aber den Verlauf der Entmineralisierung verlangsamen. Dafür eignen sich fettarme Milchprodukte am besten, da sie neben Kalzium auch Vitamin D für die Verstoffwechselung beinhalten (siehe Tabelle 4).

Flüssigkeitszufuhr

Die empfohlene Flüssigkeitszufuhr eines gesunden älteren Menschen liegt bei 2 Liter täglich (siehe Tabelle 5). Zu einer **unzureichenden** Flüssigkeitszufuhr im Alter können führen:
○ Vermindertes Durstgefühl
○ Mangelnde Trinkgewohnheiten vor allem bei Frauen
○ Angst vor nächtlichen Toilettengängen
○ Harninkontinenz, Wunsch nach geringerer Harnmenge
○ Unfähigkeit, selbst zu trinken

Weiters kann es im Alter zu einem **raschen Flüssigkeitsverlust** kommen durch:
○ Verringerte Konzentrationsfähigkeit der Nieren
○ Hohe Umgebungstemperatur (Sommer, überhitzte Räume)
○ Medikamente (Durchfall, Laxantienabusus, Diuretika)

Tabelle 5 Empfohlene Flüssigkeitszufuhr über den Tag verteilt

Zum Frühstück	2 Tassen Tee oder Kaffee	300 ml
Am Vormittag	2 Gläser Obstsaft mit Wasser (1/2 Saft, 1/2 Wasser)	400 ml
Zum Mittagessen	1 Glas Obst/Gemüsesaft mit Wasser	200 ml
	1 Teller Suppe	150 ml
Am Nachmittag	1-2 Tassen Tee oder Kaffee	150-300 ml
	1 Glas Obstsaft mit Wasser	200 ml
Zum Abendessen	1-2 Tassen Tee	150-300 ml
Am Abend	1 Glas Wein oder Bier (nach ärztlicher Rücksprache)	200 ml
Gesamtflüssigkeit		**2000-2300 ml**

Möglicher Tagesspeise- und Trinkplan
für aktive SeniorInnen

Frühstück: 2 Tassen Milchkaffee mit Zucker, 2 Scheiben Vollkornbrot mit Butter,
      Schnittkäse, Konfitüre/Marmelade

Zwischenmahlzeit: 1 Banane, 1/8 l frischer Orangensaft mit 1/8 l Wasser oder:
      1 Portion Apfel-,Birnen- oder Marillenkompott

Mittagessen: gebratenes/gegrilltes Schweinefilet mit Salzkartoffeln und
      Mischgemüse Vogerlsalat/Feldsalat
      1/4 l Fruchtsaft

Zwischenmahlzeit: Fruchtjoghurt (möglichst selbst zubereitet), Butterkeks,
      1 Glas Wasser oder Tee

Abendessen: 1 Teller Suppeneintopf, 1 Scheibe Vollkornbrot, 1 Glas Fruchtsaft oder Tee
      oder: 2 Scheiben Vollkornbrot mit Schmelzkäse (30g) , 1 Paprika
      1 Glas Fruchtsaft oder Tee

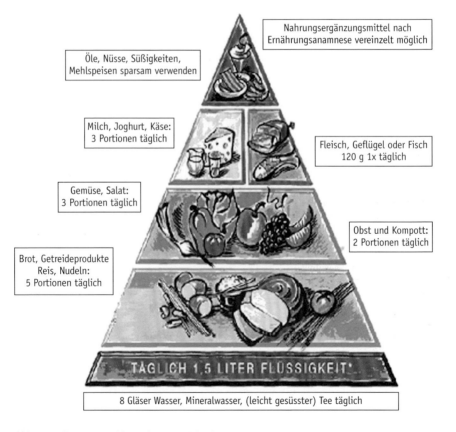

Abb. 1 Ernährungspyramide zur besseren Orientierung

Tabelle 6 Berechnung des Tageskostplans entsprechend den aktuellen Referenzwerten für die Nährstoffzufuhr Deutschland/Österr./Schweiz (DACH; Umschau, Frankfurt/Main, 2000)

Lebensmittel bzw. Speisen	Energie Kcal	Eiweiß Gramm	Fett Gramm	Kohlen-hydrate Gramm	Wasser Gramm	Choles-terin mg
Frühstück	**485**	**18,8**	**18,3**	**60,4**	**299**	**51**
1/8 l Vollmilch für **Kaffee** (1/8l) mit	81	4,1	4,4	6	234	16
10g Zucker	41	-	-	10	-	-
100g **Vollkornbrot** (2 Scheiben)	188	6,5	1	37,9	44	-
10g **Butter** (kleine Portion)	74	0,2	8,3	-	2	24
30g **Käse** 20 bis 40% Fett	74	7,9	4,6	-	16	11
10g **Erdbeerkonfitüre** (Marmelade)	27	0,1	-	6,5	3	-
Zwischenmahlzeit	**190**	**2,8**	**0,5**	**40,9**	**338**	**0**
140g **Banane** (1 Stück)	133	1,6	0,3	29,9	103	-
1/8l **Orangensaft** frisch gepr., 1/8l Wasser	57	1,2	02	11	110	-
Mittagessen	**594**	**34,6**	**22,9**	**60,3**	**596**	**96**
90g **Schweinefilet** gebraten(120g roh,5g Öl)	166	26,3	7,4	-	90	84
200g **Kartoffeln,** 5g Butter	175	3,9	4,4	28,5	165	12
40g **Feldsalat/Vogerlsalat,** 5g Öl,Gewürze	53	0,7	5	0,3	35	-
100g **Mischgemüse** gedünstet (Broccoli, Blumenkohl/Karfiol, Olivenöl, Kräuter)	66	2,7	5,3	1,8	91	-
250g **Fruchtsaft** (Obstsaft)	134	0,8	0,8	29,7	215	-
Zwischenmahlzeit	**359**	**12**	**18,2**	**35,7**	**187**	**17**
25g **Butterkekse** (5 Stück)	120	2,5	5,3	15,5	-	15
Fruchtjoghurt (150g Magerjoghurt, 5g Zucker, 60g Apfel, 20g geriebene Nüsse)	239	9,5	12,9	20,2	187	2
Abendessen	**372**	**8,6**	**7,2**	**66,8**	**508**	**19**
Suppeneintopf (20g Suppennudeln roh, 50g Karotte/Mohrrübe, 50g Porree/Lauch, 30g Sellerie, 5g Öl, 150g Wasser, Gewürze)	144	4,6	5,9	18,3	271	19
50g **Vollkornbrot**	94	3,2	0,5	18,8	22	-
1/4l **Fruchtsaft/Obstsaft**	134	0,8	0,8	29,7	215	-
1/4l **Trinkwasser** über den Tag verteilt	-	-	-	-	250	-
Gesamtsumme	**2000**	**76,8**	**67,1**	**264,1**	**2178**	**183**

D-A-CH

Referenzwerte für die Nährstoffzufuhr Altersgruppe: 65 Jahre und älter weiblich/männlich	1800/ 2300	= 15% der Energie	= 30% der Energie	= 55% der Energie	2000	

Auswärts Essen richtig gemacht

Gerade ältere Menschen sollten durch den Besuch von Gaststätten oder Konditoreien soziale Kontakte pflegen.

Tabelle 7 Auswärts essen

Konditorei:	Empfehlenswert	Nicht empfehlenswert
	Fruchtschnitte/-torte, Obst- oder Topfen/Quarkstrudel, Biskuitroulade, Hefegebäck wie Milch-, Mohnweckerl	Mehlspeisen aus Blätter-,Plunderteig, Cremetorten, Obers als Zugabe
Restaurant:	Fleisch- und Fischspeisen natur gebraten oder gegrillt, Reis, Petersilkartoffeln, Nudeln Gemüse, Salat	Wiener Schnitzel, geback. Fisch oder Gemüse, Pommes frites

Literatur:
[1] Elmadfa I., Leitzmann C. (Hrsg) Ernährung des Menschen 2. Aufl. Ulmer, Stuttgart, S 361–367
[2] Götz M, Rabast U (Hrsg) Diättherapie, 2 Aufl. Thieme, Stuttgart, S 121–124
[3] Moll J, Kandlbauer M (2000) Massive Unternährung im Alter. VitaMinSpur 15, 114–120
[4] Elmadfa, Aign, Muskat (Hrsg)(2004) Die große GU Nährwert Kalorien Tabelle. Gräfe und Unzer

Sport und Bewegung im Alter

A L F R E D   A I G N E R

Die immer grösser werdende Anzahl von Menschen in höherem Alter bedingt in Zukunft einen gesteigerten Bedarf an Pflege- bzw. Betreuungseinrichtungen, da sich im Alter die statistische Wahrscheinlichkeit erhöht, an einer oder sogar mehreren Erkrankungen zu leiden und dadurch in der physischen aber auch psychischen Leistungsfähigkeit beeinträchtigt zu werden. Es ist daher nicht überraschend, wenn in einer schon etwas zurück liegenden Untersuchung [7] 27 Prozent der befragten Personen im Alter von über 65 Jahren gesundheitliche Gründe anführen, warum sie keinen Freizeitsport mehr betreiben. Bemerkenswert ist jedoch die von 73 Prozent der befragten Senioren ge- äusserte Ansicht, dass das Alter an sich schon ein Grund sei, sich körperlich nicht be- sonders zu betätigen. In dieser Hinsicht dürfte sich jedoch ein gewisser Sinneswandel vollziehen, konnten wir doch jüngst in einer eigenen Umfrage, die allerdings an gesundheitsinteressierten Personen beiderlei Geschlechts im mittleren Alter von 58 Jahren erhoben wurde, feststellen, dass lediglich 31 Prozent der Personen über dem 60. – 75. Lebensjahr von sportlichen Aktivitäten keinen gesundheitlichen Nutzen mehr er- warteten, 69 Prozent jedoch eine Altersgrenze für Gesundheitssport verneinten [2]. Viele auf das Alter zurückgeführte Beschwerden sind allerdings nicht primär durch das Alter bedingt, sondern resultieren gemäss dem Disuse-Modell aus einer zu geringen Beanspruchung von Organen mit der Folge von anatomischen Veränderungen und funk- tionellen Einbussen. Auf diese Weise wird ein ciculus vitiosus in Gang gesetzt, durch den die Leistungsfähigkeit immer weiter eingeschränkt wird. So belegen jüngere Unter- suchungen aus Deutschland [25], dass im Alter von 70 bis 79 Jahren rund 75 Prozent keinen Sport mehr betreiben und etwa 60 Prozent der Frauen sowie 50 Prozent der Männer nicht mehr in der Lage sind, drei Stockwerke zu ersteigen. Der Anteil jener Senioren, die in der Woche mehr als zwei Stunden Sport betreiben, beträgt hingegen bei den Männern nur mehr 10 Prozent und 6 Prozent bei den Frauen.

Dennoch setzen ältere Menschen in sportliche Aktivitäten auch Hoffnungen, kommt doch in einer anderen Umfrage [16] zum Ausdruck, dass von den 50–70jähri- gen immerhin 57 Prozent Sport deswegen betreiben, weil er dazu beitragen könne, gesund und leistungsfähig zu bleiben, und 24 Prozent dieser Altersgruppe meinten sogar, dass ihnen Sport auch im Alter noch „Spass" bereite. Auch in der „Bonner Altersstudie" an 60- bis über 85jährigen kommt zum Ausdruck, dass Sport vornehmlich als geeignetes Mittel für das Erlangen von Wohlbefinden, Fitness und Gesundheit angesehen wird [28].

Vor dem Hintergrund der altersassoziierten Leistungseinbussen sind alle kostengünstigen Massnahmen zu fördern, die geeignet sind älteren Mitmenschen ein möglichst hohes Mass an Eigenständigkeit zu bewahren. Diesbezüglich bietet sich die vermehrte Integration körperlicher Aktivitäten in das Alltagsleben sowie ein moderater Freizeitsport an, weil es dadurch gelingen kann, die Abnahme von Organfunktionen zu verzögern, und sich bis ins höhere Alter eine bessere körperliche bzw. psychische Leistungsfähigkeit zu bewahren und von fremder Hilfe unabhängig zu leben. Solche Massnahmen können nicht nur für den Einzelnen oft existentiell wichtig sein, sondern haben auch große allgemeine sozialpolitische Bedeutung.

Moderater Sport kann in verschiedenen Organsystemen wie etwa im Herz-Kreislaufsystem, im Stoffwechsel, in der Blutgerinnung, in der Muskulatur und auch im Skelett vorteilhafte Veränderungen bewirken, und zudem lässt sich dadurch das Immunsystem stimulieren. In den folgenden Absätzen werden diese Effekte auf die Gesundheit und Lebensqualität kurzgefasst dargestellt.

Herz-Kreislaufsystem

Die maximale Leistungsfähigkeit des Herz-Kreislaufsystems nimmt etwa ab dem 30. Lebensjahr um durchschnittlich 10 Prozent pro Dekade ab [34]. Dies bedeutet, dass z. B. ein 65jähriger im Vergleich zu einem 30jährigen eine um 35 Prozent geringere kardiozirkulatorische Leistung erbringen kann, was gleich bedeutend ist mit einer entsprechenden Abnahme seiner Ausdauerfähigkeit. Durch jahrelang betriebenes Ausdauertraining gelingt es jedoch, diesen altersbedingten Leistungsabfall zu verzögern. So ist durch ergospirometrische Untersuchungen belegt, dass etwa 70jährige ausdauertrainierte Personen über eine maximale Sauerstoffaufnahme verfügen, die ungefähr jener eines untrainierten 50jährigen entspricht [15]. Selbst wenn erst im höheren Alter mit einem Ausdauertraining begonnen wird, ist die aerobe Leistungsfähigkeit im Verlauf mehrerer Wochen immer noch deutlich zu steigern und sind Leistungszunahmen bis zu 80 Prozent des Ausgangswertes durchaus möglich [11]. Absolut gesehen sind die Leistungszunahmen älterer Menschen geringer als bei jüngeren, gemessen am Prozentsatz der erzielten Verbesserungen jedoch können 60–70jährige durchaus mit 20–30jährigen Schritt halten (Tabelle1).

Durch längerfristiges Ausdauertraining ist bei Hypertonikern auch im Alter von über 60 Jahren eine klinisch relevante Abnahme des systolischen und diastolischen Blutdrucks zu erzielen, doch ist sie im Mittel etwas geringer ausgeprägt als bei jüngeren Hypertonikern [12].

Tabelle 1 Verbesserungen einiger Leistungsparameter durch ein 12wöchiges Ausdauertraining von 20–30jährigen bzw. 60–70jährigen untrainierten Männern

Parameter	20–30jährige (N = 10)	60–70jährige (N = 12)
Arbeitskapazität (W)	+ 44%	+ 55%
Ventilation (l/min)	+ 35%	+ 33%
max.VO2 (l/min)	+ 29%	+ 38%
Herzfrequenz (Schl./min)	+ 5%	+ 7%
Schlagvolumen (ml)	+ 9%	+ 21%
HMV (l/min)	+ 14%	+ 30%
AVDO2 (%)	+ 14%	+ 6%

Alle Differenzen zu den Ausgangswerten (= 100%) sind signifikant (mindestens $p < 0,05$). Nach Angaben von L. Makrides et al. [21].

Insgesamt bewirken aerobe sportliche Aktivitäten nicht nur eine generelle Leistungssteigerung, sondern senken auch den Sympathikotonus, wodurch Alltagsbelastungen für das Herz-Kreislaufsystem mit einem wesentlich geringeren Einsatz zu bewältigen sind. Damit verbunden ist eine Abnahme der Morbidität und Mortalität an koronarer Herzkrankheit [29], sowie eine Reduzierung der Häufigkeit von belastungsinduzierten schwerwiegenden Herzrhythmusstörungen. So liegt das relative Risiko für den plötzlichen Herztod bei körperlich aktiven gegenüber inaktiven Personen insgesamt um 40 Prozent niedriger, wobei der Unterschied während intensiver Belastungen besonders deutlich wird [35,36].

Stoffwechsel

Im Alter nimmt die Inzidenz von Hyperlipidämien und Diabetes mellitus zu, wofür als Ursache häufig ein Übergewicht aufgrund körperlicher Inaktivität zu finden ist. Eine umfassende Therapie dieser bedeutsamen Risikofaktoren für die koronare Herzkrankheit und arterielle Hypertonie schliesst neben medikamentösen und diätetischen Massnahmen auch körperliche Aktivitäten ein. Im Bereich des Lipidstoffwechsel können durch ausdauerorientierte körperliche Aktivitäten moderater Intensität, wie sie üblicherweise im Gesundheitssport praktiziert werden, die Serumspiegel von Triglyzeriden und LDL-Cholesterin reduziert werden [4]. Für eine merkliche Zunahme des HDL-Cholesterins sind jedoch etwas höhere Trainingsumfänge und Intensitäten um 65–80 Prozent der maximalen O_2-Aufnahme nötig [18] und Gesamtcholesterin nimmt erst durch langfristig durchgeführten Ausdauersport ab [4].

Im Zuckerstoffwechsel führt Ausdauertraining zu einer verbesserten Insulinsensitivität [24], da auf einem nicht insulinabhängigen Weg die Expression von GLUT 4, dem Transporteiweiss für Glukose durch die Wand der Myozyten, gesteigert wird, wodurch vermehrt Glukose inkorporiert werden kann [10,14]. In diesem Zusammenhang kommt einer adäquaten Muskelmasse große Bedeutung zu, stellt doch die Muskulatur das größte stoffwechselaktive Organ des Menschen dar [20]. Wird daher neben dem Ausdauertraining noch zusätzlich ein Krafttraining ausgeführt, ist über eine Zunahme der Muskelmasse eine weitere Verbesserung der Stoffwechsellage zu erzielen.

Muskulatur

Die maximale Muskelkraft des Erwachsenen erreicht bei Frauen um das 16. Lebensjahr bei Männern um das 18. Lebensjahr einen individuellen Höchstwert, der bis in die mittleren 30er-Jahre ungefähr gleich bleibt und dann entsprechend der Reduzierung der Muskelfasern kontinuierlich abnimmt [15]). Dieser physiologische Regressionsprozess, von dem besonders die schnellen Typ-II-Fasern betroffen sind, lässt sich durch Krafttraining verzögern und dadurch die Muskelkraft bis in höhere Altersstufen auf einem ansprechenden Niveau halten. Selbst bei Hochbetagten gelingt eine merkliche Verbesserung einer bereits veminderten Kraft, was sich bei Belastungen im Alltag sehr positiv auswirkt [9]. Zudem gelingt durch Kraftübungen auch ein Ausgleich eventuell vorhandener muskulärer Dysbalancen und eine Verbesserung der Bewegungs-

Tabelle 2 Weltbestzeiten von Senioren in Ausdauer- und Schnelligkeitsdisziplinen

Disziplin	Männer	Frauen
10.000-m-Lauf		
Weltrekord	26:22 min	29:31 min
> 50jährige	30:56 min	34:15 min
> 60jährige	34:13 min	39:30 min
> 70jährige	38:30 min	47:22 min
100-m-Lauf		
Weltrekord	9,78 sec	10,49 sec
> 50jährige	10,95 sec	13,11 sec
> 60jährige	11,70 sec	13,90 sec
> 70jährige	12,90 sec	15,30 sec

Nach H.-H. Dickhuth [6]

sicherheit, womit wiederum eine Verminderung des Sturzrisikos verbunden ist. Ähnlich wie es unter Seniorensportlern im Ausdauerbereich hervorragend leistungsfähige Personen gibt, sind auch von Schnelligkeitsdisziplinen, die unter anderem von der Maximalkraft abhängen, herausragende Leistungen berichtet worden [6,17] (Tabelle 2). Solche Spitzenleistungen sind jedoch nicht das Ziel des gesundheitsorientierten Alterssports, ihre Erwähnung soll nur beleuchten, welche hervorragenden Ergebnisse alte Personen durch entsprechendes Training erreichen können.

Beweglichkeit

Unter Beweglichkeit ist die Fähigkeit zu verstehen, Bewegungen in den Gelenken mit größtmöglicher Amplitude ausführen zu können. Diese sportmotorische Grundeigenschaft nimmt bereits ab etwa dem 15. Lebensjahr wieder ab, wenn sie nicht besonders geübt wird [1], doch sind stärkere Einbussen bei gesunden Personen meist erst im 6. Lebensjahrzehnt zu erwarten. Wie wichtig ein entsprechender Bewegungsumfang in den Gelenken auch für die Bewältigung von Alltagsbelastungen ist, braucht nicht näher erwähnt zu werden. Durch täglich ausgeführte aktive und/oder passive Übungen inclusive Dehnen gelingt es jedoch, sich bis in ein hohes Alter ein gutes Maß an Beweglichkeit zu bewahren.

Skelettsystem

Die Osteoporose ist im fortgeschrittenen Lebensalter eine weit verbreitete Erkrankung, die nicht nur Frauen nach der Menopause, sondern auch Männer betrifft. Der Verlust an Knochenmasse mit Rarefizierung der Knochenstruktur führt schliesslich zur Fraktur verbunden mit statischen Beschwerden und vielfachen Schmerzen. Körperliche Aktivitäten – besonders gewichtsbelastende – bewirken eine höhere Knochenmasse bzw. einen höheren Kalziumgehalt des Körpes und sollten daher schon von Jugend an als Präventionsmassnahme gegen den Knochenschwund im Alter ausgeführt werden [5,19,23,30,37,40]. Für Senioren stellen daher Kraftübungen mit Druckeinwirkung auf den Knochen z. B. auch in Form des Tanztrainings ein probates Mittel dar, zusätzlich zu medikamentösen Maßnahmen der Entwicklung bzw. dem Fortschreiten der Osteoporose entgegen zu wirken [33].

Immunsystem

Bei älteren Menschen sind Granulozyten und Monozyten deutlich weniger mobilisierbar als bei jungen, sodass selbst bei schweren Infektionen oft nur eine geringe Leukozytose beobachtet wird. Phagozytose und intrazelluläre Abtötung von Bakterien durch neutrophile Granulozyten sind beeinträchtigt und auch die T-Lymphozyten zeigen Funktionseinbussen. Wie günstig körperliches Training dem entgegen wirken kann, lässt sich am Beispiel der Erkrankungshäufigkeit im Bereich der oberen Atemwege zeigen, die durch moderates Ausdauertraining merklich eingeschränkt werden kann. Für diesen Effekt ist jedoch offensichtlich ein jahrelanges Training notwendig [3,26,27].

Die Verbesserung der immunologischen Situation durch körperliche Aktivitäten dürfte auch dafür verantwortlich sein, dass in einer Studie an über 60jährigen Männern, die täglich mehr als 3,2 km gegangen sind, nicht nur wie erwartet das Todesfallrisiko für Koronargefässerkrankungen und apoplektischen Insult signifikant gegenüber sportlich nichtaktiven Personen vermindert war, sondern auch das Todesfallrisiko für Karzinome [13]. Dies kommt nicht gänzlich überraschend, sind doch positive Einflüsse körperlichen Trainings auf immunologische Mechanismen der Tumorabwehr bekannt [38,39].

Pulmonale Erkrankungen

Bei älteren Menschen ist mit einer erhöhten Inzidenz von obstruktiven (chronische Bronchitis, Emphysem) bzw. restriktiven Lungenerkrankungen (Fibrosen etc.) zu rechnen. Sportliche Aktivitäten sind bei diesen Erkrankungen zwar nicht kurativ wirksam, sie können jedoch die reduzierte Leistungsfähigkeit verbessern und damit zu einer leichteren Bewältigung der Alltagsbelastungen beitragen. Es ist jedoch zu beachten, dass bei jeder Exazerbation des entzündlichen Prozesses, bei manifester Diffusionsstörung und bei Cor pulmonale Sport kontraindiziert ist.

Gedächtnis

Im Alter stellt die Einschränkung der Gedächtnisleistung ein bekanntes Problem dar. Dem kann durch sportliche Aktivitäten entgegen gewirkt werden, wie in einer Untersuchung an Personen im Alter zwischen 60 und 76 Jahren nachgewiesen werden konnte. Durch ein 2 mal pro Woche durchgeführtes aerobes Training von jeweils 45 Minuten war nämlich im Verlaufe von 2 Monaten eine ebenso deutliche Verbesserung der Gedächtnisleistung zu erzielen wie mit einem mentalen Training [8]. Die besten Ergebnisse wurden jedoch durch die Kombination beider Trainingsformen erzielt.

Psyche

Neben seinen günstigen physiologischen Wirkungen werden regelmässig betriebenem Sport auch positive Einflüsse auf die psychische Verfassung des Menschen zugeschrieben. So werden durch sportliche Aktivitäten eine Verbesserung von sozialen Kontakten, eine Steigerung des Wohlbefindens sowie eine Hebung des Selbstwertgefühls und des Selbstvertrauens beobachtet und umgekehrt werden depressive Verstimmungen, Angst, Spannungsgefühle und Stressempfinden vermindert. Für Gesunde wirkt Sport diesbezüglich als Präventionsmassnahme, für Personen mit milden bis mässiggradigen Symptomen von Angst und Depression hingegen kann er vergleichbar mit einer Psychotherapie als eine Art Therapeutikum eingesetzt werden [32].

Die wichtigsten vorteilhaften Auswirkungen körperlichen Trainings auf die verschiedenen Organsysteme sowie deren Funktion und die dazu nötigen Trainingsformen sind in Tabelle 3 zusammengefasst. Die Aufteilung der zur Verfügung stehenden wöchentlichen Gesamttrainingszeit sollte derart erfolgen, dass etwa 60 Prozent für Ausdauerübungen aufgewendet werden, rund 30 Prozent für die Entwicklung von Kraft

Tabelle 3: Nützliche Effekte körperlichen Trainings für die Gesundheit

	Trainingsform	Wirkungen
Herz-Kreislaufsystem	aerobes Training	Infarktrisiko↓ Progression der Koronarsklerose↓ art. Hypertonie↓ kardiale Leistungsfähigkeit↑
Lunge	aerobes Training	Leistungsfähigkeit bei COPD↑ Infektanfälligkeit bei COPD↓
Skelettsystem	Krafttraining Krafttraining und aerobes Training	Inzidenz und Ausmass der Osteoporose↓ Schmerzen bei Osteoarthrose↓
Immunsystem	aerobes Training	Immunkapazität↑ Infektanfälligkeit↓
Zentralnervensystem	aerobes Training	kognitive Leistung↑ Schlafstörungen ↓ (?)
Psyche	aerobes Training und Krafttraining	Depressionsanfälligkeit↓ Angst↓ soziale Kontakte↑ Selbstwertgefühl↑
Alltagsleben	aerobes Training und Krafttraining Balancetraining	allgemeine Leistungsfähigkeit↑ Selbstständigkeit↑ Sturzrisiko↓

COPD = chronisch obstruktive Lungenerkrankungen.↑ Verbesserung, ↓Abnahme.Modifiziert nach C. Marburger et al. [22].

und Kraftausdauer sowie 10 Prozent für Beweglichkeitsübungen. Ausdauertraining sollte bei älteren Personen grundsätzlich nach den Ergebnissen einer Ergometrie gestaltet werden. So kann nicht nur die zweckmässige Belastungsintensität ermittelt werden, sondern erlaubt die Registrierung des Belatungs-EKG'S die Erfassung von Rhythmusstörungen sowie Zeichen einer eventuellen koronaren Minderperfusion und die gleichzeitige Blutdruckmessung lässt gefährliche Situationen in Folge eines überhöhten Blutdruckanstieges erkennen. Für ein effektives Ausdauertraining reicht bei untrainierten alten Personen zügiges Gehen mit 5–6 km/h an 3 Tagen der Woche, wofür methodisch auch Nordic-Walking gewählt werden kann. Die Dauer einer solchen Belastung sollte mindestens 10–15 Minuten betragen und kann mit zunehmender Leistungsfähigkeit zeitlich ausgedehnt werden.

Für ein entsprechendes Muskelaufbautraining älterer Personen ist zu empfehlen, dass an mindestens 2 Tagen der Woche die wichtigsten Muskelgruppen bearbeitet werden, wobei das Belastungsgewicht so zu wählen ist, dass für jede Muskelgruppe ein Satz mit 10–15 Wiederholungen möglich ist [31], doch darf dabei kein unwillkürlicher Pressdruck auftreten. Steht das Training der Kraftausdauer im Vordergrund, ist das zu bewältigende Gewicht so weit zu reduzieren, dass mindestens 20 Wiederholungen ausgeführt werden können, bevor die betätigte Muskulatur ermüdet. Die Beweglichkeitsschulung durch gymnastische Übungen ist unter Vermeidung ruckartiger Bewegungen möglichst täglich auszuführen und sollte besonders die Wirbelsäule, die Schultern und Hüftgelenke einbeziehen.

Empfiehlt man alten/älteren Personen körperliche Aktivitäten, so ist zu bedenken, dass nicht alle Sportarten für Senioren gleich gut geeignet sind. Als besonders

Tabelle 4 Eignung verschiedener Sportarten für Senioren

Geeignete Sportarten

Wandern, Bergwandern, zügiges Spazierengehen, Nordic Walking, Dauerlauf, Waldlauf, Skilanglauf, Skiwandern, Radfahren*, Wanderrudern*, Schwimmen (speziell Seitenschwimmen), Gymnastik, Tanzen, Golf, moderater Fitnesssport.

Bedingt geeignete Sportarten

Sportspiele (Fußball, Handball, Volleyball, Basketball).
Rückschlagspiele (Tennis, Tischtennis, Badminton/Federball).
Technische Disziplinen (Turnen, alpiner Skilauf, Reiten, Kegeln/Bowling).

Nicht geeignete Sportarten

Alle schwerathletischen Disziplinen und sonstige mit grossem Kraft- und/oder Schnellkrafteinsatz verbundene Sportarten.

*) Cave Kraftkomponente, keine Pressatmung! Bei allen Sportarten sind eventuelle orthopädische Einwände zu beachten.

geeignet erweisen sich mit moderater Intensität ausgeführte aerobe Belastungen. Daneben gibt es Sportarten, die für alte/ältere Personen nur bedingt geeignet sind, wobei die Grenzen zwischen „geeignet" und „bedingt geeignet" fliessend sind. So bereiten etwa Sportspiele wie Fußball, Handball etc. für geübte Senioren keine Schwierigkeiten, für Anfänger besteht jedoch eine erhöhte Gefahr von Überforderungen und/oder Verletzungen. Ähnlich verhält es sich mit Tennis, Tischtennis oder dem alpinen Skilauf. Zu den für Senioren nicht geeigneten Sportarten zählen alle schwerathletischen Disziplinen und sonstige mit großem Kraft- und/oder Schnellkrafteinsatz verbundene Belastungen (Tabelle 4).

Die Vielzahl der vorteilhaften Effekte, die durch sportliche Aktivitäten im Alter ausgelöst werden, ermöglichen eine bessere Bewältigung der Alltagsanforderungen und führen auf diese Weise zu einer gesteigerten Lebensqualität. Wenn etliche ältere Personen daneben noch hervorragende Leistungen in Seniorenwettkämpfen erbringen können, ist dies ein zusätzlicher erfreulicher Aspekt, jedoch in der Regel nicht das primäre Ziel des Alterssports.

Literatur:

[1] Aigner A (1988) Koordination und Flexibilität. In: Prokop L (Hrsg) Frauensportmedizin. Hollinek, Wien, 199–210

[2] Aigner A (2003) Nicht veröffentlichte Untersuchungsergebnisse

[3] Akimoto A, Kumai Y, Akama T, Hayashi E, Murakami H, Soma R, Kuno S, Kono I (2003) Effects of 12 months of exercise training on salivary secretory IgA levels in elderly subjects. Brit J Sports Med 37: 76–79

[4] Berg A, Keul J (1980) Körperliche Aktivität bei Gesunden und Koronarkranken. Witzstrock, Baden-Baden

[5] Blumenthal JA, Emery CF, Madden DJ, Schniebolk S, Riddle MW, Cobb FR, Higginbotham M, Coleman RE (1991) Effects of exercise training on bone density in older men and women. J Am Geriatr Soc 39: 1065–1070

[6] Dickhuth HH (2004) Genetik und Grenzen der menschlichen Leistungsfähigkeit. Leistungssport 2004, 34: 5–11.

[7] EMNID-Institut (1972/73) Freizeit- und Breitensport. Bielefeld

[8] Fabre C, Chamari K, Mucci P, Massé-Biron J, Préfaut C (2002) Improvement of cognitive function by mental and/or individualized aerobic training in healthy elderly subjects. Int J Sports Med 23: 415–421

[9] Fiatarone MA, O'Neill EF, Ryan ND, Clements KM, Solares GR, Nelson ME, Roberts SB, Kehayias JJ, Lipsitz LA, Evans WJ (1994) Exercise training and nutritional supplementation for physical frailty in very elderly people. New Engl J Med 330: 1769–1775

[10] Goodyear LJ, Kahn BB (1998) Exercise, glucose transport, and insulin sensitivity. Ann Rev Med 49: 235–261

[11] Haber P, Höniger B, Klicpera M, Niederberger M (1984) Effects in elderly people 67–76 years of age of three-month endurance training on a bicycle ergometer. Eur Heart J 5: Suppl E, 37–39

[12] Hagberg JM, Park JJ, Brown MD (2000) The role fo exercise training in the treatment of hypertension. Sports Med 30: 193–206

[13] Hakim AA, Petrovitch H, Buchfiel CM, Ross GW, Rodriguez BL, White LR, Yano K, Curb JD, Abbott RD (1998) Effects of walking on mortality among nonsmoking retired men. New Engl J Med 338: 94–99

[14] Hayashi TJ, Wojtaszewski FP, Goodyear LJ (1997) Exercise regulation of glucose transport in skeletal muscle. Am J Physiol 273: E1039–E1051

[15] Hollmann W, Hettinger T (1980) Sportmedizin – Arbeits- und Trainingsgrundlagen. Schattauer, Stuttgart

[16] Holzweber F (1979) Seniorensport in Österreich. Öst J Sportmed 9 (3): 37–40
[17] Korhonen MT, Mero A, Suominen H (2003) Age-related differences in 100-m sprint performance in male and female master runners. Med Sci Sports Exerc 35: 1419–1428
[18] Kraus WE, Houmard JA, Duscha BD, Knetzger KJ, Wharton MB, McCartney JS, Bales CW, Henes S, Samsa GP, Otvos JD, Kulkarni KR, Slentz CA (2002) Effects of the amount and intensity of exercise on plasma lipoproteins. New Engl J Med 347: 1483–1492
[19] Kriska AM, Black Sandler B, Cauley JA, Laporte RE, Hom DL, Pambianco G (1988) The assessment of historical physical activity and its relation to adult bone parameters. Am J Epidemiol 127: 1053–1063
[20] Lemmer JT, Ivey FM, Ryan AS, Martel GF, Hurlbut DE, Metter JE, Fozard JL, Fleg JL, Hurley BF (2001) Effect of strength training on resting metabolic rate and physical activity: age and gender comparisons. Med Sci Sports Exerc 33: 532–541
[21] Makrides L, Heigenhauser GFJ, Jones NL (1990) High-intensity endurance training in 20- to 30- and 60- to 70-yr-old healthy men. J Appl Physiol 69: 1792–1798
[22] Marburger C, Hauer K, Schlierf G, Oster P (1997) Körperliches Training in der Geriatrie. Dtsch Med Wochenschr 122: 1560–1563
[23] Markus R, Drinkwater B, Dalsky G, Dufer J, Raab D, Slemenda C, Snowharter C (1992) Osteoporosis and exercise in women. Me. Sci Sports Exerc 24: 301–307
[24] Mayer-Davis EJ, D'Agostino R, Karter AJ, Haffner SM, Revers MJ, Saad M, Bergman RN (1998) Intensity and amount of physical activity in relation to insulin sensitivity. JAMA 279: 669–674
[25] Mensink GBM (2002) Körperliches Aktivitätsverhalten in Deutschland. In: Samitz G, Mensink GBM (Hrsg) Körperliche Aktivität in Prävention und Therapie. Marseille München, 35–44
[26] Nieman DC, Henson DA, Gusewitch G, Warren BJ, Dotson RC, Butterworth DE, Nehlsen-Cannarella SL (1993) Physical activity and immune function in elderly women. Med Sci Sports Exerc 25: 823–831
[27] Nieman DC, Miller AR, Henson DA, Warren BJ, Gusewitch G, Johnson RL, Davis JM, Butterworth DE, Nehlsen-Cannarella SL (1993) Effect of high- vs moderate-intensity exercise on natural killer cell activity. Med Sci Sports Exerc 25: 1126–1134
[28] Pache D (1997) Attitudes of elderly towards health, physical activities and sports. In: Huber G (ed) Health aging, activity and sports. Gamburg, 400–408
[29] Paffenbarger RS, Hyde RT, Wing AL, Hsieh CC (1986) Physical activity, all cause mortality and longevity of college alumni. New Engl J Med 314: 605–613
[30] Platen P (1995) Mobilität, Fitness und Osteoporoseentstehung. Körperliche Belastung und Knochenmasse. Dtsch Z Sportmed 46: 48–56
[31] Pollock ML, Franklin BA, Balady GJ, Chaitman BL, Fleg JL, Fletcher B, Limacher M, Piña IL, Stein RA, Williams M, Bazzarre T (2000) Resistance exercise in individuals with and without cardiovascular disease. Circulation 101: 828–833
[32] Raglin JS (1990) Exercise and mental health. Sports Med 9: 323–329
[33] Reginster J (1996) Harmonization of clinical practice guidelines for the prevention and treatment of osteoporosis and osteopenia in Europe. A difficult challenge. Calcif Tissue Int. 59: 24–29
[34] Rost R, Hollmann W (1982) Belastungsuntersuchungen in der Praxis. Thieme, Stuttgart New York
[35] Sicovick DS, Weiss NS, Fletcher RH, Lasky T (1984) The incidence of primary cardiac arrest during vigorous exercise. New Engl J Med 311: 874–877
[36] Sicovick DS, Weiss NS, Fletcher RH, Schoenbach VJ, Wagner EH (1984) Habitual vigorous exercise and primary cardiac arrest: effect of other risk factors on the relationship. J Chron Dis 37: 625–631
[37] Slemenda CW, Miller JZ, Hui SL, Reister TK, Johnston CC (1991) Role of physical activity in the development of skeletal mass in children. J Bone Miner Res 6: 1227–1233
[38] Woods JA, Davis JM, Mayer EP, Ghaffar A, Pate RR (1993) Exercise increases inflammatory macrophage antitumor cytotoxicity. J Appl Physiol 75: 879–886
[39] Woods JA, Davis JM, Mayer EP, Ghaffar A, Pate RR (1994) Effect of exercise on macrophage activation for antitumor cytotoxicity. J Appl Physiol 76: 2177–2185.
[40] Zylstra S, Hopkins A, Erk M, Hreshchyshyn MM, Anbar M (1989) Effect of physical activity on lumbar spine and femoral neck bone densities. Int J Sports Med 10: 181–186

Umweltbedingte Gefährdungen der Lebensqualität im Alter

Darstellung anhand des primärpräventiven geragogischen Generationenprojekts „Ein Schritt ins Alter"

Christa Erhart, Susanne Schinagl, Peter Erhart

Im Jahr 2002 wurden zwei bedeutsame internationale Instrumente für die Seniorenpolitik [1] verabschiedet, die auf die Herausforderungen der demographischen Situation eingehen.

○ Der internationale Aktionsplan von Madrid über das Altern und die politische Erklärung über das Altern. Angenommen bei der UN Weltversammlung über das Altern in Madrid (8.–12. April 2002) sowie

○ die Regionale Umsetzungsstrategie des internationalen Aktionsplanes über das Altern in der ECE Region und die Berliner Ministererklärung „Eine Gesellschaft für alle Lebensalter in der UNECE Region", angenommen bei der ECE Ministerkonferenz in Berlin (11.–13. September 2002)

Zentrale Themen und Handlungsempfehlungen sind in drei vorrangige Aktionsrichtungen zusammengefasst:

1. Ältere Menschen und Entwicklung
2. Förderung von Gesundheit und Wohlbefinden bis ins hohe Alter
3. Schaffung eines förderlichen und unterstützenden Umfelds.

Die Aktionsrichtungen greifen Defizite auf, die mit einem hohen umweltbedingten Gefährdungspotenzial für den alten Menschen behaftet sind. Die Ziele stellen zum Teil Grundbedürfnisse dar, die selbst im westlichen Kulturkreis nach jahrzehntelangem Reichtum ignoriert wurden. Sie fordern eine aktive Gerontologie mit dem Ziel der Gestaltung der Lebenslage [19] alter Menschen ein.

Somit wird nicht nur der geriatrisch Tätige, sondern die gesamte Gesellschaft in die Pflicht genommen, über intensive bewusstseinsbildende Maßnahmen, Aufklärung und Lehre sowie strukturverändernde Maßnahmen und Umschichtung der Ressourcen Verbesserungen zu erreichen.

Für diese Ziele wird schon lange gekämpft. So argumentierte Bergener [4] bereits 1985 *"Taking gerontology as a model, a decisive alteration could and should take place to end the tyranny of a synthetic heuristic which predominates in all thinking throughout our occidental civilization. I am convinced that the clarification of gerontology's inner legitimacy depends very much on whether this change in our way of thinking really can be achieved. Otherwise gerontology may come to be regarded as a short-lived, pseudo-scientific fire fuelled by fashionable words and phrases. Modesty and critical reserve seem to be called for in order to establish true inner legitimacy, which is still in question. In addition these characteristics are equally important in further attempts to achieve the outer legitimacy of gerontology as an individual discipline."*

Es sollen einige Punkte, auf welche in dem hier vorzustellenden „primarpräventiven-geragogischen Generationenprojekt" eingegangen wird, diskutiert werden.

Aktionsrichtung 1: Ältere Menschen und Entwicklung
Die Stärkung der Autonomie und Selbstbestimmung älterer Menschen und die Förderung der aktiven Teilnahme werden als wesentliche Bestandteile aktiven Alterns gesehen. Diskussion einiger Ziele:

○ *Anerkennung des sozialen, kulturellen, wirtschaftlichen und politischen Beitrags älterer Menschen.*
○ *Beteiligung älterer Menschen an Entscheidungsprozessen auf allen Ebenen.*
○ *Förderung der aktiven Teilnahme älterer Menschen am gesellschaftlichen, politischen und ökonomischen Leben.*
○ *Zugang zu Wissen und Weiterbildung unter Beachtung der Chancengleichheit sowie dem Aspekt der nutzerfreundlichen Informationen.*
○ *Nutzung des Potenzials und des Sachverstands unter Anerkennung des Wertes der mit dem Alter zunehmenden Erfahrung.*
○ *Sicherstellung der Rechte und des Schutzes alter Menschen.*
○ *Solidarität unter den Generationen: „Wir erkennen an, dass die Solidarität zwischen den Generationen gestärkt werden muss, wobei die besonderen Bedürfnisse sowohl der älteren als auch der jüngeren Menschen zu berücksichtigen sind, und ermuntern die Generationen aufgeschlossen zu sein und aufeinander zuzugehen".*

Die Umsetzung dieser Ziele setzt neben der offenen Begegnung der Generationen ein positives Altersbild, welches einen hohen Einfluss auf das Selbstbild des alten Menschen hat sowie ein Fördern und ein Zulassen der Kompetenzen des alten Menschen voraus. Roman Herzog [17] forderte in seiner Berliner Rede (April 1997) von den Senioren: „Bereit sein zum lebenslangen Lernen (...) In hoch technisierten Gesellschaften ist permanente Innovation eine Daueraufgabe, der auch wir Älteren uns zu stellen haben, und wir müssen lernen, andere Generationen besser zu verstehen". Er gab aber zu bedenken: „Nun, wir Senioren sind bereit Verantwortung zu übernehmen – doch, überträgt die Gesellschaft sie uns auch?"

Differenzierte Lehrprogramme und Kompetenztraining für Senioren, wie auch Programme, die den Jüngeren die Stärken des Alters bewusst machen, müssen breit gestreut angeboten werden.

Aktionsrichtung 2: Förderung von Gesundheit und Wohlbefinden.
Ziele der geriatrischen Medizin werden in den Vordergrund gerückt.
Neben dem uneingeschränkten kurativen Einsatz werden der Prävention, dem Erhalten der selbstständigen Lebensführung, dem Erhalten von Kompetenz und Lebensqualität größtes Interesse gewidmet.
Gesundheit und Wohlbefinden werden klar in Abhängigkeit von einem unterstützenden Umfeld gesehen und die Verantwortung zur Schaffung eines solchen dem Staat zugewiesen.
○ *Verringerung der kumulativen Wirkung von Faktoren, die das Krankheitsrisiko und damit die potenzielle Abhängigkeit im Alter erhöhen.*
○ *Präventivmaßnahmen und Informationskampagnen und Einbeziehung Älterer in die Entwicklung und Gestaltung gesundheitspolitischer Maßnahmen.*
Dies bedeutet für die Geriatrie dass sie, um ihre Outcomekriterien [8] umzusetzen, auch außerhalb ihrer Mauern vor allem primärpräventiv aktiv werden muss.

Krankmachende Faktoren und Interaktionen müssen identifiziert und das Bewusstsein für das daraus resultierende Gefährdungspotenzial in allen drei Generationen aufgebaut werden.

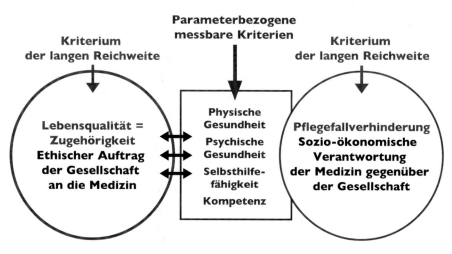

Abb. 1 Outcome-Kriterien der Geriatrie

Aktionsrichtung 3: Schaffung eines förderlichen und unterstützenden Umfeldes.

❍ *Recht aller alten Menschen, in einem Umfeld zu leben, in dem ihre Fähigkeiten ent-*
faltet werden können und aktiv und produktiv zu sein.

❍ *„Verbessertes Angebot von leicht zugänglichen und erschwinglichen Verkehrsmitteln*
für ältere Menschen".

Es wird wiederum der Begriff der Kompetenz als geriatrisches Zielkriterium angesprochen.
Kruse [13] beschreibt Kompetenz als die Fähigkeit zur Aufrechterhaltung oder Wieder-
erlangung eines selbstständigen, aufgabenbezogenen und sinnerfüllten Lebens. Dies
in einer anregenden, unterstützenden, die selbstverantwortliche Auseinandersetzung
mit Aufgaben und Belastungen fördernden Umwelt.

Wie sieht die Umwelt für den alten Menschen aus?

Die derzeitigen Umweltgegebenheiten, die die Lebensphase Alter mit ihren Bedürfnissen und natürlichen Veränderungen mehrheitlich ausblendet, kann sich als Bedrohung für die stetig wachsende Altenbevölkerung auswirken.

Kompetenz im Alter zu beurteilen und zu fördern bedeutet heute, die Inter-
aktionsmöglichkeit eines strukturell und funktionell veränderten, physiologisch Gealter-
ten oder gar Erkrankten in einer „ungebeugten physikalischen Umwelt" zu messen und
an diese anzupassen.

Der Versuch alte Menschen zurechtzubiegen ist zum Scheitern verurteilt.

Statt entsprechende primärpräventive Maßnahmen zu setzen, lassen wir derzeit
jedoch zu, dass der physiologische Alterungsprozess als Schaden (Impairment) wirkt,
dass daraus Handlungs- und Leistungsbeeinträchtigung resultiert, die eine Selbstversorgungsfähigkeit herabsetzt (Disability) und sich das soziale Moment der Behinderung (Handicap) entwickelt.

Wir weisen somit dem physiologischen Alterungsprozess die Rolle einer
Erkrankung mit konsekutiver Behinderung zu.

Eine Unzahl von Veröffentlichungen über Stress [15,16] lehrt uns, dass speziell
psychosozialer Stress effektiv ist und besonders beim alten Menschen schädigende
Reaktionsmuster und strukturelle Veränderungen nach sich ziehen kann. Perlmutter
[20] beschrieb bereits 1987 eindrucksvoll die Alltagssituation des alten Menschen.
"Feeling alarmed, the first step of stress reaction, that normally should help a subject
to adapt and to improve cognitive skills may in individuals who are expecting to fail
cause the exact opposite. They fall into routine unstimulating circumstances, that
promote atrophy for both, physical and mental capacities."

Schon heute zeichnet sich eine überproportionale Zunahme der stressbedingten
Erkrankungen und der Unfallhäufigkeit bei älteren Menschen ab, wodurch die finan-
ziellen und personellen Ressourcen des Gesundheitssystems überfordert werden.

Auch diese Aktionsrichtung erfordert in ihrer Umsetzung Wissensvermittlung über
den Alterungsprozess, die Kompetenzen und Kardinalprobleme des alten Menschen,
sowie die Identifikation und Elimination umweltbedingter „Fallen und Stolpersteine".

Weitere Aktionsempfehlungen des internationalen Aktionsplans sind:

❍ *Eine Positivierung des Altersbildes mit breiter öffentlicher Anerkennung der Autorität, der Weisheit, der Würde, der Besonnenheit, der Produktivität und anderer wichtiger Beiträge des alten Menschen*
❍ *Die Medien zu ermutigen, über stereotype Darstellungen hinauszugehen und die gesamte Vielfalt der Menschheit zu beleuchten*
❍ *Massenmedien zu ermutigen, ein Bild älterer Frauen und Männer, einschließlich älterer Menschen mit Behinderungen, zu vermitteln dass ihre Weisheit, ihre Stärken, ihren Beitrag, ihre Tapferkeit und ihren Einfallsreichtum in den Vordergrund stellt*
❍ *Ein positives Bild des Beitrags älterer Frauen fördern, mit dem Ziel, ihr Selbstwertgefühl zu erhöhen*

Die Bewältigung dieser Forderungen setzt ein gewachsenes Bewusstsein für die Lebensperiode Alter, gegenseitiges Verständnis und gelebte Solidarität voraus und stellt die Basis für die Bereitschaft der Generationen dar, füreinander Verantwortung zu übernehmen.

Demographische Veränderungen und unsere schnelllebige, erfolgsorientierte Welt der Superlative distanzieren die Generationen.

Selbst wenn eine große Anzahl von Studien die hohe Solidarität untereinander herausarbeitet, so hat sich zugleich in den letzten Jahren ein zunehmender Einfluss des wirtschaftlichen Denkens und der Medien, welches das Thema „Renten" als Dauerbrenner und Angstmacher aufbereiten, herauskristallisiert. Tägliche Berichterstattungen und Werbesendungen polarisieren zwischen den „konsumwilligen, billigen Alten" und den als Belastung für die Jungen bilanzierten „teuren Alten".

Der wichtige Bereich für Prägung und Korrektur des Altersbildes, nämlich der der eigenen Erfahrung mit alten Menschen, reduziert sich immer mehr auf Kurzbesuche oder ein zufälliges Zusammentreffen in der Öffentlichkeit. Die Beeinflussung verschiebt sich somit in Richtung Medien und materielle Werte.

Es muss befürchtet werden, dass sich speziell bei Kindern angstbesetzte, negative Altersstereotype einnisten, die später schwer korrigierbar sind. Interessant in diesem Zusammenhang sind Ergebnisse aus der von INFAS im Auftrag des BMFSFJ [17] durchgeführten repräsentativen Umfrage „Zum gegenseitigen Bild der Generationen" (1997), die insgesamt durchaus eine solidarische Haltung reflektieren, auch wenn besonders von den 40–49jährigen befürchtet wird, dass die Konflikte zwischen Jung und Alt größer werden. 71 % stimmten dem Generationenvertrag zu, allerdings von den 14–19jährigen nur 54 %.

Angesichts der demographischen Herausforderung unserer Gesellschaft müssten neben dem Kennen- und Schätzenlernen von Jung und Alt positive Perspektiven wie zum Beispiel das Thema „Notwendige Veränderungen der Lebenswelt" von den Medien mindestens gleichwertig behandelt werden. Das Alter muss als selbstverständliche und gewollte Lebensphase wahrgenommen werden, über deren Besonderheiten man spricht, lehrt und diskutiert. Fließt das Basiswissen über den physiologischen Alterungsprozess, die physiologische Leistungsbreite der Sinnesorgane und die Erfahrung alter Menschen selbstverständlich in Planungen ein, so werden die notwendigen Veränderungen der Umwelt von allen Generationen getragen und wirtschaftliche Interessen gewahrt.

„Um das Fremdbild der älteren Generation zu verbessern, müßten wir uns im Grunde an die mittlere und jüngere Generation wenden, hier informieren, Vorurteile abbauen..." [5]

„Die Verbesserung der Einstellungen gegenüber anderen Gesellschafts- oder Altersgruppen muß systematisch ins Bewußtsein möglichst vieler Menschen gebracht werden." [10]

Auf den Punkt gebracht könnte man die definierten Ziele der beiden internationalen Instrumente als Festschreibung der uneingeschränkten *Zugehörigkeit zum WIR einer Gesellschaft sehen. Wird Lebensqualität in diesem Sinne interpretiert, so wird jegliche Ausgrenzung ausgeschlossen und wertschätzendes Dabeisein, Teil- und Anteilnahme und damit die Befriedigung von Grundbedürfnissen nach den individuellen Möglichkeiten einer Gesellschaft sichergestellt* [7].

Die Diskrepanz zwischen geforderten und erreichbaren Zielen, die Frage an das Gesundheitswesen, wie sich diese Therapieerfolge extramural darstellen und umweltbedingte Gefährdungen des alten Menschen minimiert werden können, erfordert eine klare Verantwortungshaltung des geriatrisch tätigen Arztes. Damit ist ein ganzheitlich medizinisches Denken erforderlich, welches den alten Menschen in seinem realen, gesellschaftlichen und ökologischen Beziehungsgefüge, seinem Erlebensbereich mit Erwartungen und Wertvorstellungen erfasst. Dies erfordert eine aktive Einflussnahme auf alle krankheitsfördernden Lebensbereiche im Sinne einer Interventionsgerontologie [13].

Es gilt, den von Isaaks [12] 1975 definierten Hauptrisiken des alten Menschen einen weiteren „Giganten" der Gefährdung, nämlich den der *„Ignoranz der Gesellschaft für die Bedürfnisse alter Menschen",* hinzuzufügen und Mittel und Wege aufzuzeigen, Bewusstsein für diese erstrebte Lebensphase aufzubauen.

Das ärztliche „Primum non nocere" sollte auch eine Maxime für die Umweltgestaltung werden.

Auf die angeführten Aktionsempfehlungen und Probleme wird in dem bewusstseinsbildenden Projekt „Ein Schritt ins Alter" spezifisch Einfluss genommen.

Primärpräventives, geragogisches Generationenprojekt „Ein Schritt ins Alter"

Die Idee eines Generationenprojekts wurde 1999 geboren und als Beitrag zum „Jahr der älteren Menschen" mit 700 Kindern der vierten Klasse Volksschule in der ersten Ausbaustufe umgesetzt.

Die hohe Akzeptanz des völlig neuartigen simulationsgestützten geragogischen Programms bei Kindern, Lehrern und Eltern ermutigte uns, wie geplant Erwachsene und alte Menschen in das Projekt einzubeziehen. In enger Zusammenarbeit mit dem Verein „Ein Schritt ins Alter" wird nun seit April 2002 an der Universitätsklinik für Geriatrie der Christian Doppler Klinik Salzburg das Gesamtprojekt angeboten.

In zwei Jahren haben ca. 3000 Schulkinder, 300 Kindergartenkinder, 256 Jugendliche und 250 Erwachsene an Workshops, ca. 800 Kinder im Rahmen von öffentlichen Veranstaltungen, sowie ca. 500 ältere Menschen an präventiv orientierten Vorträgen teilgenommen.

Es wurde somit durch diese neuartige *„Generationenschule"* ein Grundstein für „Eine Welt für alle Lebensalter" gelegt.

Projektentwicklung: Dr. Christa Erhart, Susanne Schinagl, Christian Tschepp
Pädagogische Leitung und Projektkoordination: Susanne Schinagl
Wissenschaftliche Projektleitung: Dr. Christa Erhart

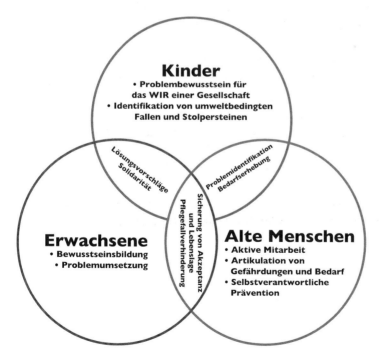

Abb. 2 Die 3 Generationenkreise, Leistungen und Möglichkeiten

Die Arbeit mit Kindern

Die Workshops werden vor allem von den vierten Klassen Volksschule aus Stadt und Land Salzburg, aber auch von Hauptschulen, Sonderschulklassen und berufsbildenden Schulen im Rahmen von Projektwochen besucht.

Zieldefinitionen der Kinderworkshops:

❍ Wissensvermittlung über den physiologischen Alterungsprozess
❍ Verankerung geragogischer Inhalte in den Grundschulen
❍ Positivierung des Altersbildes
❍ Fundamentieren der Zugehörigkeit zum WIR einer Gesellschaft
❍ Verantwortung für die eigene Gesundheit.
❍ Identifikation von umweltbedingten Gefährdungen des alten Menschen
❍ Anregung zu Hilfestellungen und Selbsthilfemöglichkeiten für den alten Menschen
❍ Verbesserung des Kommunikations- und Konfliktverhaltens
❍ Stärkung des Bewusstseins der Kinder, dass sie bereits viel bewegen können
❍ Aufzeigen von vielfältigen neuen beruflichen Möglichkeiten für die heutige Kindergeneration, welche sich aus der notwendigen Umgestaltung der Umwelt ergeben

Didaktisches Konzept:

Im Zentrum steht die Simulationsarena für den physiologischen Alterungsprozess.

Die Kinder erleben den Workshop als Zeitreise in die eigene Zukunft. Im Vordergrund stehen spüren, erfahren, entdecken, experimentieren, staunen, spielen und lachen. Das Konzept stützt sich auf Schlüsselsätze und Schlüsselfragen.

❍ Nicht das Alter behindert uns Menschen, sondern wir Menschen behindern das Alter. „Was können wir anders machen?"
❍ Die Welt muss von mehreren Seiten her betrachtet werden, um unsere Welt zu werden. „Wie siehst du das jetzt – wo du dich ähnlich wie ein alter Mensch fühlst?"
❍ Klischees sind Stolpersteine im Kopf. Vorgefasste Meinungen wie „alt und schwach, alt und krank, alt und hilflos" sollen entkräftet werden. „Bist du sicher, dass das nur so ist...?"
❍ Alles was kränkt macht krank (Ringel). „Wie glaubst du fühlt sich der alte Mensch in dieser Situation? Was würdest du sagen und wie würdest du dich fühlen, wenn du in dieser Situation wärst?"

Um die Nachhaltigkeit und den Lernerfolg sicherzustellen, werden lebensgroße, sprechende, kindliche Identifikationsfiguren, die sich zur "Rasselbande" zusammenfügen, als Verstärker für die einzelnen Alltagsstationen eingesetzt. 5 Figuren begleiten die Kinder durch den Workshop. Jede von ihnen leitet eine der Stationen ein. Auf Knopfdruck werden Überlegungen und Fragen aus der kindlichen Gedankenwelt laut, welche sich mit der entsprechenden Station auseinandersetzen. Die kleinen Geschichten bieten zugleich die Grundlage für die Evaluation. In ihren spezifischen Rollen tauchen die „Kinder" der Rasselbande im periodisch erscheinenden Newsletter und unserem Kinderbuch **„Das macht Sinn"** [9] wieder auf.

Kurzbeschreibung des Kinderworkshops:
Der Workshop findet an fünf Stationen statt, für die spezifische Ziele definiert sind.

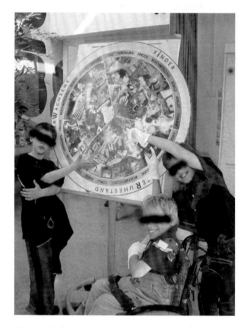

Abb. 3 Generationenrad

Sinnesraum:
Gleich zu Beginn, noch vor der allgemeinen Vorstellung, wird in einer Assoziations-übung mit 2 standardisieren Sätzen: „Was fällt euch alles zu den Worten Alter, alter Mann, alte Frau, alt sein, alt werden ein? Was gehört da alles dazu?" das Altersbild abgefragt und von einer Mitarbeiterin protokolliert. So können wir sicher gehen, dass die Kinder von uns in keiner Weise beeinflusst sind. Anschließend werden die Anga-ben an Hand eines „Generationenrades", welches die immer gleich bleibenden Grund-bedürfnisse der einzelnen Lebensperioden in Bildern darstellt diskutiert. Hier voll-zieht sich das erste „Aha...-Erlebnis". In dieser Zusammenschau sieht der alte Mensch plötzlich völlig anders aus. Lebhaft werden eigene Erfahrungen eingebracht und fast ausschließlich positive Emotionen geweckt. Es ist für Kinder leicht verständlich, dass Werte wie Liebe, Verständnis, Vertrauen, Freundschaft und eine sinnvolle Beschäfti-gung ein Leben lang und insbesondere auch für den alten Menschen ausschlaggebend für Gesundheit und Lebensqualität sind und andernfalls Sorge, Angst, Trauer und

Krankheit das Leben trüben. Kinder erkennen, dass ein **Wir** in einer Gesellschaft nur funktioniert, wenn alle Teile aktiv mitarbeiten, Gerechtigkeit besteht und geteilte Verantwortung unser gesamtes Leben bestimmt.

Spricht man sie als die Baumeister der Welt von morgen an, so sind Verantwortung und Eifer geweckt.

In spielerischer Form wird mit eigens entwickelten Hilfsmitteln die Komplexität der Wahrnehmung, das Erlernen von Bewegung und die Einbußen durch den natürlichen Alterungsprozess dargestellt.

Alterstypische verlangsamte Reaktionsweisen, Veränderungen der Sinnesleistung, die allgemeine Instabilität und gefürchtete Sturzereignisse werden verständlich und schließlich am eigenen Körper bewusst gemacht. Strukturierte Evaluationsgeschichten werden in den Unterricht eingebaut.

Anschließend werden den Kindern in Kleingruppen unter kompetenter Betreuung zusätzliche Einschränkungen über geringe Fixierungen im Bereich der Kniegelenke und des Schultergürtels sowie kleine Gewichte an den Fußgelenken auferlegt.

Identifikationsfiguren aus unserem Kinderbuch, die als Verstärker wirksam werden, begleiten die Kinder durch die einzelnen **Stationen der Arena.** Dieser Begriff wurde mit Bedacht gewählt, da das Geriatrische Assessment 1988 von der Konsensuskommission des National Institute of Aging als *„Beurteilung der Fähigkeit eines Patienten in der Arena des Alltags zu funktionieren",* definiert wurde.

In der **Station öffentliches Leben und Verkehr** werden die üblichen Alltagserfordernisse wie die Bewältigung von Bodenunebenheiten, schwer erkennbare kleine Hindernisse, schlecht markierte Treppen, usw. simuliert.

Die Busstation lässt die Kinder ungeahnte Probleme erleben.

Die Handhabung von Verschlüssen, die dem älteren Menschen beim Anziehen, im Badezimmer und in der Küche das Leben schwer machen sowie das Lesen von Ablaufdaten und der Umgang mit Kleincomputern werden in der **Alltagsstation** erlebt.

In der **Hörstation** werden den Kindern in einer Tonkabine Alltagsdurchsagen und ein kleines Quiz, professionell auf das Altershören simuliert, vorgespielt.

In den **Konferenzstationen** diskutieren die Kinder in der Kleingruppe untereinander und halten ihre Eindrücke und Lösungsvorschläge auf Flipcharts fest.

Die **Auswertung** erfolgt über Evaluationsgeschichten, Konferenzergebnisse und Detektivfragebögen, mit denen die Kinder ihr eigenes Umfeld erkunden.

Innerhalb von 2 Jahren nahmen über 3000 Kinder an den Workshops teil.

Ergebnisse:

Konferenzbögen: Die Auswertung von 353 Konferenzbögen mit 3369 Anregungen ergab ein besonderes Augenmerk der Kinder auf den Bereich öffentliche Verkehrsmittel, Ampelschaltungen, Ablaufdaten und Kommunikation. Hier ergibt sich eine hohe Übereinstimmung mit den Seniorenbefragungen.

Altersbild:

Es wurden über einen Zeitraum von 7 Monaten 52 Schulklassen mit 1111 Kindern zwischen 10 und 15 Jahren ausgewertet.

1291 genannte Antworten wurden in drei Kategorien aufgelistet und ausgewertet.

In der Auswertung wurde auch immer die Klasse als Ganzes gesehen und die Grundtendenz innerhalb der drei Bewertungsbereiche berücksichtigt, um einzelne Begriffe zu relativieren und zuzuordnen.

1. Positiv:

Beispiele: Alte Menschen *„haben mehr Zeit ... erzählen Geschichten ... müssen nicht mehr arbeiten gehen ... werden weiser, weil sie lange gelebt haben ... schenken Zuckerl ... haben viele Erinnerungen ... wissen viel ... mein Opa steigt noch auf die Leiter ... Lebensfreude ... haben keinen Stress ..."*

Hauptaugenmerk liegt hier vor allem auf Begriffen, welche Kompetenzen, Ressourcen, Lebensqualität und Lebensfreude alter Menschen benennen und den hohen Stellenwert der älteren Generation in der Gesellschaft betonen.

2. Neutral:

Beispiele: *„Pension, ... graue/weiße Haare ... Falten ... Altersvorsorge ... Oma ... Opa ... körperliche Veränderungen ... Brille ... man wächst nicht mehr ... gehen früh zu Bett ... Schnurrbart ... schauen viel fern"*

Hier wurde alles gezählt, was sich auf physiologische Altersveränderungen bezieht, mit dem Lebensabschnitt Alter selbstverständlich einhergeht, oder schlicht individuelle Eigenschaften und Gewohnheiten benennt.

3. Negativ:

Beispiele: *„ ... sie verschimmeln ... Alter Knacker ... Alte Schachtel ... Darmverschluss ... Herzinfarkt ... Rollstuhl ... Schlaganfall ... regen sich auf, wenn Kinder Lärm machen ... zickig und böse ... alter Dino ... müssen gefüttert werden ..."*

Hauptaugenmerk liegt hier auf Defiziten. Auf allem, was ältere Menschen angeblich nicht mehr können, was Lebensqualität verringert und nicht zum physiologischen Alterungsprozess gehört. Kinder setzen Alter sehr stark mit Krankheit gleich. Gezählt wurden hier auch Begriffe, die einen niedrigen Stellenwert der älteren Generation in der Gesellschaft widerspiegeln.

Tabelle 1 Altersbild der 10–15jährigen

1111 SchülerInnen – 1291 Antworten

Positiv	Neutral	Negativ
2 %	15 %	83 %

Diskussion:

Das Messen an einer immer schneller und technisierter werdenden Welt, in der Flexibilität die Maxime darstellt, muss den alten Menschen für Kinder defizitär wirken lassen, wie die Auswertung überdeutlich zeigt. Umso wichtiger werden die bereits diskutierten Interventionen.

Die Diskrepanz zwischen spontanem Stereotypisieren und dem personalifizierten Bild wurde bereits besprochen. (Vergleiche Ergebnisse mit Erwachsenen)[23,24]

Da für Kinder Menschen des mittleren Lebensalters zwar bereits „alt" sind, aber dennoch kein Thema darstellen, werden die positiv polarisierten Altersbilder der Werbung von ihnen nicht wahrgenommen. Sie differenzieren nicht zwischen den üblichen Alterssegmentierungen in „junge – wilde – alte – sehr alte" Alte.

Darstellungen von Pflegeheimen, Krankheiten und Armut jedoch haben einen hohen emotionalen Stellenwert. Nach den spontanen Äußerungen wollen Kinder nicht alt werden, korrigieren diese Ansicht aber sofort, wenn ihnen die positiven Seiten des Alters gezeigt werden.

„*In der Jugend bald der Vorzüge des Alters gewahr zu werden, im Alter die Vorzüge der Jugend zu erhalten ist beides nur ein Glück*". Johann Wolfgang Goethe – Maximen und Reflexionen

Die Arbeit mit Erwachsenen

Mit Kindern zu arbeiten ist Arbeit für die Zukunft. Probleme bestehen aber bereits im Jetzt und diese gilt es – in unser aller Interesse – schnellst möglich zu beseitigen.

Produkt-, Dienstleistungs- und Umweltgestaltung basieren oftmals auf der persönlichen körperlichen Ausgangssituation derjenigen, die sie gestalten. Es sind dies im Berufsleben Stehende, die kaum von Defiziten des physiologischen Alterungsprozesses geprägt sind. Fehlgestaltete Produkte und Umweltgestaltung werden somit verständlich.

Wer allerdings einmal „*in den Schuhen eines Anderen*" gegangen ist und dessen körperliche Wahrnehmungswelt erspürt hat, denkt und plant anders. Wir bieten daher für unterschiedliche Berufsgruppen und Interessierte eine simulationsgestützte Wissensvermittlung an. Auch wurden bereits Module des Projekts in universitäre Ausbildungen eingefügt und Diplomarbeiten zur adäquaten Ladengestaltung und Produktentwicklung betreut.

Innerhalb eines Jahres haben ca. 350 Erwachsene teilgenommen

Die Arbeit mit älteren Menschen
Zieldefinitionen:

Verbesserung der Lebensqualität über:

○ Wissensvermittlung über den physiologischen Alterungsprozess
○ spezifische Gefährdungen
○ selbstverantwortliches, präventives Denken
○ positive Einflussnahme auf das komplexe Sturzgeschehen und stressinduzierte Erkrankungen
○ Motivation zur aktiven Mitarbeit an Entscheidungsprozessen und nötigen Umweltveränderungen
○ Verbesserung des Selbstbildes
○ Erhalten der Kompetenzen
○ Verhinderung des Pflegefalles

Um die umweltbedingten Probleme des alten Menschen schwerpunktmäßig und spezifisch zu erfassen, führten wir eine Telefonaktion "Ärger im Alltag" durch und entwikkelten standardisierte Fragebögen.

Eine 12-teilige geragogische Vortragsreihe, die spezifische Altersprobleme behandelt, wird sowohl an der Universitätsklinik für Geriatrie als auch auf Wunsch in unterschiedlichsten Institutionen abgehalten. Besonders hervorgehoben wird das komplexe Sturzgeschehen, welches praktisch in allen Vorträgen seinen Niederschlag findet. Die selbstverantwortliche Prävention wird durch eine Sturzbroschüre und themenbezogene Handouts unterstützt. Von Oktober 2003 bis Mai 2004 haben ca. 500 alte Menschen teilgenommen. Der weitere Ausbau mit gezieltem Kompetenztraining ist angelaufen.

Ergebnisse:
Telefonaktion:

Im Rahmen von 123 Anrufen wurden insgesamt 253 Ärgernisse spontan geäußert. In Tabelle 2 werden die primären Anrufsgründe aufgelistet.

Tabelle 2 Anrufaktion „Ärger im Alltag"

123 Anrufe / 253 primär angesprochene Ärgernisse

Öffentlicher Verkehr	Radfahrer	Öffentliche Toiletten	Sitzgelegenheiten	Ampelschaltungen	Diverse
104	23	15	14	12	85

Zwischenergebnisse der Seniorenbefragung mittels Fragebögen.

Es werden 8 Alltagsbereiche differenziert erfasst.
In Tabelle 3 werden die einzelnen Bereiche blockweise aufgezeigt.

Tabelle 3 Umweltbedingte Beeinträchtigungen und Gefährdung selbstbestimmter, kompetenter und mobiler
älterer Menschen

Intensität der Beeinträchtigung	Straßenverkehr öffentl. Leben 10 Items		Öffentl. Verkehrsmittel 8 Items		Orientierungs- u. Informationssysteme 2 Items		Umgang mit dem Euro 1 Item	
	60-80	> 80	60-80	> 80	60-80	> 80	60-80	> 80
gar nicht	27%	24%	33%	16%	34%	30%	38%	21%
manchmal	41%	29%	37%	31%	39%	27%	37%	29%
stark	17%	25%	15%	25%	10%	19%	15%	31%
keine Angabe	15%	22%	15%	28%	17%	24%	10%	19%

Intensität der Beeinträchtigung	Tägl. Einkauf 5 Items		Verwendung von Produkten 3 Items		TV, Rundfunk 1 Item		Automaten in öffentl. Bereichen 3 Items	
	60-80	> 80	60-80	> 80	60-80	> 80	60-80	> 80
gar nicht	40%	21%	22%	21%	30%	10%	32%	20%
manchmal	37%	34%	45%	33%	29%	33%	30%	32%
stark	10%	14%	26%	25%	25%	44%	30%	22%
keine Angabe	13%	31%	7%	21%	16%	13%	8%	26%

Es zeichnen sich speziell im Block „öffentliche Verkehrsmittel" und im Block „öffentliches Leben" ernste Gefährdungen und Stressexpositionen für den alten Menschen ab.

Interessant sind die Ergebnisse des Blocks „TV/Rundfunk", welche auf die Bedeutung der von alten Menschen meist negierten Presbyacusis und die dadurch ausgelösten Kommunikationsprobleme hinweist. [25]

Auf die Frage, wie diese Beeinträchtigungen empfunden werden, geben viele alte Menschen Antworten wie: „Man wird halt alt, da kann man nichts machen, da kommt man halt nicht mehr so mit". Die „Schuld" an vielen umweltbedingten Beeinträchtigungen wird sich selbst und dem Alter zugewiesen. Differenzierter befragt, werden ebenso wie bei Kindern und Erwachsenen Beschämung, Ausgrenzung und Hilflosigkeit verbalisiert. Selten werden Gefühle der Empörung und des Zorns genannt, welche bei Kindern an erster Stelle und bei Erwachsenen an zweiter Stelle stehen.

Wir sehen somit heute noch bevorzugt alte Menschen mit dem ihnen zugeschriebenen typischen Altersverhalten [21].

Vorgegebenes wird hingenommen und ein Versagen im Umgang mit Produkten sich selbst und dem Alter, nicht aber dem Hersteller zugewiesen. Zu kleine Schriftbilder werden als Regelfall betrachtet und zur Seite gelegt.

Reaktionen sind häufig Resignation und Rückzug, welche den ersten Schritt zu Immobilität, Verlust der Selbstständigkeit und Depression darstellen können.

Eine Zunahme hilfs- und pflegebedürftiger alter Menschen ist jedoch aus humanitären und volkswirtschaftlichen Gründen nicht zu akzeptieren.

Auch wird die zukünftige Generation alter Menschen die Schuld für umweltverursachte Probleme nicht mehr bei sich suchen, sondern mit einem Bevölkerungsanteil von annähernd 30 % ihre Rechte einfordern.

Die Ignoranz der letzten Jahrzehnte gegenüber den aufgezeigten Problemen könnte sich spätestens 2030, am Höhepunkt der demographischen Revolution [14], rächen. Die heute „Mächtigen und Gestaltenden" werden morgen die Betroffenen sein.

Unsere Projekt setzt den Schwerpunkt auf Primärprävention. Die angestrebten Veränderungen kommen allen Generationen, insbesondere aber der großen Gruppe multimorbider Alterspatienten und Behinderter zugute.

Literatur

[1] Literatur Report of the Second World Assembly on Ageing. Madrid. 8.–12. April 2002 (Dokument A/CONF.197/9)

[2] Baltes MM, Lang FR, Wilms HU (1998) Selektive Optimierung mit Kompensation: Erfolgreiches Altern in der Alltagsgestaltung. In: Kruse A (Hrsg) Psychosoziale Gerontologie, Band 1: Grundlagen, Jahrbuch der Medizinischen Psychologie 15, Hofgere, Göttingen

[3] Bengtson VL, Schütze Y (1992) Altern und Generationenbeziehungen: Aussichten für das kommende Jahrhundert. In: Baltes PB, Mittelstrass J (Hrsg) Zukunft des Alterns und gesellschaftliche Entwicklung. De Gruyter, Berlin, pp 492–517

[4] Bergener M (1984) Thresholds in Aging. Introduction Gerontology – Between Opportunity and Reality. Academic Press INC, London, p 15

[5] Buhofer/Waller (1977), 6. http://home.t-online.de/kritische gerontologie/illus.htm

[6] Dieck M (1991) Altenpolitik. In Oswald WD, Herrmann WM, Kanowski S, Lehr U & Thomae H (Hrsg), Gerontologie (2.Aufl, S 23–37). Kohlhammer, Stuttgart

[7] Erhart C (1996) Lebensqualität im Alter. Der Salzburger Arzt, Juni, 11

[8] Erhart C, Erhart P (1996) Ökonomie kontra Ethik, Österreichische Ärztezeitung 32

[9] Erhart S, Tschepp C (2004) 1. Aufl, Das macht Sinn, Das Erlebnis-Lern-Spiel-Buch über deine 5 Sinne und ... wie sie sich im Alter verändern, Verlag Junfermann, ISBN: 3-87387-559-4

[10] Hager (1983), 194. http://home.t-online.de/home/kritische gerontologie/illus.htm

[11] Höpflinger F (1994) Dialog zwischen den Generationen in einer Vier-Generationen-Gesellschaft, in: Bearth T, Fries T, Stahel AA (Hrsg) Dialog. vdf Hochschulverlag, Zürich, pp 9–26

[12] Isaaks B (1975) The challenge of Geriatric Medicine, Inangural lecture, University of Birmingham

[13] Kruse A, Lehr UM (1984) Interventionsgerontologie, Gerontologie. Kohlhammer, Stuttgart, pp 234–242, Oswald WD, Herrmann WM, Kanowski S, Lehr UM, Thomae H (Hrsg)

[14] Kytir J (2003) Die demographische Revolution und die Langlebigkeit. Hoffnung Alter. Forschung, Theorie, Praxis. Rosenmayr L, Böhmer F (Hrsg). Facultas, Wien, pp 131–144

[15] Lazarus RS (1966) Psychological stress and the coping process. MacGraw-Hill, New York

[16] Lazarus RS (1995) Stress und Stressbewältigung – ein Paradigma. In: Filipp SH (Hrsg) Kritische Lebensereignisse (3. Aufl). Psychologie Verlags Union, Weinheim, S 198–233

[17] Lehr U (1998) Offenberger Dialoge, Solidarität zwischen den Generationen – Wunsch oder Wirklichkeit? Konsequenzen des demographischen Wandels

[18] Naegele G (1993) Solidarität im Alter. Überlegungen zu einer Umorientierung der Alterssozialpolitik. Sozialer Fortschritt 8, 191–196

[19] Naegele G (1998) Lebenslagen alterer Menschen, Psychosoziale Gerontologie, Band 1: Grundlagen, Jahrbuch der Medizinischen Psychologie 15. Hofgere, Göttingen, pp 106–128. Kruse A (Hrsg)

[20] Perlmutter M, Adams C, Berry S, Kaplan M & Person D (1987) Aging and memory. In Schaie KW (ed) Annu Rev Gerontol Geriatr 7. Springer, New York, 57–92

[21] Roux P, Gobet P, Clémence A, Deschamps JC, Doise W (1994) Stereotypes et relations entre générations, Rapport final de recherche PNR 32, Projet 4032-35701. mimeo, Lausanne

[22] Stuhlmann W (1992) Angst und Selbstsicherheit bei alten Patienten. Z. Gerontol 25: 373–379

[23] Tews HP (1993a) Die „neuen Alten" – aus der Sicht der Soziologie. forum demographie und politik 3, 9–30

[24] Tews HP (1993b) Neue und alte Aspekte des Strukturwandels des Alters. In: Naegele G & Tews HP (Hrsg) Lebenslagen im Strukturwandel des Alters – Altern der Gesellschaft – Folgen für die Politik. Westdeutscher Verlag, Opladen S 15–42

[25] Weinstein BE (1998) Chapter 47, Disorders of Hearing. Brocklehurst's Textbook of Geriatric Medicine and Gerontology; fifth edition. Tallis R, Fillit H, Brocklehurst JC (eds). Churchill Livingstone, Edingburgh, London, pp 673–684

Lebensqualität im Alter aus der persönlichen Sicht einer Pflegefachfrau (Stationäre Langzeitpflege)

Jeannette Pamminger

Einleitung

Lebensqualität im Alter wird auch in der Langzeitpflege sehr individuell erlebt. Mein Anliegen als Pflegefachfrau ist es, meinen Beitrag zu leisten, dass der alte, pflege- und betreuungsbedürftige Mensch *sein Leben trotz Einschränkungen und Behinderungen lebenswert erleben darf.*

Thema

Es geht in Zukunft darum, die Folgen der steigenden Altersprogression in den Griff zu bekommen. Angeblich wird das Geldvolumen immer kleiner, aber unsere Senioren werden nicht nur immer älter, sondern sie sind auch immer länger krank. Welchen Stellenwert räumt die Politik und die Gesellschaft unseren hochbetagten, schwerst pflegebedürftigen Mitmenschen ein?

Die Langzeitpflege steht vor ungeheuren Herausforderungen! **Die Würde des Menschen muss bis zuletzt gewahrt bleiben.**

Wie schaffen wir es, diesem höchst ethischen Anspruch gerecht zu werden?

Mögliche Lösungsansätze

Eine Sonderausbildung der Pflegefachkräfte in der Langzeitpflege sollte mit aller Vehemenz von sämtlichen kompetenten Stellen forciert werden. *Die pflegewissenschaftlichen Erkenntnisse haben sich gerade in den letzten Jahren intensiv weiterentwickelt. Die Grundausbildung ist nicht mehr in der Lage, das große Spektrum von neuen Erkenntnissen im Lehrplan zu verwirklichen. Die Pflegedokumentation ist nicht nur gesetzliche Pflicht, sondern eine pflegerische Notwendigkeit, um den Pflegeprozess erkennbar zu machen. Das bedeutet, dass der Anspruch für eine hohe Pflegequalität und*

Betreuungsqualität auch zu Gunsten einer individuellen Lebensqualität ohne geschultes Fachpersonal kaum zu erfüllen sein wird.

Um dieser Aufgabe gerecht zu werden, war es notwendig eine Sonderausbildung für die extramurale und intramurale Langzeitpflege und eine spezielle Pflegedienstleiter-Sonderausbildung für Führungskräfte in der Langzeitpflege zu absolvieren.

Gut ausgestattet mit Wissen und gesammelten Erfahrungen wird es möglich, Visionen für den Langzeitpflegebereich zu entwickeln und zu verwirklichen. Langfristig schafft es nur gut geschultes Personal den mitunter schwierigen Anforderungen der Langzeitpflege gerecht zu werden. Eine hochqualifizierte Ausbildung ermöglicht, dass die Pflege- und Betreuungspersonen in der Lage sind, den bestmöglichen Beitrag zu leisten, damit alte, pflege- und betreuungsbedürftige Menschen eine angemessene Lebensqualität erleben können.

Führungskompetenz

Die Langzeitpflege ist anspruchsvoll geworden. Sie sollte deshalb auch in der Führungsetage nur noch mit hochqualifizierten Pflegepersonen besetzt werden, die auch ein großes visionäres Engagement nachweisen können. Dazu gehört auch eine **verständnisvolle Geschäftsleitung,** die Entwicklungspotenziale für die Altenarbeit wahrnimmt. Ein Gleichgewicht auf der Führungsebene ermöglicht hohe Pflege-/Betreuungsqualität und ökonomischen Einsatz der Finanzen.

Die Führungsleute brauchen persönliche, soziale, methodische und fachliche Kompetenz. Sie benötigen ein breites Wissen von verschiedenen psychologischen Aspekten. Zum Beispiel: Folgen der nicht erfüllten Lebensaufgaben [1,2], Auswirkungen von Familienverstrickungen (B. Hellinger), permanente Defizite der Bedürfniserfüllung [4] und vieles mehr.

Selbstverwirklichungsbedürfnisse

Selbstachtungsbedürfnisse

Soziale Bedürfnisse

Sicherheitsbedürfnisse

Physiologische Bedürfnisse

(Maslow Pyramide)

Fachliche Kompetenz

Da die Krankheitsbilder der betreffenden Menschen in der Langzeitpflege immer vielfältiger werden, steigt auch die Anforderung an umfassendem pflegerischen Fachwissen. Eine hohe soziale und emotionale Kompetenz ist unumgänglich. Es braucht gute Kenntnisse von Prophylaxe auf Basis Basaler Stimulation® – durch professionelle Berührung, Beziehung und Nähe wird die Wahrnehmung von Patienten mit Wahrnehmungs- und Aktivitätsstörungen gefördert und ihr Tagesablauf strukturiert.

Im Weiteren ist angemessene Grundpflege notwendig, bei welcher der Klient/ Bewohner nach individuellen Bedürfnissen und mitbestimmend gepflegt wird, Umsetzung der Aktivierung und Reaktivierung nach Böhm® [8], die die persönliche, psychobiographische Prägung des Klienten/Bewohners berücksichtigt. Bei der massiven Zunahme der dementiellen Erkrankungen unserer alten Menschen ist die Validation® [2] eine Kommunikationsmethode zum Verständnis sehr alter und desorientierter Menschen – ein hilfreiches Instrument für den Betreuungsalltag. Kenntnisse in der Palliativpflege unterstützen eine bestmögliche Lebensqualität im letzten Lebensabschnitt. (Manche nennen es Sterbebegleitung.)

Paradigmenwechsel

Lebensqualität in der stationären Langzeitpflege braucht einen Paradigmenwechsel. Es darf nicht sein, dass der alte Mensch wie ein Patient behandelt wird, dass er eine Fortsetzung der reinen Spitals- oder Routineversorgung erlebt.

Langzeitpflege spielt sich über Monate, gar über Jahre hinweg, ab. Das bedeutet, zwischen Pflegeperson und Klient/Bewohner entsteht eine Beziehung. Sie ist unumgänglich.

Bei aller Wichtigkeit einer fachkompetenten Pflege und Betreuung scheint der Beziehungsaspekt in der Langzeitpflege von enormer Bedeutung. Die Qualität der Beziehung beeinflusst maßgeblich die Lebensqualität für den Klienten/Bewohner.

Erst auf der Beziehungsebene kann man den alten, pflege- und betreuungsbedürftigen Menschen in seiner Ganzheit wahrnehmen. Das Pflege- und Betreuungspersonal muss seine Biografie kennen, um eine Brücke zu seinem gegenwärtigen Persönlichkeitsprofil herstellen zu können – ein absolutes MUSS im Umgang mit der steigenden Zahl der an Demenz erkrankten Menschen.

Im Zusammenhang mit dem Thema „Lebensqualität im Alter" müssen Pflegefachleute völlig umdenken. Sie müssen nach Antworten und Lösungen suchen, damit der alte, pflege-/betreuungsbedürftige Mensch auch wirklich Lebensqualität erleben kann. Sie wird individuell erlebt und definiert, also kann es nur individuelle Antworten und Lösungen geben. Das heißt der Klient/Bewohner ist das Maß der Dinge.

Die Erfahrung hat gezeigt, dass Lebensqualität eng mit **„Würde bewahren"** verknüpft ist.

Die Würde des Menschen besteht in seiner Wahlmöglichkeit [7]. Das heißt, Rahmenbedingungen zu schaffen, die eine größtmögliche Wahlfreiheit zulassen. Dazu gehören bauliche Strukturen, um eine persönliche Intimsphäre leben zu können, sei es ein eigenes Zimmer oder sonstige Nischen, die einen Rückzug in die eigene Welt ermöglichen. Es gilt Heimstrukturen zu schaffen, die sich nach den Bedürfnissen der Klienten/Bewohner orientieren.

Im Pflege- und Betreuungsalltag wird immer wieder sichtbar, wie schwerfällig manche Institutionen reagieren, wenn es darum geht, Essenszeiten, Ruhezeiten, Schlafzeiten nach den Gewohnheiten der Klienten/Bewohner auszurichten.

Selbstbestimmung

Lebensqualität verlangt nach **Selbstbestimmung,** und angemessene Strukturen fördern die Selbstbestimmung und mindern einschränkende Maßnahmen. In der Praxis stoßen wir gerade in diesem Kontext auf massive Grenzen. Was tun, wenn wir an einem völlig uneinsichtigen Klienten/Bewohner eine absolut notwendige pflegerische Handlung vornehmen müssen?

Da sind die Pflegefachleute in ihrer ganzen Professionalität gefordert. Jetzt heißt es zu hinterfragen: was sind die Gründe für den Widerstand, welche Antworten gibt das Normalitätsprinzip (Schamgefühl, Ablehnung gegen Pflegepersonen – männlich, weiblich), welche Antworten gibt seine Biografie? Mit welcher emotionaler und kommunikativer Kompetenz schaffen sie es, die Pflegehandlung ohne Zwang durchzuführen?

Auf der Beziehungsebene und mit der entsprechenden Fachkompetenz finden sie in der Regel die angemessene Form die schwierige Situation so zu meistern, dass der Klient/Bewohner sich verstanden fühlt und die Wahrung seiner Würde und Selbstbestimmung erleben kann. Natürlich gibt es auch absolute Grenzsituationen. Dennoch können sie zur Ausnahme werden, wenn das Pflegepersonal fachliche, emotionale und kommunikative Fähigkeiten entwickelt hat.

Wie schon erwähnt, müssen die Pflegefachleute umdenken. Sie sind aufgefordert, alte Pflegegewohnheiten abzulegen. Sie müssen sich von der reinen Körperpflegefixierung verabschieden. Sie ist für die Lebensqualität nicht das Wichtigste, sie gehört dazu. Lassen wir den Klienten/Bewohner gewichten.

Psychosoziale Betreuung

Wenn Pflegefachleute glaubwürdig vertreten wollen, dass sie einen Beitrag leisten möchten, damit der Klient/Bewohner sein Leben in der Heimsituation trotz altersbedingter Einschränkungen und Behinderungen lebenswert erleben kann, dann spielt die psychosoziale Betreuung eine ganz zentrale Rolle.

Dann kommen sie wiederum nicht um die Biografie des Klienten/Bewohners herum. Professionalität zu Gunsten der individuellen Lebensqualität muss der Normalität des Lebens wieder Raum geben. Wie hat der Mensch bisher gelebt, was war ihm wichtig, welche Erwartungen hat er noch an die begrenzte Zeit, die ihm noch bleibt? Es ist unbedeutend, ob es Monate oder noch Jahre sind. Die Pflegefachleute sind verpflichtet, für den Klienten/Bewohner das Angemessene zu tun, damit er den letzten Lebensabschnitt auch mit einer bestmöglichen Lebensqualität und mit einem hohen Maß an Selbstbestimmung abschließen kann.

Grundbedürfnisse erfüllen

Es gilt unsere Klienten/Bewohner besser verstehen lernen. Eine Brücke dazu sind wie schon erwähnt, Kenntnisse über seine Biografie. Eine weitere Möglichkeit ist, die

Bedürfnispyramide von A. Maslow (1908–1970) [4] heranzuziehen. Im Berufsalltag können wir beobachten, dass die alten Menschen in den Institutionen um ihre ganz normalen Bedürfnisse kämpfen müssen. Viele Verhaltensauffälligkeiten resultieren oft aus dem Mangel an Bedürfniserfüllung auf allen Ebenen.

Von dieser Maslow-Pyramide lässt sich ableiten, dass der Auftrag in der Langzeitpflege eben auch darin besteht, das Bestmögliche zu tun, damit der Klient/Bewohner seine Bedürfnisse entsprechend seiner Biografie leben kann. Unsere alten hochbetagten Menschen müssen bedürfnisorientiert/bewohnerorientiert gepflegt und betreut werden. Somit wird wieder ein Beitrag zur individuellen Lebensqualität für den Klienten/Bewohner geleistet.

Das Argument, bedürfnisorientierte Pflege und Betreuung sei nicht finanzierbar, ist nicht erwiesen.

Stellt sich die Frage, was daran teuer sein könnte? Es sind dabei keinerlei kostenerhöhende Faktoren zu erkennen. Im Gegenteil, die Erfahrung hat gezeigt, dass bedürfnis-/bewohnerorientierte Pflege und Betreuung die Zufriedenheit fördert. Ein zufriedener Klient trägt langfristig eher zur Kostendämmung bei. Außerdem können wir auch davon ausgehen, dass die Zufriedenheit das Gefühl weckt, das Leben sei **trotz** Heimsituation lebenswert. Das heißt der Klient/Bewohner erlebt persönliche Lebensqualität.

Es genügt nicht den alten Menschen nach Spitalsnormen, noch härter formuliert: „Warm-satt-sauber" zu pflegen. Damit wäre maximal die erste Ebene der Bedürfnispyramide abgedeckt. Der alte Mensch braucht mehr! Vergessen wir nicht, dass bei unseren Klienten/Bewohnern durch die Einweisung in ein Sozialzentrum/Pflegeheim die ganze Bedürfnispyramide ins Wanken gerät. Er muss eine Fülle an Verlusten in Kauf nehmen, die alle Ebenen betreffen. Der Klient/Bewohner erlebt eine existenzielle Lebenskrise. Vorerst beginnt für ihn der physische und psychische Überlebenskampf. Der Kampf um seine Identität und seine Würde.

Probleme in der interdisziplinären Zusammenarbeit

Der medikamentösen Einsatz in der Langzeitpflege muss kritisch hinterfragt werden. Aus vielen Gesprächen mit Klienten/Bewohnern und deren Angehörigen ist die Ohnmacht der Betroffenen zu spüren, wenn es um lebensverlängernde Maßnahmen geht. Wieso braucht ein schwerst demenziell erkrankter Mensch noch Herztabletten? Wieso darf ein hochbetagter Mensch die Medikamenteneinnahme nicht verweigern? Wieso darf er nicht sterben? Selbstbestimmung in diesem Kontext ist noch nicht überall gelebte Realität. Es gibt dazu klare gesetzliche Regelungen. Im Alltag werden sie noch zuwenig zu Gunsten des Klienten/Bewohner umgesetzt.

Heftige Diskussionen gibt es immer wieder um das Thema PEG-Sonde (perkutane endoskopisch kontrollierte Gastrostomie, also eine durch die Haut eingelegte Magensonde). Nicht selten wird mit dieser Problematik die Selbstbestimmung des Klienten/ Bewohners missachtet. Was heißt Lebensqualität, wenn ich hochbetagt nur noch über die PEG-Sonde ernährt werde? Wo bleibt die Selbstbestimmung, wenn mir auch noch die Möglichkeit genommen wird, Nahrungsaufnahme zu verweigern? Ohne Selbstbestimmung verliere ich meine Würde, denn es geht mir auch die Wahlmöglichkeit verloren [7]. Das schließt nicht aus, dass die PEG in akuten Überbrückungsfällen mit medizinischer Indikation ein Segen sein kann. Ich wende mich nur dagegen dass bei alten Menschen, wenn Ernährungsschwierigkeiten vorliegen, nur um Zeit und Mühe zu sparen automatisch PEG-Sonden eingelegt werden.

Vergessen wir nicht, dass der Klient/Bewohner Essensverweigerung oft nicht mehr verbal, sondern nur noch über Körpersprache zum Ausdruck bringen kann. In einem solchen Fall heißt es nach möglichen Ursachen zu suchen. Validierender Umgang signalisiert Verständnis. Biografisch festgehaltene Lieblingsspeisen und Getränke können entsprechend angeboten werden.

Damit wird wieder eine Möglichkeit geschaffen, dass der Klient/Bewohner seine Selbstbestimmung leben kann.

Ich erinnere mich an einen Klienten/Bewohner, der in der Terminalphase nur noch nach seinem geliebten Most verlangte.

Jedes weitere Zusatzangebot an Nahrungsmitteln lehnte er strikt ab. Ca. vier Stunden vor seinem Tod wünschte er sich ein halbes gegrilltes Huhn. Dies wurde von der nahegelegenen Grillstation organisiert. Er aß in feierlicher Stimmung einen Bruchteil des Huhnes (in Anwesenheit einer Pflegeperson). Er verstarb mit einem Lächeln im Gesicht!

Ein Konkurrenzkampf zwischen den beiden Berufsgruppen geht auf Kosten des Klienten/Bewohners und letztlich seiner Lebensqualität.

Akzeptanz von Leben und Tod

Mit aller Entschiedenheit stelle ich mich gegen die aktive Sterbehilfe. Mit der konsequenten psychosozialen Betreuung und der angemessenen Pflege und Betreuung (individuell, bedürfnisorientiert und selbstbestimmend für den Klienten/Bewohner) [3] ist das keine Utopie. Was die medikamentöse Behandlung betrifft, wäre es wünschenswert noch mehr Ärzte zu haben, die gute Kenntnisse in der Schmerztherapie haben und Spezialisten in der Altenarbeit sind. Dann steht einem partnerschaftlichem Miteinander zwischen Ärzten und Pflegefachleuten in möglichst vielen Alterseinrichtungen wohl nichts mehr im Weg.

Es geht nicht darum jene zu verurteilen, die glauben, die schulmedizinischen Behandlungen und Therapien seien der einzig gangbare Weg. Solange Behandelnde oder Pflegepersonen keine Alternativen kennen, mag das seine Richtigkeit haben. Eine hochqualifizierte Pflegefachperson muss auf die vielen alternativen Möglichkeiten hinweisen, die das Pflegepersonal aus dem eigenverantwortlichen Bereich (Gesundheits-und-Krankenpflege-Gesetz, 2003) zur Verfügung hat. (Basale Stimulation®, Validation®, Kinästhetik® (Interaktion durch Berührung und Bewegung in der Pflege; [10]), Bobath® (rehabilitativer Ansatz in der Pflege von Patienten mit Schädigung des

Gehirns oder des Rückenmarks). Auch Kenntnisse in der Palliativpflege erleichtern den Pflegealltag zum Wohle der Betroffenen.

Pflege und Betreuungskonzept

Vom Pflege- und Betreuungspersonal kommt oft der Einwand, bedürfnisorientierte Pflege und Betreuung erfordere viel Zeit und einen höheren Personalstand. Praxis-Erfahrungen und Beobachtungen lassen erkennen, dass ein hoher Personalstand keine Garantie ist, dass bedürfnisorientierte Pflege und Betreuung ermöglicht und gelebt wird. Diese erfordert Engagement, Wissen und ein Umdenken. Die Pflicht mit Zeit- und Geld-Ressourcen gewissenhaft umzugehen bedeutet, ein neues Pflegebewusstsein zu entwickeln. Bedürfnisorientierte Pflege und Betreuung fordert, mit den alten Menschen in Beziehung zu sein, daraus entsteht auch die notwendige Beziehungspflege. Und die ist nicht am Zeitfaktor zu messen, benötigt im letzten nicht mehr Zeit.

Es geht darum, bei jeder noch so unscheinbar wirkenden Pflegehandlung wirklich im Kontakt mit unserem Klienten/Bewohner zu sein, ihn ganzheitlich wahrzunehmen, ihn spüren zu lassen, dass die Pflegeperson mit ihrer ganzen Aufmerksamkeit bei ihm ist. Ihm die Gewissheit zu geben, dass im Moment nur er wichtig ist. Und diese veränderte Grundhaltung ist nicht an Zeit gebunden. Sie ist nicht vom Personalstand abhängig. Es ist eine Frage des veränderten Bewusstseins. Genau daraus entsteht die Beziehungsqualität. Diese Bewusstseinshaltung vermittelt eine nonverbale Botschaft, eine Botschaft von **Wertschätzung** und **Würde** für den Klienten/Bewohner [4] (2., 3. und 4. Ebene). Somit erlebt sich der Klient/Bewohner als Person [6], er geht **nicht** in der Anonymität verloren.

Die wertschätzende Grundhaltung entstresst die oft schwierige Pflege- oder Betreuungssituation, denn sie gibt dem Klienten/Bewohner Geborgenheit und Sicherheit. Andererseits zeigt der Pflegealltag, welche Schwierigkeiten gerade bei dementen Klienten/Bewohnern entstehen, wenn eben diese positive, wertschätzende Grundhaltung fehlt.

Die Folge einer fehlenden wertschätzenden Grundhaltung, die auch eine geglückte Beziehungspflege möglich macht, ist hohe Frustration beim Pflegenden. Es führt zum reinen Funktionieren, welches letztlich auch die Entstehung eines burn-out-Syndroms wesentlich fördert.

Was kann für einen chronisch-kranken Menschen schlimmer sein, als monate- oder gar jahrelang in einer mechanistisch funktionierenden Umgebung leben zu müssen, wo die hohe Qualität der Beziehungspflege fehlt?

So muss für unsere chronischkranken oft hochbetagten Mitmenschen angestrebt werden, dass sich mehr und mehr Pflegepersonen für die bedürfnisorientierte/bewohnerorientierte Beziehungspflege entscheiden und ausbilden lassen.
Das Ausbildungsniveau muss erhöht statt minimiert werden.

Schlussfolgerung

Die Anforderungen an hohe Fachkompetenz in der Pflege steigen in ganz besonderem Maße.

Die Langzeitpflege braucht einen Paradigmenwechsel. (Gott sei Dank gibt es schon verstreut Institutionen, die den Paradigmenwechsel bereits vollzogen haben.)

Es darf nicht mehr sein, dass der alte Mensch im Pflegeheim nur als Patient behandelt wird, dass er eine reine Routineversorgung erlebt und auf seine Individualität und sein menschliches Beziehungsbedürfnis weitgehend verzichten muß.

Die Langzeitpflege braucht hochqualifiziertes Pflege- und Betreuungspersonal, engagierte visionäre Führungsmenschen und ein wertschätzendes interdisziplinäres Miteinander.

Es geht um die Würde des Menschen, die es bis zu seinem Tod zu wahren gilt. Altenarbeit, vor allem die stationäre Altenarbeit, ist ein permanenter Entwicklungsprozess.

Zum Schluss sei noch ergänzt, dass Angehörigenarbeit in der Langzeitpflege ein wichtiger Aspekt ist, der entsprechende Aufmerksamkeit braucht und die Wahrung der Lebensqualität des alten Menschen positiv unterstützen kann. Diesbezüglich sei auf den Beitrag von G.S. Barolin in diesem Buch hingewiesen.

Literatur

[1] Erikson E (1973) Identität und Lebenszyklus. Suhrkamp, Frankfurt am Main
[2] Feil N (1991) Validation – ein neuer Weg zum Verständnis alter Menschen. Delle Karth, Wien
[3] Juchli L (1995) Pflege – Praxis und Theorie der Gesundheits- und Krankenpflege, 7. Auf. Thieme, Stuttgart
[4] Maslow AH (1970) Motivation and Personality. Harper& Row, New & Row, New York
[5] GuKG (2003) Gesundheits- und Krankenpflegegesetz, 4. Aufl. Weiss-Fassbinder-Lust, MANZ
[6] Kitwood T (2002) Demenz, 2.unveränderte Aufl. Hans Huber, Bern
[7] Frisch Max, geb. 1911 in Zürich/CH , Autor und Architekt. Zitat aus einem Jahreskalender, ca 1999
[8] Böhm E (1988) Verwirrt nicht die Verwirrten, Psychiatrie-Verlag
[9] Bienstein C (1994) Bewußtlos, Verlag selbstbestimmtes Leben
[10] Hatch F, Maietta L, Schmidt S (1994) Kinästhetik, Deutscher Berufsverband für Pflegeberufe, 3. Aufl

Care:manager

UDO RICHTER, CHRISTIANE GRUBER, REINHARD SITTL

Das Homecare-Konzept
für die Versorgung älterer Menschen

Der Begriff „Homecare" beinhaltet mehr als seine wörtliche Übersetzung „häusliche Pflege" zum Ausdruck bringen kann. Homecare bezieht sich nicht nur auf das Zuhause des Patienten, sondern umfasst auch die Sicherung aller medizinischen Behandlungen, die ein Patient außerhalb des Krankenhauses erfahren kann.

Die Anforderungen an ein Homecare-Konzept reichen dementsprechend von prophylaktischen Überwachungsaufgaben über das Spektrum der Grundpflege bis hin zu der intensivmedizinischen Betreuung schwerstkranker Patienten zu Hause. Hierbei ist es das erklärte Ziel der Homecare-Anbieter, Patienten den Verbleib in den eigenen „vier Wänden" zu ermöglichen und damit ihre Autonomie und somit einen großen Teil Lebensqualität, sowohl für die Patienten als auch für deren Angehörige, zu erhalten.

Die Grenzen von Homecare bestimmen Krankheitszustände, bei denen mit dem spontanen Auftreten lebensbedrohlicher Ereignisse mit der Notwendigkeit unverzüglicher klinischer Behandlung zu rechnen ist.

Die Behandlung akuter Notfälle, stark traumatisierende Operationen und invasive diagnostische Maßnahmen bei oft multimorbiden Patienten bleiben stets dem Krankenhaus vorbehalten. Alle Behandlungen, die nicht diese Einsatzbereitschaft des hochspezialisierten medizinischen Personals und ihre Ausrüstung fordern, können auch im außerklinischen Bereich durchgeführt werden und zwar unabhängig vom Alter der Patienten, der Behandlungsmethode oder dem Grad des Pflegeaufwandes.

Die ambulante medizinische Betreuung eines chronisch kranken Patienten in seiner gewohnten Umgebung entspricht dem Wunsch der überwiegenden Mehrzahl der Betroffenen. Die damit verbundene aktive Eigenbeteiligung des Patienten und seiner Angehörigen an dessen Versorgung trägt entscheidend zum Gelingen der angewandten Therapie bei.

Der wesentliche gesundheitsökonomische Einspareffekt resultiert aus der Reduktion und Verkürzung der stationären Aufenthalte in Krankenhäusern oder Pflegeheimen, was gerade in Anbetracht der wachsenden Zahl älterer, oft multimorbider Patienten von besonderer Relevanz ist.

Nachlassende körperliche und geistige Fähigkeiten, soziale Vereinsamung und vermehrtes Auftreten chronifizierender Erkrankungen führen die Patienten nicht selten nach Krankenhausaufenthalten in ein Pflegeheim. Zudem erleben die Senioren heute komplexere Krankheitssituationen. Aufgrund des medizinischen Fortschrittes erfolgen noch in hohem Alter invasive Eingriffe sowie medizinisch und technisch anspruchsvolle Behandlungen. Dementsprechend haben sich kompetente Homecare-Dienstleister nicht nur zunehmend den altersbedingten Problemen ihrer Patienten anzupassen, sondern sie müssen sich auch den deutlich gestiegenen Therapie- und Organisationsanforderungen stellen.

Eine Reihe von Leistungserbringern, beispielsweise Ärzte, Pflegedienste und Apotheken, aber auch die Kostenträger, die Medizinproduktehersteller und das soziale Umfeld eines Patienten müssen hierfür zu einer gut funktionierenden Kooperation zusammengeführt werden.

Aus dieser Notwendigkeit heraus wurde das neue Berufsbild des „care:managers" entwickelt, der die zentrale Bezugsperson des Patienten im Rahmen dieser integrierten Versorgung darstellt und die Fachkompetenzen der einzelnen Leistungserbringer sinnvoll bündelt.

care:manager – das Homecare-Konzept

Die zunehmende Komplexität der aktuellen medizinischen Entwicklungen und die damit verbundenen steigenden Anforderungen an das medizinische Personal, der zunehmende Kostendruck durch gesundheitspolitische Veränderungen und zusätzlich die verständlicherweise vorhandenen Ansprüche des Patienten an eine gute medizinische Versorgung erfordern eine kompetente Unterstützung in der Initiation, der gesundheitsökonomischen Evaluation, der Koordination und letztlich der Umsetzung der medizinischen Maßnahmen,

Diese Komplexität bedarf im Normalfall für alle an der Versorgung beteiligten Personen, und letztlich auch den Patienten selbst, einer Vielzahl von Ansprechpartnern, deren Informationen wiederum zu einer Einheit zusammengeführt werden müssen. Erst dann kann die bedarfsgerechte und qualitativ hochwertige Versorgung durchgeführt werden. Die Zusammenführung dieser Informationen und Kompetenzen durch den Arzt, den Patienten oder Apotheker zu einem sinnvollen und übersichtlichen Gesamtkonzept ist aufgrund der Vielschichtigkeit nicht selten zum Scheitern verurteilt.

Hier greift der care:manager ein. Er ist der zentrale Ansprechpartner für die Belange des Arztes, des Patienten und des Apothekers sowie der an der Pflege des Patienten beteiligten Personen.

Die gebündelte, übergreifende, fachliche und pflegerische Kompetenz macht den care:manager gewissermaßen zu einer zentralen Schlüsselfigur für einen komplikationslosen Übergang des kranken Patienten in seine häusliche Umgebung und darüber hinaus in eine evaluierte und ökonomische medizinische Versorgung im familiären Umfeld.

Die diesem Konzept zu Grunde liegende Struktur ermöglicht somit die qualitätsorientierte außerklinische Versorgung von Patienten in nahezu allen gängigen Therapiesegmenten. Hierzu gehören neben den etablierten Bereichen enterale Ernährung, Wundtherapie, Inkontinenz – und Stomatherapie auch die parenterale Ernährung, Antibiotikatherapie, Chemotherapie und die invasive Schmerztherapie mittels PCA-Pumpen.

Ausführende Organe sind einerseits der care:manager vor Ort (PalliativCare:manager), der als direkter und fachlich kompetenter Ansprechpartner für die an der Versorgung beteiligten Personen, einschließlich Patient fungiert und andererseits der fest in einer Zentrale positionierte care:manager (PatientenCare:manager). Der PalliativCare:manager hat eine Fachkrankenpflegeausbildung und kann somit vor Ort sowohl selbst Patienten versorgen als auch Schulung des Patienten, der Angehörigen, aber auch von kooperierenden Pflegediensten vornehmen.

Die Zentrale ist als Verwaltungsstelle für sämtliche Daten, Dokumentationen und sonstigen Informationen zuständig. Palliativ- und PatientenCare:manager bilden zusammen eine funktionelle Einheit, deren Aufgabe es ist, eine erfolgreiche Durchführung der verordneten Therapien mit den vorhandenen Gegebenheiten und Strukturen zu ermöglichen. Dabei ist es zwingend notwendig, auf spezialisierte Therapie- und Produktkenntnisse zurückzugreifen und über Prozess- und Qualitätsmanagementerfahrung zu verfügen.

Diese Kompetenzen stellen die „Drei Säulen" einer qualitätsorientierten Behandlung im ambulanten Bereich dar, die im folgenden erläutert werden.

Therapiesicherheit

Infolge des steigenden DRG-bedingten Kostendrucks entlassen die Kliniken auch invasiv behandelte Patienten frühzeitig und übergeben diese oft zügig in die häusliche Betreuung.

Damit verlagert sich das bei geriatrischen Patienten meist sehr zeitaufwändige Training, das diese in die Lage versetzen soll die ärztlich verordnete Therapie selbstständig oder mit Hilfe von Angehörigen durchzuführen, in den außerklinischen Bereich.

Dadurch ergibt sich die Gefährdung der Therapie-Sicherheit: Das ambulante System stößt an seine Grenzen, sobald komplexere und aufwendigere Therapien eine höhere fachliche Pflegekompetenz erfordern. Vor allem parenterale Ernährung, die einen sach-

gerechten Umgang mit zentralvenösen Zugängen erfordert oder intravenöse Schmerz-
therapien mit Einsatz einer elektronischen Pumpe überschreiten zumeist die Möglichkeiten und Fähigkeiten der Pflegedienste. Eine entsprechend fachlich kompetente
Unterstützung durch den PalliativCare:manager ermöglicht, diese Grenzen zu überwinden.

PalliativCare:manager sind, wie erwähnt, spezialisierte Krankenpflegekräfte, die
für die jeweiligen Therapien (z.B. als Stomatherapeuten, Wundmanager, Intensiv-
pflegekräfte) besonders weitergebildet sind und über nachweisbare Erfahrungen auf
diesen Gebieten verfügen. Risikobehaftete Handlungsabläufe wie beispielsweise eine
Portpunktion sind im Rahmen des Qualitätsmanagements ärztlich zertifiziert. So garan-
tiert der care:manager die Weitergabe aller wichtigen Informationen. Palliativ-
Care:manager begleiten, schulen und unterstützen Patienten, Angehörige und
Pflegedienste solange, bis diese die verordneten Therapien selbst „lege artis" durchführen können. Zu diesem Zweck besuchen sie die Patienten zu Hause und gehen in
Senioren- oder Pflegeheime, in Kliniken oder ärztliche Praxen.

Sie sind kurzfristig verfügbar und können auf den individuellen Zeitbedarf der
Kunden Rücksicht nehmen. Sie überprüfen, ob eine spezielle Therapie zu Hause durchführbar ist, und beurteilen ob Patient, Angehöriger oder Pflegedienst zur Sicherstellung der Therapie geschult werden können.

Der care:manager sorgt dafür, dass alle Beteiligten wissen, **was, wann** und **wie** etwas im Sinne des Patienten und des verordnenden Arztes zu tun ist. Einheitliche und
kontinuierliche Therapieerfolgsdokumentation und ein 24 Stunden-Rufbereitschafts-
dienst für auftretende Fragen oder Probleme ergänzen sein Aufgabenfeld.

Therapie-Sicherheit wird durch die Behandlungspflegekompetenz des care:mana-
gers erreicht. Das bedeutet wiederum Delegationssicherheit für den therapieverant-
wortlichen Arzt.

Produktkompetenz und Kostentransparenz

Qualitätsorientiertes Therapieren erfordert herstellerübergreifende und indikationsbezogene Produktkenntnisse.

Im einfachen Behandlungsfall, beispielsweise nach Verordnung eines Medikamentes
in Tablettenform, erbringt die Apotheke die Beratungsleistung und wählt die kosten-
günstigste Alternative aus. Komplexer ist die Behandlung einer Wunde, wie sie z. B. bei
schweren chronischen Gefäßerkrankungen im Alter auftreten kann. Hier müssen mehrere Leistungserbringer von einer spezialisierte Fachkraft (Wundmanager) beraten
werden, um den Einsatz der oft relativ kostenintensiven Produkte zur Sicherung des
Therapieerfolges und damit der Wirtschaftlichkeit einer Therapie zu sichern: Hausärzte
sollen hierbei diese Beratungsleistung ebenso in Anspruch nehmen können wie der
Patient oder der Pflegedienst selbst. Die Produktpalette in der modernen Wundtherapie

ist dem verordnenden Hausarzt selten gegenwärtig und der Einsatz innovativer Produkte meist auf den stationären klinischen Bereich beschränkt. Möchte ein Patient seine Wunde selbst behandeln, kommen andere Produkte in Frage als bei der Anwendung durch Hilfspersonen.

Durch den Einsatz des care:managers, der mit dem Einzelfall vertraut ist und auch das soziale Umfeld seines Patienten kennt, können schon bei der Beratung des Arztes die individuellen Bedürfnisse des Patienten einfließen.

Zu einer kompetenten Beratung gehört in diesem Fall nicht nur die Darstellung unterschiedlicher Therapieformen und Produkte im Wundmanagement, sondern auch die Darstellung der im Einzelfall auftretenden Therapiekosten. Care:manager besitzen diese Produktkompetenz und sind in der Lage, schon im Vorfeld einer Behandlung die zu erwartenden Kosten von Verbandsstoffen, Arznei- und Hilfsmitteln zu berechnen und darzustellen (prospektive Kostentransparenz).

Das Beispiel der modernen Wundtherapie zeigt noch einen weiteren Vorteil beim Einsatz des care:managers auf. Kenntnisse aus anderen Therapiegebieten, wie beispielsweise der enteralen Ernährung, können zum Gelingen einer Wundbehandlung maßgeblich beitragen. care:manager sind aufgrund ihrer fundierten Ausbildung in der Lage, den Ernährungsstatus eines Patienten zu erfassen und konkrete Vorschläge zur Optimierung der Ernährungssituation zu unterbreiten. Auch hier öffnet sich wieder eine weite Produktpalette, zu der jetzt aber kein spezialisiertes „Ernährungsteam" herangezogen werden muss: durch den care:manager bleibt die Behandlung in einer Hand.

Organisationssicherheit

Therapiemanagement bedeutet auch Prozessmanagement. Ein umfangreicher Organisationsablauf stellt die letztendliche Therapieetablierung beim Patienten sicher.

Ohne einen zentralen Prozessmanager obliegen die einzelnen Teilprozesse verschiedenen Personen: frist- und formgerecht müssen Rezepte und Anträge zur Bewilligung und Erstattung einer Therapie ausgefüllt und weitergeleitet werden. Hier sind häufig nicht nur die Patienten sondern auch Arztpraxen überfordert. Gleichzeitig werden die Warenwirtschaft und -Logistik in die Wege geleitet. Medizinprodukte verschiedener Hersteller müssen zeitnah auf den Weg gebracht werden, damit sie entweder direkt oder über den Pflegedienst bzw. eine Apotheke den Patienten erreichen.

Chronische Erkrankungen erfordern Langzeittherapien mit entsprechendem Bedarf an Folgeorganisation: Was muss **wann** in **welcher Menge** bestellt werden – und von wem? Wer beliefert den Patienten? Hier sind die Verantwortlichkeiten häufig nicht sicher geklärt; dies kann zu Ineffizienz bis hin zum vorzeitigen Abbruch einer Therapie führen.

Basis eines erfolgreichen Homecare-Konzeptes ist daher professionelles Dokumentations- und Informationsmanagement. Am Beispiel der heimparenteralen Ernährung ist dieser Prozessablauf anschaulich zu machen:

Das care:manager-Konzept ermöglicht die Kontaktaufnahme zwischen dem care: manager und dem Patienten bzw. seinem behandelnden Arzt, idealerweise noch vor Entlassung aus dem Krankenhaus.

Hierfür kann ein Patient bundesweit von dem behandelnden Arzt, der Pflegeüberleitung oder einem Angehörigen telefonisch der care:manager-Zentrale gemeldet werden.

Spezielle PatientenCare:manager erfragen beim Erstkontakt die notwendigen Stammdaten (Name, Adresse, Alter, Diagnose, voraussichtlicher Entlassungstermin und Therapieart, behandelnde Ärzte etc.). Diese Datenerfassung ist bereits Teil der Grundorganisation. Zentral wird nun ein PalliativCare:manager mit der persönlichen Kontaktaufnahme vor Ort beauftragt. Ist der Patient mit einer Betreuung durch den care:manager einverstanden, erfolgt die „Bestandsaufnahme". Welche Infusionstherapie ist geplant? Muss eine Apotheke mit der Herstellung einer individuellen

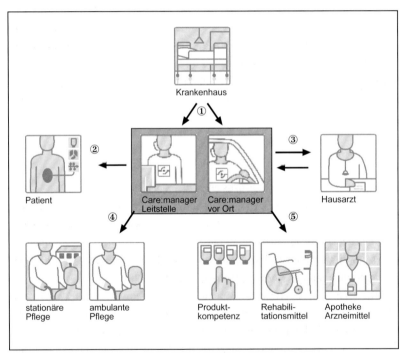

Abb.1 **care:manager** koordiniert die integrierte Versorgung chronisch
schwerkranker Patienten mit invasiven Therapien.

① **care:manager** unterstützt das Krankenhaus beim Überleitmanagement.
② **care:manager** ist der Partner des Patienten. Er koordiniert
Therapie, Pflege und Produktversorgung.
③ **care:manager** assistiert dem Hausarzt in der Fachkrankenpflege und
bei der kostenbewußten Verordnung.
④ **care:manager** leitet die Pflegenden in den speziellen Behandlungspflegen an.
⑤ **care:manager** koordiniert die Produktversorgung der beteiligten Lieferanten
(Apotheke, Sanitätshaus, Spezialfachhandel)

Ernährungslösung beauftragt werden? Oder kann der Patient mit einem All-in-One-System beliefert werden? Hat der Patient den für diese Lösung erforderlichen Infusionszugang? Welcher Hausarzt soll diese Therapie verordnen?

Diese Daten werden zur Weiterverarbeitung in die Zentrale zurückgeführt. Dort erfolgen nun Hilfestellungen zur frist- und formgerechten Erstellung von Therapieplänen und Rezepten. Parallel wird eine Partnerapotheke mit der Herstellung der verordneten Infusionslösung beauftragt, die von ihr hierfür benötigten Medizinprodukte bestellt, fristgerecht geliefert und abgerechnet. Auch die zeitnahe Belieferung des Patienten mit den fertigen Lösungen und den benötigten Medizinprodukten zur Verabreichung (Portnadeln, Infusionssysteme, Verbandsmaterialien etc.) wird durch den PatientenCare:manager koordiniert.

Ist der parenteral zu ernährende Patient entlassen, muss seine Versorgung sofort beginnen können, denn er ist auf die Zufuhr der Lösungen vital angewiesen. Zur Komplettierung der Erstversorgung erfolgt nun die Einweisung des betreuenden Pflegedienstes in die Therapie, welches schriftlich dokumentiert wird. Nach erfolgter Schulung durch den care:manager ist dieser für den Patienten (aber auch den Pflegedienst) jederzeit im Hintergrund erreichbar. In der Folge bleibt der care:manager Ansprechpartner und dokumentiert weiterhin den Therapieverlauf. So können die notwendigen Nachbestellungen (ob Material oder Rezepte) in der Folgeorganisation besser mit dem tatsächlichen Bedarf abgestimmt werden.

Das sinnvolle Zusammenspiel zwischen care:manager und den übrigen an der Versorgung des Patienten beteiligten Strukturen ist in Abb. 1 anschaulich dargestellt.

Zukunftsaussichten

„care:manager" steht für ein Handels- und Dienstleistungskonzept, welches sich aktuell als flexibles und innovatives Homecare-System bewährt. Durch seine Anpassungsfähigkeit an wechselnde Bedürfnisse ist es in der Lage, Umstrukturierungen im Gesundheitswesen aufzufangen. Seine Dienstleistungen sind für die Patienten und die an der Betreuung beteiligten weiteren Dienstleister kostenfrei. Die Finanzierung der care:manager wird über die Handelsmargen der Medizinprodukte gedeckt.

Um dem Bedarf an qualifizierten care:managern zur integrierten Versorgung der Homecare-Patienten gerecht zu werden, hat sich eine Weiterbildung von Fachkrankenpflegekräften, pharmazeutischem Personal und Verwaltungsangestellten in der „care:manager akademie" als sinnvoll erwiesen. Neben der Behandlungspflegekompetenz auf höchstem Niveau erhalten die care:manager in der „care:manager akademie" die herstellerübergreifenden, indikationsbezogenen Produkt- und logistischen Kenntnisse, die zum interdisziplinären Bezug von Arzneimitteln und Medizinprodukten erforderlich sind. Abgerundet wird das Ausbildungs- und Kompetenzprofil der care:manager durch den Erwerb Sektoren-übergreifender Prozessmanagementkenntnisse.

Die Bündelung dieser drei Kompetenzen in einer Person ist die Voraussetzung für eine reibungslose Überführung eines chronisch schwerkranken Patienten vom stationären Bereich in den privaten häuslichen Bereich.

Dabei ist die Nutzung dieses Konzeptes für alle Patienten möglich und sinnvoll – ungeachtet ihres Alters

Gesundheitsökonomie im höheren Lebensalter. Beispiel: Hüftgelenksersatz bei Coxarthrose

Klaus Piwernetz

Problem

Der Kostendruck auf das Gesundheitssystem wächst in allen Ländern. Diese Dramatik wird durch die ungünstige demografische Entwicklung in vielen Ländern weiter erhöht. Diesem Druck begegnen die Länder in unterschiedlicher Weise:

○ Organisatorische Erschwerung des Zugangs
○ Verteuerung des Zugangs über Selbstbeteiligung
○ Reduktion der Ressourcen
○ Verschärfung der Einschluss- und Ausschlusskriterien

Als Argumentation werden oft eine gesundheitsökonomische „Beweisführung" im Sinne von Kosten-Kosten- oder Kosten-Nutzen-Studien angeboten. Gelegentlich münden diese Argumentationsketten in eine rein utilitaristische Betrachtung (lohnt sich das für diesen Menschen überhaupt noch?) oder eine Rationierungsdiskussion (Was können wir uns überhaupt noch leisten?).

Da bleiben dann unter dem Deckmantel einer pseudorationalen Diskussion die Gruppen ohne wirksame Lobby wie die Senioren rasch auf der Stecke.

In diesem Beitrag versuchen wir uns dem Problem gesundheitsökonomischer Betrachtungen bei Senioren zu nähern. Um die Betrachtung handhabbar einzugrenzen, wählen wir eine homogene Diagnose und OP-Prozedur: elektiver Hüftgelenksersatz bei Coxarthrose. Es handelt sich um eine häufige Erkrankung und Behandlung, die auch zu den teuersten zählt.

Vor weiteren Betrachtungen sind einige Basisdaten wertvoll.

Basisdaten

Leitlinien

Für die Behandlung der Coxarthrose [1] haben die Deutsche Gesellschaft für Orthopädie und Orthopädische Chirurgie und der Berufsverband der Ärzte für Orthopädie und für den Hüftgelenkersatz bei Coxarthrose [2] die Deutsche Gesellschaft für Unfallchirurgie Leitlinien bei der AWMF veröffentlicht. Allerdings sind sie zuletzt 1999 aktualisiert worden.

Epidemiologie

Im Alter zwischen 65 und 74 Jahren leiden 2 % der Bevölkerung unter einer mittelschweren oder schweren Hüftgelenksarthrose.

In Deutschland werden pro Jahr etwa 100.000 Totalendoprothesen (TEP) der Hüfte eingesetzt. Als häufigste Indikation wird eine fortgeschrittene, konservativ nicht mehr behandelbare Coxarthrose genannt. Diese Operation ist damit eine der häufigsten überhaupt.

Das Bundeskuratorium Qualitätssicherung – Fachgruppe Orthopädie und die BQS Bundesgeschäftsstelle Qualitätssicherung haben für das Jahr 2001 die Daten von 45.064 Patienten mit Erstimplantation einer Endoprothese ausgewertet [3]. Dies entspricht etwa 62,9 % der erwarteten Datensätze von insgesamt über 72.000 aus 671 Kliniken.

Die überwiegende Zahl der Eingriffe wird mit 31.462 (= 70,2 %) im Altersbereich zwischen 60 und 79 Jahren durchgeführt. Immerhin 5.002 (= 11,2 %) Patienten sind 80 Jahre oder älter. Das mittlere Lebensalter zum Zeitpunkt der Operation beträgt 67 Jahre. Mit 32.266 (= 71,6%) liegen die meisten der Patienten in den ASA-Klassen 1 und 2, haben also höchstens eine leichte Allgemeinerkrankung.

Kosten

Die einschlägigen Fallpauschalen für eine primäre Implantation und deren Weiterbehandlung betragen in Deutschland ohne ausgeprägte Komorbiditäten und ohne weitere Komplikationen 8.301,03 € (17.061 Coxarthrose, Einbau einer Totalendoprothese) und 2.141,33 € (17.062 Coxarthrose, Weiterbehandlung von 17.061). Die Regelverweildauer ist mit 17 (17.061) und 20 (17.062) Tagen festgesetzt.

Damit fallen bei etwa 80.000 Eingriffen pro Jahre Kosten von etwa 780 Mio. € an.

Ergebnisse der Behandlung

In der Regel führen Endoprothesen zu einer weitestgehenden Schmerzfreiheit der Patienten und zu einer weitgehend uneingeschränkten Funktionalität der Hüfte.

Die Haltbarkeit von Hüftgelenksendoprothesen beträgt heute zwischen 15 und 20 Jahren. Für die Patienten misst sich der Erfolg an der Reduktion der Schmerzen und der Besserung der Beschwerden durch die Operation. Die Ergebnisse einer Befragung [4] von 293 Patienten sind in Abb. 1 dargestellt.

Nahezu keines der Kriterien bei Schmerzen und Beschwerden ist gesundheitsöko-nomisch im Sinne von monetären Kosten zu erfassen. Dennoch sind sie ja gerade der Grund, warum sich die Patienten operieren lassen.

Komplikationen

Bei den direkten Kosten spielt es eine erhebliche Rolle, ob der Eingriff in Kranken-häusern mit hohen Fallzahlen durchgeführt wird. In ihnen sind sowohl die Wund-infektionsrate als auch die Lockerungsrate signifikant niedriger.

Bei der oben zitierten Auswertung [3] treten bei 1,4 % (0,77 bis 1,65 %) Wund-infektionen auf, bei 1,7 % (1,5 bis 2,9%) wird eine Luxation beobachtet. Dabei werden allerdings in 44 von 471 Kliniken mit mehr als 20 Eingriffen mehr als 5% Luxationen beobachtet.

Vorgehensweise

Mit diesen Basisinformationen können wir uns dem eigentlichen Problem nähern.

Kostensenkung bei der TEP bei Arthrose

Früher gab es eine Altersgrenze von 65 Jahren für die Implantation eines künstlichen Hüftgelenkes. Aufgrund der Entwicklungen der Endoprothesen, der Operationstechnik und der Narkoseführung ist diese Grenze lange gefallen. Allerdings wird wieder neu diskutiert, ob man angesichts des Kostendruckes nicht doch die Zugangskriterien ver-schärfen sollte. Schließlich gibt es ja heute auch eine effektivere Schmerztherapie.

Gesundheitsökonomie

Bei nahezu allen gesundheitsökonomischen Diskussionen werden die Betrachtungen heute auf die direkten Kosten beschränkt. In einfachen Kosten-Kosten-Analysen wer-den die Kosten der konservativen und der operativen Therapie verglichen.
Dabei werden aber sowohl die indirekten Kosten als auch die intangiblen Kosten ver-nachlässigt.

Indirekte Kosten

Welcher Aufwand entsteht aufgrund der Behinderung durch Schmerz oder durch einge-schränkte Funktionalität den Patienten und ihren Angehörigen? Zu denken ist dabei an Transport, Pflege und Unterstützung bei den Aktivitäten des täglichen Lebens (ATL).
Mit einer Endoprothese können sich die Patienten in aller Regel wieder selbst versorgen.

Intangible Kosten

Hier sind an erster Stelle die Lebensqualität und die Autonomie der Patienten und Angehörigen zu betrachten. Gemessen werden diese Aspekte durch Fragebogen zur

Lebensqualität (SF 12 und PGI) und zur psychosozialen Funktionalität (COOP). Leider werden diese Instrumente zu selten eingesetzt und die Ergebnisse in die Diskussion mit einbezogen.

Zusätzlich wird die Schmerzreduktion auf VAS-Skalen quantitativ erfasst.

Schmerzen und Beeinträchtigungen

Lebensqualität

Natürlich ist die Lebensqualität durch obige Beeinträchtigung erheblich reduziert. Allerdings schlägt sich dies in den allgemeinen Verfahren des SF 36 nicht so spezifisch nieder, wie dies mit dem PGI gelänge, der direkt den Effekt auf die wichtigen Tätigkeiten des Lebens erfasst.

Patientenzufriedenheit

Einen weiteren Hinweis auf die gesteigerte Lebensqualität liefert die Patientenzufriedenheit. In einer Befragung von 293 Patienten nach einer Erstimplantation einer Hüftgelenksendoprothese antworteten 59,6 % sie seien uneingeschränkt zufrieden mit dem OP-Ergebnis, 32,4 % waren mit Einschränkungen zufrieden. Bei einer zweiten Befragung erhöhte sich der Anteil der ersten Gruppe auf 64 %.

In der ersten Befragung berichteten 73,6 % der Patienten, dass sie sich auf jeden Fall wieder operieren lassen würden; 80,9 % würden diese operative Therapie uneingeschränkt weiterempfehlen.

Diskussion

An dieser Stelle soll keine vollständige gesundheitsökonomische Diskussion vorgelegt werden, sondern vielmehr eine orientierende Diskussion darüber, welche Argumente bei einer Entscheidung eine Rolle spielen sollten.

Ein- oder Ausschlusskriterien

Die Indikationen zur Implantation wurden schon 1999 von der DGU vorgelegt. Sie bildet auch heute noch die Grundlage für die Genehmigung durch die Kassen. Im Vordergrund steht die Ausreizung der symptomatischen Behandlung wegen der Schmerzen und der damit verbundenen Funktionseinschränkung.

Diese Indikation kann kaum weiter verschärft werden. Die Frage ist eher, ob man die Kriterien eindeutiger fassen kann.

Die Ausschlusskriterien beziehen sich heute auf Begleiterkrankungen und Einschränkungen der OP- und Narkosefähigkeit.

Das Kriterium „Alter" wurde vor über 10 Jahren fallen gelassen. Um so erstaunlicher ist es, dass diese Diskussion heute in Ansätzen wieder aufkommt. Das Argument lautet: Die Implantation lohnt sich nicht mehr. Was bedeutet „lohnen"? Soll es sich finanziell nicht lohnen, ist es wegen der reduzierten Lebenserwartung nicht mehr sinnvoll oder wird die Beeinträchtigung durch Schmerzen und Funktionseinschränkungen, die die Patienten an der Teilhabe hindern und ihn abhängig machen, nicht ernst genommen?

Kosten- Kosten-Argumente

Das Hauptproblem bei diesen Vergleichen ist die Vergleichsbasis, über wie viele Jahre die Kosten addiert werden sollen.

Angesichts der mittleren Haltbarkeitsdauer von TEPs ist der Vergleich der direkten Kosten zwischen der TEP und einer konservativen Behandlung schwierig. Entscheidet man sich bei Patienten mit einer grenzwertigen Indikation für eine konservative Behandlung, wird sich die Erkrankung oft weiter verschlimmern. In der Folge spielt dann für die weitere Planung oft die Lebenserwartung eine Rolle.

Bei Kosten von derzeit 10.442,36 € für die operative Behandlung und die Nachbetreuung und einem weiteren Arztbesuch pro Jahr für die Kontrollen für 5 Jahre kommen insgesamt für 10 Jahre etwa 20.000 € zusammen. Das würde Tagesbehandlungskosten von 5,48 € bedeuten.

Betrachtet man beim Vergleich nicht nur die direkten Kosten für Diagnostik und Therapie sondern auch die Kosten für Pflege und Betreuung, sowie die erhöhten Kosten für die Bewältigung des zum Teil erheblich beeinträchtigten Tagesablaufs und den Aufwand der Angehörigen, so schlägt das Pendel sehr rasch zugunsten der Implantation aus.

Eine Kostenart fällt bei den meisten der Patienten weg: die Arbeitsunfähigkeit. Auch dies beeinflusst den Kosten-Kosten-Vergleich zu ungunsten der Implantation aus Sicht der Kostenträger. Allerdings schlägt die Häufigkeit von Rehabilitationsaufenthalten negativ zu Buche, wenn auch die Kostensituation bei den Senioren häufiger in Richtung Rentenversicherung verschoben ist.

Behandlungsqualität

Wichtig bei der Kostenbetrachtung ist weiter, wie oben erwähnt, dass die Behandlung in Zentren mit ausreichender Erfahrung mit guter Qualität hinsichtlich postoperativer Komplikationen (Infektion, Luxation) durchgeführt wird.

Weiter könnte die Behandlungsqualität im Rahmen von Verfahren zur integrierten Versorgung weiter optimiert werden: Bereits vor 8 Jahren wurden in verschiedenen HMOs der USA die Patienten bereits lange vor der Operation im Umgang mit Gehhilfen trainiert und so die Fertigkeiten zum Gebrauch der Gehhilfen und die Kraft aufgebaut. Nach der Operation konnten die Patienten rascher und einfacher mobilisiert werden, zudem kam es zu weniger Stürzen nach der OP [5].

Kann eine TEP verweigert werden?
Heute gibt es bei vollständiger Betrachtung aller gesundheitsökonomisch relevanter Kosten (direkt, indirekt, intangibel) kein Argument, eine TEP bei gegebener Indikation jenseits einer festen Altersgrenze zu verweigern.

Die Beeinträchtigungen einer fortgeschrittenen Coxarthrose sind so erheblich, dass eine Argumentation über die Kosten aus ethischen Gründen nicht vertretbar ist.

Eine TEP kann nur aus Gründen, die im Patienten oder seiner Erkrankung liegen, verweigert werden.

Wer entscheidet am Ende?
Für die Entscheidung ist es wichtig drei Fälle auseinander zu halten:
1. Die Entscheidung im Einzelfall
2. Die Entscheidung auf Ebene der Selbstverwaltung
   (Krankenkassen, Krankenhausgesellschaft, Kassenärztliche Vereinigung)
3. Die Entscheidung auf Systemebene
Im Einzelfall entscheidet immer der Arzt. Er berücksichtigt dabei Gründe, die in der Person des Patienten oder dessen Erkrankung liegen.

Auf der Ebene der Selbstverwaltung können die Organisationen die Entscheidung des Arztes nur dann in Frage stellen, wenn sie die Indikation anzweifeln. Allerdings können sie indirekt eingreifen, indem sie die Preise für die Behandlung soweit reduzieren, dass sie für viele Behandlungseinrichtungen nicht mehr wirtschaftlich zu erbringen ist.

Allerdings müssten solche Entscheidungen letztlich von der Gesundheitspolitik gebilligt werden. Dies gilt insgesamt für alle Maßnahmen, die die Beschränkung des Zugangs, der Allokation der Mittel oder der Reduktion der Mittel insgesamt betreffen.

Die Weltgesundheitsorganisation WHO weist in diesem Zusammenhang in der Ottawa-Deklaration (1986) auf die große Bedeutung von selbständiger, selbstverantwortlicher und persönlich sinnerfüllter aktiver Lebensgestaltung für das gesunde Älterwerden hin.

Schlussfolgerungen

Dem behandelnden Arzt und seiner Einrichtung obliegen drei wichtige Aspekte: der richtigen Indikation, der hohen Behandlungsqualität und des effizient organisierten Versorgungsprozesses. Hierbei können durch Optimierungen soviele Ressourcen verfügbar gemacht werden, dass eine Beschränkung der Indikation eigentlich keine Rolle spielen sollte.

Bei der Indikationsstellung hat der behandelnde Arzt einzig und allein auf der Grundlage der körperlichen und psychosozialen Situation seiner Patienten und der einschlägigen Leitlinien zu entscheiden. Diese Leitlinien orientieren sich an der Krankheit und der individuellen Situation des Patienten. Für eine von der individuellen Situation des Patienten unabhängige feste Altersgrenze gibt es derzeit keine ernst zu nehmenden Argumente.

Gesundheitsökonomische Überlegungen müssen für den Arzt immer an zweiter Stelle stehen. Noch mehr sind aus ethischen Gründen Überlegungen zurückzustellen, sich aus innerbetrieblicher Optimierung für oder gegen eine Implantation zu entscheiden.

Es ist dem Arzt am Krankenbett einfach nicht zuzumuten, dass er bei knappen Mitteln im Einzelfall darüber entscheidet, wer eine kostenträchtige Diagnostik oder Behandlung bekommt und wer nicht.

Wenn gesundheitsökonomische Überlegungen überhaupt eine Rolle spielen sollen, so ist das einzig und allein eine gesundheitspolitische Entscheidung hinsichtlich einer Allokation der Versicherungsbeiträge. Auch die Krankenkassen oder andere Einrichtungen wie Kassenärztliche Vereinigungen oder Krankenhaus-Gesellschaften sind nicht aufgerufen, sich bei gegebener Indikation beschränkend einzuschalten.

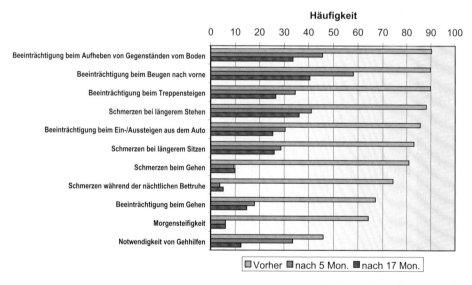

Abb. 1 Ergebnisse der Implantation von Endoprothesen bei Coxarthrose. Ergebnisse der Befragung von 273 Patienten vor der Operation sowie 5 und 17 Monate danach. Die Kategorien sind nach der Häufigkeit des Auftretens vor der Operation sortiert.

Literatur

[1] Stürmer KM (Hrsg)(1999) Endoprothese bei Koxarthrose. Leitlinien Unfallchirurgie, 2. Aufl. Thieme, Stuttgart New York, S 109–118

[2] Dt Ges f Orthopädie und orthopäd Chirurgie und BV d Ärzte f Orthopädie (Hrsg.)(2002) Coxarthrose: Leitlinien der Orthopädie, 2. Aufl. Dt Ärzte-Verlag, Köln

[3] Robbers J, Mohr VD (2001) Externe vergleichende Qualitätssicherung zur TEP bei Coxarthrose. Ergebnisse der Bundesauswertung. www.therapie.net/med/huefte/endoprothetik/index.html. Bundeskuratorium Qualitätssicherung Fachgruppe Orthopädie, Düsseldorf und BQS Bundesgeschäftsstelle Qualitätssicherung GmbH

[4] Bitzer EM, Dörning H, Schwartz FW (2000) Lebensqualität und Patientenzufriedenheit nach Leistenbruch- und Hüftgelenkoperationen: eine retrospektive indikationsbezogene Patientenbefragung zum Outcome häufiger chirurgischer Eingriffe in der zweiten Lebenshälfte. GEK, Gmünder Ersatzkasse (Hrsg). Asgard- Verlag, St. Augustin (GEK-Edition, Bd 14)

[5] Brent JC (1997) Behandlungspfad bei der elektiven Implantation von TEPs in der HMO (Persönliche Mitteilung). Inner Mountain Health Care, Salt Lake City, USA

Die Patientenverfügung

Thomas Russegger

Zur Einleitung einige Gedankensplitter

„Leben ist alles – und Sterben nur ein Betriebsunfall". So lautete vor einiger Zeit die große Überschrift eines Artikels in einer österreichischen Tageszeitung[1]. Dieser Artikel befasste sich mit „Sterben", mit dem Umgang mit dem Tod in unserem Kulturkreis und in anderen Kulturkreisen. „Der Tod", so wurde ausgeführt, „war in der Geschichte der Menschheit immer in den Lebenszyklus integriert und wurde in der Romantik sogar ästhetisiert." Ein Soziologe und Ethnologe wurde wie folgt zitiert: „Seit dem 19. Jahrhundert betrachtet man den Tod jedoch zunehmend als schmutzig, peinlich, unschicklich – als unwiderrufliches Scheitern und peinlichen Störfaktor des ärztlichen Tuns."

Das zuletzt Gesagte wird, beinahe provokant, ergänzt um folgende weitere Zeitungsschlagzeile „Der Tod ist medizinisch nicht vorgesehen"[2]. Es wurde über einen unheilbar erkrankten Neunzigjährigen berichtet, der mit einer hoch dosierten Chemotherapie behandelt wurde.

Meine einleitenden Worte möchte ich mit einer Aussage von Papst Johannes Paul II abschließen, der mit folgendem Satz anlässlich eines Empfanges für die Teilnehmer eines internationalen Krebskongresses im März 2002 in Rom zitiert wurde: „Man soll das Leben sterbenskranker Menschen nicht durch therapeutische Verbissenheit verlängern"[3].

Grundsätzliches zum Patienten-Arzt-Verhältnis

Der ärztliche Behandlungsvertrag ist die Grundlage der „Patient-Arzt"-Beziehung. Der Arzt hat aus diesem Behandlungsvertrag heraus die Pflicht, dem Patienten die den

---

[1] „Der Standard" vom 31.10/1.11.2000, Seite 2
[2] „Der Standard" vom 27.4.1999
[3] „Der Standard" vom 25.3.2002, Seiten 1 und 3. Die Schlagzeile auf Seite 1 hieß: „Papst gegen künstliche Verlängerung des Lebens – Aufsehen erregende Erklärung bei Krebstagung in Rom". Weiters wurde in diesem Artikel des Standard der Mainzer Kardinal Karl Lehmann mit den Worten widergegeben, dass der Unterschied zwischen aktiver Hilfe und bloßem Unterlassen künstlicher Maßnahmen eine ethische Wasserscheide sei.

Umständen entsprechend bestmögliche medizinische Versorgung zuteil werden zu
lassen, also eine sorgfältige medizinische Behandlung lege artis unter Bedachtnahme
auf die einschlägigen Rechtsvorschriften. Einen bestimmten Erfolg schuldet der Arzt
hiebei nicht (auf § 49 Ärztegesetz ist zu verweisen: „Der Arzt ist verpflichtet, jeden
von ihm in ärztliche Beratung oder Behandlung übernommenen Gesunden und Kranken ohne Unterschied der Person gewissenhaft zu betreuen. Er hat sich laufend im
Rahmen anerkannter Fortbildungsprogramme der Ärztekammern in den Bundesländern
oder der österreichischen Ärztekammer oder im Rahmen anerkannter ausländischer
Fortbildungsprogramme fortzubilden und nach Maßgabe der ärztlichen Wissenschaft
und Erfahrung sowie unter Einhaltung der bestehenden Vorschriften und den fachspezifischen Qualitätsstandards das **Wohl der Kranken** und den Schutz der Gesunden zu
wahren"). Der Patient hat, die Selbstbestimmungsfähigkeit vorausgesetzt, das Recht
über das „Ob" und das „Wie" einer Behandlung zu entscheiden. Dies leitet sich aus
dem Persönlichkeitsrecht auf Selbstbestimmung ab.

Eine Behandlung ohne Einwilligung (eine rechtswirksame Zustimmung/Einwilligung
setzt eine vorherige Aufklärung voraus) des urteils- und einsichtsfähigen Patienten (die
Urteils- und Einsichtsfähigkeit ist die Fähigkeit, Grund und Bedeutung einer Maßnahme
einzusehen und seinen Willen nach dieser Einsicht zu bestimmen bzw. bestimmen zu
können) ist rechtswidrig und ein Verstoß gegen § 110 Strafgesetzbuch („Eigenmächtige
Heilbehandlung"). Auch einwilligungs**un**fähige Patienten dürfen, das sei an dieser
Stelle jetzt schon angemerkt, nicht ohne jede Zustimmung behandelt werden (ich komme darauf später zurück). Ausgenommen: so genannte „Gefahr in Verzug"-Situationen[4].

Rechtliche Situation der Sterbehilfe in Österreich

Aktive (direkte) Euthanasie:

Auf folgende Bestimmungen ist dabei zu verweisen:

§ 75 Strafgesetzbuch: „Wer einen anderen tötet, ist mit Freiheitsstrafe von zehn bis
zu zwanzig Jahren oder mit lebenslanger Freiheitsstrafe zu bestrafen".

Dieser Tatbestand umschreibt den Mord und ist dadurch gekennzeichnet, dass
eine vom Patienten verschiedene Person eine Handlung setzt und zwar absichtlich,
mit dem Willen, den Patienten zu töten. Pflegepersonen wurden in der Vergangenheit
wegen Mordes an zu betreuenden Personen verurteilt (Stichwort „Lainz").

§ 77 Strafgesetzbuch: „Wer einen anderen auf dessen ernstliches und eindringliches Verlangen tötet, ist mit Freiheitsstrafe von sechs Monaten bis zu fünf Jahren zu bestrafen".

Eine aktive Tötung ist also auch verboten selbst wenn sie der Patient eindringlich
und ernstlich verlangt. Die Verabreichung einer „Todesspritze" mit dem Ziel, dadurch

---

[4] Vgl. die Regelung des § 8 Absatz 3 Krankenanstaltengesetz (KAG)

den Tod des Erkrankten herbeizuführen, auch wenn der schwerstkranke, lebensmüde Patient dies verlangt, ist unter keinen Umständen erlaubt.

§ 78 Strafgesetzbuch: „Wer einen anderen dazu verleitet, sich selbst zu töten oder ihm dazu Hilfe leistet, ist mit Freiheitsstrafe von sechs Monaten bis zu fünf Jahren zu bestrafen".

In einigen Ländern Europas ist die Mitwirkung am Selbstmord nicht strafbar[5]. In der Schweiz ist die Verleitung oder Beihilfe zum Selbstmord strafbar, jedoch nur wenn sie aus „selbstsüchtigen Beweggründen" geschieht[6].

Wann immer über Euthanasie diskutiert wird, ist ganz deutlich auf die genannten Bestimmungen zu verweisen. Aktive (direkte) Sterbehilfe („Hilfe zum Sterben") ist in Österreich immer rechtswidrig, auch wenn sie ausschließlich zum Zwecke der Abkürzung qualvollen Sterbens geleistet werden würde und erfüllt stets den Tatbestand eines Tötungsdelikts.

Indirekte Euthanasie:

Darunter sind Maßnahmen zu verstehen, die zur Leidenslinderung ergriffen werden. Eine eventuelle Beschleunigung des Todeseintritts infolge dieser Maßnahmen wird in Kauf genommen, ist aber nicht beabsichtigt (Gabe eines hochdosierten Schmerzmittels zur Schmerzbekämpfung mit möglicher oder sogar sicherer lebensverkürzender Nebenwirkung).

Die indirekte Sterbehilfe ist dem Arzt nicht untersagt. Es wird dem Arzt nicht die Verpflichtung zugemutet, das Leben des Patienten um jeden Preis zu verlängern (Vorrang der Schmerzlinderung vor Lebensverlängerung – „Hilfe im Sterben")[7].

---

[5] So z. B. in Deutschland (Vgl. jedoch: „Die Mitwirkung des Arztes bei der Selbsttötung widerspricht dem ärztlichen Ethos und kann strafbar sein", so die Deutsche Bundesärztekammer in ihren Grundsätzen zu ärztlichen Sterbebegleitung), Finnland, Schweden

[6] Artikel 115 Schweizerisches Strafgesetzbuch. Ausgehend von dieser Rechtslage haben sich in der Schweiz „Sterbehilfevereine" gebildet („EXIT", „Dignitas"). Diese bieten eine „Freitodbegleitung" an. Es wird der „sterbewilligen Person" das Medikament Pentobarbital (15g) zur Verfügung gestellt. Das Barbiturat muss von der sterbewilligen Person selbständig eingenommen werden. Im Falle der Infusion muss sie selber den Infusionshahn öffnen. Das GTFCh-Symposium vom 26–28.April in Mosbach (Baden-Deutschland) befasste sich u. a. mit den „Toxikologischen Aspekten der Sterbehilfe". Briellmann/Dittmann gehen im anschließend erschienen Tagungsband auf Seite 36 bis 43 auf „Exit-Todesfälle in Basel 1995–2000" ein. Sie berichten von einem Fall, wo der Tod erst nach 30 Stunden nach der Einnahme des Pentobarbitals eingetreten ist!! Die „Schweizerische Akademie der medizinischen Wissenschaften" hält in ihren medizinisch-ethischen Richtlinien für die Betreuung sterbender und cerebral schwerst geschädigter Patienten fest, dass die Beihilfe zum Suizid kein Teil der ärztlichen Tätigkeit ist.

[7] Vgl. Moos, Wiener Kommentar zum Strafgesetzbuch, Vorbemerkungen zu den §§ 75–79 Strafgesetzbuch, Randziffer 20; Schmoller, Lebensschutz bis zum Ende?, Österreichische Juristen-Zeitung (ÖJZ) 2000, 361, Seite 371 f.; Die deutsche Bundesärztekammer führt in ihren „Grundsätzen zur ärztlichen Sterbebegleitung" (abgedruckt in: „Ethik in der Medizin", Hrsg. U. Wiesing (2000), Seiten 203–208) aus: „Bei Sterbenden kann die Linderung des Leidens so im Vordergrund stehen, dass eine möglicherweise unvermeidbare Lebensverkürzung hingenommen werden darf."

Passive Euthanasie (Unterlassung – Abbruch der Behandlung):

Behandlungsverweigerung durch den urteils- und einsichtsfähigen Patienten:

Die Behandlungspflicht des Arztes findet, wie eingangs dargestellt, am Selbstbestimmungsrecht des Patienten seine Grenze. Ein Beispiel: Vor kurzem kontaktierte mich ein Arzt und fragte mich um rechtlichen Rat zu folgender Situation:

Eine 90jährige Patientin – die Urteils- und Einsichtsfähigkeit wurde durch einen beigezogenen Psychologen nochmals ausdrücklich bestätigt – verweigert nach Information über ihren gesundheitlichen Zustand – bevorstehender Magendurchbruch – die Einwilligung in die ärztliche Behandlung/Operation.

Eine Behandlung entgegen dem erklärten Willen der Patientin wäre eine „eigenmächtige Heilbehandlung". Strafbar ist das Unterlassen einer medizinischen Maßnahme nur dann, wenn eine Rechtspflicht zum Handeln besteht. Das Selbstbestimmungsrecht des Patienten steht der Verpflichtung des Arztes zum Handeln entgegen. Es erlischt auch seine „Garantenstellung" nach § 2 Strafgesetzbuch[8].

Bei urteils- und einsichtsfähigen Patienten, so die herrschende rechtliche Meinung, entfällt bei einer aktuellen Willensäußerung auch die Pflicht zur lebenserhaltenden Basisversorgung. Dies gilt grundsätzlich auch bei Patienten, die beispielsweise an der amyothrophischen Lateralsklerose erkrankt sind[9].

Der nicht urteils- und einsichtsfähige Patient/Behandlungsverweigerung durch den rechtlichen Stellvertreter:

Grundsätzlich gilt: Auch Nichteinwilligungsfähige (das sind urteils- und einsichtsunfähige Patienten) dürfen nicht ohne Zustimmung behandelt werden. An die Stelle der Einwilligung des Patienten nach erfolgter Aufklärung (informed consent) tritt die des rechtlichen Vertreters. Bei nicht einwilligungsfähigen Erwachsenen ist dies ein zu bestellender Sachwalter („Angehörige" haben nicht automatisch diese Vertretungsbefugnis; ein Angehöriger kann jedoch zum Sachwalter bestellt werden), bei nicht einwilligungsfähigen Minderjährigen die zur Obsorge berechtigte bzw. verpflichtete Person (in der Regel Vater/Mutter).

So lässt sich folgern, dass auch eine Behandlungsverweigerung durch den rechtlichen Stellvertreter in Betracht kommt. Der Stellvertreter hat seine Entscheidung am Wohl des Patienten auszurichten. Das, was das „Wohl" des Patienten in der konkreten Situation ist, ist an seinem „Willen" festzumachen. Daher gilt es, den „mutmaßlichen Willen" des Patienten (z. B. frühere einschlägige Äußerungen; Lebenshaltungen des Patienten) zu erforschen und heranzuziehen, wobei an die mutmaßliche Einwilligung

---

[8] Ein Arzt hat Garantenstellung nach § 2 Strafgesetzbuch. Dieser lautet: „Bedroht das Gesetz die Herbeiführung eines Erfolges mit Strafe, so ist auch strafbar, wer es unterlässt, ihn abzuwenden, obwohl er zufolge einer ihn im besonderen treffenden Verpflichtung durch die Rechtsordnung dazu verhalten ist und die Unterlassung der Erfolgsabwendung einer Verwirklichung des gesetzlichen Tatbildes durch ein Tun gleichzuhalten ist."

[9] Vgl. Schmoller, Lebensschutz bis zum Ende? Österreichische Juristen-Zeitung (ÖJZ),361, Seite 372f.

strengste Anforderungen zu stellen sind[10]. Behandlungsverweigerungen durch den Stellvertreter haben sich auf den ausreichend dokumentierten mutmaßlichen Willen des
Patienten zu stützen. Die Ablehnung einer Behandlung durch den Stellvertreter, die
medizinisch notwendig und sinnvoll wäre, orientiert sich somit dennoch am Wohl des
Patienten, da sie seine, des Patienten, persönliche Einstellung, seinen Willen wieder
gibt. Anders, wenn sich der Patientenwille nicht erschließen lässt[11]. In einer solchen
Situation ist dem Lebensschutz der Vorrang zu geben[12].

Patientenverfügung

Darunter ist eine schriftliche Willenserklärung über die Anwendung bzw. Nichtanwen-
dung einer medizinischen Behandlung (insbesondere einer lebensverlängernden) zu
verstehen, die im vorhinein abgegeben wird und erst für einen Zeitraum Bedeutung
erlangt, in der die betroffene Person (Patient) zu einer Kommunikation und Entscheidung nicht mehr fähig ist. Die Patientenverfügung ist also eine vorweggenommene
Behandlungsanweisung an den Arzt, sie gestaltet das zukünftige Patient-Arzt-Verhältnis vorab[13].

Patientenverfügungen gewinnen zunehmend an Bedeutung. Zentraler Punkt ist
die Frage der Verbindlichkeit einer Patientenverfügung für den Arzt in der zukünftigen
konkreten Behandlungssituation.

§ 10 Krankenanstaltengesetz ordnet an, dass bei der Führung der Kranken-
geschichte Verfügungen des Patienten, durch die dieser erst für den Fall des Verlustes
der Handlungsfähigkeit das Unterbleiben bestimmter Behandlungsmethoden wünscht,
zu dokumentieren sind, um darauf bei allfälligen künftigen medizinischen Entscheidungen Bedacht nehmen zu können. Damit ergibt sich für den behandelnden Arzt
eine Dokumentations- und Einsichtspflicht in die Patientenverfügung. Offen ist die
Frage, ob und in welchem Umfang auf eine Patientenverfügung ärztlicherseits einzugehen ist, wie verbindlich also eine Patientenverfügung ist. Manche sprechen von

---

[10] Vgl. die Entscheidung des Oberlandesgerichtes Frankfurt am Main vom 15.7.1998, Zahl 20W 224/98, abgedruckt in BtPrax 5/98, Seite 186 ff. sowie RdM 1998/24: „Bei einem irreversibel hirngeschädigten
Betroffenen ist der Abbruch der Ernährung durch eine PEG-Magensonde in entsprechender Anwendung des
§ 1904 BGB vormundschaftsgerichtlich zu genehmigen. Hierbei ist insbesondere eine mutmaßliche
Einwilligung des Betroffenen zu berücksichtigen."
[11] Siehe die Entscheidung des Bezirksgerichtes Hall in Tirol, Geschäftszahl 1P27/00h – Patient mit apalli-
schem Syndrom. Der Vater als Sachwalter begehrte vom Gericht die Zustimmung zum Absetzen der
Ernährung mit der PEG-Sonde; der Antrag wurde vom Bezirksgericht abgewiesen; die Abweisung vom
Landesgericht Innsbruck bestätigt.
[12] Vgl. die Ausführungen der Deutschen Bundesärztekammer, abgedruckt in „Ethik der Medizin", Herausge-
gegeben von U. Wiesing, 2000: „Lässt sich der mutmaßliche Wille des Patienten nicht anhand der genannten Kriterien ermitteln (Anmerkung: gemeint sind frühere Erklärungen des Patienten, seine Lebens-
einstellung, seine religiöse Überzeugung, seine Haltung zu Schmerzen etc.), so handelt der Arzt im
Interesse des Patienten, wenn er die ärztlich indiziertem Maßnahmen trifft."
[13] Zur Thematik siehe beispielsweise: Kopetzki (Hrsg), „Anitizipierte Patientenverfügungen, Patiententesta-
ment und Stellvertretung in Gesundheitsangelgenheiten" (2000)

einer bloßen Indizwirkung bei Ermittlung des mutmaßlichen Patientenwillens. Ich meine, dass eine Patientenverfügung mehr ist, als ein bloßes Indiz für den mutmaßlichen Patientenwillen, hat doch der Patient selbst seinen Behandlungswunsch/willen dargelegt und wurde der Patientenwille nicht durch Befragung von beispielsweise Verwandten oder von Freunden erforscht. Natürlich kommt es dabei auf den Einzelfall und die individuelle Ausgestaltung der Patientenverfügung an. Jedenfalls verbindlich ist eine Patientenverfügung nach herrschender Meinung wohl dann, wenn sie sich auf eine konkret absehbare Situation bezieht (z. B.: urteils- und einsichtsfähiger Patient mit tödlich verlaufender Krankheit, der aufgrund ärztlicher Beratung weiß, was auf ihn zukommt und so informiert ganz bestimmte zukünftige Behandlungen in seiner Patientenverfügung ablehnt). Meine Tätigkeit in der „Salzburger Patientenvertretung" zeigt mir, dass zunehmend mehr gesunde wie kranke Menschen Patientenverfügungen errichten wollen, auch für nicht konkret absehbare Situationen. Diese Menschen wollen, dass ihre zukünftigen Behandlungsanweisungen beachtet werden. Die Motive sind vielschichtig. Es ist daher notwendig, Regelungen[14] zu schaffen, die Klarheit hinsichtlich der Verbindlichkeit einer Patientenverfügung bringen. Dies der Rechtssicherheit im Patient-Arzt-Verhältnis wegen. Nicht alles zur Thematik Patientenverfügung, auch nicht zum Thema „Behandlungsabbruch" ist abschließend geklärt, abschließend beantwortet. Für meine Tätigkeit in der Salzburger Patientenvertretung bedeutet dies, die Patientenanliegen in einem ständigen Dialog mit den Ärzten zu erörtern, um so in einem Miteinander, in einem Verständnis füreinander diesen Themen zu begegnen.

---

[14] Aktuell wurde im Oktober 2004 ein Entwurf betreffend ein PatientInnenverfügungsgesetz zur Begutachtung versendet – ob, wann und in welcher Form ein diesbezügliches Gesetz verwirklicht wird, ist derzeit nicht absehbar.

Ethik, Sterbehilfe, Grundlagen, Gesetze und Übersicht

Anton Heiser

Zusammenfassung

Die verschiedenen philosophischen und ethischen Hintergründe, die zu verschiedenen Auffassungen über Sterbehilfe und unterschiedlichen Personenverständnissen und Menschenbilder führen, werden aufgezeigt. Nach einer Definition der Sterbehilfe wird auch ein Überblick über europäische Rechtsunterschiede gegeben.

Einleitung

„Unter Sterbehilfe werden alle Handlungen einer Person verstanden, welche darauf abzielen den Tod eines im weiteren Sinne sterbenden Menschen herbeizuführen, oder dessen Sterben zu beschleunigen, dass diese im besten Interesse und zum Wohl des sterbenden Menschen liegen" [1]. Sterbehilfe stellt somit ein Handeln dar, welches dazu bestimmt ist bzw. geeignet ist einen erleichterten und schmerzgelinderten Tod eines unheilbar schwer kranken Menschen zu ermöglichen. In einigen Staaten ist es unter gewisser Voraussetzung bzw. genau definierten Abläufen, insbesondere bei ausdrücklichem Wunsch des Patienten, gestattet, aktive Sterbehilfe zu leisten. In einigen Staaten ist aber auch die Beihilfe zur Selbsttötung bzw. zum Suizid straflos. Schwieriger, insbesondere für den Arzt ist vor allem die passive Sterbehilfe [2], das so genannte „Sterben lassen", Verzicht auf lebensverlängernde Maßnahmen, wenn die Weiterbehandlung aussichtslos erscheint und diese Weiterbehandlung nur eine agonale Leidensverlängerung bewirkt. Damit ist gemeint, dass letztendlich nicht eine weitere Lebensspanne dem Patienten eröffnet, sondern nur das Sterben hinausgezögert wird.

Verschiedenes Personenverständnis [3] und verschiedene Menschenbilder beeinflussen die gesetzlichen Rahmenbedingungen der Sterbehilfe in den einzelnen Ländern. Allen sicherlich gemeinsam ist, dass man einen Menschen nicht töten darf. Doch bestehen erhebliche Differenzen für den Personenbegriff, was ein menschliches Leben ist. Wie verhält es sich mit den Gehirntoten bzw. wann ist eigentlich ein Mensch tot!

Der folgende Überblick soll die verschiedenen Personenbegriffe [3] und Menschenbilder [14] aufzeigen, insbesondere soll das **materialistisch naturwissenschaftliche Menschenbild,** das **utilitaristische Menschenbild, Darwin und die Lehre der Biologie,** das **traditionelle medizinische Menschenbild** und das **christlich religiöse Menschenbild** besprochen werden.

Materialistisch naturwissenschaftliches Menschenbild:

Der Mensch ist den Naturgesetzen unterworfen, wie die Pflanzen und Tiere. Sie müssen alle unter den selben Gesichtspunkten betrachtet werden. Allerdings hat nur der Mensch Eigenschaften wie Rationalität, Autonomie, Selbstbewusstsein, Empfindungsfähigkeit, Gewissen, auch Kommunikationsfähigkeit mit anderen Mitmenschen, die ihn von der Tier- und Pflanzenwelt unterscheiden. Die besondere Stellung hat der Mensch evolutionsgeschichtlich auf Grund seines Gehirnes inne. Das lässt dem Gehirn eine außerordentliche Stellung zukommen und legt nahe, menschliches Leben nach der Gehirntätigkeit zu beurteilen. Der völlige und endgültige Ausfall des Gehirns für den betroffenen Menschen hat zur Folge, dass die körperlich geistige Einheit, die für jeden lebenden Menschen Voraussetzung ist, zerbrochen und unwiederbringlich beendet ist. Dieses Menschenbild ist insofern materialistisch, da es annimmt, es kann dort nichts geben, wo materiell nichts ist, daher, wenn kein funktionsfähiges Gehirn vorhanden ist, ist dieses Wesen auch zu keinem Bewusstsein und damit zu keinem „Mensch sein" fähig. Ebenso gilt, vereinfacht gesprochen, wo nichts meßbar ist, ist nichts vorhanden. Daher wird der „Gehirntod" auch gerne mittels EEG festgestellt und auf Grund einer Nulllinie der Mensch als „Gehirntoter" diagnostiziert.

Alles was die oben gesagten Kriterien wie Rationalität, Autonomie, Selbstbewusstsein, Empfindungsfähigkeit, Gewissen, Kommunikationsfähigkeit nicht hat, wird einem Tier gleichgesetzt und darf als solches behandelt werden. Tötung ist daher kein Verbrechen, und es gibt keine Behandlungspflicht für den Arzt.

Utilitaristisches Menschenbild:

Dieses Menschenbild hat zwar das naturwissenschaftliche, materialistische Menschenbild als Grundlage und es definiert Personen an Hand der Merkmale Selbstbewusstsein, Autonomie etc., aber es stellt auch immer wieder die Frage: wozu ist das gut? Der ethische Imperativ lautet: *richte dich nach dem Nützlichen!* Zentral für dieses Menschenbild ist das größtmögliche Glück und der Mensch wird nach seinem sozialen Nutzwert ökonomisch beurteilt. Die Debatte um die aktive Sterbehilfe wurde vor ca. 20 Jahren durch Peter Singer [4], der dem totalen Utilitarismus zuzuordnen ist, ausgelöst. Es soll darauf hingewiesen werden, dass er die Person an Hand der Merkmale Selbstbewusstsein und Autonomie definiert und Säuglinge grundsätzlich daher als ersetzbar betrachtet werden können. An Hand der Gesamtglücksbilanz sind geistig Behinderte, Neugeborene und Embryos keine Personen, er empfiehlt daher auch eine aktive Sterbehilfe bei komatösen Patienten. Er forderte die Legalisierung der rechtlichen Freigabe der freiwilligen Euthanasie. Er spricht sich für die Tötung missgebildeter Säuglinge, die noch nicht die Eigenschaften wie Autonomie, Rationalität und Selbstbewusstsein besitzen, aus. Die Tötung eines behinderten Säuglings ist nicht moralisch gleichbedeutend mit der Tötung einer Person, sehr oft ist sie, laut Peter Singer, überhaupt kein Unrecht, da kranke Säuglinge weniger Glück als gesunde Kinder bei den Eltern auslösen.

Darwinistisches Menschenbild:
Dieses sieht einen Menschen als nichts anderes als ein Tier. Es gelten die gleichen Prinzipien wie in der Natur, also die natürliche Zuchtwahl im Kampf ums Dasein. Die stärksten, wobei es bei Darwin heißt: *die Bestangepasstesten werden überleben!* Die am wenigsten Angepassten werden verdrängt und sterben aus. Kurz gesagt kämpfen, überleben und sich mehren, das eint die Natur. Die Welt ist somit ein großer menschlicher Zoo, in dem die nackten Affen, sprich die Menschen, leben. Dieses Menschenbild wird heute nicht mehr vertreten, hauptsächlich angesichts des Nationalsozialismus, der seine Rassenlehre und seine Tötung lebensunwerten Lebens daraus ableitete. Dies war in den 20er Jahren des vorigen Jahrhunderts, wie aber auch in anderen Teilen Europas als Denkrichtung verbreitet. Der Neodarwinismus lehrt, dass der Mensch auf Grund seines technischen Fortschrittes an die Stelle der Natur treten muß und die nicht mehr stattfindende Selektion selbst übernehmen muß.

Traditionelles medizinisches Menschenbild des 19. Jahrhunderts:
Für dieses Personenverständnis gilt, Mensch ist, wer als Mensch geboren ist, und es gilt absolute Unantastbarkeit und Heiligkeit des menschlichen Lebens. Grenzen sind daher nicht zu diskutieren, in der damaligen Zeit gab es allerdings keine Apparatemedizin. Im 20. Jahrhundert kommt es jedoch zur Spaltung in 2 Gruppen und zur Diskussion über „menschenwürdiges Sterben". Die eine Gruppe vertritt Lebenserhaltung unter allen Umständen, ohne Lebensverkürzung, die andere Gruppe vertritt in Würde und in Freiheit sterben. Wobei ein überdehntes Verständnis vom Selbstbestimmungsrecht von manchen akzeptiert wird, damit ist verbunden der individuell frei verfügbare Todeszeitpunkt. Der letzte Standpunkt mag als Folge auch des Verlustes des Jenseitsgedanken sein, so dass Sterben und Tod neu bewertet werden.

Christlich religiöses Menschenbild:
Die Fragen von Tod und Sterben sind letztlich auch grundmenschliche Fragen der Lebensanschauung, insbesondere der Religion. Sie ist mit dem traditionellen Menschenbild des 19. Jahrhunderts verbunden und es leitet sein Personenbild von Gott und Jesus Christus ab. Gott hat den Menschen das Leben geschenkt, damit steht dem Menschen kein Recht zu, über Leben und Tod zu entscheiden. Jedes Leben ist gottgewollt, Gott kümmert sich um Jeden. Für einen Christen gibt es keine Hoffnungslosigkeit, deshalb kann niemand sterben wollen. Gott hat den Menschen nach seinem

Ebenbild geschaffen und so wie Gott heilig ist, ist damit auch der Mensch heilig. Christen glauben an die Auferstehung der Toten und an das ewige Leben.

Es muß aber erwähnt werden, dass auch einzelne katholische Theologen aktive Sterbehilfe für denkbar halten. Nicht vor allzu langer Zeit hat der Tübinger Theologe Hans Küng festgehalten: „Mit der Freiheit hat Gott den Menschen auch das Recht zur vollen Selbstbestimmung gegeben" [5]. Daher hat er sich auch jüngst für das Recht auf freiwillige Euthanasie ausgesprochen, ähnlich wie holländische Christen. Dennoch läßt sich aus evangelisch-christlicher Sicht grundsätzlich ein Recht auf Tötung auf Verlangen ebenso wenig rechtfertigen, wie ein allgemeines Recht auf Selbsttötung [6]. Im Übrigen hält der Papst selbst die aktive Euthanasie für eine schwere Verletzung des göttlichen Gesetzes und nimmt offiziell von katholischer Seite zumindestens dazu klar Stellung [7].

Aus all dem oben Gesagten läßt sich entnehmen, dass auf Grund des verschiedenen Personen- und Menschenbildes die Sterbehilfe unterschiedlich gesehen wird. Trotz Ringen um humane Lösungen in sämtlichen Ländern, scheidet dieses Thema die Geister und einzelne Länder von einander, wobei es einfache Lösungen nicht gibt.

Länder-Übersicht

Der Europäische Gerichtshof für Menschenrechte hat 2002 im Fall einer englischen Patientin (Diana P.), die an einer rapid fortschreitenden Erkrankung des zentralen Nervensystems mit Lähmung vom Kopf abwärts gelitten hat, und ihr ein qualvoller Tod durch Ersticken bevorstand, folgendes entschieden:

Der Antrag auf Sterbehilfe, den ihr Mann, nachdem sie selbst nicht mehr an sich Hand anlegen und damit keinen Selbstmord mehr durchführen konnte, gestellt hatte, wurde zurückgewiesen. Das Grundrecht auf Leben schließe nicht das Recht auf Selbst-tötung ein. Der Staat sei verpflichtet Leben zu schützen und zu erhalten. Damit ist zumindest eine klare Haltung durch den Europäischen Gerichtshof für Menschenrechte gegeben.

Niederlande:
Als erstes Land weltweit, hat es auf Grund der Entscheidung des oberen Gerichtshofes 1994 die Möglichkeit gegeben, Ärzte bei der Sterbehilfe straffrei zu stellen. Die Voraussetzungen waren die vorherige Meldung an den Staatsanwalt. Außerdem mußte mehrmals freiwillig die Bitte schriftlich durch den Patienten geäußert werden. Der Zustand mußte aussichtslos sein, aber auch das Leiden unerträglich. Zusätzlich mußte ein 2. Arzt zu dem selben Urteil kommen und dies schriftlich bestätigen. Seit 2001 gibt es ein neues Gesetz, bei dem es vor allem um Entkriminalisierung der Ärzte ging. Auch im neuen Gesetz ist ein 2. Arzt notwendig, der einerseits den Wunsch, anderer-seits die Aussichtslosigkeit des Zustandes und Leidens bestätigen muß. Anschließend

wird nur noch eine Kommission von der Tötung verständigt, die jeden einzelnen Fall zu prüfen hat [8].

Belgien:

Belgien folgte am 28.02.2002 mit einem Gesetz, dass im Kern dem Beispiel von Holland folgt und hat ein Sterbehilfegesetz erlassen, das als das Liberalste der Welt gelten kann. Der Text erlaubt eine Tötung auf Verlangen, auch für unheilbar kranke Patienten, die nicht in absehbarer Zeit sterben werden. Insbesondere sind auch Menschen mit andauernden psychischen Leiden inbegriffen. So wie in Holland aber auch, kann ein Arzt nicht zur Sterbehilfe gezwungen werden. Es müssen wie in Holland, die Ärzte einen Kurs für Sterbehilfe absolvieren, ohne den dürfen sie die Sterbehilfe nicht durchführen. Das Gesetz beschränkt die Sterbehilfe jedoch auf mündige Jugendliche und Erwachsene, die unheilbar krank und im Vollbesitz ihrer geistigen Kräfte sind. Dies gilt nicht für geistig Behinderte und für Demenzpatienten [9].

Deutschland:

Aktive Sterbehilfe ist grundsätzlich verboten (§ 216 Strafgesetzbuch). Die Verabreichung eines tödlichen Medikamentes gilt somit als Mord. Da die eigenverantwortlich gewollte und verwirklichte Selbsttötung straflos ist, ist auch die Teilnahme an einem fremden Selbstmord grundsätzlich nicht strafbar. Daher konnten Mediziner ungestraft Patienten Zyankali (z. B. Prof. Hackethal) übergeben. Im Übrigen wurde auch eine Psychiaterin freigesprochen die einem selbstmordwilligen Patienten Medikamente zum Suizid aushändigte.

Schweiz:

In der Schweiz ist die aktive Sterbehilfe verboten. Der Behandlungsabbruch bei tödlich Erkrankten, nicht mehr urteilsfähigen Patienten ist unter bestimmten Voraussetzungen z. B. im § 54 des Gesundheitsgesetzes von Aargau zugelassen. Daher sind Sterbehilfeorganisationen in der Schweiz in letzter Zeit sehr gefragt und haben sich insbesondere auch über die Grenzen der Schweiz bemerkbar gemacht. Im Jänner 2002 hat sich ein Verein gegründet, der sogar psychisch Kranken den Freitod ermöglicht. Seit 1998 gibt es einen weiteren Verein, der auch ausländischen Mitglieder zum Freitod verhilft. Im Jahre 2001 ermöglichte er 60 Ausländern und 15 Schweizern den Suizid in einer Mietwohnung in Zürich. Strafbar in der Schweiz wegen Beihilfe zum Suizid macht sich nur der, der aus selbstsüchtigen Beweggründen, z. B. im Hinblick auf ein Vermächtnis, handelt. Für den Verzug verlangt die Organisation des Vereins eine Mitgliederbestätigung, eine Patientenverfügung, ein Gesuch sowie eine ärztliche Bescheinigung der Diagnose. Ein Vertrauensarzt führt sodann ein Gespräch mit dem Sterbewilligen durch und stellt dann die entsprechenden Rezepte aus. Der Todestermin wird festgelegt, der Sterbewillige reist an und nimmt das tödliche Gift. Eine Überprüfung der Diagnose durch einen 2. Arzt, sowie eine genaue Überprüfung des konstanten Sterbewunsches durch einen Zweitarzt, wie in Holland, erfolgt nicht. Im Übrigen hat auch die Stadt Zürich ermöglicht, dass in ihren Altersheimen die Suizidbeihilfe durchgeführt wird [10]. Im Jahr 2000 haben insgesamt nur 8 Pensionisten der Altersheime davon Gebrauch gemacht [11].

Spanien:

Für Sterbehilfe vorgesehene Haftstrafen werden nicht ausgesprochen, wenn der Kranke ausdrücklich und wiederholt um seinen Tod gebeten hat, weil er an einer unheilbaren oder mit schweren Schmerzen verbundenen Krankheit leidet. Bis 1995 allerdings galten Sterbehilfe und Beihilfe zum Selbstmord in Spanien als Mord [12].

Dänemark:

Das Gesetz verbiete aktive Sterbehilfe. Der § 6 Ärztegesetz (Mai 1992), regelt die Fragen des Behandlungsabbruches und indirekte Sterbehilfe.

Seit Herbst 1992 können in Dänemark auch die Patienten ein medizinisches Testament verfassen, welches zentral abgespeichert wird und regeln soll, ob lebensverlängernde Behandlungen durchgeführt werden dürfen. Die Verfügung bedarf der Schriftform, sie ist vom Testator zu datieren und zu unterzeichnen. Die zentrale Gesundheitsbehörde Dänemarks stellt entsprechende Formulare zur Verfügung. Der behandelnde Arzt ist zur Anfrage beim zentralen Lebenstestamentregister, das im Gesundheitsministerium geführt wird, verpflichtet. Andere Wünsche des Testators, als die nach Behandlungsabbruch, haben allerdings nur die Bedeutung eines Anhaltspunktes für die behandelnden Ärzte, sind also nicht bindend. Der Testator kann seine Verfügung jederzeit widerrufen, sowohl durch schriftliche Erklärung als auch durch eine formlose Erklärung gegenüber dem behandelnden Arzt. Besondere Sanktionen für den Fall einer Missachtung dieser Regeln sind allerdings nicht vorgesehen.

Österreich:

Sowohl aktive (§ 75 Strafgesetzbuch) als auch passive Sterbehilfe (§ 2 in Verbindung mit 75 Strafgesetzbuch) ist verboten. Die Beihilfe zum Selbstmord (§ 76–78 Strafgesetzbuch) wird praktisch genauso bestraft wie rein theoretisch auch ein Selbstmörder, der seinen Mordanschlag überlebt.

Schlussbemerkungen

Im Umgang mit Sterben und Tod hat die Gesellschaft meist Hilfe gesucht, vor allem in den Religionen und im Handlungsangebot ihrer Riten. Durch das Eingefügtsein in Religion, fand der Einzelne Gelegenheit zu Trost. Das gilt für seinen eigenen Tod, wie auch für die Verwandten und Angehörigen. Tod und Sterben haben ihre religiöse Einbettung weitgehend verloren. In den Medien geschieht heute der Tod und das Sterben zugleich distanziert und distanzlos. Manche sprechen sogar von Pornographie des Todes. Die Möglichkeit der scheinbar unbegrenzten Medizin ist für Laien nicht fassbar. Im Umgang mit Sterben und Tod aber auch mit Krankheit und Reparatur, sowie mit der viel beredeten Krise unseres Gesellschaftssystems, spiegelt sich unser jeweiliges Menschenbild wider. **Der Ruf nach aktiver Sterbehilfe würde bald verblassen, wenn wir wieder eine Kultur des Sterbens finden und insbesondere der Hospizgedanke in unserer sozialen Gesetzgebung in die ärztliche Ausbildung an den Universitäten und in der medizinischen Fortbildung nicht nur Eingang findet, sondern selbstverständlich wird.** Auch müsste der Zugang zu den Hospizen für jedermann zugänglich werden, sodass die Sozialversicherungen die Kosten für einen Aufenthalt übernehmen müssen. Auf Grund der österreichischen Gesetzeslage kann heute weder auf Pflegekräfte, noch auf Ärzte Druck ausgeübt werden und jeder Patient kann im Krankenhaus sicher sein, dass sein Leben versucht wird zu erhalten, aber auch sein Leiden zu lindern.

Der Hypokratische Eid, in dem es heißt:
> *„Ich werde niemanden, auch nicht auf sein Bitten hin, ein tödliches Gift verabreichen, oder auch nur dazu raten"*

muß in Zukunft für uns weiter Leitlinie bleiben. Eine legalistische Öffnung der Tötung auf Verlangen kann sogar bei anfänglich bester Absicht, sehr rasch auch gesamtgesellschaftlich auf eine schiefe Ebene führen. Womöglich würden mehr und mehr sachfremde Aspekte, insbesondere der Aspekt der Wirtschaftlichkeit bei reduzierten Ressourcen, der Druck nach benötigten Spenderorganen, der psychische Druck den Erben nicht länger zur Last fallen zu dürfen, als zusätzliche Entscheidungskriterien herangezogen. Es soll aber auch unbestritten, wie im Synodenpapier aus dem Jahre 1996 der Evangelischen Kirche, festgestellt werden:
> *„dass der Umgang mit sterbenden Menschen mitunter an derartig schwierige ethische Grenzsituationen führen kann, dass allen Beteiligten schmerzhaft bewusst wird, dass hier jede mögliche Entscheidung auch falsch sein kann".* [13]

Literatur

[1] Pauser P (2001) Wien Klin Wochenschr 113/15-16, S 624

[2] Huseboe S, Klaschik E. Palliativmedizin, 2. überarbeitete Auflage, Springer, S 56

[3] Ernst MH, Hirsch B (1997) Sterben und Tod, Interne Studie Nr. 141, Konrad Adenauerstiftung, S 11

[4] Singer P (1984) Praktische Ethik. Reclam, Stuttgart, S 174

[5] Jens W, Küng H (1995) Menschenwürdiges Sterben. Ein Plädoyer für Selbstverantwortung, 2. Aufl. München/Zürich

[6] Körtner UHJ. Bedenke, dass wir sterben müssen, Verlag CH Beck, S 69

[7] Kongregation für Glaubenslehre, Lehramtliche Stellungsnahme zur "Proffesio fidei", Verlautbahrung des Apostolischen Stuhls 144, Hrsg. vom Sekretariat der Deutschen Bischofskonferenz, Bonn 1998, 24.

[8] Hartmut Kreß, Medizinischer Ethik Verlag W. Kohlhammer, S 178

[9] Müller-Busch C (2003) Sterbehilfe offene Diskussion in Zusammenhang von Schmerztherapie und Palliativmedizin in Deutschland notwendig, Der Schmerz 1, 17-69-73, Springer, S 71

[10] Zeit Fragen - Wochenzeitung für Meinungsbildung, Ethik und Verantwortung vom 30.10.2000, S 7

[11] Neue Züricher Zeitung Nr. 54 vom 06.03.2003, S 29

[12] Arzt und Praxis/56-868-2002

[13] Saat Sondernummer 5a/1997 „Sterbehilfe", Stellungsnahme der evangelischen Kirche Österreich, S 12

[14] Euthanasie - „schöner Tod" aus Materialien zur Oberstufenreligion Andreas Schmidt 1992–93/1997/1999 (www.buber.de/christl/untersuchungsmaterialien)

Sachverzeichnis

Autorenverzeichnis

Aigner Alfred, Prim. Prof. Dr.
Institut für Sportmedizin, Lindhofstrasse 20, 5020 Salzburg, Österreich
Tel. 0662/4482-4270, 424698, sportmedizin@salk.at

Amberger Walter, OA Dr.
Abteilung f. Neurologie, LKH Klagenfurt, St. Veiter Straße 47, 9020 Klagenfurt
Österreich, Tel. 0463/538-22770, neurologie.abteilung@lkh-klu.at

Ausserwinkler Michael, Dr.
Osterwitzgasse 6/1/4, 9020 Klagenfurt, Österreich
Tel. 0699/11107760, office@ausserwinkler.com

Barolin Gerhard S., Univ.-Prof. DDr. hc.
Facharzt f. Neurologie und Psychiatrie, Gallmiststraße 29, 6800 Feldkirch, Österreich
Tel. 05522/735 01

Bernatzky Günther, Univ.-Prof. Dr.
Naturwissenschaftliche Fakultät der Universität Salzburg, Abteilung für
Organismische Biologie, Hellbrunner Straße 34, 5020 Salzburg, Österreich
Tel. 0662/8044/5627, guenther.bernatzky@sbg.ac.at

Boujong Dirk
Universitätsklinikum Erlangen, Schmerzzentrum, Krankenhausstraße 12
91054 Erlangen Deutschland, Tel. 0049/9131-56944
dirk.boujong@rzmail.uni-erlangen.de

Dorn Ulrich, Prim. Univ.-Doz. Dr.
Orthopädie der Salzburger Landeskliniken, Müllner Hauptstraße 29, 5020 Salzburg
Österreich, Tel. 0662/4482-2910, u.dorn@salk.at

Erhart Peter, Hofrat Primar Dr.
Universitätsklinik für Geriatrie an der Christian-Doppler-Klinik, Ignaz-Harrer-Straße 79
5020 Salzburg, Österreich, Tel. 0662/4483-4100, p.erhart@salk.at

Erhart Christa, OA Dr.
Universitätsklinik für Geriatrie an der Christian-Doppler-Klinik, Ignaz-Harrer-Straße 79
5020 Salzburg, Österreich, Tel. 0662/4483-4130, c.erhart@salk.at

Erlacher Ludwig, Prim. Univ.Doz. Dr.
Krankenhaus der Elisabethinen, Interne Abteilung, Völkermarkter Straße 15
9020 Klagenfurt, Österreich, Tel. 0463/583-402, interne@ekh.at

Greil Richard, Univ.-Prof. Dr.
III. Medizin der Salzburger Landeskliniken, Müllner Hauptstraße 48, 5020 Salzburg
Österreich, Tel. 0662/4482-2879, r.greil@lks.at

Grießinger Norbert, Dr. med.
Universitätsklinikum Erlangen, Zentrum f. interdisziplinäre Schmerz-Therapie
Krankenhausstraße 12, 91054 Erlangen, Deutschland, Tel. 0049/9131/36905
Norbert.Griessinger@zist.imed.uni-erlangen.de

Gruber Christiane, Dr.
n:aip GmbH, Kaiserstrasse 168-170, 90763 Fürth, Deutschland, Tel. 0170-9204238
gruber@naip.de

Gutenthaler Ursula
Abt. für Palliativmedizin, Geriatriezentrum am Wienerwald, Jagdschlossgasse 59
1130 Wien, Österreich, Tel. 01/801 10-0, ursula.gutenthaler@wienkar.at

Heiser Anton, Prim. Dr.
Leiter des Diakonissenkrankenhauses, Guggenbichlerstrasse 20, 5026 Salzburg/Aigen
Österreich, Tel. 0662/6385-620, a.heiser@diakoniewerk.at

Hesse Horst-Peter, Univ.-Prof. Dr.
Am Hopfenberg 3, 37130 Gleichen-Weissenborn, Deutschland
Horstpeter.Hesse@hotmail.com

Ilias Wilfried, Prim. Univ.-Prof. Dr.
Abt. f. Anästhesiologie und Intensivmed., KH der Barmherzigen Brüder
Große Mohrengasse 9, 1020 Wien, Österreich, Tel. 01/21121, iliasbhb@ins.at

Janig Herbert, Univ. Prof. Dr.
FH Technikum Kärnten, Gesundheits- und Pflegemanagement, Sparkassenstraße 1
9560 Feldkirchen, Österreich, Tel. 04276/90500-4100, h.janig@fh-kaernten.at

Klocker Johann, OA DDr.
Facharzt für Innere Medizin, Psychotherapeut, Brunnengasse 3, 9020 Klagenfurt
Österreich, Tel. 0463/45284, 0664/514 14 42, johann.klocker@lkh-klu

Kojer Marina Primaria DDr.
Ernst-Karl-Winter-Weg 8/6, 1190 Wien, Tel. 01/3205676, mobil 0699/1335394
marina.kojer@chello.at

Köppel Claus, PD DDr. med.
Klinik für Innere Medizin – Geriatrie, Zentrum für Altersmedizin
Vivantes Wenckebach-Klinikum, Wenckebachstraße 23, 12099 Berlin, Deutschland
claus.koeppel@vivantes.des

Koppert Wolfgang
Universitätsklinikum Erlangen, Klinik f. Anästhesiologie, Krankenhausstraße 12
91054 Erlangen, Deutschland, Tel. 0049/9131/85 33 296
wolfgang.koppert@kfa.imed.uni-erlangen.de

Kytir Josef, Univ. Doz. Dr.
Statistics Austria, Direktion Bevölkerung Dptm. for Population Statistics
Hintere Zollamtsstrasse 2b, 1035 Wien, Österreich, Tel. 01/71128-7031
josef.kytir@statistik.gv.at

Lampl Christian, OA Dr.
Krankenhaus der Stadt Linz, Krankenhausstraße 9, 4020 Linz, Österreich
Tel.: +43(0)70/7806-2214, *christian.lampl@akh.linz.at*

Likar Rudolf, Univ.-Doz. OA Dr.
Anästhesie und Intensivmedizin, LKH Klagenfurt, St. Veiter Straße 47
9020 Klagenfurt, Österreich, Tel. 0463/5380/23428, r.likar@aon.at

Mörtl Manfred Dr.
Gynäkologie und Geburtshilfe am LKH Klagenfurt, St. Veiter Straße 47
9020 Klagenfurt, Österreich, Tel. 0463/538-0, manfred.moertl@klh-klu

Pamminger Jeannette
Inst. für Gesundheits-und Krankenpflege, Broßwaldengasse 8, 6903 Bregenz
Postfach 52, Österreich, Tel. 05574/48787-15, bildung@igkv.at

Penz Holger, Mag.
FH Technikum Kärnten, Gesundheits- und Pflegemanagement
Sparkassenstraße 1, 9560 Feldkirchen, Österreich, Tel. 04276/90500-4100

Petru Edgar, Ao. Univ.-Prof. Dr.
Karl-Franzens-Universität Graz, Universitätsplatz 3, 8010 Graz, Österreich
Tel. 0316/380-81082, edgar.petru@uni-graz.at

Petru Claudia, Dipl. Diätassistentin
Dr. Johannes-Ude-Gasse 16, 8045 Graz, Österreich
9560 Feldkirchen, Österreich, Tel. 0316/68 17 96, petru@krebshilfe.at

Pinter Georg, Dr.
Haus der Geriatrie, LKH Klagenfurt, St. Veiter Straße 47, 9020 Klagenfurt, Österreich
Tel. 0463/538-0, med.geriatrie@lkh-klu.at

Pipam Wolfgang, Dr.
LKH Klagenfurt, St. Veiter-Straße 47, 9020 Klagenfurt, Österreich
Tel. 0463/538-0, wolfgang.pipam@lkh-klu.at

Piwernetz Klaus, Dr. med. Dr. rer.nat.
Quality Management in Health Care Ltd, Otto-Heilmann-Straße 5, 82031 Grünwald
Deutschland, Tel. 0049/89/69 38 64-0, info@q4-online.com

Reuss Jochen, cand. med.
Karl-Franzens-Universität Graz, Physiologisches Institut, Harrachgasse 21, 8010 Graz
Österreich, Tel. 0316/380-4260 oder 4261, jochen.reuss@uni-graz.at

Richter Udo, Dr.
c/o n:aip Deutschland GmbH, Otto-Seeling-Promenade 14, 90762 Fürth, Deutschland
Tel. 0049/911/72302-53, richter@naip.de

Rosenmayr Leopold, em. Univ.-Prof. Dr.
Ludwig Boltzmann-Institut für Sozialgerontologie, Rooseveltplatz 2, 1090 Wien
Österreich, Tel. 01/4277-48127, leopold.rosenmayr@univie.ac.at

Russegger Thomas, Mag.
Salzburger Patientenvertretung, Postfach 527, 5020 Salzburg, Österreich
Tel. 0662/80 42-2030, thomas.russegger@salzburg.gv.at

Sadjak Anton, Univ.-Prof. Dr.
Institut für Pathophysiologie an der Medizinischen Universität Graz, Heinrichstraße 31a
8010 Graz, Österreich, Tel. 0316/380 4296, anton.sadjak@meduni-graz.at

Schinagl Susanne
Geschäftsführung „Ein Schritt ins Alter", Reichenhallerstraße 6, 5020 Salzburg
Österreich, Tel. 0662/84 02 81, office@schrittinsalter.at

Schmidegg Susanne
AKH Linz, Abteilung für Neurologie und Psychiatrie, Krankenhausstraße 9
4020 Linz, Österreich, Tel. 0732/7806 73 345, susanne.schmidegg@akh.linz.at

Schmidl Martina, Dr.
Geriatriezentrum am Wienerwald, Abt. für Palliativmedizin
Jagdschlossgasse 59, 1130 Wien, Österreich, Tel. 01/801 10-0
martina.schmidl@wienkar.at

Seewann Alexandra, Dr.
Institut f. Histologie und Embryologie, Harrachgasse 21, 8010 Graz, Österreich
Tel. 0676/95 73 373, seewann@hotmail.com

Sittl Reinhard, OA Dr.
Klinik für Anästhesiologie der Universtität Erlangen, Krankenhausstraße 12
91054 Erlangen, Deutschland, Tel. 0049/9131/85-32558
reinhard.sittl@schmerzzentrum.imed.uni-erlangen.de

Springer Wolfgang, Mag.
LKH Klagenfurt, Zentrum für seelische Gesundheit, St. Veiter Straße 47
9020 Klagenfurt, Österreich, Tel. 0463/538-0, wolfgang.springer@lkh-klu.at

Sprinz Margarete, Dipl. Diätassistentin
Akademie für den Diätdienst des Landes Steiermark, Wickenburggasse 38, 8010 Graz
Österreich, Tel. 0316/67 66 13, margarete.sprinz@stmk.gv.at

Viidik Andrus, Prof. Dr.
SMZ Sophienspital, Apollogasse 19, 1070 Wien, Österreich, Tel. 01/52103 5771
AV@ana.au.dk

Weber Margarethe
Universitätsklinikum Erlangen, Schmerzzentrum
Krankenhausstraße 12, 91054 Erlangen, Deutschland
Margarethe.Weber@schmerzzentrum.imed.uni-erlangen.de

SpringerMedizin

Günther Bernatzky, Reinhard Sittl,
Rudolf Likar (Hrsg.)

Schmerzbehandlung in der Palliativmedizin

2004. X, 245 Seiten. 26 Abbildungen und 22 Tabellen.
Broschiert **EUR 29,80**, sFr 51,–
ISBN 3-211-83883-X

Zur Palliativmedizin gehört neben der sozialen, psychologischen und spirituellen Begleitung der Patienten unbedingt eine gute Schmerztherapie! Diese richtet sich sowohl nach Art und Intensität der Schmerzen als auch nach der sozialen Umgebung. Neben der adäquaten Schmerztherapie ist eine ausreichende Symptomkontrolle sowie die Prophylaxe und Behandlung der Nebenwirkungen wesentlich, um die Lebensqualität schwerkranker und sterbender Menschen zu verbessern.

Nach einleitenden Kapiteln zu Fragen wie Ethik, Lebensqualität und Kommunikation folgen Grundlagenbeiträge über Klassifikation, Entstehung, Diagnostik und Messung des Schmerzes. Daran schließt eine umfassende, moderne Darstellung der medikamentösen und der nichtmedikamentösen (z.B. TENS, Biofeedback, Musik etc.) Schmerztherapiemethoden und der Chemo-, der Hormon- und Strahlentherapie in der Palliativmedizin an.

Therapieempfehlungen, umfangreiche Tabellen, Rezepturen und Dosierungsschemata sowie Fallstudien erleichtern die Umsetzung in die Praxis.

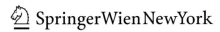

P.O. Box 89, Sachsenplatz 4–6, 1201 Wien, Österreich, Fax +43.1.330 24 26, books@springer.at, **springer.at**
Haberstraße 7, 69126 Heidelberg, Deutschland, Fax +49.6221.345-4229, SDC-bookorder@springer-sbm.com, springer.de
P.O. Box 2485, Secaucus, NJ 07096-2485, USA, Fax +1.201.348-4505, orders@springer-ny.com, springeronline.com
Eastern Book Service, 3–13, Hongo 3-chome, Bunkyo-ku, Tokyo 113, Japan, Fax +81.3.38 18 08 64, orders@svt-ebs.co.jp
Preisänderungen und Irrtümer vorbehalten.

SpringerMedizin

Karl Heinz Tragl

Operationen an älteren Menschen

Nicht-chirurgische Aspekte

Unter Mitarbeit von Peter Fischer und Julius Neumark.

2004. XI, 100 Seiten. 5 zum Teil farbige Abbildungen.

Broschiert **EUR 19,80**, sFr 34,–

ISBN 3-211-22323-1

Die nach wie vor steigende Lebenserwartung und die Verbesserungen der chirurgischen und der anästhesiologischen Techniken erlauben und ermöglichen immer größere und immer schwerere chirurgische Eingriffe an älteren Menschen.

Solchen Eingriffen wirken allerdings die altersabhängigen organischen Leistungseinschränkungen vor allem des Gehirns, des Herzens, der Lungen und der Nieren entgegen. Verwirrtheitszustände, Rhythmusstörungen, koronare Symptome, Kreislaufprobleme und Arzneimittelunverträglichkeit sind die Folgen. Dazu kommen eine erhöhte Infektanfälligkeit, eine gesteigerte Kohlenhydratintoleranz und eine hohe Thromboseneigung.

Dieses knappe und übersichtliche Werk versucht, auf solche Probleme aufmerksam zu machen und rechtzeitig Gegenstrategien zu entwickeln. Praxisnah geht es auf die Prävention möglicher Komplikationen und auf die Therapie postoperativer Komplikationen ein.

Springer Wien New York

P.O. Box 89, Sachsenplatz 4–6, 1201 Wien, Österreich, Fax +43.1.330 24 26, books@springer.at, **springer.at**
Haberstraße 7, 69126 Heidelberg, Deutschland, Fax +49.6221.345-4229, SDC-bookorder@springer-sbm.com, springer.de
P.O. Box 2485, Secaucus, NJ 07096-2485, USA, Fax +1.201.348-4505, orders@springer-ny.com, springeronline.com
Eastern Book Service, 3–13, Hongo 3-chome, Bunkyo-ku, Tokyo 113, Japan, Fax +81.3.38 18 08 64, orders@svt-ebs.co.jp
Preisänderungen und Irrtümer vorbehalten.

SpringerMedizin

Gerald Gatterer (Hrsg.)

Multiprofessionelle Altenbetreuung

Ein praxisbezogenes Handbuch

2003. XX, 413 Seiten. 15 Abbildungen.
Broschiert **EUR 39,80**, sFr 68,–
ISBN 3-211-83812-0

Erstmalig im deutschen Sprachraum wird in diesem Handbuch die Altenbetreuung aus der Sichtweise von unterschiedlichen Fachdisziplinen präsentiert. Namhafte Fachleute aus den Bereichen der Altenpflege, Medizin, Psychologie und Therapie sowie Angehörige von Betroffenen bzw. Selbsthilfegruppen erläutern praxisbezogene Maßnahmen zur Lösung von leichteren bis schwerwiegenden Problemen, die mit dem Älterwerden verbunden sind.

Von den Themenkreisen werden sowohl stationäre und ambulante Versorgungsstrukturen, Diagnostik und Therapie psychischer Erkrankungen im Alter, als auch Rehabilitation, Kommunikation, Psychotherapie, Palliativmedizin und alternative Betreuungsformen ausführlich behandelt.

Dieses Praxishandbuch gibt allen professionellen Helfern der Altenpflege sowie den Angehörigen von Betroffenen einen praxisrelevanten Überblick zur Betreuung und Versorgung von älteren Menschen.

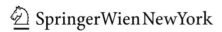
SpringerWienNewYork

P.O. Box 89, Sachsenplatz 4–6, 1201 Wien, Österreich, Fax +43.1.330 24 26, books@springer.at, **springer.at**
Haberstraße 7, 69126 Heidelberg, Deutschland, Fax +49.6221.345-4229, SDC-bookorder@springer-sbm.com, springer.de
P.O. Box 2485, Secaucus, NJ 07096-2485, USA, Fax +1.201.348-4505, orders@springer-ny.com, springeronline.com
Eastern Book Service, 3–13, Hongo 3-chome, Bunkyo-ku, Tokyo 113, Japan, Fax +81.3.38 18 08 64, orders@svt-ebs.co.jp
Preisänderungen und Irrtümer vorbehalten.

Springer und Umwelt